F. Lohr/F. Wenz

Strahlentherapie kompakt

Frank Lohr
Frederik Wenz

Strahlentherapie kompakt

2. Auflage

Unter Mitarbeit
von Klaus Herfarth und Uta Kraus-Tiefenbacher

ELSEVIER
URBAN & FISCHER

URBAN & FISCHER
München · Jena

Zuschriften und Kritik an:
Elsevier GmbH, Urban & Fischer Verlag, Lektorat Medizin, Dr. med. Stefanie Staschull, Karlstraße 45, 80333 München, E-Mail: medizin@elsevier.com

Anschriften der Herausgeber:

Prof. Dr. med. Frank Lohr
Stellv. Klinikdirektor
Klinik für Strahlentherapie und Radioonkologie
des Universitätsklinikums Mannheim
Medizinische Fakultät Mannheim, Universität Heidelberg
Theodor-Kutzer-Ufer 1–3
68135 Mannheim
e-mail: frank.lohr@radonk.ma.uni-heidelberg.de

Prof. Dr. med. Frederik Wenz
Klinikdirektor
Klinik für Strahlentherapie und Radioonkologie
des Universitätsklinikums Mannheim
Medizinische Fakultät Mannheim, Universität Heidelberg
Theodor-Kutzer-Ufer 1–3
68135 Mannheim
e-mail: frederik.wenz@radonk.ma.uni-heidelberg.de

Bibliografische Information der Deutschen Nationalbibliothek
Die Deutsche Nationalbibliothek verzeichnet diese Publikation in der Deutschen Nationalbibliografie; detaillierte bibliografische Daten sind im Internet über http://dnb.d-nb.de abrufbar.

2. Auflage 2007

Der Urban & Fischer Verlag ist ein Imprint der Elsevier GmbH.

07 08 09 10 11 5 4 3 2 1

Um den Textfluss nicht zu stören, wurde bei Patienten und Berufsbezeichnungen die grammatikalisch maskuline Form gewählt. Selbstverständlich sind in diesen Fällen immer Frauen und Männer gemeint.

Planung und Lektorat: Dr. med. Stefanie Staschull, München
Redaktion: Susanne C. Bogner, Dachau
Satz: Mitterweger & Partner GmbH, Plankstadt
Druck und Bindung: Krips b.v., Meppel, Niederlande
Umschlaggestaltung: SpieszDesign, Neu-Ulm
Titelfotografie: Klinik für Strahlentherapie und Radioonkologie, Universitätsklinikum Mannheim

ISBN 978-3-437-23291-6

Aktuelle Informationen finden Sie im Internet unter **www.elsevier.de** und **www.elsevier.com.**

Vorwort

Vier Jahre nach Erscheinen der ersten Auflage freuen wir uns, dass eine zweite Auflage unseres kleinen Kompendiums möglich wird. Einerseits hat uns viel positive Resonanz erreicht, andererseits ist eine Überarbeitung dringend nötig, da die schnelle Entwicklung in der Onkologie und speziell in der Strahlentherapie unverändert anhält. So ist die intensitätsmodulierte Strahlentherapie mittlerweile in vielen Kliniken zum Routineinstrument geworden und hat z. B. für Kopf-Hals-Tumoren die langfristigen Nebenwirkungen der aggressiven Therapie reduziert. Zusammen mit präzisen Lagerungs- und Lokalisierungsmethoden auf Basis neuer Verfahren im Sinne einer bildgesteuerten Strahlentherapie werden z. B. auch Re-Bestrahlungen in kritischen Körperregionen wie der Wirbelsäule überhaupt erst möglich. Auch die Integration in die gesamtonkologischen Therapiekonzepte ist ein dynamischer Prozess, der durch die zahlreichen wirksamen antikörperbasierten Therapien weiter an Fahrt aufnimmt. Dabei scheinen auch spezifisch positive Interaktionen zwischen Strahlentherapie und jenen Agenzien zu bestehen, die in die Signaltransduktion eingreifen. Nicht zuletzt hellt sich auch die Perspektive der immuntherapeutischen Ansätze im engeren Sinne auf; es ist also anzunehmen, dass die klinischen Ergebnisse sich auch zukünftig stetig weiter verbessern werden.

Für die vorliegende zweite Auflage wurde das Konzept einer knapp formulierten, interdisziplinären Übersicht über die jeweilige Rationale für die Therapie der verschiedenen Tumorentitäten unter ausführlicher Berücksichtigung der Chirurgie sowie der Hormon- und Chemotherapie beibehalten, auch die Darstellung der spezifisch strahlentherapeutischen Aspekte mit möglichst praxisrelevanten Angaben wurde nicht verändert. In der Zwischenzeit publizierte wesentliche neue Studienergebnisse und gesetzliche Änderungen im Bereich des Strahlenschutzes wurden vor diesem Hintergrund eingearbeitet. Neu aufgenommen wurde ein Kapitel über die Grundlagen der Strahlenbiologie.

Unser besonderer Dank gilt wiederum dem Verlag Urban & Fischer und dort erneut insbesondere Frau Bogner sowie Frau Dr. med. Staschull für die unkomplizierte und zuverlässige Zusammenarbeit.

Mannheim, im Frühjahr 2007

Frank Lohr
Frederik Wenz

Herausgeber und Autoren

Prof. Dr. med. Frank Lohr
Stellv. Klinikdirektor
Klinik für Strahlentherapie und Radioonkologie
des Universitätsklinikums Mannheim
Medizinische Fakultät Mannheim,
Universität Heidelberg
Theodor-Kutzer-Ufer 1–3
68135 Heidelberg
E-Mail: frank.lohr@radonk.ma.uni-heidelberg.de

Prof. Dr. med. Frederik Wenz
Klinikdirektor
Klinik für Strahlentherapie und Radioonkologie
des Universitätsklinikums Mannheim
Medizinische Fakultät Mannheim,
Universität Heidelberg
Theodor-Kutzer-Ufer 1–3
68135 Heidelberg
E-Mail: frederik.wenz@radonk.ma.uni-heidelberg.de

Unter Mitarbeit von:
Prof. Dr. med. Klaus Herfarth
Ltd. Oberarzt
Abteilung Radioonkologie und Strahlentherapie
Radiologische Universitätsklinik
Medizinische Fakultät Heidelberg,
Universität Heidelberg
Im Neuenheimer Feld 400
69120 Heidelberg
E-Mail: klaus_herfarth@med.uni-heidelberg.de

Dr. med. Uta Kraus-Tiefenbacher
Oberärztin
Klinik für Strahlentherapie und Radioonkologie
des Universitätsklinikums Mannheim
Medizinische Fakultät Mannheim,
Universität Heidelberg
Theodor-Kutzer-Ufer 1–3
68135 Heidelberg
E-Mail: uta.kraus-tiefenbacher@radonk.ma.uni-heidelberg.de

Inhalt

Abkürzungen

+/–	mit (zusätzlicher)/ohne
A.	Arteria
Abl	Abelson-Gen, codiert für Abelson Tyrosinkinase
ABMT	Autologe Knochenmarktransplantation (autologous bone marrow transplantation)
ABSCT	Autologe Stammzelltransplantation (autologous blood stem cell transplantation)
ABV	Chemotherapieschema aus Adriamycin, Bleomycin, Vinblastin
ABVD	Chemotherapieschema aus Adriamycin, Bleomycin, Vinblastin, DTIC
AC	Chemotherapieschema aus Adriamycin und Cyclophosphamid
ACNU	Nimustin
ACTH	Adrenocorticotropes Hormon
AD	Chemotherapieschema aus Adriamycin und Dacarbazin
AFP	Alpha-Fetoprotein
AGO	Arbeitsgemeinschaft gynäkologische Onkologie
AIHA	Autoimmunhämolytische Anämie
AI	Chemotherapieschema aus Adriamycin und Ifosfamid
AIO	Arbeitsgemeinschaft internistische Onkologie
AK	Antikörper
ALL	Akute lymphatische Leukämie
AML	Akute myeloische Leukämie
AMLCG	Kooperative Studiengruppe AML (AML cooperative group)
Amp.	Ampulle
ap	anterior-posterior
APUD	amine precursor uptake and decarboxylation
APR	Abdominoperineale Resektion
Ara-C	Arabinosid-Cytosin (= Cytarabin)
ARO	Arbeitsgemeinschaft Radioonkologie (in der deutschen Krebsgesellschaft)
AT	Chemotherapieschema aus Adriamycin und Docetaxel
ATRA	all trans retinoic acid
AV	Chemotherapieschema aus Adriamycin und Vinblastin
AVD	Chemotherapieschema aus Adriamycin, Vinblastin und Dacarbazin
AVM	Arteriovenöse Malformation
AZ	Allgemeinzustand
BCG	Bacille Calmette-Guerin
BCNU	Carmustin
BCR-Abl	Fusionsgen aus dem BCR- und dem Abl-Gen, Merkmal des Philadelphia-Chromosoms
BEACOPP	Chemotherapieschema aus Bleomycin, Etoposid, Adriamycin, Cyclophosphamid, Vincristin, Procarbazin, Prednison
$BE_{500}P$	Chemotherapieschema aus Bleomycin, Etoposid und Cisplatin (Etoposiddosis: 500 mg)
BEP	Chemotherapieschema aus Bleomycin, Etoposid, Cisplatin
BET	Brusterhaltende Therapie
BFM	Berlin-Frankfurt-Münster
BMT	Knochenmarktransplantation (bone marrow transplantation)
Bq	Becquerel (SI-Einheit für Radioaktivität)
BRCA	Brustkrebsgene
BSC	best supportive care
BVP	Chemotherapieschema aus Bleomycin, Vinblastin, Cisplatin
bez.	bezüglich
Bu-Mel	Chemotherapieschema aus Busulfan-Melphalan
CAF	Chemotherapieschema aus Cyclophosphamid, Adriamycin, Fluorouracil
CAV	Chemotherapieschema aus Cyclophosphamid, Doxorubicin, Vincristin
cb-cc	Zentrozytisch-zentroblastisches Non-Hodgkin Lymphom (heutige Bezeichnung: follikuläres Lymphom)
CBPB	Klassisch-biphasisches pulmonales Blastom
CCNU	Lomustin
CCSG	Children's Cancer Study Group
CEF	Chemotherapieschema aus Cyclophosphamid, Epirubicin und Fluorouracil
CHOEP	Chemotherapieschema aus Cyclophosphamid, Doxorubicin (Hydroxydaunorubicin), Vincristin (Onkcovin®), Etoposid, Prednisolon

CHOP	Chemotherapieschema aus Adriamycin, Endoxan, Vincristin und Prednison
ChT	Chemotherapie
Ci	Curie (alte Einheit für Radioaktivität)
Cis	Carcinoma in situ
CisCA	Chemotherapieschema aus Cisplatin, Cyclophosphamid, Doxorubicin
CLL	chronisch lymphatische Leukämie
CMF	Chemotherapieschema aus Cyclophosphamid, Methotrexat und Fluorouracil
CML	chronisch myeloische Leukämie
CMMol	chronisch myelomonozytäre Leukämie
CMOS	Complementary Metal Oxide Semiconductor
CMV	Chemotherapieschema aus Cyclophosphamid, MTX und Vinblastin
COP	Chemotherapieschema aus Cyclophosphamid, Vincristin und Prednison
COPDIC	Chemotherapieschema aus Cyclophosphamid, Vincristin, Dacarbazin, Prednison
COPP	Chemotherapieschema aus Cyclophosphamid, Vincristin, Procarbazin, Prednison
COSS	Cooperative Osteosarcoma Study
CR	Komplette Remission (complete remission)
CRH	Corticotropin Releasing Hormone
CS	Klinische Stadieneinteilung bei M. Hodgkin
CSI	Neuroachsbestrahlung (kraniospinale Bestrahlung, craniospinal irradiation)
CT	Computertomographie, Computertomogramm
CTV	clinical target volume
CUP	Unbekannter Primärtumor (cancer of unknown primary)
CVP	Chemotherapieschema aus Cyclophosphamid, Vincristin und Prednison
CyVADIC	Chemotherapieschema aus Cyclophosphamid, Vincristin, Adriamycin und Dacarbazin
CWS	Cooperative Weichteilsarkomstudie
DCIS	Duktales Carcinoma in situ
DCLLSG	Deutsche CLL-Studiengruppe
Dexa-BEAM	Chemotherapieschema aus Dexamethason, BCNU, Etoposid, Ara-C (= Cytarabin), Melphalan
DFS	krankheitsfreies Überleben (disease free survival)
DHSG	Deutsche Hodgkin-Studiengesellschaft
DLI	Donor Lymphocyte Infusion
dpc	DNA-Proteinvernetzungen
DRE	digital-rektale Untersuchung
DRR	digital-rekonstruierte Radiographie
dsb	Doppelstrangbruch, -brüche
DSGnmNHL	Deutsche Studiengruppe niedrig maligne Non-Hodgkin-Lymphome
DSHNHL	Deutsche Studiengruppe hochmaligne Non-Hodgkin-Lymphome
DTIC	Dacarbazin
EBRT	Externe Bestrahlung, Teletherapie (external beam radiotherapy)
EBV	Epstein-Barr-Virus
EC	Chemotherapieschema aus Epirubicin und Cyclophosphamid
EC-DOC	Chemotherapieschema aus Epirubicin, Cyclophosphamid und Docetaxel
ECF	Chemotherapieschema aus Epirubicin, Cisplatin und 5-Fluorouracil
ECOG	Eastern Cooperative Oncology Group
ED	Einzeldosis
EF	extended field
EIC	extensive intraductal component
EICESS	European Intergroup Cooperative Ewing's Sarcoma Study
ELF	Chemotherapieschema aus Etoposid, Leucovorin® (Folinsäure) und 5-Fluorouracil
ENI	elektive Lymphknotenbestrahlung (elective node irradiation)
EO	Endokrine Orbitopathie
EORTC	European Organisation for Research and Treatment of Cancer
EpiCO	Chemotherapieschema aus Epirubicin, Cyclophosphamid und Vincristin
ER	Östrogenrezeptor (Estrogen receptor)
ERR	excessive relative risk
ETC	Chemotherapieschema aus Epirubicin, Paclitaxel und Cyclophosphamid
EVAIA	Chemotherapieschema aus Etoposid, Vincristin, Actinomycin D, Ifosfamid und Doxorubicin
ext dz	extensive disease (beim kleinzelligen Bronchialkarzinom)
FAB	Einteilungsschema für akute Leukämien (French-American-British co-operative Group)
FAC	Chemotherapieschema aus 5-Fluorouracil, Adriamycin, Cyclophosphamid
FAM	Chemotherapieschema aus 5-Fluorouracil, Adriamycin, Mitomycin
FAMTX	Chemotherapieschema aus 5-Fluorouracil, Adriamycin, Methotrexat
FAP	Familiäre adenomatöse Polyposis
FCM	Chemotherapieschema aus Fludarabin, Mitoxantron und Cyclophosphamid

FEC Chemotherapieschema aus 5-Fluorouracil, Epirubicin, Cyclophosphamid
FEC-DOC Chemotherapieschema aus 5-Fluorouracil, Epirubicin, Cyclophosphamid und Docetaxel
FEC-DOC-GEM Chemotherapieschema aus 5-Fluorouracil, Epirubicin, Cyclophosphamid, Docetaxel und Gemcitabin
FEV_1 forcierte exspiratorische Einsekundenkapazität
FFTF Freedom from treatment failure
FHA Fokus-Haut-Abstand
FIGO Fédération Internationale de Gynécologie et d'Obstétrique
Firi Chemotherapieschema aus 5-FU und Irinotecan
FolFiri Chemotherapieschema aus Irinotecan, Leukovorin und 5-FU
FolFox Chemotherapieschema aus Oxaliplatin, Leukovorin und 5-FU
Fox Chemotherapieschema aus 5-FU und Oxaliplatin
FSH Follikelstimulierendes Hormon
FSH-RH Follikelstimulierendes Hormon releleasing hormone
FSU functional subunit, funktionelle Untereinheit
5-FU 5-Fluorouracil

G1, G2, G3 Histologische Gradangaben (bzgl. Aggressivität)
GBM Glioblastoma multiforme
GBq Giga-Becquerel
G-CSF Granulocyte colony stimulating factor
GD Gesamtdosis
GFR glomeruläre Filtrationsrate
GELA Groupe d'Etude des Lymphomes de l'Adulte (Studiengruppe)
GGCT germinomatöser Keimzelltumor (germinomatous germ cell tumor)
ggf. gegebenenfalls
GH growth hormone
GH-RH growth hormone releasing hormone
GH-IH growth hormone inhibiting hormone
GHWT Gewebehalbwertstiefe
GITSG Gastrointestinal Tumor Study Group
GMALL Deutsche multizentrische ALL-Studiengruppe (German multicenter ALL trials)
GOG Gynecologic Oncology Group
GPOH Gesellschaft für pädiatrische Onkologie und Hämatologie
GTV Gross tumor volume
GvHD graft-versus-host disease
Gy Gray
h Stunde(n)
Hb Hämoglobin
HBO hyperbaric oxygenation, hyperbare Sauerstofftherapie
β-HCG Humanes Choriongonadotropin
HAI Hepatic Artery Infusion
HAM Chemotherapieschema aus Hochdosis Ara-C (= Cytarabin) und Mitoxantron
HDAC Chemotherapie mit Hochdosis Ara-C (= Cytarabin)
HDR high dose rate
HFx hyperfraktioniert
HIT Studienprotokoll zur Behandlung kindlicher Hirntumoren
hm hochmaligne
HNPCC hereditary non-polyposis colorectal carcinoma
HP Helicobacter pylori
HPV Human Papilloma Virus
HSV Herpes-simplex-Virus
HT Hormontherapie

i+ immunhistochemisch positiv
ICR Interkostalraum
ICRU International Commission on Radiation Units and Measurements
IF involved field
IFN Interferon
IL-2 Interleukin 2
IMEP Chemotherapieschema aus Ifosfamid, Methotrexat, Etoposid und Prednison
IMRT Intensitätsmodulierte Strahlentherapie (Intensity Modulated Radiotherapy)
INSS International Neuroblastoma Staging System
Inz. Inzidenz
IORT intraoperative Radiotherapie
IPI International Prognostic Index
IRS International Rhabdomyosarcoma Study
i.S. im Serum

JCOG Japan Clinical Oncology Group
JCRT Joint Center for Radiotherapy (Boston)
-JÜ -Jahres-Überlebensrate, -Jahres-Überleben

KCl Kaliumchlorid
KHL klassisches Hodgkin-Lymphom
KM Knochenmark

L1 Lymphgefäßinvasion durch einen Tumor
LABC lokal fortgeschrittenes Mammakarzinom (locally advanced breast cancer)

LAE Staging-Lymphadenektomie
LAK Lymphokinaktivierte Killerzellen
LCIS Lobuläres Carcinoma in situ
LD_{50} letale Dosis für 50 % der exponierten Personen
LET Linearer Energietransfer
li links, linke, linker
Lig. Ligamentum
LK Lymphknoten
LDH Lactatdehydrogenase
LDR low dose rate
LH Luteinisierendes Hormon
LHRH Luteinisierendes Hormon releasing hormone
lim dz limited disease (beim kleinzelligen Bronchialkarzinom)
LINAC Linearbeschleuniger (linear accelerator)
LMDS locally multiply damaged sites
LP Liquorpunktion
LP-IC lymphoplasmozytisches Immunozytom
LPHD lymphocyte predominant Hodgkin's disease, noduläres Paragranulom
LV Leukovorin

M. Morbus, Musculus
M2 Chemotherapieschema aus Vincristin, BCNU, Cyclophosphamid, Melphalan, Prednison
MAB Maximale Androgenblockade
MAID Chemotherapieschema aus Mesna, Adriamycin, Ifosfamid und Dacarbazin
MAK Antimikrosomale Antikörper
MAKEI Maligne Keimzelltumoren (Studiengruppe)
MALT mukosaassoziiertes lymphatisches Gewebe (mucosa associated lymphoid tissue)
männl. männlich
MAP Chemotherapieschema aus MTX, Adriamycin und Cisplatin
mat mature
max. maximal(e)
MB Mittelblock
MCP 1) Chemotherapieschema aus Mitoxantron, Cyclophosphamid, Prednison
2) Schwermetalllegierung für die Block- und Kompensatorenherstellung in der Strahlentherapie (Bezeichnung je nach Schmelzpunkt MCP70, MCP96 etc.)
MCV Chemotherapieschema aus MTX, Cisplatin, Vinblastin
MDACC MD Anderson Cancer Center, Houston
MDS Myelodysplastisches Syndrom; multiply damaged sites
MEN multiple endocrine neoplasia
MeCCNU Methyl-CCNU, Semustin
MF Mycosis fungoides
MFH Malignes fibröses Histiozytom
Mg Magnesium
MGH Massachusetts General Hospital
MIGB Metajodobenzylguanidin
min Minute(n)
mind. mindestens
MINT Mabthera International Trial
MISTRAL Multicenter International Study on the Treatment of Aggressive Lymphomas
MMC Mitomycin C
MOF Chemotherapieschema aus Methyl-CCNU (Semustin), Oncovin® (Vincristin) und 5-Fluorouracil
Mon. Monat(e)
MOPP Chemotherapieschema aus Mustargenhydrochlorid (= Stickstofflost), Oncovin® (Vincristin), Procarbacin, Prednisolon
MPD mean peripheral dose
MR Magnetresonanz
MRC Medical Research Council
MRD Minimal Residual Disease
MRT Magnetresonanztomographie, Magnetresonanztomogramm
MSKCC Memorial Sloan Kettering Cancer Center, New York
MTD maximal tolerable Dosis
MTX Methotrexat
MUD Matched Unrelated Donor
MVAC Chemotherapieschema aus MTX, Vinblastin, Adriamycin, Cisplatin

N. Nervus
N+ LK positiv
N0 LK negativ
NaCl Natriumchlorid, Kochsalz
NCI National Cancer Institute
ND Neck-Dissection
neg. negativ
NGGCT Nicht-germinomatöser Keimzelltumor (non-germinomatous germ cell tumor)
NHH Nasenhaupthöhle(n)
NHL Non-Hodgkin-Lymphom(e)
nm niedrigmaligne
NNH Nasennebenhöhle(n)
NOA Neuroonkologische Arbeitsgemeinschaft (der deutschen Krebsgesellschaft)
NPC Nasopharynxkarzinom
NSABP National Surgical Adjuvant Breast and Bowel Project (US-amerikanische Studiengruppe)

NSCLC	nicht-kleinzelliges Bronchialkarzinom (non-small cell lung cancer)
NSE	Neuronspezifische Enolase
NWTS	National Wilms Tumor Study
OEPA	Chemotherapieschema aus Adriamycin, Vincristin, Etoposid, Prednison
OER	oxygen enhancement ratio, Sauerstoffverstärkungsfaktor
o.g.	oben genannt(e)
OLT	Orthotope Lebertransplantation
OP	Operation
OPPA	Chemotherapieschema aus Adriamycin, Vincristin, Procarbazin, Prednison
pa	posterior-anterior
PAS	Periodic acid Schiff reaction (Perjodsäure Färbung)
PBSCT	Peripheral Blood Stem Cell Transplantation
PCI	prophylaktische Ganzhirnbestrahlung (prophylactic cranial irradiation)
PCNSL	primäre ZNS-Lymphome
PCV	Chemotherapieschema aus Procarbazin, CCNU und Vincristin
PE	1. Probeexzision 2. Chemotherapieschema aus Cisplatin, Etoposid
PEI	Chemotherapieschema aus Cisplatin, Etoposid, Ifosfamid
PELF	Chemotherapieschema aus Cisplatin, Epirubicin, Leucovorin® (Folinsäure) und 5-Fluorouracil
PET	Positronenemissionstomographie
PFS	Progressionsfreies Überleben (progression free survival)
Ph-Chrom.	Philadelphia-Chromosom
Ph+	Philadelphia-Chromosom-positiv
Ph–	Philadelphia-Chromosom-negativ
PIH	Prolaktin Inhibiting Hormone (= Dopamin)
PLAP	plazentare alkalische Phosphatase
PLD	potentially lethal damage
PLDR	potentially lethal damage repair
PLL	Prolymphozytenleukämie
PmM	Chemotherapieschema mit Prednimustin und Mitoxantron
PMRT	Postmastektomie-Radiotherapie
PNET	Primitiver neuroektodermaler Tumor (primitive neuroectodermal tumor)
PPB	pleuropulmonales Blastom
POG	pediatric oncology group
pos.	positiv
postop.	postoperative
PR	Teilremission (partial remission)
präop.	präoperativ
prec	precursor
PRH	Prolaktin Releasing Hormone
PS	pathologische Stadieneinteilung nach diagnostischer Laparatomie (bei M. Hodgkin)
PTV	planning target volume
PVA	Polyvinylalkohol
PVI	Protracted venous infusion
QOL	Quality of Life
R0	postoperativ kein Resttumor verblieben
R1	postoperativ verbliebener mikroskopischer Resttumor
R2	postoperativ verbliebener makroskopischer Resttumor
R+	postoperativ verbliebener mikroskopischer oder makroskopischer Resttumor
RBE	relative biological effectiveness
RBW	relative biologische Wirkung
RChT	Radio-Chemotherapie
re	rechts, rechte, rechter
Rez.	Rezidiv
RF	Risikofaktor(en)
Rchtl	Richtlinie
RM	Rückenmark
RMS	Rhabdomyosarkom
RöV	Röntgenverordnung
Rö-Thorax	Thoraxröntgen
RPLND	Retroperitoneale Lymphknotendissektion
RT	Radiotherapie
SCLC	kleinzelliges Bronchialkarzinom (small cell lung cancer)
SD	Schilddrüse
sec	Sekunde(n)
SEER	surveillance, epidemiology, endresults
SIADH	Syndrom der inappropiaten ADH-Sekretion
SIOP	Société Internationale d'Oncologie Pédiatrique
SLD	sublethal damage
SLDR	sublethal damage repair
SLN	sentinel lymph node
sn	sentinel node
ssb	Einzelstrangbruch, -brüche
SSD	Fokus-Haut-Abstand (source skin distance)
StrSch	Strahlenschutz
StrSchV	Strahlenschutzverordnung
Sv	Sievert (SI-Einheit für Äquivalenzdosis)
SWOG	Southwest Oncology Group
SZT	Stammzelltransplantation

TAC	Chemotherapieschema aus Taxanen, Adriamycin und Cyclophosphamid
TAD	Chemotherapieschema aus 6-Thioguanin, Ara-C (=Cytarabin) und Daunorubicin
TAK	Anti-Thyreoglobulin-Antikörper
TBI	Ganzkörperbestrahlung (total body irradiation)
TD 5/5	Dosis, bei der mit 5 % Wahrscheinlichkeit Toxizität nach 5 Jahren auftritt
TD 50/5	Dosis, bei der mit 50 % Wahrscheinlichkeit Toxizität nach 5 Jahren auftritt
TG	Thyreoglobulin
TIN	testikuläre intraepitheliale Neoplasie
TIP	Chemotherapieschema aus Paclitaxel, Ifosfamid, Cisplatin
Tis	Tumor in situ
TLD	Thermolumineszenzdosimeter
TLI	total lymphatische Bestrahlung aller Manifestationen des lymphatischen Systems des Körpers bei M. Hodgkin oder malignen NHL
TME	totale Mesorektumexstirpation
TNF	Tumornekrosefaktor
TNI	Total nodal irradiation, Bestrahlung aller Lymphknotenstationen des Körpers bei M. Hodgkin oder malignen NHL
TNM	Klassifikation zur Einteilung von Karzinomen anhand von Tumor (Vorkommen, Größe), Lymphknoten (Befall) und Metastasen
Tpot.	Potenzielle Tumorverdopplungszeit, ein Maß für die Proliferationskapazität eines Tumors
TSEB	Ganzhautbestrahlung (total skin electron beam)
TRAK	TSH-Rezeptor-Antikörper
TRH	Thyreotropin Releasing Hormone
TRUS	Transrektaler Ultraschall
TSH	Thryroid Stimulating Hormone
TUR	Transurethrale Resektion
TURP	Transurethrale Resektion der Prostata
TURB	Transurethrale Resektion der Blase
UCLA	University of California, Los Angeles
UFT®	Uracil/Tegafur, orales Fluoropyrimidin
u.g.	unten genannt(e)
UKCCR	United Kingdom Coordinating Committee on Cancer Research
UPT	unbekannter Primärtumor, synonym zu CUP
UCSF	University of California, San Francisco
V.	Vena
V1	vaskuläre Invasion durch einen Tumor
V_{xx}	Lungenvolumen, das mit einer Dosis von xx Gy belastet wird
VAC	Chemotherapieschema aus Vincristin, Actinomycin D, Cyclophosphamid
VAD	Chemotherapieschema aus Vincristin, Doxorubicin, Dexamethason
VACA	Chemotherapieschema aus Vincristin, Actinomycin D, Cyclophosphamid und Doxorubicin
VAI	Chemotherapieschema aus Vincristin, Actinomycin D, Ifosfamid
VAIA	Chemotherapieschema aus Vincristin, Actinomycin D, Ifosfamid und Doxorubicin
VATS	Videoassisted Thoracoscopy
VIDE	Chemotherapieschema aus Vincristin, Ifosfamid, Doxorubicin und Etoposid
VCAP	Chemotherapieschema aus Vincristin, Cyclophosphamid, Doxorubicin, Prednison
VeIP	Chemotherapieschema aus Vinblastin, Ifosfamid, Cisplatin
VIP	Chemotherapieschema aus Etoposid, Ifosfamid, Cisplatin
VNPI	Van Nuys Prognostic Index
wöchtl.	wöchentlich
WDFA	gut differenziertes fetales Adenokarzinom (well differentiated fetal adenocarcinoma), Subtyp des pulmonalen Blastoms mit guter Prognose
WHO	Weltgesundheitsorganisation (World Health Organization)
Wo	Woche(n)
ZR	Zahnreihe

KAPITEL

1 Mammakarzinom

1.1 Allgemeines

Vorkommen

Altersgipfel: 75 Jahre, selten bei Patientinnen < 25 Jahre. *Inz.:* $105/10^5$, häufigste maligne Erkrankung und zweithäufigste Krebstodesursache der Frau (10% der Frauen, 35% bei Z.n. M. Hodgkin!), lifetime risk 1 in 8 (USA) bzw. 1 in 10 (Europa). Verschiebung zu früheren Stadien durch Screening (steigende Inzidenz der Tumoren < 2 cm, In-situ-Karzinome machen teilweise bis zu 20% der Tumoren bei Erstdiagnose aus), unabhängig davon echte Zunahme um 1–2%/Jahr. Mortalität: $40/10^5$, Mortalität sinkend durch adjuvante Therapie, konsequenten Einsatz der Bestrahlung und Screening (jeweils Senkung um bis zu 20%). Männer : Frauen ca. 1 : 100.

Risikofaktoren

Insgesamt nur bei 33% der Patientinnen wesentlicher Risikofaktor identifizierbar.

- Familiäres Risiko (besonders bei Verwandten 1. Grades mit frühem oder bilateralem Karzinom [relatives Risiko 2–3], betrifft schätzungsweise 20% der Tumoren),
- frühe Menarche,
- späte Menopause,
- Nullipara,
- mangelnde körperliche Aktivität, anscheinend jedoch nicht (wie bisher angenommen) erhöhter Fettkonsum,
- Strahlenexposition (ab 1 Sv 2- bis 3fach erhöhtes Risiko [unterhalb – also auch für die Mammographie – keine gesicherten Daten], besonders bei Exposition in der 2. Dekade), daher erhöhtes Risiko bei überlebtem M. Hodgkin (relatives Risiko 10).
- Echt monogen erbliche Mammakarzinome (BRCA-1/ BRCA-2 [zusammen 60% der erblichen Mammakarzinome], Ataxia teleangiectatica, Li Fraumeni [p53], Cowden's disease) machen schätzungsweise 5–10% aller Mammakarzinomfälle aus. Aber nur bei 40% dieser Patientinnen ist der Gendefekt identifiziert, davon sind bei 50% BRCA-1 und bei 30% BRCA-2 mutiert. Genträgerinnen erkranken in > 50% der Fälle (d.h. relatives Risiko > 5). Aufgrund des sehr hohen Risikos kann ab dem 25. Lebensjahr eine bilaterale Mastektomie erwogen werden.
- Atypische Hyperplasie: 4- bis 8fach erhöhtes Risiko [Dupont, NEJM, 1985].
- Mammakarzinom in der Anamnese: 5fach erhöhtes Risiko (Risiko ca. 0,5–1%/Jahr, d.h. nach 10 Jahren erleiden 5–10% der Mammakarzinompatientinnen ein kontralaterales Karzinom).

Auch als Risikofaktor klassifiziert: Lobuläres und duktales Carcinoma in situ (s.u.).

Allenfalls sehr geringe Risikoerhöhung durch orale Kontrazeptiva [CGHFBC, Lancet, 1996], jedoch nicht gesichert [Marchbanks, NEJM, 2002].

Bis zu 35% Erhöhung durch 5-jährige Hormonersatztherapie in einzelnen Berichten, insgesamt jedoch umstritten [Beral, Lancet, 1997 und 2002].

Metastasen

- **Tumorgröße proportional zum LK-Befall:**
  - Tumordurchmesser < 5 mm → 0% LK befallen,
  - Tumordurchmesser 6–10 mm → 20% LK befallen,

- Tumordurchmesser 11-15 mm → 30% LK befallen,
- Tumordurchmesser 16-20 mm → 40% LK befallen,
- Tumordurchmesser > 20 mm → 60-80% LK befallen.

- **Lokalisation der axillären LK-Level:** Level I/II/III lateral/posterior/medial von M. pectoralis minor entlang der großen Gefäße (im CT identifizierbar).
- **Multifokalität/kontralaterale Inzidenz:** 38% (13-74%) der Karzinome sind multifokal. 12-15% der Patientinnen entwickeln innerhalb von 10 Jahren ein kontralaterales Mammakarzinom (1-2% simultan), 30% haben synchron kontralaterales Carcinoma in situ (CIS).
- **Synchrone Fernmetastasen bei Diagnose:** 10%. Insgesamt entwickeln 30% der Patientinnen irgendwann Fernmetastasen, ca. 25% aller neu erkrankten Frauen entwickeln Knochenmetastasen. Höchstes Metastasenrisiko 1-2 Jahre nach OP, aber auch späte Manifestationen möglich.
  Initiale Metastasenlokalisation: Am häufigsten Knochen (30% als erste Metastasenmanifestation, weitere 30% im Verlauf), dann Lunge (20%), selten Leber (5%).
  Das Mammakarzinom ist darüber hinaus mit erhöhtem Ovar-/Kolonkarzinomrisiko vergesellschaftet.

Thesen

- **Halsted-Doktrin:** Beim Mammakarzinom handelt es sich um eine lokale Erkrankung.
- **Fisher-Doktrin (NSABP):** Beim Mammakarzinom handelt es sich um eine systemische Erkrankung, ein lokoregionales Rezidiv ist nicht prognosemindernd (seit Overgaard und Ragaz [Overgaard und Ragaz, jeweils NEJM, 1997] wohl überholt, siehe „Literatur kommentiert" bei [Budach/Sauer, Strahlenther Onkol, 1998]).
- **„Hellman-Synthese"** aus Halsted- und Fisher-Doktrin: Lokale Kontrolle reduziert möglicherweise Metastasenfrequenz und erhöht dadurch Überleben (Editorial von [Hellman, NEJM, 1997]). Diese Ansicht wird auch durch die neuesten Daten der EBCTCG [Lancet, 2005] unterstützt, die eine Verbesserung des Gesamtüberlebens durch eine Reduktion der Lokalrezidive durch Bestrahlung zeigen.

Mammographie-Screening

Bei einem Screening zwischen 50 und 75 Jahren überwiegt der Benefit das Risiko durch Strahlenbelastung (3 mGy Drüsendosis) um den Faktor 100-300 (Extrapolation der Hiroshima-Daten). Es reduziert in dieser Altersgruppe daher die Mammakarzinom-Mortalität um 30% [Tabár, Radiology Clin NA, 1992; Tabár, Cancer, 2001]. Dazu gibt es insgesamt 8 randomisierte Studien.

Die meisten Studien zeigen für Patientinnen zwischen 40 und 50 Jahren keinen Vorteil, sind jedoch problematisch (jeweils zu wenig Patientinnen in dieser Altersgruppe). Erste pos. Studie in dieser Altersgruppe: Göteborg-Trial [Bjurstam, Cancer, 1997] mit 45% Mortalitätsreduktion auch in dieser Altersgruppe.

Daher **NIH-Empfehlung:** Patientinnen > 40 Jahre alle 1-2 Jahre, Patientinnen > 50 Jahre jährlich zum Screening, alle Frauen sollten monatlich, ca. am 5. Tag der Periode, eine Selbstuntersuchung der Brust durchführen. Insgesamt schwierige Entscheidung, da die meisten Studien starke methodische Schwächen hatten. Deutsche Pilotprojekte zum Mamma-Screening haben zur Aufnahme der Screening-Mammographie für Frauen zwischen 50 und 69 Jahren in das Leistungsspektrum der GKV geführt.

Diagnostik

- **Feinnadelbiopsie:** 1% falsch pos., 20% falsch neg. Core cut biopsy zeigt bessere Ergebnisse.
- **Histologie:** Bestimmung von Östrogenrezeptor/Progesteronrezeptor (ER/PR; 60% ER-pos., auch bei DCIS), S-Phase-Fraktion, histologisches Grading, Her-2/neu-Status.
- **Tumormarker:** Lediglich CA 27-29 und CA 15-3 sinnvoll, ermöglichen lediglich eine 2-5 Monate frühere Diagnose von Lokalrezidiven oder Fernmetastasen bei Patientinnen in den Stadien II + III. Können außerdem als Surrogatmarker bez. Ansprechen verwendet werden.

CAVE

Marker-Flares in der Frühphase der Therapie. CEA ist den o.g. Markern unterlegen.

1.2 Histologie

1.2.1 Arten des Mammakarzinoms

- Duktal invasiv: 75% der Patientinnen (früher: „szirrhös“).
- Lobulär invasiv: 5–10% der Patientinnen (häufig multifokal, bilateral, Fernmetastasen in ungewöhnlicher Lokalisation, aber Überlebensraten insgesamt vergleichbar mit duktal invasiv).
- Tubulär: Nur bei 10% LK befallen.
- Medullär: Gute Prognose.
- Muzinös: Langsam wachsend, selten LK befallen.
- Adenozystisch.
- Kleinzellig (wie Lunge).
- M. Paget: Ekzematoide Veränderung der Brustwarze auf Basis eines intraepithelialen Adenokarzinoms. 1–4%, selten LK befallen. Staging meist entsprechend dem zugrunde liegenden Tumor.
- Carcinosarkom (selten).
- Cystosarcoma phylloides (s. u.).
- Non-Hodgkin-Lymphom (NHL).
- Duktales In-situ-Karzinom (DCIS): 10–20% aller Mammatumoren. Proliferation von Tumorzellen in den Milchgängen, geht meist nach 5–10 Jahren in invasives Karzinom über. Meist über Mikroverkalkungen mammographisch diagnostiziert.
- Lobuläres In-situ-Karzinom (LCIS): Nicht invasive Läsion innerhalb der Lobärgrenzen. Klinisch und mammographisch schwer zu diagnostizieren (meist kein Mikrokalk), oft multizentrisch. Geht in 30% der Fälle innerhalb von 15–20 Jahren in invasives Karzinom (meist duktal invasiv) über, wird daher als *Risikofaktor* für invasives Karzinom gewertet.
- Inflammatorisches Karzinom: Ca. 1%. Klinische Symptome wie bei einer Mastitis (Brusterythem, Ödem, Schmerzempfindlichkeit) mit Tumorinfiltration der dermalen Lymphgefäße. Schlechte Prognose aufgrund hoher Metastasenfrequenz.

Wesentliche histologisch ermittelte Parameter sind:

- Östrogenrezeptor-(ER-)Status/Progestereonrezeptor-(PR-)Status, werden meist über den Remmele-Score von 0–12 angegeben, wobei der sich aus dem Produkt zweier Einzelscores aus Färbeintensität (0–3) und Prozentsatz positiver Zellen (0–4) errechnet. Ein Wert von ≥ 3 bzw. mehr als 10% positive Zellen oder ein Rezeptorgehalt von ≥ 10 fmol/mg werden allgemein als positiv gewertet.
- Her2/Neu-Score wird primär über Antikörperfärbung (immunhistochemisch) bestimmt (0–3), dabei gelten 0 und 1 als negativ, 2 als fraglich positiv (→ FISH-Analyse, gilt als positiv bei > 10 Genkopien/Zelle) und 3 als eindeutig positiv.

1.2.2 Histologische Besonderheiten

Die folgenden Charakteristika sind international nicht eindeutig definiert, sind aber in dieser Form auf Arbeitsebene brauchbar:

- **Multifokalität:** Befunde liegen < 5 cm auseinander, damit meist im gleichen Quadranten; bei duktal invasiver Histologie in 19%, bei lobulär invasiver in 50%, bei DCIS in 35% (15–80%). T-Stadium richtet sich nach dem größten Herd.
- **Multizentrizität:** Befunde liegen > 5 cm auseinander, damit meist in unterschiedlichen Quadranten. Insgesamt bei ca. 10% aller Tumoren. Kontraindikation gegen brusterhaltende Operation.
- **Extensive intraductal component (EIC):** Definition des Joint Center of Radiotherapy JCRT, Boston: ≥ 25% des Primärtumors ist intraduktal und intraduktales Karzinom außerhalb der Grenzen des infiltrierenden Anteils. Heidelberger-Definition: Intraduktale Komponente mit doppelter Fläche des invasiven Anteils. Daneben existieren zahlreiche weitere Definitionen [z.B: Holland, JCO, 1990; Gump, Sem Surg Oncol, 1992]. Die DCIS-Komponente muss bei mehr als 1 mm Größe immer getrennt ausgewiesen werden.

1.3 Staging

AJCC Cancer Staging Manual, 6th edition, [Singletary & Connolly, CA Cancer J Clin, 2006].

Primärtumor

Zweitwichtigster Prognosefaktor.

- **Tis:** Carcinoma in situ oder M. Paget ohne Tumor.
- **T1:** ≤ 2,0 cm:

- **mic:** ≤ 0,1 cm (nahezu 0 % LK befallen, Axilladissekton nicht zwingend notwendig).
- **a:** > 0,1 cm und < 0,5 cm (0 % LK befallen, s. o.).
- **b:** 0,5 - 1,0 cm (ca. 20 % LK befallen, s. o.).
- **c:** 1,0 - 2,0 cm (ca. 35 % LK befallen, s. o.).

- **T2:** 2 - 5 cm.
- **T3:** > 5 cm.
- **T4:** Befall von
  - **a:** Brustwand (nicht M. pectoralis, sondern Rippen, Interkostalmuskulatur, M. serratus).
  - **b:** Haut.
  - **c:** a + b.
  - **d:** Inflammatorisches Karzinom.

M. Paget der Mamille ohne nachweisbaren intramammären Tumor gilt als Tis, wenn mit intramammärem Tumor assoziiert, dann Staging entsprechend intramammärem Tumor.

Lymphknoten

Wichtigster Prognosefaktor! Wesentliche Änderungen gegenüber der letzten Klassifikation.

Prozentsatz der positiven LK bringt keine zusätzliche Information, vorausgesetzt genug LK (minimal > 5, Voraussetzung für ein pN-Staging) wurden entfernt. **Cave:** Nach S3-Leitlinie minimal 10 entfernte LK gefordert.

Präoperatives Staging:

- **Nx:** Regionale LK nicht beurteilbar (z. B. vorher operiert).
- **N0:** Keine regionalen LK.
- **N1:** Bewegliche ipsilaterale, axilläre LK.
- **N2:** Fixierte ipsilaterale, axilläre LK oder klinisch detektierbare LK an A. mammaria interna:
  - N2a: Fixierte ipsilaterale, axilläre LK.
  - N2b: Klinisch detektierbare LK an A. mammaria interna ohne axilläre LK.
- **N3:** Ipsilateral infraklavikuläre LK **und** axilläre LK oder klinisch detektierbare LK an A. mammaria interna **und** axilläre LK oder ipsilateral supraklavikuläre. LK:
  - N3a: Ipsilateral infraklavikuläre **und** axilläre LK.
  - N3b: Klinisch detektierbare LK an A. mammaria interna **und** axilläre LK.
  - N3c: Ipsilateral supraklavikuläre LK.

Postoperatives Staging:

- **pNx:** Regionäre LK können nicht beurteilt werden.
- **pN0:** Keine regionären LK befallen, Fälle mit immunhistochemischem Nachweis einzelner Tumorzellen in LK werden als pN0 klassifiziert (< 0,2 mm pN0[i+]). Bei Tumorzellnachweis von einzelnen Tumorzellen Klassifikation von pN0(mol+). pN0(sn): Kein Nachweis von LK-Metastasen nach Sentinel-Node-Dissektion.
- **pN1:** Axillär beweglich, klinisch nicht erkennbar, 1 - 3 LK befallen.
  - pN1mic: > 0,2 mm, < 2 mm (Mikrometastasen, identische Prognose wie N0).
  - pN1a: Axillär 1 - 3 LK befallen, mindestens einer > 2 mm (auch ggf. Sentinel).
  - pN1b: An A. mammaria interna 1 - 3 LK befallen, mindestens einer > 2 mm (auch ggf. Sentinel).
  - pN1c: Axillär *und* an A. mammaria interna 1 - 3 LK befallen.
- **pN2:** Axillär 4 - 9 LK befallen oder klinisch erkennbar an A. mammaria interna:
  - pN2a: Axillär 4 - 9 LK befallen, mindestens einer > 2 mm.
  - pN2b: Klinisch erkennbare LK entlang A. mammaria interna ohne axilläre LK.
- **pN3:** Axillär > 9 LK oder infraklavikulär oder klinisch erkennbar an A. mammaria interna.
  - pN3a: Axillär oder infraklavikulär > 9 LK befallen.
  - pN3b: Klinisch erkennbare LK an A. mammaria interna.
  - pN3c: LK ipsilateral supraklavikulär.
- **M1:** Fernmetastasen (Früher: Supraklavikuläre LK = M1, aktuell N3c)

Parasternaler Lymphknotenbefall

Allgemein: Nur 5 - 10 % der LK sind bei neg. axillärem Befall parasternal positiv. Obwohl insgesamt das Risiko für einen parasternalen LK-Befall für mediale Tumoren größer ist als für laterale, scheint die Lokalisation von nur untergeordneter Bedeutung zu sein, wenn gleiche Tumorgrößen und gleicher LK-Status betrachtet werden.

- Oberer innerer Quadant (UIQ), unterer innerer Quadrant (LIQ), zentral:
  - ax+: 55 % (45 - 72 %) Befall,
  - ax-: 10 % (6 - 16 %) Befall,

- oberer äußerer Quadrant (UOQ), unterer äußerer Quadrant (LOQ):
  - ax+: 30% (20–42%) Befall,
  - ax–: 8% (4–12,5%) Befall

[z.B. Veronesi, Ann Surg, 1985].

Sehr hohes Risiko (60%) für parasternale LK besteht bei Brustwarzenbefall und pos. axillären LK [Livingston, Ann Surg, 1974], ansonsten liegt das Risiko für zentrale Tumoren zwischen dem für laterale und mediale.

Inzidenz des parasternalen Befalls über alle Lokalisationen: 1 axillärer LK 17%, 2–3 axilläre LK 25%, > 3 axilläre LK 52% [Veronesi, Ann Surg, 1985].

Inzidenz des parasternalen Befalls über alle Lokalisationen und axilläre LK-Status: T1/T2/T3 12%/31%/48%.

Problem allerdings: Diese Daten stammen aus der prämammographischen Zeit der **klinisch detektierten** Erkrankung, in der es viele fortgeschrittene Erkrankungen gab. Daher liegen die heutigen Zahlen wohl eher bei 10–15% für > 3 axilläre LK und bei 5–10% für 1–3 axilläre LK [Freedman/Fowble, IJROBP, 2000]. Auch angesichts von Sentinel-Node-Daten sind die Inzidenzen heute sicher niedriger (max. 15% haben Mammaria-Interna-Sentinel-Node, kaum einer davon ist pos. [z.B. O'Hea, J Am Coll Surg, 1998]).

Stadieneinteilung

- **Stadium 0:** Tis.
- **Stadium I:** T1 N0 (kleiner Tumor, inkl. T1mic, keine LK).
- **Stadium IIA:** T0–1 N1, T2 N0 (kleiner und mittlerer Tumor, < N2).
- **Stadium IIB:** T2 N1, T3 N0.
- **Stadium IIIA:** T0–3 N2, T3 N1–2 (locally advanced breast cancer [LABC] technisch mit freien Rändern operabel).
- **Stadium IIIB:** T4 oder N3 (LABC, nicht in sano operabel [inklusive inflammatorischem Karzinom]).
- **Stadium IV:** M1.

Tabelle 1.1 zeigt die Stadienverteilung bei Erstdiagnose. Die wesentlichen **Prognosefaktoren** sind:

- Tumorgröße,
- LK-Status,
- Grading (N0-G3-Tumoren haben eine ähnlich schlechte Prognose wie N+-Tumoren),
- ER/PR-Status,
- Lebensalter, > oder ≤ 35 Jahre,
- lymphovaskuläre Invasion,
- Her-2/neu (bei 20% der Patientinnen pos., wohl unabhängiger prognostischer Faktor bei nodal pos., unklar bei nodal neg. Patientinnen; schlechtere Prognose, da öfter ER-Negativität. Daher schlechteres Ansprechen auf Hormontherapie, aber bessere Response auf Anthracycline [bzw. relativ schlechteres Ansprechen auf CMF] [Muss (CALGB 8869), NEJM, 1994]),
- ggf. Knochenmark-Mikrometastasen [Diel, JNCI, 1996] (randomisierte Studien nötig),
- vielversprechend sind uPA und PAI-1 zur Differenzierung Niedrig-/Hochrisiko-N0-Karzinome (prospektiv randomisierte Studie [Jänicke, JNCI, 2001]).

Die wichtigsten Prognoseparameter Tumorgröße, Grading und LK-Status werden zum Nottingham-Prognose-Index (NPI) zusammengefasst.

1.4 Therapierichtlinien und Radiotherapie

Consensus Conference Early Stage Breast Cancer [JNCI, 1992].

Behandlung von Primärtumor, Lymphabflusswegen und systemischer Metastasierung.

Tab. 1.1 Stadienverteilung bei Erstdiagnose [AICC Staging Manual, Fleming, 1997]

Stadium	LK	% Patienten	5-JÜ	10-JÜ
I/II	LK neg.	50	87 %	78 %
II/IIIa	LK pos.	30	68 %	52 %
IIIb		10	41 %	28 %
IV		10	10 %	0 %

1.4.1 Primärtumor

Brusterhaltende Therapie (BET) plus/ohne neoadjuvante Chemotherapie

Therapie der Wahl in Stadien I/II, möglich bei ca. 60–70% der Patientinnen: Wide excision (mikroskopisch > 1 mm im Gesunden bei obligater postop. RT inzwischen für invasiven Anteil bei erfahrenem Mammapathologen akzeptiert, ggf mit darunter liegender Pektoralisfaszie oder Hautspindel, i.d.R. Tumorresektion, Quadrantenresektion wohl nicht notwendig). Für DCIS-Anteile > 5 mm Sicherheitsabstand bei Mastektomie sicherstellen, > 10 mm bei BET aufgrund der unregelmäßigen Tumorausläufer ins Drüsengewebe.

Anmerkung: Aktuell wird innerhalb der Gruppe der Mammapathologen diskutiert, ob auch für den DCIS-Anteil ein freier Schnittrand von 1 mm genügt.

Indikation zur Nachresektion

Nach PE, pos., unklarem oder close margin (< 1 mm), extensiver intraduktaler Komponente (EIC) und nicht sicher neg. Rändern: Wenn in diesen Situationen keine Nachresektion erfolgt, inakzeptabel hohes Lokalrezidiv-Risiko (Konsequenz z.B. aus Studie Milan II zum Brusterhalt, in dieser Studie ohne clear margins doppeltes Rezidivrisiko. Basis sind auch die Daten des JCRT [Gage, Cancer, 1996]), wenn residuale Mikroverkalkungen in der Mammographie.

Indikation zur Nachbestrahlung

Nach BET immer Nachbestrahlung der Restbrust (45–50 Gy + 10–20 Gy Boost [s.u.]). In keiner prospektiven Studie konnte bisher ein Patientenkollektiv identifiziert werden, das nicht signifikant von der Nachbestrahlung bez. des Lokalrezidiv-Risikos profitiert (Diskussion s.u.).

Kontraindikation gegen die brusterhaltende Therapie

- Konsensus deutsche Krebsgesellschaft 11/87: Tumor > 2 cm (relative Kontraindikation, maßgeblich ist das Tumor-Brust-Verhältnis), L1, multizentrisches Karzinom.
- Consensus NIH 6/90 [JAMA, 1991]:
  - *Absolut:* Inkomplette Tumorresektion auch nach Nachresektion, Stadien III/IV, T4 (insbesondere inflammatorisches Karzinom, wegen Hautbefall), multizentrische und bereits klinisch multifokale Tumoren (40% Lokalrezidive), Tumoren > 4 cm, ungünstige Kosmetik. Die ebenfalls im damaligen Konsensus als Kontraindikation genannten N2–3, M1 können heute nicht mehr als Kontraindikation gelten.
  - *Relativ:* EIC (s.o., wenn nicht mit clear margins resezierbar), L1, Patientinnen < 35 Jahre, Tumor subareolär (wenn nicht vollständig exzidierbar).

CAVE

Ob Bindegewebserkrankungen wie Lupus erythematodes, Sklerodermie oder Mixed Connective Tissue Disease zu höheren Nebenwirkungsraten führen, ist unklar. Gesichert scheint dies nur für die Sklerodermie. Lupus erythematodes, Mixed Connective Tissue Disease gelten als relative Kontraindikationen, rheumatoide Arthritis als kaum problematisch [z.B. Morris & Powell, JCO, 1997; Chen, Cancer, 2001]!

Modifizierte radikale Mastektomie

Sie ist (gegenüber radikaler Mastektomie Rotter/Halsted ohne M. pectoralis major/minor) in folgenden Situationen die Standard-OP statt BET: Tumor > 4 cm, T4d, zentraler Tumor, Missverhältnis Tumor/Brust, EIC, Ablehnung der RT durch Patientin, M. Paget, Bindegewebserkrankungen, Schwangerschaft, diffuser Mikrokalk (s.u.).

Indikation zur Nachbestrahlung

Immer nach **einfacher Mastektomie** (wird als OP jedoch nicht mehr durchgeführt).

Nach **modifizierter radikaler Mastektomie:** Oxford Overviews zu diesem Thema wenig aussagekräftig, da BET und Postmastektomie-RT (PMRT) mit und ohne systemischer Therapie etc. ohne Untergruppenanalyse untersucht werden. Randomisierte Studien aus Dänemark und Britisch Columbia zeigen Indikationsspektrum, wurden jedoch wegen der teilweise suboptimalen Axilladissektion und der unterdosierten ChT kritisiert. Daher ergibt sich auch bei bestimmten, nicht explizit gesicherten Risikokonstellationen wohl eine relative Indikation zur Nachbestrahlung (s. deutscher Konsensus).

ChT senkt das Risiko eines Lokalrezidivs. Allerdings fanden sich auch nach Hochdosis-ChT (Duke-Serie) bei 3 von 8 Patientinnen, die nicht bestrahlt wurden, Lokalrezidive [Peters, JCO, 1993]. Auch Tamoxifen senkt das Risiko, nach wie vor jedoch hohe Lokalrezidiv-Raten, keine randomisierten Daten. ChT/Hormontherapie machen RT also nicht obsolet.

Generell gilt: RT empfohlen ab Rezidivrisiko > ca. 20%!

ASCO-Empfehlungen [Recht, JCO, 2001]:

- Sichere Indikation zur RT nur bei T4 oder ≥ 4 axillären LK (ca. 40% Lokalrezidiv-Risiko, lässt sich durch RT auf ca. 10% senken).
- Keine sichere Indikation für T1/T2 mit 1 - 3 LK (retrospektive Daten sprechen jedoch zumindest bei Kombination mit bestimmten Risikofaktoren dafür).
- Indikation für T3 N+ bzw. alle lokal fortgeschrittenen neoadjuvant behandelten Tumoren auch nicht gesichert, aber empfohlen auf der Basis retrospektiver Studien (immer noch 25% Lokalrezidiv-Risiko bei T3 N+ [selbst wenn pCR nach neoadjuvanter ChT!] und 50% bei inflammatorischem Karzinom).
- Keine gesicherte Grundlage für die Art und Ausdehnung der RT.
- Großzügige RT der Thoraxwand und RT supraklavikulär wird empfohlen bei ≥ 4 LK, da dann höchstes Rezidivrisiko (17%). Situation für RT supraklavikulär bei 1 - 3 LK unklar (s.o.).
- Thoraxwand-Dosen oberhalb 50 Gy nicht gesichert, aber insbesondere in Hochrisikosituationen oft appliziert (s.u.), meist als Elektronen-Boost auf Narbe mit Sicherheitsabstand.
- Keine klare Empfehlung für routinemäßige volle RT der Axilla Level I/II (Feldgrenze durch Humerusmitte) und der parasternalen LK, war allerdings Teil der dänischen und kanadischen (s.u.) und auch sonst fast aller randomisierten Studien. Risiko wohl höher bei ≥ 4 LK als bei 1 - 3 LK. Daher wird bei T4 mit 1 - 3 LK häufig auf axilläre RT verzichtet (umstritten). ChT sollte baldmöglichst nach der OP begonnen werden, bez. Wertigkeit eines Sandwich-Approaches sind keine Aussagen möglich. CMF kann angeblich parallel zur RT verabreicht werden (wurde dann aber meist mit reduzierter MTX-Dosis durchgeführt, da sonst heftige Nebenwirkungen), Anthracycline nicht. Benefit der RT besteht wohl über alle Altersgruppen.

Deutsche Konsensusempfehlungen [Sauer, Strahlentherapie, 2001], im Wesentlichen durch S3-Leitlinie der Krebsgesellschaft von 2004 übernommen, formal andere Darstellung in der Leitlinie 2004 der AGO/ARO:

- Als gesicherte Indikationen zur RT gelten: T3/T4 (schon bei T3 > 20% Lokalrezidive), T2 > 3 cm (15% Lokalrezidiv-Risiko), multizentrisches Karzinom, L1, V1, Befall der Pektoralisfaszie, R2- und R1-Situationen, close margin (< 5 mm), ≥ 4 befallene LK (da sonst 50% Rezidive). Ggf. mit 10 Gy Narben-Boost bei Stadium III, da 40% der Rezidive im Narbenbereich. Im Rezidivfall nur 50% lokale Kontrolle erreichbar, daher Prophylaxe sinnvoll.
- Mögliche, aber nicht gesicherte Indikationen: Multifokalität, EIC, Rezeptornegativität, GIII, diffuse Mikrokalzifikationen, 1 - 3 LK (15% Lokalrezidiv-Risiko), Z.n. mehreren Non-in-sano-Biopsien, Alter < 35 Jahre, inadäquate Axilladissektion (< 10 LK).

Lokal fortgeschrittene Erkrankung (LABC, Stadien IIIa, b)

Heterogene Gruppe, umfasst die klassische „inoperable" Situation mit Ulzeration, Ödem und brustwandfixiertem Tumor ebenso wie das inflammatorische Karzinom und gelegentlich auch Stadium IIIa (großer Primärtumor [T3] mit N1 sowie alle N2).

Therapie: Auf jeden Fall für inflammatorisches Karzinom multimodal in der Sequenz Induktions-ChT–OP–RT, z.B. nach Schema des MDACC (ChT mit FAC). Damit ca. 80% lokale Kontrolle und 28% krankheitsfreies Überleben nach 15 Jahren [Ueno, Cancer Chemother Pharmacol, 1997], während historisch nur 5% 5-JÜ. Ggf. Sequenz ChT–RT–OP bei ungenügender Response auf ChT (**cave:** Nebenwirkungen bei simultaner Anwendung). Für nicht-inflammatorische LABC ist ein Vorteil der ChT nicht gesichert [Schaake-Koning, IJROBP, 1985; Derman, IJROBP, 1989]. Hochdosistherapie: 50% 3-JÜ, aber keine randomisierten Daten [Antmann (NAMTR), JCO, 1997].

Brusterhalt bei LABC: Induktions-ChT + RT bei CR nach ChT: Ca. 20% Lokalrezidive nach 10 Jahren gegenüber 6% nach PR durch Induktions-ChT, die anschließend mit Mastektomie und Brustwandbestrahlung behandelt wurden [Toubol, Radiother Oncol, 1997]. In dieser Form daher nur für ein bestimmtes Subset von Patientinnen praktikabel (z. B. große Tumoren), nicht aber für inflammatorische oder T4-Tumoren [Clark, IJROBP, 1998; Cancer Ann Surg, 2002].

Diese Patientinnen sollten möglichst in eine neoadjuvante Therapiestudie (aktuell GEPAR-QUATTRO) eingeschlossen werden (s. u.).

1.4.2 Lymphabflusswege

Axilladissektion/Sentinel-Node-Biopsie (Staging und Therapie)

Immer durchführen, einzige Ausnahmen: DCIS < 4 cm, rein tubuläres Karzinom < 1 cm sowie u.U. mikroinvasives Karzinom (T1a, hat aber immer noch 3 – 11 % LK, daher eher Beschränkung auf T1mic nach neuer Klassifikation).

Separate Inzision, mindestens 10 – 12 LK entnehmen. Entnahme von < 5 eindeutig insuffizient (< 5 LK = nur sampling, > 5 LK = Dissektion). Nur Level I/II disseziieren (dorsal und lateral des M. pectoralis minor), da sonst 36 % statt 6 % Armödem. 2 % Rezidivrisiko nach vollständiger Dissektion. Klinisch neg. Axilla ist in 20 – 40 % histologisch pos., daher bei insuffizienter Resektion einer klinisch neg. Axilla 20 % Rezidive. Insgesamt ist die Axilladissektion in 5 % der Fälle therapeutisch (verbessert 10-JÜ um 5 %; [Fisher, NSABP B-04, NEJM, 1985]). Klinisch pos. LK sind in 20 – 30 % histologisch negativ. Befall von Level I/II vs. III prognostisch signifikant, 80 % vs. 36 % 3-JÜ. Auf Axilladissektion kann bei postmenopausalen Patientinnen mit T1a eventuell verzichtet werden (s. o.), auch bei Patientinnen, die sowieso keine ChT bekommen können. Wenn Level I + II neg., dann Level III nur zu 1,4 % pos., daher bei neg. Level I + II keine Dissektion notwendig.

Aktuelle Entwicklung: Axilladissektion nur noch, wenn Sentinel-LK positiv (außer für große Tumoren [z. B. Veronesi, Lancet, 1997; Strickland, Crit Rev Oncol Hematol, 2002]).

Markierung des Wächterlymphknotens (sentinel lymph node – SLN) durch peritumorale Injektion eines Radiokolloids (Tc-99) und/oder Farbstoffs, wobei die alleinige Technetiumapplikation der alleinigen Farbstoffapplikation gering überlegen zu sein scheint, sie ist allerdings aufwändiger. Gezieltes Aufsuchen des markierten LK (oder der markierten 2 – 3 LK, in > 90 % möglich), Entfernung (SLB/E – sentinel lymph node biopsy/excision) und histologische Aufarbeitung. Bei Positivität dann im zweiten Eingriff Axilladissektion (> 95 % ist Axilla neg, wenn SLN neg.). Bei pN0 (i+)(sn) muss keine Axilladissektion erfolgen (i+ = immunhistochemisch positiv, sn = sentinel node).

CAVE
Keine SLB bei palpablen LK, bei Multizentrizität, bei lokal fortgeschrittenem Tumor (≥ T3), bei vorheriger Mammachirurgie (auch z. B. Reduktionsplastik), bei vorheriger RT, nach primärer systemischer Therapie nur im Rahmen von Studien.

Nachbestrahlung

Axilla

Indiziert nach inkompletter OP < 10 LK (wie in dänischer/kanadischer Studie, daher dort Axillarezidivrate gesenkt), Vollbefall, Kapseldurchbruch (nur bei makroskopischem Befall, nicht zwingend bei mikroskopischem [Donegan, Cancer, 1993], da unklarer Benefit. Ein Benefit zeichnete sich jedoch z. B. im British Columbia Trial [s. u.] ab). Problematisch ist, dass bei der neuen Staging-Version der Kapseldurchbruch (früher N1 biii) nicht mehr gesondert klassifiziert wird. Die Indikation zur Axillabestrahlung besteht aber nach wie vor. Daher ist es notwendig, den Histologiebericht sorgfältig zu lesen!

Supragruben

Indikation vom deutschen Konsensus als gesichert angesehen bei befallenen Axilla-LK. Bei N0-Situation nur empfohlen, wenn Tumorsitz bei 12.00 Uhr. Wohl sicher sinnvoll bei ≥ 4 pos. LK (da dann 20 % Rezidivrisiko, fraglich bei 1 – 3 LK), Apexbefall, makroskopischem Kapseldurchbruch (25 % Rezidivrisiko). Retrospektive Daten bei 1 – 3 befallenen LK sind widersprüchlich.

Parasternale Lymphabflusswege

Nachbestrahlung bei medialem Tumorsitz, insgesamt kontrovers. Höchstes Risiko in den oberflächlichen obersten 3 ICR. Effekt einer expliziten RT schwer nachzuweisen, da die obersten 3 ICR auch bei normaler Mammazange ohne explizite Parasternalbestrahlung in

20–80% in Tangenten oder Suprafeld eingeschlossen sind und daher oft mittherapiert werden. Klinische Inzidenz von parasternalen Rezidiven im Vergleich zum nachgewiesenen Befall möglicherweise gering (overall << 10% bei suffizienter adjuvanter ChT, als einzige Rezidivmanifestation noch weniger) [Fisher, NEJM, 1985]. Bisher keine Senkung der klinischen Rezidivraten durch RT nachgewiesen. Selbst die Behandlung von sicher befallenen LK beeinflusst zwar die lokoregionale Kontrolle, nicht aber das Überleben. In retrospektiven Serien evtl. geringer Vorteil für elektive OP und RT in Stadien II + III [Arriagada, Radiother Oncol, 1988]. Möglicherweise Klärung durch EORTC 22922 und durch den gegenwärtig aktiven kanadischen NCI Trial.

Mögliche Indikationen also: Pos. axilläre LK bei medialem Tumorsitz und ≥ 4 axilläre LK bei lateralem Tumorsitz.

Quintessenz:
Bisher kein Überlebensvorteil durch Bestrahlung der Lymphabflusswege bei BET nachgewiesen, sondern nur bei Postmastektomie-RT.

1.4.3 Adjuvante systemische Therapie

Historische Entwicklung

Erster Nachweis der Wirksamkeit der adjuvanten ChT durch NSABP B01 (signifikanter Überlebensvorteil durch adjuvantes Thiotepa [Fisher, Surg Gynecol Obstet, 1975]).

Bestätigung durch Milan I für CMF ([Bonadonna, NEJM, 1995]. Übersicht: EBCTCG-Metaanalyse [Lancet, 1992]). Milan II [Bonadonna, Tuncini, JCO, 1983] zeigte, dass 6-mal CMF einer Therapie mit 12-mal CMF gleichwertig ist. Auch postmenopausal zeigte sich bei 1–3 pos. LK grenzgradiger Benefit von CMF. 12 Wochen CMF sind zu kurz [Levine (Canadian trial), JCO, 1990]. Kein Vorteil durch erhöhte Cyclophosphamid-Dosen [DeCillis, NSABP B25, Proc ASCO, 1997]. CMF bewirkt Ovarablation (40–70%), Amenorrhö prognostisch günstig [Bianco, Br J Cancer 1991]: 50% vs. 35% krankheitsfreies 9-JÜ.

Ovarablation ist zumindest CMF-ChT/Tamoxifen bei prämenopausalen Frauen gleichwertig (s.o.), wird aber bisher, insbesondere mittels Radiomenolyse, kaum angewendet, da geringere Erfahrung als mit ChT vorliegen [Editorial, Lancet, 1992; EBCTCG, Lancet, 1996].

Allgemeine Prinzipien

Tamoxifen postmenopausal reduziert die jährliche Rezidivrate relativ über alle Stadien um ca. 30% (absolut um ca. 9%), die jährliche Mortalitätsrate um 20% ([EBCTCG, Lancet, 2005], Metaanalyse, 76 000 Patientinnen), prämenopausal um ca. 25%/15%. Details: s. u. „Differenzierte antihormonelle Therapie, Tamoxifen". Tamoxifen ist sinnlos bei ER-neg. Tumoren (EBCTCG Overview, NSABP P-23 [Fisher, JCO, 2001]). PR-Status scheint daher in der adjuvanten Situation keine Rolle zu spielen. Details s. „Differenzierte antihormonelle Therapie".

Aromataseinhibitoren scheinen in der postmenopausalen Situation die antihormonelle Therapie zu erweitern. Details s. „Differenzierte antihormonelle Therapie".

ChT prämenopausal reduziert jährliche Mortalitätsrate um 38% und für postmenopausale Frauen um 20%, unabhängig von Nodalstatus, zusätzlicher Hormontherapie oder Hormonrezeptorstatus [EBCTCG, Lancet, 2005, Metaanalyse]. Dabei scheinen auf der Basis direkter und indirekter Vergleiche anthrazyklinhaltige Schemata (FAC oder FEC) CMF überlegen zu sein. Dies gilt nicht für AC oder EC alleine (s. u.).

Das **Lokalrezidiv-Risiko** wird in unterschiedlichem Maße durch Hormontherapie/ChT gesenkt (egal, ob als Monotherapie oder zusätzlich zur RT appliziert [z.B. DBCCG 77C]), aber nicht besonders effektiv. In allen Studien zeigten sich nämlich bei Verzicht auf die adjuvante RT höhere Lokalrezidiv-Raten; Hormontherapie/ChT reicht also alleine nicht aus.

Zusammenfassung des St.-Gallen-Consensus 2001 [Goldhirsch, JCO, 2001]: Bester Effekt der adjuvanten Therapie in Stadien I/II bei 1–3 LK, größter Benefit manifestiert sich nach 10 Jahren. Mittlerweile ist auch für die Niedrigstrisikogruppen (< 10% Rezidiv nach 10 Jahren) zumindest Tamoxifen angezeigt, allein um die Zweitkarzinominzidenz gemäß NSABP-P1 zu senken [Fisher, JNCI, 1998].

Doxorubicin ist das aktivste Einzelagens. Es wird standardmäßig in Kombinationen gegeben (z. B. CAF).

Vorteil der anthracyclinhaltigen Kombination gegenüber klassischem CMF ist zwar gering, aber wohl tatsächlich vorhanden, zumindest bei prämenopausalen Patientinnen mit N+ [Levine (Canada trial), JCO, 1998], insbesondere **bei > 3 LK** [Bonadonna, JAMA, 1995], wobei meist **CAF bzw. CMF + Anthracyclin vs. CMF** getestet wurde. Die Wertigkeit von AC bzw. EC ist damit nicht ganz geklärt. Zumindest ist **AC** aber sowohl bei N+ ER-pos. Patientinnen (NSABP B16) als auch bei N0 ER-pos. Patientinnen (NSABP B23) **genauso gut wie CMF. EC in moderater Dosierung** scheint insbesondere bei höherem Risiko (≥ 4 LK) u.U. sogar dem klassischen CMF-Schema unterlegen zu sein [Piccart, JCO, 2001]. Vor diesem Hintergrund wurden bei **moderatem Risiko** EC, AC oder CMF als **Standard** angesehen.

CAVE

sog. randomisierte Studien mit CMF-Modifikationen: Diese sind u.U. sehr viel weniger effektiv als klassisches CMF (z. B. unterschiedliche Wirkung Endoxan oral vs. i.v.).

Allgemein wird auf jeden Fall bei **höherem Risiko** ein anthracyclinhaltiges Kombinationsschema wie **CAF** empfohlen, insbesondere bei Her-2/neu-Positivität, da dann relative Hormon- und Alkylanzienresistenz, dafür aber hohe Anthracyclinempfindlichkeit besteht.

Im Overview war ChT + Tamoxifen besser als Monotherapie mit Tamoxifen. Daher ist dies der empfohlene Ansatz bei > minimal risk und stellt bei hormonsensitiven Tumoren die Basis der Therapie dar.

Eine **Ovarablation** ist in etwa **äquivalent dem klassischen CMF** [Eilertsen, ProcASCO,1999; Jonat (ZEBRA Trial), Br J Cancer, 2001], bisher **kein randomisierter Vergleich mit AC.** Alleinige Ovarablation wird aufgrund der insgesamt schlechten Prognose in der Prämenopause nicht uneingeschränkt empfohlen, auch vor dem Hintergrund der Nebenwirkungen, ist aber eine mögliche Therapie für „endocrine responsive" prämenopausale Frauen. Wenn sie durchgeführt wird, sollte dies mindestens über 2 Jahre geschehen, mehr als 3 Jahre brachten jedoch keinen Benefit. Besonders bei **sehr jungen rezeptorpos. Frauen** ist die **alleinige ChT insuffizient,** die Kombination ChT + (Ovarablation) + Tamoxifen vorteilhaft, insbesondere, wenn durch ChT keine bleibende Postmenopause erreicht wird. Bei prämenopausalen Frauen mit fortgeschrittenen Tumoren sollte daher die Kombination **Ovarablation + ChT** verwandt werden [Klijn, JCO, 2001].

Herceptin wurde bis vor kurzem nur im Rahmen von Studien in der Adjuvanz (Voraussetzung: Tumor ist Her2/neu-pos. getestet: Her2/neu 3+ [immunhistochemisch] oder 2+ und FISH-positiv, s. „Metastasierte Erkrankung") eingesetzt, meist in der Sequenz 4-mal AC, dann Taxane, dann Herceptin. 5 Studien sind mittlerweile auswertbar:

- NSABP B-31/NCCTG N9831: AC/Taxane vs. AC/Taxane/Herceptin, zusammen ausgewertet. In N9831 wurde allerdings wegen Toxizität der Arm geschlossen, in dem Herceptin zeitlich zu nah an AC verabreicht wurde [Romond, NEJM, 2005].
- BCIRG 006 : AC/Taxane vs. AC/Taxane/Herceptin vs. Taxane-Carboplatin/Herceptin [Slamon, Cncer Res Treat, 2005].
- HERA: Patientinnen nach adjuvanter ChT (Anthrazykline und/oder Taxane): Beobachtung vs. Herceptin für 12 Monate vs. Herceptin für 24 Monate [Piccart, NEJM, 2005; Smith, Lancet, 2007].
- FinHER: Taxotere oder Navelbine + 3-mal FE, dann randomisiert +/– Herceptin [Joensuu, NEJM, 2006].

Erste Ergebnisse dieser Studien zeigen einen pos. Effekt auch in der adjuvanten Situation, woraufhin die Zulassung erfolgte. In der aktuellen Zweijahresauswertung der HERA-Studie konnte auch ein Vorteil im Gesamtüberleben nachgewiesen werden, wobei die number needed to treat gegenüber der Erstveröffentlichung gestiegen ist, was die Therapie unwirtschaftlicher macht. Bisher konnten diese Daten nur in der AGO-Leitlinie berücksichtigt werden. In allen Studien bis auf die FinHER, die allerdings nur 232 Patientinnen rekrutierte, wurde – bisher größtenteils reversible – kardiale Toxizität beobachtet. Die Ergebnisse in der FinHER-Studie waren vor allem wegen der kurzen Therapiedauer (9 Wochen Herceptin) erstaunlich.

Taxane wurden bei nodal pos. Patientinnen in 5 randomisierten Studien sequenziell nach Anthrazyklinen (CALGB 9344 und NSABP-B28 mit AC als Kontrollarm; PACS 01, GEICAM 9906 und MDACC 94-002 mit FEC oder FAC als Kontrollarm) gegeben. Alle Studien zeigten einen signifikanten Vorteil im krankheitsfreien Überleben für den Taxan-Arm, CALGB 9344 und PACS 01 auch einen Vorteil im Gesamtüberleben.

Vier weitere Studien untersuchten die Gabe von Taxanen simultan zur Anthrazyklintherapie bei nodal pos. Patientinnen (BCIRG 001, E2197, RAPP 01 und ECTO). Für RAPP 01 liegen noch keine Daten vor, E2197 konnte keinen Unterschied zwischen AC und AT nachweisen, ECTO hatte ein schwierig zu interpretierendes Design. In BCIRG 001 war TAC FAC jedoch auch hinsichtlich des Gesamtüberlebens überlegen.

Gegenwärtig wird in Studien untersucht, ob der Rezeptorstatus relevant ist, wie die Kombination mit antihormoneller Therapie zu beurteilen ist und ob die sequenzielle oder die simultane Applikation besser ist, wobei sich im indirekten Vergleich Vorteile für den sequenziellen Ansatz abzuzeichnen scheinen (Übersicht bei [Clavarezza, Ann Oncol, 2007]).

Docetaxelhaltige Schemata werden angesichts der insgesamt guten Ergebnisse voraussichtlich in Zukunft der Standard beim nodal positiven Mammakarzinom sein.

In **Studien** werden untersucht:

- Ibandronat mit oder ohne Capecitabin bei älteren Patientinnen (ICE),
- erythropoesestimulierende Faktoren bei Hochrisikomammakarzinom (WSG ARA 03),
- Vergleich ETC mit EC-TX jeweils mit Ibandronat oder Beobachtung beim nodal pos. Karzinom (GAIN),
- FEC-DOC vs. FEC-DOC-GEM + 2 vs. 5 Jahre Zoledronat beim Hochrisikokarzinom (SUCCESS),
- FEC-DOC vs. FEC beim nodal neg. Karzinom (NNBC-3),
- Celecoxib vs. Placebo nach abgeschlossener adjuvanter ChT (REACT),
- Letrozol +/- Zoledronat zur Prävention des therapiebedingten Knochenverlustes (ZOFAST),
- postop. Bisphosphonattherapie vs. Beobachtung bei histologisch nachgewiesenem Tumorrest nach neoadjuvanter ChT mit Anthrazyklin und Taxan (NATAN),
- Ovarschutz bei jungen, hormonrezeptornegativen Patientinnen unter (neo-)adjuvanter ChT (ZORO).

Aktuelle Empfehlungen

Kurz gefasste Indikation zur adjuvanten Therapie nach St. Gallen-Konsensus 2005 [Goldhirsch Ann Oncol 2005]:

- Im Gegensatz zu den früheren Empfehlungen aus St. Gallen wird nun nicht zuerst das Risiko abgeschätzt, sondern aufgrund der Bedeutung für die Therapieentscheidung wird im Therapiealgorithmus zuerst die **Hormonempfindlichkeit** (endocrine responsiveness) des Tumors bestimmt.
  - *Endocrine responsive:*
    Die Tumorzellen exprimieren Steroidhormonrezeptoren (> 10 % der Zellen ER-positiv). Die adjuvante Therapie besteht in einer Hormontherapie (Patientinnen profitieren darüber hinaus nicht von einer ChT).
  - *Endocrine response uncertain:*
    Schwache Expression (eine Quantifizierung wird explizit nicht angegeben, sondern es erfolgt die Einbeziehung „weicher" klinischer Faktoren). Es werden berücksichtigt: < 10 % Zellen ER-positiv, PR negativ, Her2/neu 3+, viele LK pos, Proliferationsmarker. Die adjuvante Therapie wird als Kombination Hormontherapie + ChT appliziert.
  - *Endocrine non-responsive:*
    Die Tumorzellen zeigen keine Steroidrezeptorexpression. Die Patientinnen erhalten nur eine ChT.
- Im zweiten Schritt erfolgt die **Bestimmung des Menopausenstatus** (hiervon hängt die Wahl der Hormontherapie ab):
  - Prämenopausal: Tamoxifen + Ovarsuppression (i.d.R. LHRH-Analoga).
  - Postmenopausal: Tamoxifen oder Aromataseinhibitoren oder Switch (Aromataseinhibitoren kommen durch neuere Daten zunehmend statt Tamoxifen zum Einsatz).
- **Bestimmung der Risikokategorie:**
  - Low Risk: Nodal neg. und Tumor < 2 cm *und* GI und V0 *und* Her2/neu nicht +++ und Alter > 35 Jahre.
  - Intermediate Risk:
    - Nodal neg. und eines der folgenden Features: Tumor > 2 cm **oder** GII–III **oder** V1 **oder** Her2/neu 3+ **oder** Alter < 35 Jahre,
    - Nodal pos. (1 – 3 LK pos.) **und** Her2/neu nicht 3+.

- High Risk:
  - Nodal pos. (1–3 LK pos.) **und** Her2/neu 3+,
  - Nodal pos. (4 oder mehr LK).

Therapieempfehlung

- Sequenzielle Verabreichung von ChT und Hormontherapie wird auf der Basis von INT 0100 [Albain, Breast Cancer Res Treat, 2004] empfohlen. Simultane Gabe war in dieser Studie nachteilig, die Datenlage ist jedoch nicht eindeutig (kein Unterschied im EBCTCG Overview [Lancet, 2005]). Ob Aromataseinhibitoren simultan zur ChT gegeben werden können, ist unklar, LHRH-Analoga scheinen parallel zur ChT möglich. Parallele Gabe von Tamoxifen zur Bestrahlung scheint keinen neg. Effekt [Pierce, Ahn, Harris; alle JCO, 2005] zu haben.
- ChT bei high risk mindestens FEC, TAC oder EC-DOC.
- Bei low und intermediate risk sind CMF oder EC akzeptabel, auch wenn für nodal pos. Patientinnen verschiedentlich ebenfalls die aggressiveren Schemata empfohlen werden (Tab. 1.2).

Auf eine adjuvante Therapie kann dann verzichtet werden, wenn alle der folgenden Faktoren erfüllt sind:
Tumor < 1 cm, N0, ER- und/oder PR-positiv, Grading G1, Alter > 35 Jahre.
Bei N0-Tumoren < 1 cm, die die anderen Vorgaben nicht erfüllen, ist das Rezidivrisiko zu hoch, um auf eine adjuvante Therapie zu verzichten [z.B. Fisher, JNCI, 2001].

Therapiesequenz

ChT möglichst innerhalb von *4–6 Wochen* nach der OP beginnen [Ellerbroek, Radiology, 1996]. Einfluss des RT-Delay nicht völlig klar. Inzwischen gilt als akzeptiert, dass bei lückenloser Durchführung der Therapie die RT auch ohne Wirkungsverlust nach bis zu 6 Monaten ChT erfolgen kann. Diskussionsgrundlage waren verschiedene Studien, z.B. wenn Intervall zwischen OP und RT mehr als 6 Monate bei PMRT beträgt, ist das Lokalrezidiv-Risiko nach PMRT von 5 auf 25% erhöht [Bucholz, IJROBP, 1993 (nicht-randomisiert, hatte Imbalancen)], kein nachweisbarer Unterschied bez. Überleben. Bei Verzögerung im Rahmen der BET ist zwar die Lokalzrezidiv-Rate in manchen Serien erhöht (JCRT: 5 vs. 28% bei < oder > 16 Wochen Delay), in anderen jedoch nicht [Recht, JCO, 1991]. Aus dem Dana-Faber-Trial ergab sich der Hinweis auf eine knapp nicht signifikante Reduktion des Gesamtüberlebens bei vorgeschalteter RT vor ChT bei > 3 LK [Recht, NEJM, 1996]. Daher RT möglichst nicht länger als *16 Wochen* postop. (wenn keine ChT, dann maximal 6–8 Wochen) hinauszögern [Recht + Harris, Rec Res Cancer Res, 1993; Recht + Harris, IJROBP, 1994]. In der aktuellen Auswertung der Studie gingen die Unterschiede allerdings verloren, was zu oben angesprochenem Konsens führte. Eine französische Studie (Nogues) zu dem Thema läuft. Sandwich-Therapie möglich: OP–3-mal CMF–RT–3-mal CMF. Eine nur als Abstract vorliegende Studie zeigte beste Ergebnisse [Lara Jimenez, Abstr. EORTC Breast Cancer Working Conf., 1991]. British Columbia Trial und dänische Studie zeigten keine neg. Effekte. Weitere Daten zu diesem Thema liegen nicht vor. Unproblematisch ist 4-mal EC, das innerhalb von 12 Wochen komplett vorneweg appliziert werden kann. Wenn simultan zu RT CMF gegeben wird, sollte auf MTX verzichtet werden. Eine Übersicht über diese Ansätze findet sich bei [Calais, Cancer Radiother, 2003]. Kürzlich wurde die randomisierte französische Studie (ARCOSEIN) zur simultanen vs. sequenziellen RChT mit einer Dreierkom-

Tab. 1.2 Empfohlene Schemata

Risk	Endocrine responsive	Uncertain response	Endocrine non-responsive
Low risk	ET oder Nil	ET oder Nil	entfällt
Intermediate risk	ET oder ChT + ET	ChT + ET	ChT
High risk	ChT + ET	ChT + ET	ChT

ET: Hormontherapie; ChT + ET: ChT gefolgt von Hormontherapie, Nil: keine Therapie

bination mit 5-FU/Mitoxantron/Cyclophosphamid abschließend publiziert [Rouesse, IJROBP, 2006; Toledano, JCO, 2007]. Es zeigte sich ein Überlebensvorteil für den simultanen Ansatz bei den N+-Patientinnen, nicht bei denen im Stadium N0. Da die verwendete Dreierkombination in etwa so effektiv wie CMF ist und heutigen Schemata unterlegen sein dürfte, die aktuellen anthrazyklinhaltigen und taxanhaltigen Schemata jedoch nicht mit RT kombiniert werden können (Toxizität), spielt dieser Ansatz gegenwärtig keine Rolle in der klinischen Entwicklung.

Keine gesicherten Daten zum Thema RT/Tamoxifen simultan, in vitro widersprüchliche Ergebnisse (nachteiliger G1-Block [Osborne, Cancer Res, 1983]), jedoch bis jetzt klinisch kein neg. Effekt der Kombination beobachtet (NSABP B-14 arbeitete z. B. mit simultaner Gabe). Lediglich eine Arbeit beschreibt eine erhöhte Pneumonitisrate mit Tamoxifen [Bentzen, JNCI, 1996]. Evtl. auch vermehrt Brustödem und Hyperämie [Fowble, IJROBP, 1996]. Aktuelle Übersicht bei Schmidberger [Onkologie, 2005]: Simultane Gabe kein Problem, s. auch [Pierce, Ahn, Harris; alle JCO, 2005].

Bei > 4 pos. LK: > 50 % Rezidive bei konventioneller CMF-Therapie, daher intensiveres Schema (4/8 Zyklen AC + CMF) oder experimentelles Schema wie z. B. FEC (besser als CMF, aber höhere Leukämierate [Levine, JCO, 1998]). Gegenwärtig mehrere europäische Studien mit diesem Schema.

Insgesamt sterben 20–30 % N0-Patientinnen an Mammakarzinomen, da sie Mikrometastasen haben (s. o.).

NSABP B13 [Fisher, JCO, 1996]: Wenn Tumor > 2 cm, sicherer Überlebensvorteil durch ChT (meist schon ab 1 cm, d. h. T1c, gegeben), wenn Tumor < 2 cm, dann ChT bei Hochrisiko (Aneuploidie, ER-neg, S-Phase), wobei zahlreiche Zentren generell ab 1 cm adjuvante ChT empfehlen.

Differenzierte antihormonelle Therapie

Tamoxifen

Antiöstrogen mit östrogener Wirkung. Kompetitive Hemmung an zytoplasmatischen Rezeptoren, Überlebensvorteil, reduziert Rezidivrisiko um 4 %/Jahr und Todesrisiko um 16 % nach 15 Jahren [NSABP B14, Fisher, Lancet, 2004], EBCTCG-Ergebnisse sogar etwas günstiger (insgesamt Reduktion der Mortalitätsrate um 32 % nach 15 Jahren, s. o). Reduziert kontralaterales Mammakarzinom um 40 % [EBCTCG, Lancet, 2005]. Benefit v. a. für Patientinnen > 50 Jahre. Aufgrund des guten Risikoprofils immer bei Tumoren ab 1 cm geben. Senkt wohl allein auch Lokalrezdiv-Risiko, aber in allen Studien zusätzliche Senkung durch zusätzliche RT. Damit bisher kein Ersatz für RT [z. B. Fisher (NSABP-B21), JCO, 2002; sowie die aktuellen Arbeiten von Fyles und Hughes bei älteren Patientinnen].

NSABP B14: Tamoxifen über **mindestens 2 Jahre, nicht mehr als 5 Jahre** wegen Korpuskarzinom (3- bis 6fach erhöhtes Risiko und kein gesicherter therapeutischer Gewinn) [NSABP B14-Update, Fisher, JNCI, 2001; Bergman, Lancet, 2000], aber *reduziertes* Risiko für kontralaterales Mammakarzinom (–39 %). Unklares Risiko für gastrointestinale Tumoren. **5 Jahre** aber besser als 2, zumindest bez. Rezidivrate [SBCCG, JNCI, 1996]. Pos. Einfluss auf Lipide und kardiovaskuläres Risiko. Dosierung: 20 mg/d.

In NSABP B20 konnte bei prä- und postmenopausalen rezeptorpos. LK-neg. Patientinnen das Überleben durch die Kombination CMF + Tamoxifen verbessert werden, insbesondere bei Patientinnen < 50 Jahren. Bei den älteren Patientinnen war der Vorteil der ChT grenzwertig signifikant bez. des Überlebens [Fisher, Lancet, 2004].

Ein Vorteil für die Kombination ChT/Tamoxifen konnte in NSABP B16 auch für anthrazyklinhaltige ChT bei postmenopausalen LK-pos. Patientinnen gezeigt werden [Fisher, JCO, 1990].

> Kein Nutzen von Tamoxifen bei rezeptorneg. Patientinnen (NSABP B23, EBCTCG Overview)!

Aromataseinhibitoren

Aromataseinhibitoren waren in der Primärtherapie bei postmenopausalen Frauen mit Metastasen wirksam. Zwischenzeitlich haben 4 Studien in der adjuvanten Situation verwertbare Daten geliefert und die Position der Aromataseinhibitoren in der Adjuvanz beim postmenopausalen Mammakarzinom ansatzweise definiert:

- ATAC (zweiarmig [initial dreiarmig, allerdings wurde der Arm mit der Kombination Anastrozol und Tamoxifen früh aufgrund einer deutlichen Unterlegenheit geschlossen]): Anastrozol (Arimidex®)

1 mg/d primär für 5 Jahre vs. Tamoxifen 20 mg/d für 5 Jahre vs. Anastrozol plus Tamoxifen. Verbessertes krankheitsfreies Überleben unter Anastrozol, jedoch nur bei nodal neg. Patientinnen und ohne vorherige ChT. Bisher kein Unterschied im Gesamtüberleben [Howell, Lancet, 2005].

- BIG 1-98 (vierarmig): Letrozol (Femara®) über 5 Jahre vs. Tamoxifen über 5 Jahre vs. Letrozol 2 Jahre/Tamoxifen 3 Jahre vs. Tamoxifen 2 Jahre/Letrozol 3 Jahre. Ergebnisse der Arme ohne Switch: Signifikanter Vorteil hinsichtlich Rezidivfreiheit und Fernmetastasierung (knapp noch nicht für Gesamtüberleben) im Letrozol-Arm, Benefit gleich groß für nodal pos. und nodal neg. Patientinnen sowie für PR-pos und PR-neg. Patientinnen [BIG, NEJM, 2005; Coates, JCO, 2007].
- IES 031 (zweiarmig): Zunächst 2–3 Jahre Tamoxifen, dann randomisiert 2–3 Jahre Tamoxifen vs. 2–3 Jahre Exemestan (Aromasin®). Verbessertes krankheitsfreies Überleben unter der Sequenz Tamoxifen/Exemestan, noch kein Unterschied im Gesamtüberleben [Coombes, NEJM, 2004].
- MA 17 (zweiarmig): Letrozol (Femara®) vs. Placebo über 5 Jahre nach einer 5-jährigen Tamoxifentherapie: Erweiterte adjuvante Therapie mit Letrozol auch hinsichtlich des Überlebens besser bei nodal pos. Patientinnen. Bei nodal neg. Patientinnen auch Vorteil, aber noch nicht signifikant [Goss, JNCI, 2005].

Um evtl. Unterschiede zwischen den Aromataseinhibitoren zu detektieren, wird gegenwärtig in der **FACE-Studie** Head to Head in der de novo adjuvanten Situation Letrozol mit Anastrozol verglichen.

Inwieweit ein Ansatz in der adjuvanten Situation auch bei prämenopausalen Frauen sinnvoll ist, ist unklar. Sollen Aromataseinhibitoren in der Prämenopause eingesetzt werden, was einer besonderen Begründung bedarf (z. B. hohes Risiko unter Tamoxifen), muss obligat die Ovarfunktion durch GvRH-Analoga ausgeschaltet werden, da es sonst über eine sekundäre Stimulation von FSH und LH zu einer Aktivierung der Ovarien mit Zysten kommt. Weiterhin muss bei den jungen Frauen das Osteoporose-Risiko beachtet werden.

Angesichts dieser Datenlage kann in der Praxis in der Adjuvanz in der postmenopausalen Situation wie folgt verfahren werden:

- Bei niedrigem Risiko und Positivität von ER und PR kann Tamoxifen über 5 Jahre nach wie vor als Therapie der Wahl betrachtet werden.
- Bei niedrigem Risiko und endokrin fraglichem Ansprechen mit pos. ER kann die Therapie mit 2–3 Jahren Tamoxifen begonnen und dann mit 2–3 Jahren Exemestan fortgesetzt werden.
- Bei niedrigem Risiko und endokrin fraglichem Ansprechen mit neg. ER sowie bei jeder höheren Risikokonstellation (z. B. N+ und ChT-Vorbehandlung) sollte ein Aromataseinhibitor (z. B. Letrozol oder Anastrozol) verabreicht werden. Insbesondere bedeutet ein niedriger ER-Rezeptor ein hohes Risiko für ein Rezidiv unter Tamoxifen.
- Bei mittlerem und hohem Risiko sollte unabhängig vom Rezeptorbefund bei endokrin ansprechbaren und fraglich ansprechbaren Patientinnen auf der Basis des BIG 1-98 die primäre Hormontherapie, auch nach ChT über 5 Jahre mit Letrozol durchgeführt werden.
- Bei Frauen, die zum jetzigen Zeitpunkt bereits eine Tamoxifentherapie über 5 Jahre hinter sich haben, sollte bei niedrigem Risiko und endokrin fraglichem Ansprechen und bei jedem höheren Risiko auch nach vorangegangener ChT Letrozol über 5 Jahre angeschlossen werden.

1.4.4 Metastasiertes Karzinom

Generell werden die Patientinnen mit metastasiertem Karzinom in 3 Risikogruppen eingeteilt: „Niedrig" (rezeptorpos., geringe Progression), „mittel" (keine ausgedehnten Leber-, Hirn- oder Lungenmetastasen) und „hoch" (kurzes therapiefreies intervall, mehrere Organsysteme betroffen, einschließlich Leber, Lunge, Haut).

Dementsprechend wird die Therapie stratifiziert:

- In der Niedrigrisikosituation vorwiegend Hormontherapie (s. u.).
- Bei mittlerem Risiko ebenfalls Beginn mit Hormontherapie bei Ansprechbarkeit, bei fehlendem Ansprechen dann eskalierende ChT, z. B. Epirubicin

weekly, Navelbine, CMF etc. Bei Her2-Überexpression wie Hochrisiko mit Her 2-Überexpression.

- Bei Hochrisiko intensive ChT mit anthrazyklinhaltigen Kombinationen bzw. Taxanen, z. B. AT oder FEC, bei Her 2-Überexpression kein CMF, sondern anthrazyklinhaltige Kombinationstherapie oder Taxane + Herceptin.

Palliative Standardtherapie

1st line: Hormontherapie bei endokriner Ansprechbarkeit.

2nd line: ChT, insbesondere bei Progress oder bedrohlichen Manifestationen (z. B. Lymphangiosis) oder Nichtansprechen auf 1. Hormontherapie. Ausnahme: Aromataseinhibitoren der 2. Generation sind nach Primärversagen der 1. Hormontherapie noch in 30 % der Fälle wirksam. Ansprechwahrscheinlichkeit auf primäre Hormontherapie abhängig vom Rezeptorstatus [Wittliff, Cancer, 1984]:

- ER-pos./PR-pos.: 78 %.
- ER-pos./PR-neg.: 34 %.
- ER-neg./PR-pos.: 45 %.
- ER-neg./PR-neg.: 10 %.

PR-pos. Patientinnen können unter erfolgreicher Hormontherapie in PR-neg. konvertieren.

Her2/neu-Positivität geht oft mit ER-Negativität einher, ist aber per se keine Kontraindikation für Hormontherapie (zumindest in vitro gibt es jedoch Hinweise auf ein vermindertes Ansprechen für Tamoxifen).

Rezeptorpositive Patientinnen

Therapie der 1. Wahl bisher: Tamoxifen 20 – 120 mg/d. Keine Dosis-Wirkungs-Beziehung nachgewiesen, daher Standarddosis 20 mg/d. Flares innerhalb der ersten 4 Wochen inklusive Verschlechterung des Szintigramms. 2 Monate bis zur Response, daher Medikamentenwechsel frühestens nach 3 Monaten. Mittlere Dauer der Response: 1 – 2 Jahre. Hat östrogene und antiöstrogene Effekte, günstig für Knochendichte und Blutfette, kompetitive Hemmung der Östrogenbindung an ER, blockiert Zelle in G1. Bei prämenopausalen Frauen äquivalent zur Oophorektomie [Buchanan (British), JCO, 1986; Ingle (Mayo), JCO, 1986]. Oophorektomie auch äquivalent zur CMF-ChT (bei ER-neg. Frauen etwas weniger effektiv, bei ER-pos. Frauen etwas mehr [SCTBG, Lancet, 1993]) oder – auch nur in der Prämenopause – zu LHRH-Agonisten. Kombination LHRH-Agonisten mit Tamoxifen scheint vorteilhaft in Prämenopause [Klijn, (EORTC 10881), Ann Oncol., 1996].

Therapie der 2. Wahl: Entzug von Tamoxifen, gelegentlich objektive Response.

Therapie der 3. Wahl: Aromataseinhibitoren, z. B. Anastrozol (Arimidex®), Letrozol (Femara®), Exemestan (Aromasin®) oder das reine Antiöstrogen Fulvestrant (Faslodex®), das einmal monatlich i.m. injiziert wird und in der 2nd line mindestens äquieffektiv zu Anastrozol ist. In aktuellen randomisierten Studien bei postmenopausalen Patientinnen (Review bei [Assikis, Sem Oncol, 2002]) scheinen Aromataseinhibitoren jedoch bei Einsatz vor Tamoxifen bez. mehrerer Endpunkte (krankheitsfreies und Gesamtüberleben) mindestens genauso gute, wenn nicht bessere Ergebnisse zu bringen. Daher möglicherweise für postmenopausale Patientinnen neuer Standard (insbesondere bei Kontraindikationen für Tamoxifen wie z. B. Thrombosen). In der Prämenopause liegen dazu noch keine Daten vor. Generell beträgt die Wahrscheinlichkeit des Ansprechens nach erfolgreicher Primärtherapie: 50 %.

Rezeptornegative und alle progredienten hormonrefraktären Patientinnen

1st line-Therapie: ChT: Erneut CMF, falls > 12 Monate nach adjuvanter Therapie mit CMF. Ansonsten CAF-, AC-Schema, Taxane (AT-Schema). AC äquivalent zu AT [Biganzoli, EORTC 10961, JCO, 2002]. Wirksamstes Einzelmedikament: Doxorubicin, 40 % Remissionen bei Monotherapie, 70 % in Kombination.

Wirksamste Kombination: Anthrazykline + Taxane, Ansprechen bis zu 90 %, Vorteile gegenüber anderen Schemata auch im Gesamtüberleben [Ghersi, Cochrane Library, 2003].

Gebräuchlichste Schemata:

- CMF:
  - Cyclophosphamid 100 mg/m² p.o Tag 1 – 14 oder 400 – 600 mg/m² i.v. Tag 1,
  - MTX 40 – 60 mg/m² i.v. Tag 1 und 8,
  - Fluorouracil 400 – 600 mg/m² i.v. Tag 1 und 8,
  - Wiederholung alle 28 Tage.
- CAF:
  - Cyclophosphamid 400 – 600 mg/m² i.v. Tag 1,

- Adriamycin 40–60 mg/m² i.v. Tag 1 (ggf. als kontinuierliche Infusion über 48–96 h),
- Fluorouracil 400–600 mg/m² i.v. Tag 1 (ggf. Tag 1 und 8),
- Wiederholung alle 21 Tage (bzw. alle 28 Tage, wenn Schema in Klammern verwendet).

- AC:
  - Adriamycin 60 mg/m² i.v. Tag 1,
  - Cyclophosphamid 600 mg/m² i.v. Tag 1,
  - Wiederholung alle 21 Tage.
- EC:
  - Epirubicin 60–90 mg/m² i.v. Tag 1,
  - Cyclophosphamid 600 mg/m² i.v. Tag 1,
  - Wiederholung alle 21 Tage.
- AT:
  - Adriamycin 60 mg/m² i.v. Tag 1,
  - Paclitaxel 175 mg/m² i.v. über 3 h Tag 1,
  - Wiederholung alle 21 Tage.
- TAC:
  - Docetaxel 75 mg/m² i.v. über 1 h Tag 1,
  - Adriamycin 50 mg/m² i.v. Bypass Tag 1,
  - Cyclophosphamid 500 mg/m² i.v. über 30 min Tag 1,
  - Wiederholung alle 21 Tage.

2nd line-Therapie: Vinorelbine, Gemcitabin, Capecitabin. Platin ineffektiv bei vorbehandeltem Karzinom.

Therapiedauer: Kontinuierliche Therapie verlängert Zeit bis zum Progress und verbessert wohl auch die Lebensqualität, aber beeinflusst das Überleben nicht.

Gebräuchlichste Schemata:

- Navelbine 30 mg/m² i.v. Bypass wöchentlich,
- Gemcitabin 1000 mg/m² i.v. über 30 min wöchentlich,
- Capecitabine 2-mal 1250 mg/m²/d p.o über 14 Tage,
- Wiederholung Tag 22.

Hochdosistherapie: In Phase-II-Studien 5 Jahre progressfreies Überleben von 20 % (30 % bei CR auf Induktion). Kein eindeutiger randomisierter Nachweis eines Vorteils gegenüber konventioneller ChT (detailliert: s. „Kap. 1.10.2 „Hochdosischemotherapie“).

Ggf.: ChT + Hormontherapie.

Neu: Herceptin (Anti-Her-2/neu-Antikörper), 12–15 % Response bei vorbehandeltem, Her-2/neu-überexprimierendem Karzinom [Cobleigh (Zulassungsstudie), Proc ASCO, 1998]. Mittlerweile auch in 1st line getestet, dann 26 % Ansprechen [Vogel/Cobleigh, JCO, 2002] und in der Kombination mit Taxanen zugelassen (Ansprechraten > 50 %). Wirksam nur bei Patientinnen mit Genamplifikation (haben alle immunhistochemischen Score 3+, ein Teil der Patientinnen hat 2+, in diesen Fällen muss man mit Fluoreszenz-in-situ-Hybridisierung [FISH] auf Amplifikation testen [bei etwa 15–25 % der Patientinnen der Fall]). Adjuvante Situation: s. dort. Wirkungsverstärkung mit Doxorubicin, jedoch auch erhöhte Nebenwirkungsrate (Kardiotoxizität). 78 % vs. 67 % 1-JÜ, aber 18 % vs. 3 % Kardiotoxizität [Slamon (Zulassungsstudie), Proc ASCO, 1998; Slamon, NEJM, 2001].

Her2/neu-pos. Patientinnen haben relative Hormon- und Alkylanzienunempfindlichkeit, dafür relativ gute Anthracyclinempfindlichkeit.

Solitärer Lungenrundherd: In 50 % Bronchialkarzinom, daher resezieren. Wenn reseziert und histologisch Mamma-Filia, systemische Therapie obligat.

Daher in diesem Fall ChT möglichst mit Anthracyclinen durchführen! **Cave** simultane Herceptin-Therapie (s. o.).

Lapatinib greift als Tyrosinkinaseinhibitor ebenfalls an Her2/neu an. Eine randomisierte Studie in der 2nd line konnte einen Vorteil einer Kombination von Lapatinib und Capecitabin gegenüber Capecitabin alleine bez. der Zeit bis zum Progress nachweisen (4,4 vs. 8,4 Monate) [Geyer, NEJM, 2006]. Weitere Studien müssen folgen, um einen evtl. Platz in der 1st line oder Adjuvanz zu definieren.

1.5 Radiotherapie

1.5.1 Primäre Radiotherapie bei Inoperabilität

Tangenten, axilläre/supraklavikuläre/infraklavikuläre + Mammaria-interna-Lymphabflusswege (zumindest bei medianem Sitz). Hautdosis beachten, ggf. mit Bolus bestrahlen (z. B. 50 % der Fraktionen).

1.5.2 Mammazange/Tangenten

Zielvolumen: Gesamte Restbrust mit kompletter Narbe inklusive axillärem Drüsenausläufer und darunter liegende Brustwand. Ca. 2 cm Lunge, Keile (je größer die Mamma, desto kleiner der Keilwinkel), 6 MV (bei Durchmesser < 22 cm, bei größerem Durchmesser 10–18 MV). **Cave:** Bei Hautinfiltration mit Bolus bestrahlen (besonders auch bei höheren Energien).

Feldgrenzen:

- Superior: Klavikulaköpfchen bzw. 2 cm oberhalb des palpablen Drüsengewebes (wenn Suprafeld angeschlossen wird: Obergrenze der Mammazange ca. 2. ICR).
- Inferior: Inframammäre Falte + 2–3 cm.
- Medial: Mittellinie + 1 cm (bzw. lateral an Mammaria-interna-Feld anschließen, wenn parasternale Lymphabflusswege mitbestrahlt werden).
- Lateral/posterior: Brustgewebe + 2 cm (Faustregel zur Abschätzung der Lungentoxizität: 1,5 cm Lungensaum im Simulatorbild entspricht einer Belastung von 8 % Volumen mit Verschreibungsdosis, 2,5 cm entsprechen 16 %).

Dosis: 45–56 Gy (35 Gy reichen nicht, 37 % Rezidive [Atkins, Br Med J, 1972]). 56 Gy Ganzbrustdosis und 2 Gy ED nicht überschreiten (Kosmetik). Bis zu dieser Obergrenze ist die Therapie mit guten kosmetischen Ergebnissen durchführbar [Bayerl, Strahlenther Onkol, 2001]. Keine Feldüberschneidungen. Zu kleine Einzeldosen mit resultierenden Wochendosen von < 8 Gy führen ebenfalls zu vermehrten Rezidiven [Kurtz, Radiother Oncol, 1991].

1.5.3 Tumorbett-Boost

In der klassischen pathologischen Studie von Holland [Cancer, 1985] fanden sich zwar 47 % Tumorherde in einer Entfernung von > 2 cm vom Primärtumor; allerdings finden sich nur noch 10 % in > 4 cm Entfernung. In einer späteren Serie [Holland, JCO, 1990] fanden sich nur 2 % Herde in > 2 cm Entfernung, falls keine EIC vorlag. Die hauptsächlich problematische Region bez. der Rezidive scheint daher das Tumorbett zu sein. Daher ist nicht verwunderlich, dass 65–80 % aller In-Brust-Rezidive innerhalb von 2 cm des Primärtumors liegen (< 5 Jahre, später kommen Rezidive auch über die Brust verteilt vor, d. h. eher echte Zweitkarzinome, sind prognostisch günstiger) [Clark, JNCI, 1992; Van Limbergen, Radiother Oncol, 1987; Kurtz, Strahlenther Onkol, 2001].

Als **Risikofaktoren** für In-Brust-Rezidive gelten

- **Alter < 35 Jahre:** Inkonsistent, verschwinden meist bei multivariater Analyse.
- **EIC:** Ebenfalls sehr inkonsistent, daher bei diesen Tumoren wide excision empfohlen (pathologische Begründung s. o., dann wohl kein erhöhtes Risiko mehr, denn die initiale Klassifizierung als Risikofaktor stammt aus einer Zeit, in der am JCRT in Boston die Tumoren mit makroskopischem Sicherheitsabstand ohne direkte pathologische Kontrolle der Schnittränder exzidiert wurden. In Serien mit besserer Exzision und größeren Boost-Volumina war die Rezidivrate bei EIC dann auch nur unwesentlich erhöht [Bartelink, Radiother Oncol, 1988]. Auch keine erhöhte Rezidivrate in NSABP B-06. Problem ist auch die unterschiedliche Definition von EIC).
- **Lobuläre Histologie:** Hier gilt das für EIC Gesagte.

Weitere Risikofaktoren:

- Vaskuläre Invasion,
- Multifokalität (insbesondere makroskopische Multifokalität, denn dann in 46 % auch Multizentrizität, daher dann eher keine BET),
- mikroskopisch positive Schnittränder,
- hohes Grading (NSABP B-06).

Die Anzahl der pos. LK bei Primärtherapie ist – entgegen der Situation für Brustwandrezidive – kein prognostischer Faktor bez. des Lokalrezidivs, wenn RT durchgeführt wurde, ansonsten schon. Insgesamt schwierige Differenzierung, da alle Risikofaktoren miteinander verzahnt sind.

> **Generell gilt:**
> Je großräumiger die Exzision, desto weniger Risikofaktoren lassen sich für ein Lokalrezidiv nach OP und RT im Rahmen der BET identifizieren (z. B. kaum Risikofaktoren identifiziert in NSABP B-06). Review bei [Clarke, JCO, 1992].

Retrospektiv konnte allerdings eine Dosis-Wirkungs-Beziehung zwischen RT-Dosis und Inzidenz eines Lokalrezidivs gezeigt werden [van Limbergen, Radiother Oncol, 1987]. Daraus resultieren die Bemühungen, in Risikosituationen die Effektivität der RT durch einen lokalen Boost zu erhöhen.

Benchmark: NSABP B-06, der clear margins vorschrieb und bei dem im RT-Arm ohne Boost ähnlich gute Ergebnisse erreicht wurden wie in den meisten

Boost-Serien (in denen oft auch niedrigere Ganzbrustdosen gegeben wurden). Wert des Boosts bei clear margins wurde daher bisher angezweifelt.

Synopsis der wesentlichen Publikationen zum Thema Boost:

- [Fisher, NEJM, 1985]: Fraglicher Benefit der Boost-Bestrahlung.
- [Clark, Am J Clin Oncol, 1987]: In retrospektiver Auswertung schienen 5–15 Gy Boost die Lokalrezidiv-Rate von 17 % auf 11 % zu senken (p = 0,03).
- [Schmidt-Ullrich, IJROBP, 1989]: Bei < 2 mm Rand (d.h. pos.) 20 Gy, bei 2–5 mm (close margin) 15 Gy, bei > 5 mm (neg.) 10 Gy.
- [Romestaing (Lyon trial), JCO, 1997]: Randomisierte Studie: Vorteil von 10 Gy e-boost gegenüber keinem Boost.
- [Bartelink, NEJM, 2001]: 50 Gy +/- 16 Gy Boost. Nach median 5 Jahren Reduktion der Lokalrezidive von 7,3 auf 4,3 % (Reduktion um 41 %). Kein Unterschied bei Patientinnen > 60 Jahre. Allerdings kaum adjuvante medikamentöse Therapie in dieser Studie. Größter absoluter Unterschied (20 % vs. 10 %) bei Patientinnen < 40 Jahre: Nebenwirkungen: 86 % vs. 71 % „gutes kosmetisches Ergebnis" in der Gruppe „kein Boost" vs. der Gruppe „Boost".
- [Gage (JCRT), Cancer, 1996]: Bei Tumorbett-Dosis von 60 Gy sind für alle negative margins (inklusive close margin, definiert als < 1 mm) die Rezidivraten gering, ob mit oder ohne EIC. Boost kann daher close margins kompensieren. Auch bei focally positive margins noch Brusterhalt möglich (< 10 % Lokalrezidive, egal ob mit oder ohne EIC). Bei mehr als fokaler Schnittrandpositivität der EIC extrem hohes Lokalrezidiv-Risiko (19 % ohne EIC, 42 % mit EIC).
- [Elkhuizen, JCO, 2000]: Bei Hochrisikokollektiv reduziert auch die perioperative ChT das Lokalrezidiv-Risiko noch zusätzlich (EORTC 10854).

Großvolumiger **Brachy-Boost:** Bei **großen Brüsten, tiefem Tumor** (> 4 cm) und **ausgeprägten Risikofaktoren** (s.o. Konstellation, insbesondere bei **pos. Rändern**, evtl. EIC), weil höhere Dosis (20–25 Gy LDR/PDR oder 10 Gy HDR) möglich.

Alternative: Boost bei intraoperativer RT (IORT-Boost) [Gatzemeier/Veronesi, Strahlenther, 2001, Kraus-Tiefenbacher IJROBP 2006, Vaidya IJROBP 2006].

Empfehlungen:
- Perez: Immer Boost, außer T1a/T1b und 2 cm margin, Boost auf Narbe + 3 cm.
- Kurtz: Wenn nur Lumpektomie und nicht Quadrantektomie durchgeführt wurde, dann nur bei nodal neg. postmenopausalen Patientinnen, die auch Tamoxifen bekommen, auf den Boost verzichten.
- Bartelink: Boost immer bei Patientinnen < 50 Jahren, nicht nötig bei Patientinnen > 60 Jahren.

Bei Quadrant-/Segmentektomie weniger strikte Indikationsstellung.

Im Zweifelsfall Boost-Volumen eher großzügig wählen, soweit möglich unter Einschluss der zentralen Anteile (Warzen-/Areola-Region) wegen Ausbreitungscharakteristik der Tumorzellen. Allerdings **cave** Kosmetik. Ggf. Erhöhung der Ganzbrustdosis.

1.5.4 Radiotherapie der Lymphabflusswege

Axilläre Lymphabflusswege

Indikationen nach der Empfehlung nach [Yarnold, Rad Oncol, 1994]:

- Bei ≥ 4 LK RT von Axilla + Supragruben (fraglicher Benefit); bei Kapseldurchbruch auch bei 1–3 LK, Apexbefall. RT auch bei systemischer ChT notwendig.
- Bei insuffizienter Dissektion (< 5–10 LK disseziert).

Supraklavikuläre Lymphabflusswege

46–50 Gy, anteriores Feld, 10–15° nach lateral gewinkelt zur Rückenmarkschonung. Zielvolumen: Level II (unter M. pectoralis minor) und III (medial und kranial des M. pectoralis minor).

Feldgrenzen:
- Superior: Hautgrenze Schulter–Hals/Kehlkopf.
- Inferior: Ansatz 2. Rippe.
- Medial: 1 cm über Mitte.
- Lateral: Inklusive Apex axillae/vordere Axillarlinie (mediale Grenze Humeruskopf; wenn Axilla-Boost geplant: Mitte Humeruskopf). Humerusblock entsprechend wählen.

Supraklavikuläre LK in 3 cm Tiefe (Dosierungstiefe), aber axilläre LK in 4–8 cm Tiefe. Daher sollte bei Indikation (s. obige Indikationen) zur RT auch der axillären LK des Level I zusätzlich ein dorsales Feld 10 × 12 cm eingestellt werden (superior: Klavikula. Medial/inferior: 2 cm Lunge. Lateral: Hintere Axillarfalte. Inferior: Wie Suprafeld). Dosis gemäß fehlender Dosis in der entsprechenden Tiefe berechnen. Die Notwendigkeit dieses Feldes ist jedoch nicht nachgewiesen. Ggf. Dosiserhöhung bei axillärem Resttumor, bei allerdings erhöhtem Plexusrisiko.

Mammaria-interna-Lymphabflusswege

45–50 Gy, kein sicherer Benefit der RT. Gegenwärtig definitive Untersuchung in EORTC 22922 und NCI Canada. Problematik: Geringes Rezidivrisiko, Komplikationen, technischer Aufwand und Schwierigkeiten, die kontralaterale Brust ggf. später zu bestrahlen. LK im Mittel 3 cm tief (2–6 cm), ca. 3 cm lateral der Mittellinie.

Feldgrenzen:

- Superior: Anschluss an Suprafeld/Klavikulakopf.
- Inferior: 3. ICR (bis dahin 80% der LK), max. 5. ICR (nur noch weitere 20% der LK).
- Medial: Um ipsilaterale LK sicher zu erreichen, Feld 1 cm über Mitte hinaus ausdehnen.
- Lateral: 4–6 cm Feldbreite.

In Overgaard/Ragaz-Serien (PMRT) waren Mammaria-interna-LK eingeschlossen.

Feldanschlüsse

CAVE
Exzisionsnarben mitbestrahlen, sollten nicht an Feldanschlüssen liegen.

- **Mammazange:** Tischdrehung 2–3°, damit Divergenz der Tangenten ausgeglichen wird, bei Feldanschluss an Suprafeld keine Kollimatordrehung (sonst üblich bei Anpassung an Brustwand/Lunge), sondern Lungenblock oder Oberkantenblock sowie nach kranial asymmetrischer Feldanschluss für Suprafeld.
- **Suprafeld:** Kaudal asymmetrischer Feldanschluss oder Half-beam-Block.
- **Mammaria-interna-Feld:** Entweder in tiefe Tangenten einfassen (**cave** hohe Lungenbelastung) oder gewinkeltes Elektronenfeld (5° weniger als Tangenten), sonst hot bzw. cold spot an Anschlussstelle.
- **Nach Mastektomie:** Zielvolumen: Brustwand und supraklavikuläre LK, da an diesen beiden Lokalisationen die meisten Rezidive auftreten und eine Risikodifferenzierung bisher nicht möglich ist. Unklar, ob die gesamte Axilla mit eingeschlossen werden muss, ist technisch aber meist sowieso nicht anders zu lösen. Narbe vollständig erfassen.

CAVE
Suffiziente Hautdosis notwendig, daher z. B. ca. 30–50 % der Fraktionen mit Bolus, ggf. Boost bis 60 Gy auf Narbe.

Mögliche Techniken: Tangenten, Elektronenfelder, Elektronen-Arc, X-Hockeystick + Elektronenfelder.
Dosierung: 50–60 Gy, wobei für R0 Dosen > 50 Gy nicht validiert sind. Bei R1/R2 60–66 Gy anstreben, LK-Dosis 45–50 Gy.

1.6 Ergebnisse

Unbehandelt: 18% 5-JÜ, 4% 10-JÜ.

Die wesentliche Bedeutung für die Heilungsaussichten hat der axilläre Lymphknotenstatus: **LK-neg. Patientinnen mit Tumor < 1 cm haben > 90% 5-JÜ, Patientinnen mit ≥ 10 LK haben < 40% 5-JÜ** [Fisher (NSABP Beobachtungsstudie), Cancer, 1993].

1.6.1 Frühe Stadien

Brusterhaltung vs. Mastektomie

Studien

Nota Bene: Diese Studien wurden zum Teil mit, zum Teil ohne RT der Lymphabflusswege durchgeführt. Bisher kein signifikanter Überlebensvorteil der RT in Einzelstudien (zu wenig Patientinnen), aber trendmäßig ca. 1–4% Überlebensvorteil (z. B. NSABP B-06). Jetzt auch nachgewiesen im EBCTG-Overview (s. u.) und Metaanalyse von Vinh-Hung [JNCI 2004].

Ablatio äquivalent zu BET + RT [NIH consensus conference 1990, JAMA, 1991].

Tumorgröße 2–5 cm: 70–90% 5-JÜ.

NSABP B06 [Fisher, NEJM, 1985/1989/1995/2002]: Lumpektomie vs. Lumpektomie + RT vs. einfache Mastektomie; Insgesamt 1219 LK-neg. und LK-pos. Patientinnen, adjuvante ChT bei LK-pos. Patientinnen, Mammakarzinom < 4 cm, 8 Jahre Beobachtungszeitraum, BET + 50 Gy äquivalent zu Mastektomie, bei alleiniger Lumpektomie > 35 % Lokalrezidive trotz adjuvanter ChT.

Milan I [Veronesi, IJROBP + Eur JCO, 1986, NEJM 2002]: Quadrantenresektion vs. radikale Mastektomie; 701 nur LK-neg. Patientinnen, Mammakarzinom < 2 cm, BET + 50 Gy + 10 Gy äquivalent zu Mastektomie.

Milan II [Veronesi, Eur J Cancer, 1990]: Geringere Rezidivrate bei Quadrantenresektion vs. Lumpektomie, aber kein Überlebensunterschied.

Milan III [Veronesi, NEJM, 1993; Ann Oncol, 2001]: Auch bei kleinen Tumoren RT nach BET notwendig (Tumor < 2 cm, Quadrantenresektion)! BET vs. BET + RT: 9% vs. 0,3% Lokalrezidive nach 4 Jahren bzw. 23,5 % vs. 5,8 % nach 10 Jahren. Dabei war die Rezidivrate ohne RT insbesondere bei jungen Patientinnen und EIC erhöht.

JCRT-Studie [Schnitt, Cancer, 1996]: Vergleich bei T1-Karzinomen ohne Risikofaktoren (EIC, Lymphinvasion) mit > 1 cm freiem Resektionsrand wide excision +/- RT wurde wegen erhöhter Rezidivzahl (23,5 % vs. 5,8 % ohne/mit RT) vorzeitig abgebrochen.

[Clark, JNCI, 1996]: Review unter Einbeziehung der kanadischen Studie (ähnliches Ergebnis wie Uppsala und Milan III).

Deutsche Mamma-Studie [Sauer, IJROBP, 1992; Rauschecker, Eur J Canc, 1998]: Mit Randomisierung zwischen BET und Mastektomie begonnen, konnte aber nicht durchgehalten werden. Lokoregionale Rezidive und Fernmetastasen waren in BET- und Mastektomiegruppe gleich, krankheitsfreies 3-JÜ in BET-Gruppe sogar nicht-signifikant besser. Deutlich schlechteres krankheitsfreies 3-JÜ für R1-operierte BET-Patientinnen (75 % vs. 90 %).

Bisher wurde kein Subkollektiv identifiziert, für das RT nach Lumpektomie verzichtbar wäre. Z.B. Uppsala-Örebro-Studie: Alleinige Segmentektomie vs. Segmentektomie + RT bei Tumoren < 2 cm, 2 cm freier Resektionsrand, LK-neg., trotzdem nach 5 Jahren 18 % vs. 2 % Lokalrezidive. Auch prospektive NSAPB-Studie (postmenopausale Patientinnen, Tumor < 2 cm, LK-neg., keine EIC, keine L1, 1 cm freier Resektionsrand) musste wegen 8 % vs. 0 % Lokalrezidive abgebrochen werden.

Aktuellste Daten:

NSABP B21 [Fisher, JCO, 2002]: Hierbei wurden Patientinnen mit LK-neg. Mammakarzinom < 1 cm Größe, die adjuvant Tamoxifen erhielten, zwischen alleiniger OP und OP + RT randomisiert. Ergebnis: 8-Jahres-Inzidenz an In-Brust-Rezidiven betrug 16,5 % vs. 2,8 % für Tamoxifen vs. Tamoxifen + RT.

Weitere gegenwärtige Untersuchung zu dieser Fragestellung für ältere Patientinnen: **CALGB 9343** [Hughes, NEJM, 2004] für > 70 Jahre und [Fyles, NEJM, 2004] für > 50 Jahre. Jeweils positiver Effekt auf das Lokalrezidiv durch RT (4 vs. 1 % bzw. 7,7 vs. 0,6 %), wird jedoch absolut mit zunehmendem Alter kleiner.

EORTC 10932 untersucht Notwendigkeit der adjuvanten RT bei Quadrantektomie. Möglicherweise reicht allerdings in frühen Stadien eine lokal auf ein kleineres Volumen eingeschränkte RT im Sinne der Bestrahlung des erweiterten Tumorbetts (z.B. durch IORT, Brachytherapie etc.) [Gatzemeier/Veronesi, Strahlenther Onkol, 2001; King, Am J Surg, 2000; Polgar, Strahlenther Onkol, 2002].

Häufigkeit und Konsequenzen von Lokalrezidiven nach Brusterhalt bzw. Mastektomie

8–20 % Rezidive [Kurtz, Cancer, 1982], 50 % davon innerhalb der ersten 3 Jahre.

Gute Prognose, gegenwärtig wohl keine wesentliche Prognoseeinschränkung (60–70 % 10-JÜ) [Doyle, IJROBP, 2001] im Gegensatz zu früheren Daten (krankheitsfreies Langzeitüberleben: 30–50 % [Clark, Am JCO, 1987], 1200 Patientinnen, Brustwandrezidive nach Mastektomie vs. In-Brust-Rezidive nach BET). Prognose vielleicht allenfalls bei frühen Rezidiven schlechter, da dann Prädiktor für erhöhtes Metastasenrisiko.

Erhöhte Inzidenz für Lokalrezidive (teilweise mittlerweile in Frage gestellt, detaillierte Diskussion unter „Tumorbett-Boost") bei **Patientinnen < 35 Jahren, EIC, L1** und **positive oder close margins, Multifokalität, Multizentrizität** (Kontraindikation für BET), **hohes Grading.**

Im Gegensatz zum Risiko für Brustwandrezidive kein Einfluss des LK-Status auf das Metastasenrisiko. 30 % mammographisch diagnostizierbar. Histologische Sicherung nötig, da 30 % klinisch oder mammographisch suspekter Befunde falsch pos. (meist Fettnekrosen). 5–10 % synchrone Fernmetastasen, daher bei

Lokalrezidiv Restaging indiziert. 5–10 % manifestieren sich als lokal fortgeschrittenes Rezidiv (dann Mastektomie).

Nachbestrahlung der Restbrust reduziert Lokalrezidiv-Risiko von **28–30 % auf 8–10 %** nach 10 Jahren (das entspricht einer Reduktion der Rezidivinzidenz von 3 %/Jahr auf 1 %/Jahr) [Fisher, NSABP, NEJM, 1989, s. o.; Kurtz, Cancer, 1989].

> **EBCTCG-Overview [Lancet, 2005]:**
> Metaanalytisch erstmals auch 4 % Reduktion der Brustkrebsmortalität für RT nach BET nachgewiesen (signifikant), bereits angedeutet (für 10 Jahre Nachbeobachtung) durch deutsche Metaanalyse [Sauer, Strahlentherapie, 1996].

Nachbestrahlung der Lymphabflusswege (bei Risiko, s. o.) reduziert die Lokalrezidiv-Rate von 25 % auf 5 %. **Nachbestrahlung der Thoraxwand** reduziert die Lokalrezidiv-Rate von 33–45 % auf 10 %, diese Reduktion ist konsistent.

Todesrisiko in früher Metaanalyse um 2,6 % reduziert, aber nicht signifikant [EBCTCG (Übersicht über 9 randomisierte Studien), NEJM, 1995]. In Analyse der EBCTCG [Lancet, 2000] Überlebensvorteil durch RT mit p = 0,06 gerade nicht signifikant. In Analyse 2005 signifikant!

Problem bei diesen Studien: Insuffiziente Techniken, hohe kardiale Belastung, Überlebensvorteil durch Kardiotoxizität reduziert. Überleben dadurch in RT-Gruppen teilweise nach 10 Jahren schlechter als ohne RT.

Postoperative Brustwandbestrahlung

Studien

Dänische BCG, Gustave Roussy, Manchester I + II, NSABP, Oslo I + II, Stockholm [Eur J Cancer, 1992], MDACC, etc., insgesamt mindestens 18 randomisierte Studien (s. o.), 20–30 Jahre Follow-up. Bei praktisch allen zeigte sich verbesserte lokale Kontrolle (ca. 60 % weniger Lokalzrezidive) und verbessertes krankheitsfreies Überleben, aber kein sicherer Überlebensvorteil (in den meisten Studien aber trendmäßig) durch postop. Brustwandbestrahlung. Erhöhte kardiale Mortalität nach 10 Jahren. Problem z. B. zu wenig Patientinnen in den Studien mit hohem Rezidivrisiko (> 20 %). Während die EBCTCG-Metaanalysen keinen Überlebensvorteil für eine postop. RT zeigten, weil verschiedene Sudiendesigns in die Analyse aufgenommen wurden, zeigte eine aktuelle Metaanalyse nur der PMRT-Studien (Studien zur Postmastektomie-RT) mit adjuvanter systemischer Therapie eine signifikante Reduktion der Mortalität [Whelan, JCO, 2000].

Mastektomie + ChT (8- bis 9-mal CMF) +/– RT von Thoraxwand und Lymphabflusswegen (axillär, supraklavikulär, infraklavikulär, A. mammaria interna) zeigte 9 vs. 32 % lokoregionale Rezidive, 54 vs. 45 % Gesamtüberleben (also 10 Prozentpunkte besser) [Ragaz Canada/ Overgaard Dänemark, jeweils NEJM, 1997].

Mastektomie + Hormontherapie +/– RT von Thoraxwand und Lymphabflusswegen (axillär, supraklavikulär, infraklavikulär, A. mammaria interna): 8 % vs. 35 % Lokalrezidive. Benefit auch bei nur 1–3 pos. axillären LK. Aber: Als Kritikpunkte wurden genannt: Hohe Lokalrezidiv-Rate im Kontrollarm (> 30 % vs. 15–20 % in deutschen Studien, Übertragbarkeit auf andere Kollektive damit nicht gesichert), geringe Anzahl entfernter LK (bei Overgaard im Mittel 7, 45 % der lokoregionalen Rezidive waren axillär, wobei die Ergebnisse auch für ≥ 8 LK signifikant sind), Dauer der Hormontherapie nur 1 Jahr (beide Studien), CMF in reduzierter Dosis als ChT, etc. In beiden Studien zeigte sich auch ein Vorteil für 1–3 LK, jedoch ist dies auf Basis anderer Studien zweifelhaft (hier vergleichsweise besonders hohe Lokalrezidiv-Raten im Kontrollarm).

Wichtiger Nebenbefund: Bisher keine kardiale Übersterblichkeit (medianer Follow-up > 120 Monate) bei Herzdosen < 20 Gy (erste Studien mit adäquater Technik) [Overgaard, Lancet, 1999]. Wird auch unterstützt durch Analyse der kardialen Todesursachen durch Giordano/MDACC [JNCI 2005]. Bei Bestrahlung in den 1970er-Jahren noch kardiale Übersterblichkeit der linksseitigen Mammakarzinome, dieser Effekt geht bei Bestrahlung in der zweiten Hälfte der 1980er-Jahre verloren.

1.6.2 Lokal fortgeschrittenes Karzinom

55–60 % 5-JÜ, 35–40 % 10-JÜ.

Fisher: Pos. vs. neg. axilläre LK ergibt 26 % vs. 6,5 % Lokalrezidive bei fortgeschrittenem Karzinom.

1.6.3 Metastasierte Erkrankung

Medianes Überleben: 2 Jahre.

Aber: Nach anthracyclinhaltigen Schemata 15% CR und 2–4% Langzeitüberleben (5–20 Jahre) [Greenberg, JCO, 1996].

Zeit bis zur Progression nach 1. Hormontherapie 1–2 Jahre, nach ChT 4–9 Monate (spiegelt auch unterschiedliche Ausgangsprognosen wider).

1.7 Inzidenz und Therapie von Rezidiven

1.7.1 In-Brust-Rezidive nach Brusterhalt

Salvage-Mastektomie: Kein nachgewiesener Nutzen einer zusätzlichen RT.

Adjuvante Therapie: Unklare Indikation; zumindest durchführen, wenn Tumorcharakteristika es analog zur Primärsituation nahe legen. Wenn initial keine adjuvante Therapie 5–10% synchrone Fernmetastasen, daher Restaging gerechtfertigt.

1.7.2 Rezidiv nach Mastektomie

Tritt meist < 2 Jahre nach Mastektomie auf, in 30% erste Rezidivmanifestation, schlechte Prognose wegen häufiger synchroner oder konsekutiver Fernmetastasierung.

Risiko (s.a. unter Indikationen zur Postmastektomie-RT) wird im Wesentlichen vom initialen LK-Status und von der Tumorgröße beeinflusst. Bei T2 und/oder 1–3 LK 15% (hier liegt in etwa die Interventionsschwelle).

Lokalisation: Häufig Narbenregion (40%). Fernmetastasen: Synchron 30%. Letztendlich entwickeln 60–80% der Patientinnen im weiteren Verlauf Fernmetastasen.

Therapie: *Wide excision und RT* (wenn keine vorherige Brustwand-RT), *da nach wide excision allein 50–70% erneutes Rezidiv.*

RT: *Ganze Thoraxwand + Lymphabflusswege,* ggf. Suprafeld (da sonst 15–30% Rezidive dort), [Halverson, IJROBP, 1990]. Großzügige Felder vs. kleinvolumige RT resultieren in 62% vs. 18% 10-Jahres-Kontrolle.

Dosis: 50 Gy nach R0-Resektion (ggf. mit Narben-Boost), 60–70 Gy bei R1-/R2-Situation (schlechtere Ergebnisse bei < 60 Gy [Halverson, IJROBP, 1990]), ggf. zusätzlich Hyperthermie (gute Ergebnisse insbesondere bei vorbelasteter Thoraxwand [Vernon, IJROBP, 1996]), Moulagen (auch insbesondere bei vorbelasteter Thoraxwand).

Insgesamt 10–35% 5-JÜ, 5% 10-JÜ nach Rezidiv (damit ungünstiger als bei Rezidiv nach BET). Weder ChT noch Hormontherapie beeinflussen Gesamtüberleben, aber krankheitsfreies Überleben durch Tamoxifen um 59% verbessert. Theoretische Indikation zur autologen Knochenmarktransplantation (ABMT). Rezidive wurden in einigen ABMT-Serien mitbehandelt [Ayash, JCO, 1995], jedoch ist die Indikation nicht gesichert.

1.7.3 Axilläres Rezidiv

Insgesamt geringes Risiko, hängt von der Suffizienz der initialen Axilladissektion ab und bei suffizienter Dissektion von der Anzahl der befallenen LK.

Bei 1–3 pos. LK: Rezidivrisiko von 7% bei < 6 und ca. 1% bei ≥ 6 entfernten LK.

Bei ≥ 4 pos. LK: Rezidivrisiko von 12% bei < 6 und 7% bei ≥ 6 entfernten LK [Recht, JCO, 1999].

Extrakapsuläre Ausbreitung scheint das Rezidivrisiko nicht wesentlich zu beeinflussen. Verhältnismäßig gute Prognose. Therapie: OP und/oder RT.

1.7.4 Supraklavikuläres Rezidiv

Inzidenz bei ≥ 4 LK ca. 10–20%, lässt sich durch adjuvante Suprafeld-RT auf ca. 5% senken. Daher ist RT bei ≥ 4 LK indiziert.

Schlechtere Prognose (ca. wie Brustwandrezidiv), medianes Überleben 2,5 Jahre, daher großzügige Indikation zur Suprafeld-RT.

1.8 Nebenwirkungen/ Aufklärung

Über folgende Nebenwirkungen muss aufgeklärt werden:

- Armödem: 10–20 % (weite Spannbreite, im Mittel in modernen Serien bei Axilladissektion von Level I/II ca. 12,5 % [Kwan, JCO, 2002]), hängt von OP ab (insbesondere von LK-Dissektion), bis zu 30 % bei OP + RT (v.a., wenn Level III mit disseziert wird), ohne OP 5 % [Recht, Cancer, 1995]. Kein erhöhtes Risiko durch Suprafeld-RT, eingeschränkte Axilla-RT besser als weit nach lateral ausgedehntes Feld.
- Brustödem: 20 % (auch OP-abhängig, vermehrt bei simultaner Therapie von Tamoxifen und RT).
- Fibrose: 10 %.
- Mastitis/Mastopathie, Pneumonitis: 1 % (eigentlich nur relevant bei insuffizienter Technik und/oder *simultaner* ChT, insbes. mit MTX).
- Rippenfraktur: 1 % bei < 50 Gy, 7 % bei > 50 Gy.
- Plexopathie: 1–2 % (0,4 % bei < 50 Gy. Häufiger nach ChT, bei Dosen > 50 Gy, bei 3- statt 2-Felder-Technik, bei erhöhter ED [Pierce (JCRT), IJROBP, 1992]. TD5/5 ca. 60 Gy/2 Gy ED, TD50/5 ca. 75 Gy).
- Erhöhte Herzsterblichkeit in Metaanalysen, bedingt durch schlechte Techniken und hohe Einzeldosen (z. B. bei Patientinnen, die vor 1975 behandelt wurden), relatives Risiko 1,62 [Cuzick, JCO, 1994]. Massive Risikoerhöhung, wenn relevante Herzdosen (> 20 Gy in relevanten Volumina) appliziert werden und anthracyclinhaltige ChT verabreicht wird [Shapiro, JCO, 1998]. Risiko bei adäquater Technik und ohne ChT wohl vernachlässigbar. Unklar: Interaktion mit Herceptin.
- Strahleninduzierte Zweitkarzinome (Brustsarkome): 0,2 % in 10 Jahren, 0,8 % in 30 Jahren [Taghian, IJROBP, 1991]. Risiko für Mammakarzinom der kontralateralen Brust allenfalls gering erhöht: Relatives Risiko gegenüber nicht bestrahlten Patientinnen – aus Registerdaten (Conneticut) – 1,21. Siehe auch EORTC DCIS Studie.
- Amenorrhö: Nach CMF-ChT sind 70 % der Patientinnen permanent amenorrhoisch.

1.9 Nachsorge

- Untersuchung alle 3–6 Monate für 3 Jahre, dann alle 6–12 Monate.
- Ipsilaterale Mammographie 6 Monate nach RT, dann jährlich bilateral wegen relativem Risiko von 2,5–4,2 für kontralaterales Mammakarzinom.
- Jährliche gynäkologische Untersuchung.
- Monatliche Selbstuntersuchung, jeweils am 5. Tag nach der Periodenblutung.

Imaging der rekonstruierten Brust nicht besonders hilfreich, nur einmal als Ausgangsbefund, dann nur bei klinischem Verdacht auf Rezidiv.

Kein Einfluss von regelmäßigem Rö-Thorax, Oberbauch-Sonogramm, Labor (Tumormarker) oder Knochenszintigramm auf Morbidität oder Überleben.

1.10 Besonderheiten

1.10.1 Besondere Karzinome

Carcinoma in situ

Inzidenz steigend wegen Screening (1975: 5 %, 1985: 9 %, aktuell: 15–20 %).

Carcinoma lobulare in situ (LCIS)

Meist prämenopausal, 30 % der Cis, 10–35 % entwickeln invasives Karzinom innerhalb von 15–35 Jahren [Bodian, Cancer, 1996], 50–80 % multifokal, 20–70 % bilateral.

Therapie: „Wait and see" mit mammographischer Überwachung (80 % krankheitsfreies 15-JÜ, es ist ohnehin unklar, welche Brust man amputieren soll) oder OP (bilaterale Mastektomie bei nervösen/ängstlichen Patientinnen, die keinerlei Risiko tolerieren. Keine Axilladissektion [< 4 % LK]), keine RT, ggf. Tamoxifen prophylaktisch (scheint nach NSABP-PI das Risiko zu reduzieren).

Carcinoma ductale in situ (DCIS)

Übersichten bei [Burstein, NEJM, 2004, Barillot, Cancer Radiother, 2004].

Autopsiestudie: 16 % der asymptomatischen Frauen haben DCIS [Neilson, Cancer, 1984], kontralaterales

Mammakarzinom findet sich in 10–15%. 100% 5-JÜ, 90% krankheitsfreies 5-JÜ.

DCIS macht 10–20% der Brustneoplasmen aus, 90% werden durch Mammographie entdeckt. Es ist präinvasiv, je nach Arbeit sind bis zu 30% multizentrisch. 30–50% der Patientinnen entwickeln ein duktales invasives Karzinom innerhalb von 10 Jahren, auch 50% der Rezidive nach Therapie sind invasiv. Die Brustkrebsmortalität beträgt unabhängig von der Therapie 2% nach 10 Jahren.

Therapie:

Operation: Mastektomie (insbesondere bei multifokalen/multizentrischen Karzinomen) oder BET (Tumoren < 4 cm, unifokal, R0). Grundsätzlich unterscheiden sich die chirurgisch-onkologischen Radikalitätsprinzipien nicht von denjenigen beim invasiven Karzinom, es ist aber zu beachten, dass der mikroskopisch gemessene Sicherheitsabstand zwischen Tumor und Resektionsrand ≥ 5 mm betragen sollte. Aufgrund retrospektiver Analysen wird ein Sicherheitsabstand von > 10 mm gefordert. Die Notwendigkeit hierzu wurde bisher nicht mit prospektiven randomisierten Studien belegt und wird durch eine postop. RT zusätzlich relativiert. Die Ergebnisse der RTOG-9804-Studie bleiben abzuwarten.

Keine Axilladissektion notwendig, da per definitionem keine LK-Metastasen (jedoch: 1–2% pos., da manchmal invasive Anteile. Diese Wahrscheinlichkeit ist bei größeren Tumoren höher, daher ab Tumorgröße von 4 cm ggf. Axilladissektion oder Sentinel-Node-Biopsie).

Bestrahlung: Nach Mastektomie ist die Bestrahlung nicht indiziert (weniger als 2% Rezidive bei kompletter Resektion ohne RT).

Nach brusterhaltender Operation eines DCIS ist grundsätzlich eine Strahlentherapie indiziert (LOE Ib, vier randomisierte Studien abgeschlossen, NSABP B17 [Fisher, NEJM, 1993; JCO, 1998], NSABP B24 [Fisher, Lancet, 1999], EORTC 10583 [Julien, Lancet, 2000; Bijker, JCO, 2006], UKCCCR [Lancet, 2003]). ECOG-Studie, die OP +/– RT bei Tumoren < 2,5 cm und Margin > 3 mm vergleicht, ist aktiv.

Historisch war die NSABP B06 [Fisher, Cancer, 1986 und NEJM, 1989] die einzige randomisierte Studie, die Mastektomie vs. BET vergleicht. Von allen untersuchten Patientinnen in der NSABP B06 hatten 78 Patientinnen ein DCIS, 39 Monate Nachbeobachtung, Segmentresektion +/– 50 Gy erbrachte 43% vs. 7% Lokalrezidive, nach Mastektomie in dieser Serie 0% (in allen Serien zusammen ca. 1–2% [Archer, Breast Dis, 1994]). Daher bietet sich die paradoxe Situation, dass bei invasivem Karzinom beide Modalitäten gleichwertig sind, während bei DCIS die Mastektomie etwas besser ist als der Brusterhalt.

Auf dieser Basis wurden NSABP B17 [Fisher, JCO, 1998] und die anderen randomisierten Studien gestartet. Hier wurde übereinstimmend gezeigt, dass die postop. RT das Risiko für DCIS-In-Brust-Rezidive halbiert und auch das Risiko für invasive Karzinome nach 7 Jahren um 60% bzw. nach 10 Jahren um 85% senkt. Ohne RT beträgt die Rate an In-Brust-Rezidiven ca. 30% nach 10 Jahren. 50% dieser Patientinnen verlieren dann ihre Brust. Die postop. RT senkt das Risiko dieser sekundär notwendigen Mastektomie auf ca. 6%. Die RT hat keinen Einfluss auf das Überleben.

Interessanterweise (wegen Streustrahlung durch Keile?) war in der ersten Auswertung in der EORTC-Studie im Bestrahlungsarm ein höheres Risiko für kontralaterale invasive Karzinome publiziert worden (relatives Risiko 1,41). Diese erhöhte Inzidenz war jedoch in der letzten Auswertung bei multivariater Analyse und bei insgesamt geringer Inzidenz kontralateraler Karzinome nicht mehr signifikant [Bijker, JCO, 2006].

Bisher wurde in prospektiven Studien keine Patientengruppe definiert, die nach brusterhaltender OP nicht von einer Strahlentherapie profitiert hätte. Auf der Basis retrospektiver Daten ist individuell zu entscheiden, ob bei Patientinnen mit mutmaßlich günstiger Tumorkonstellation (Tumorgröße < 2 cm **und** low grade **und** 10 mm Sicherheitsabstand **und** Alter > 50 Jahre) auf eine Nachbestrahlung verzichtet werden kann.

Die retrospektiven Analysen beruhen im Wesentlichen auf einem seriell mehrfach ausgewerteten Kollektiv von Silverstein [Übersicht bei Breast 2003]. Basierend hierauf wurde der Van-Nuys-Score entwickelt und mehrfach über die Jahre modifiziert. Aktuell gilt der modifizierte USC/Van Nuys Prognostic Index von 1997:

- 1–3 Punkte für histologischen Grad (non-high grade ohne Komedo-Nekrosen, non-high grade mit Komedo-Nekrosen, high grade aus der Van Nuys Pathologic Classification),

- 1–3 Punkte für Größe (< 15 mm, 16–40 mm, > 40 mm),
- 1–3 Punkte für Margin (< 1 mm, 1–10 mm, > 10 mm),
- 1–3 Punkte für Alter (< 40 Jahre, 40–60 Jahre, > 60 Jahre).

Cave: Die Van Nuys Pathologic Classification nicht verwechseln mit dem VNPI (von 1996, damals noch ohne Alter mit max. 9 Punkten) und dem modifizierten USC/VNPI (mit max. 12 Punkten).

CAVE

Silverstein empfiehlt basierend auf dem USC/VNPI die Indikation zur RT zu stellen, allerdings weisen seine publizierten Serien schlechtere Lokalrezidiv-Raten auf als die randomisierten Studien. Daher wird zwar die Kenntnis des Scores dringend empfohlen, eine Orientierung der Therapieindikation am Score erscheint jedoch nicht gerechtfertigt.

Systemische Therapie: Bisher war keine Indikation zur adjuvanten systemischen Therapie gesichert (< 5% Fernmetastasen), in NSABP B24 scheint sich jedoch ein 5-JÜ-Vorteil von 5% für Tamoxifen zusammen mit BET abzuzeichnen; auf jeden Fall wird die Inzidenz an invasiven Karzinomen um 37% reduziert [Fisher, Lancet, 1999; Fisher, Semin Oncol, 2001; Wickerham, JCO, 2001]. In der UKCCCR-Studie [Lancet, 2003] war kein Vorteil von Tamoxifen gesehen worden, wobei die Patientinnen hier älter als in der NSABP B24 waren und einen geringeren Body-Mass-Index aufwiesen. Bei fehlenden Kontraindikationen wird die Gabe von Tamoxifen daher generell empfohlen, es scheinen vor allem jüngere und adipösere Patientinnen zu profitieren.

- Bei kleinen, Low-grade-Tumoren (< 2 cm) mit großem Sicherheitsabstand (> 10 mm) kann evtl. bei älteren Patientinnen (> 50 Jahre) auf die postop. Bestrahlung nach brusterhaltender Resektion verzichtet werden.
- Bei Tumoren > 4 cm sollte eine Ablatio, ggf. mit Axilladissektion durchgeführt werden.
- Alle anderen Patientinnen sollten mit einer BET einschließlich postop. RT mit 50 Gy sowie ggf. Tamoxifen behandelt werden.

Inflammatorisches Mammakarzinom

S. auch LABC.

Pathologisches Korrelat: Infiltration der dermalen Lymphgefäße, 2% der Mammakarzinome.

Therapie: CMF + Mastektomie + RT (oder RT alleine bei Inoperabilität, dann möglichst Dosiserhöhung mittels Brachytherapie auf ca. 80 Gy) + ChT. Dadurch 40% 5-JÜ gegenüber 5% historisch, allerdings keine randomisierten Studien.

M. Paget

1–4% der Mammakarzinome, ohne zugrunde liegenden palpablen Tumor exzellente Prognose.

Therapie: Bei M. Paget mit assoziiertem intramammärem Tumor sollte eine modifizierte radikale Mastektomie durchgeführt werden (s. o.), bei M. Paget ohne palpablen intramammären Tumor kann eine BET durchgeführt werden, wenn der duktale Befall reseziert wird. Areola und Brustwarze sind selbstverständlich nicht zu erhalten. Gegenwärtig wird die Stellung der BET im Rahmen einer EORTC-Studie untersucht.

Adjuvante Therapie analog zu gewöhnlichem Karzinom.

Phylloidestumor

Frühere Bezeichnung: Cystosarcoma phylloides.

Meist benigne, 20% vergrößerte LK, aber nur 0,5% Metastasen, nur 10% Rezidive, 20% bei inkompletter Exzision.

Therapie: Wide excision, keine Mastektomie, da nicht multizentrisch. Keine Axilladissektion nötig. RT nur bei R+ und maligner Form, sonst nicht. Adjuvante Therapie folgt den Richtlinien für Sarkome, nicht denen des Mammakarzinoms. In der metastasierten Situation sind Ifosfamid und Doxorubicin am effektivsten. Rolle der Hormontherapie ungeklärt.

Adenokarzinom in axillären Lymphknoten (T0 N1b)

50–80% 10-JÜ.

Therapie: Kein Konsens, früher Mastektomie (in 75% der Ablationspräparate findet sich ein Mammakarzinom) oder 50 Gy Mamma + Axilla + supraklavikuläre LK + 10–15 Gy Boost auf Axilla. Indikation zur ChT kontrovers, am ehesten adjuvante Therapie analog zum

Mammakarzinom im Stadium II durchführen. Durch die Verbesserung der diagnostischen Möglichkeiten (Mammographie, Ultraschall, MRT) kann mittlerweile effektiver nach einem Primärtumor gesucht werden und bei Auffinden dieses Tumors dann eine normale stadienadaptierte Therapie durchgeführt werden. In den Fällen, in denen auf diese Weise kein Primärtumor gefunden werden kann, sieht die AGO in ihren neuen Leitlinien keine Indikation mehr für eine Ablatio oder Mamma-RT, sondern empfiehlt, bei neg. Mammographie/Sonographie/MRT bei 1–3 LK alleinige Systemtherapie gemäß Mamma-Standard, ab 4 LK auch Bestrahlung supraklavikulär plus Systemtherapie. Die Mastektomie bzw. Mammabestrahlung wird nicht mehr empfohlen.

Mammakarzinom bei Männern

Allgemeines: Inzidenz $0{,}6/10^5$, Altersgipfel 60 Jahre. Erhöhtes Risiko für Männer aus BRCA-2-Familien. M. Klinefelter hat 66fach erhöhtes Risiko gegenüber der Allgemeinpopulation. Fast ausschließlich duktal invasive Histologie.

Therapie: Wegen zentraler Lokalisation Standardtherapie: Mastektomie inklusive Axilladissektion, gewöhnlich mit RT, da kleines Brustvolumen und daher hohes Lokalrezidiv-Risiko, wobei formal das Rezidivrisiko analog zum weiblichen Karzinom zu sein scheint und daher die Indikation analog gestellt wird [Fentiman, Lancet, 2006]. Adjuvante Therapie einschließlich antihormoneller Therapie (da meist ER-pos.), Indikationsstellung wie bei Frauen. Auch 6% lifetime risk für Männer aus BRCA-2-pos. Familien. Prognose wohl schlechter als bei Frauen. 10-JÜ bei N0 70%, bei 1–3 LK 50%, bei 4–9 LK 25%, bei > 10 LK 10%.

1.10.2 Besonderheiten der Therapie

Mastektomie mit sofortiger Augmentation und Radiotherapie

Indikation: Stadien 0/I/II, sollte daher nur evtl. bei medianem Tumorsitz mit RT kollidieren. Bei Implantatverwendung höhere Komplikationsraten bei gleichzeitiger RT, bei ca. 25% Explantation notwendig, ca. 40% Narbenkontraktur gegenüber nur 10% Kapselkontraktur ohne RT [Evans, Plast Reconstr Surg, 1995; Mark, Radiology, 1996; Chawla, IJROBP, 2002]. Allerdings werden auch positivere Ergebnisse berichtet [Victor, Cancer, 1998]. Insgesamt scheinen augmentierte Mammae unproblematisch zu sein, rekonstruierte jedoch problematisch. Insbesondere die Verwendung einer RT mit Bolus wirkt sich kosmetisch schlecht aus.

> RT und Implantate sind also nicht generell inkompatibel, in der Rekonstruktionssituation ist die Kombination jedoch problematisch.

Ob nun bei Aufbau vor oder nach RT jeweils Myokutanaufbau oder Implantat verwendet werden sollte, ist völlig unklar und wird widersprüchlich beurteilt [z.B: Chawla, IJROBP, 2002; Contant, Eur J Surg Onc, 2000]. Wenn ein Implantat verwendet wird, sollte dies jedoch auf jeden Fall subpektoral eingesetzt werden. Unter onkologischen Gesichtspunkten scheint der Wiederaufbau jedoch unbedenklich zu sein. Ein verzögerter Aufbau sollte ca. 6 Monate nach letzter RT oder ChT durchgeführt werden.

Neoadjuvante Chemotherapie

Rationale: Systemische Therapie zu einem frühen Zeitpunkt mit entsprechender potenzieller Reduktion des Metastasierungsrisikos, In-vivo-Chemosensitivitätsassay, Verbesserung der Resektabilität.

Studien:

In 80% der Fälle wird die Größe des Tumors um 50% reduziert. NSABP B18 randomisierte ChT mit präop. AC vs. postop. AC [Fisher, JCO, 1997; Wolmark, NIH CDC, 2000] in den Stadien I/II, 50% der Tumoren waren zwischen 2 und 5 cm. Ergebnis: 36% klinische CR, davon 1/4 pathologische CR. Kein Überlebensvorteil, keine reduzierte Metastasenfrequenz aber zumindest Äquivalenz des neoadjuvanten Ansatzes. In der italienischen Studie (Milan II präop.) wurden 80% operabel ([Bonadonna, Lancet, 1993], Studie nicht randomisiert, Tumorgröße > 3 cm, Kandidaten für Mastektomie, präop. ChT und zusätzlich postop. ChT, falls durch LK-Status impliziert). Gleiches Ergebnis im ebenfalls randomisierten EORTC 10902 (mit FEC-ChT) [van der Hage, JCO, 2001]. Daher Alternative zur Mastektomie bei relativer Kontraindikation wie ungünstigem Tumor-Brust-Verhältnis. Tendenziell in beiden Studien leicht erhöhtes Lokalrezidiv-Risiko bei Brusterhalt vs. Mastektomie, was vermutlich dadurch zustande kommt, dass durch die relativ moderate ChT mehr ein Tumorausdünnen als ein echtes Schrumpfen verursacht wurde und daher teilweise intraläsional operiert wurde, woraufhin empfohlen wurde, in Bezug auf die Tumorgrenzen vor ChT zu operieren. Dies scheint sich mit neueren Kombinationen verbessert zu haben, sodass mittlerweile die Resektion in den neuen Tumorgrenzen empfohlen wird.

Gegenwärtig untersucht NSABP B27 folgende Konstellationen: T1 - 3, N0 - 1, Vergleich AC/Tamoxifen präop. alleine oder in Kombination mit zusätzlich Taxol prä- oder postop.

Gegenwärtig ist auch Milan III präop. aktiv, Design wie Milan II, nur RT nicht mehr parallel zur postop. ChT, sondern hinterher.

Auf Basis der guten initialen Ergebnisse der italienischen Studie und der NSABP B18 wurde stratifiziert für das lokal fortgeschrittene (T4, N0 - 3, M0) und das größere, aber lokal operable Karzinom (Tumor ≥ 2 cm, N0 - 2, M0) die **GEPAR-TRIO**-Studie aufgelegt, die nach 2 Zyklen TAC für Nonresponder und Responder getrennt zwischen unterschiedlichen ChT-Armen randomisierte. Erste Ergebnisse wurden auf dem ASCO 2006 vorgestellt.

Die Nachfolgestudie **GEPAR-QUATTRO** untersucht die Effektivität einer simultanen oder sequenziellen Gabe von Capecitabin zu EC-DOC mit oder ohne Herceptin bei lokal fortgeschrittenen Karzinomen bzw. Patientinnen mit mittlerem oder hohem Risiko.

Radiotherapie und kontralaterales Mammakarzinom

Allenfalls minimal erhöhtes Risiko (relatives Risiko 1,21, Registerdaten) und auch nur bei Patientinnen < 45 Jahre, angesichts des sowieso hohen Risikos, ein kontralaterales Karzinom zu entwickeln (ca. 1 %/Jahr) [Boice, NEJM, 1992]. Dosis in der kontralateralen Mamma ca. 2,8 Gy (1 - 4 Gy) bei BET, 1 Gy bei PMRT.

Hochdosischemotherapie

Verschiedene Schemata in Verwendung, bisher kein eindeutig überlegenes identifiziert.

Bei ER-pos. Patientinnen wird in den meisten Studien zusätzlich Tamoxifen verabreicht.

Indikation zur Hochdosistherapie in den USA: Bei > 10 pos. LK in der *adjuvanten Situation (Stadien II/ III)*, da bei konventioneller Therapie mit 70 % Rezidiven in 10 Jahren zu rechnen ist. Mit Hochdosistherapie: 5-JÜ von 60 - 80 % in Phase II [Peters (Duke Daten), JCO, 1993; Peters (ABMTR Übersicht), NEJM, 1994; Antman, JCO, 1997].

CAVE

Indikation zur Hochdosistherapie in Europäischen Studien: Indikation meist bereits bei > 4 LK, da auch in dieser Situation schon 50 % Rezidive.

Bei *metastasierenden Karzinomen* (Stadium IV) mit ABMT/ABSCT krankheitsfreies 5-JÜ von 21 % insgesamt und 31 % bei CR auf Induktionstherapie [Antman, ABMTR Daten, JCO, 1997], also besser als historisch. Bisher weder in der adjuvanten noch in der metastatischen Situation eindeutiger Überlebensvorteil gegenüber konventioneller ChT. Die Datenlage wurde eine Zeit lang durch sehr positive südafrikanische Daten bestimmt, die sich jedoch als gefälscht herausstellten [Bezwoda, JCO, 1995]. Zwei große randomisierte amerikanische Studien in der adjuvanten Situation (> 10 LK/ECOG 2190 und CALGB 9082 [INT 0163]) stehen aus, eine europäische [Rodenhuis, NEJM, 2003] zeigte einen Vorteil für Her2/neu-neg. Patientinnen mit ≥ 10 LK. Insgesamt ist diese Therapieform jedoch aus dem Blickfeld geraten.

Bisphosphonate

Bisphosphonate werden in den Knochen eingebaut, haben dort antiosteoklastische Aktivität (Pyrophosphatanaloga). Kein Einfluss auf Überleben der Gesamtpopulation, aber auf das von Untergruppen [Diel, NEJM, 1998; Diel, Cancer, 2000]. Weniger Knochenbeschwerden und verlängerte Zeit bis zum Progress. Bis zu 25 % Sklerose lytischer Läsionen. Möglicherweise auch sekundäre Prävention von Knochenmetastasen durch adjuvante Gabe von Bisphosphonaten möglich: Pamidronat 90 mg i.v. über 2 - 3 Stunden 1-mal mtl. oder Clodronat 1600 mg 2-mal tgl.

Nebenwirkungen: Nierenversagen bei zu schneller Infusion, Hypokalzämie, Oberbauchbeschwerden, Übelkeit, Erbrechen.

Dosierung:

- Hyperkalzämie: Pamidronat 90 mg über 2 Stunden.

- Prophylaxe:
  - Clodronat 1600 mg/d oral (nicht mit dem Essen, insbesondere nicht mit kalziumhaltigen Substanzen), dadurch (randomisierte Studien) Reduktion der Knochenmetastasen-Inzidenz beim bisher nicht metastasierten Mammakarzinomen (nichtsignifikant) [Powles, JCO, 2002] und signifikante Senkung der Frakturen und hyperkalzämischen Episoden bei Patientinnen mit bereits metastasiertem Karzinom [Paterson, JCO, 1993].
  - Pamidronat; 90 mg alle 4 Wochen. Signifikante Reduktion der extravertebralen Frakturen [Hortobagyi, NEJM, 1996].

Hormonersatztherapie

Oft vorgezogene Menopause als Folge der systemischen Therapie.

Es liegen keine randomisierten Studien vor, die klären, ob Gefahr durch Östrogenersatz besteht. Eine Kurzzeitstudie fand kein erhöhtes Risiko bei Überlebenden nach Brustkrebs für < 2 Jahre Ersatz [Sands, Menopause, 1995]. Insgesamt wird jedoch vorsichtshalber empfohlen, *keine Östrogen- und Gestagenersatztherapie* (z. B. Medroxyprogesteronacetat) bei rezeptorpos. Patientinnen durchzuführen. Allenfalls können niedrig dosierte Gestagenpräparate nach 2–5 Jahren Rezidivfreiheit kombiniert mit Tamoxifen nach genauer Risikoabwägung eingesetzt werden. Östrogenpräparate sollten strikt auf rezeptorneg. Patientinnen beschränkt werden.

Mögliche symptomatische Therapien zur Milderung der Menopausesymptome: Clonidin, Megestrolacetat.

Statt vaginaler Östrogencreme (hohe systemische Spiegel) besser lubrifizierende Präparationen (z. B. Replens®).

1.10.3 Besondere Begleitumstände

Bindegewebserkrankungen

Ob und in welchem Maß Bindegewebserkrankungen wie Lupus erythematodes (LE), Sklerodermie oder Mixed Connective Tissue Disease zu höheren Nebenwirkungsraten führen, ist unklar. Die Literaturdaten sind weitgehend kasuistisch und widersprechen sich teilweise (insbesondere was die Rolle von LE und Mixed Connective Tissue Disease betrifft). Bindegewebserkrankungen wie LE oder Mixed Connective Tissue Disease gelten als relative Kontraindikation für eine RT im Rahmen der BET, die rheumatoide Arthritis scheint nur ein geringes kosmetisches Risiko zu bergen, die Sklerodermie allerdings gilt als absolute Kontraindikation [z. B. Morris & Powell, JCO, 1997; Chen, Cancer, 2001]! In jedem Fall maximal 45 Gy (5 × 1,8 Gy), mit erhöhter Komplikationsrate rechnen und entsprechend aufklären, eher Mastektomie als BET + RT anstreben.

Schwangerschaft

Mammakarzinome treten in 1/4000 Schwangerschaften auf. 70–80 % der Patientinnen sind bei Diagnose LK+ (N+).

Bioptische Abklärung suspekter Befunde unter Lokalanästhesie. Mammographie (allerdings schwierig zu interpretieren) und Thorax-Rö möglich (Fetusdosis 0,005 Gy).

Therapie des Karzinoms:

- OP möglich, insbesondere nach dem 1. Trimenon.
- RT **nicht** möglich (50 Gy entsprechen 0,1–0,15 Gy Fetusdosis, in der Spätschwangerschaft bis zu 2 Gy).
- ChT im 2. und 3. Trimenon möglich (Konsequenz: Niedriges Geburtsgewicht, gering erhöhtes fetales Leukämierisiko). Nach einer ChT im 1. Trimenon kommt es bei 13 % zu Fehlbildungen. Während der ChT nicht stillen. Mindestens 12 Monate nach ChT warten, bis nächste Schwangerschaft geplant wird.

Stillen ist bei ca. 30 % der Brüste nach BET noch möglich.

CAVE
Tamoxifen ist teratogen. Tumoren in diesem Kontext sind meist sowieso rezeptornegativ.

Schwangerschaftsunterbrechung verbessert die Prognose nicht.

1.10.4 Prophylaxe/Chemoprävention

Studien:

- NCI Breast Cancer Prevention Trial (BCPT) = NSABP-P1 [Fisher, JNCI, 1998]: Randomisierte Untersuchung, ergab Reduktion von DCIS und invasivem Mammakarzinom um 45 % in Hochrisikogruppen (alte Patientinnen mit früher Menarche etc., LCIS, atypische Hyperplasie etc.) durch Tamoxifen (20 mg/d) vs. Placebo [Fisher, JNCI, 1998]. Genaue Wertung (welche Subgruppen profitieren am meisten, Gewichtung der Risiken) steht noch aus. Anzahl der hormonempfindlichen (ER-pos.) Tumoren wird nach 5 Jahren um 49 % reduziert. Macht daher allerdings keinen Sinn bei BCRA-1, da bei diesem Defekt in der Folge hormonrefraktäre Tumoren auftreten. Insbesondere Reduktion bei Patientinnen mit LCIS (56 %) und atypischer Hyperplasie (87 %). Tamoxifen ist daher in den USA für die Prophylaxe bei Hochrisikopatientinnen zugelassen.

- Italienische Studie [Veronesi, Lancet, 1998]: Probandinnen mit normalem Risiko und Z.n. Hysterektomie. Bisher keine reduzierte Inzidenz durch Chemoprophylaxe mit Tamoxifen detektierbar, nur bei denen, die Östrogenersatz bekamen. Außerdem schlechte Compliance.
- Britische Studie [Powles, Lancet, 1998]: Ebenfalls kein signifikanter Unterschied durch Chemoprophylaxe mit Tamoxifen. In dieser Studie hohe Anzahl erblicher Tumoren.
- NSABP-P2 (STAR) [Vogel, JAMA, 2006]: Vergleich von Tamoxifen (20 mg/d) und Raloxifen (60 mg/d) über 5 Jahre bei postmenopausalen Frauen mit erhöhtem Risiko für ein Mammkarzinom. Gleiche Inzidenz von invasiven Karzinomen, niedrigere Inzidenz von nicht invasiven Tumoren in der Tamoxifengruppe, geringere thromboembolische Komplikationen unter Raloxifen.

Sowohl bei der italienischen als auch der britischen Studie geringe Power, ungünstigerweise parallele Hormonersatztherapie (Italien: 14 %, Großbritannien 42 %).

Die **GISS**-Studie prüft den Einsatz von Goserelin und Ibandronat bei prämenopausalen Frauen mit hohem Risiko einschließlich BRCA-Mutation vs. alleiniges Screening, die **IBIS-II**-Studie prüft bei postmenopausalen Patientinnen mit erhöhtem Risiko Anastrozol vs. Placebo.

Ansonsten bei Hochrisikogruppen: Engmaschige mammographische Kontrolle. Wenn prophylaktische OP angestrebt wird, dann **keine** subkutane Mastektomie (nicht ausreichend), sondern modifizierte radikale Mastektomie. Auch mit radikaler OP keine 100 %ige Prävention.

Als mögliche Indikationen für eine präventive Tamoxifen gelten:

- LCIS,
- Anamnese einer atypischen duktalen Hyperplasie,
- sonstige prä- und postmenopausale Patientinnen mit hohem Mammakarzinomrisiko außer BRCA-Mutationen ohne kardiovaskuläre Risiken bzw. unter Kontrazeption.

KAPITEL

2 Bronchialkarzinom

2.1 Allgemeines

Vorkommen

Altersgipfel: 55 Jahre, gegenwärtig 25 % jenseits des 70. Lebensjahres (Tendenz steigend), *Inz.:* $88/10^5$ für Männer (sinkend), $23/10^5$ für Frauen (steigend), häufigster maligner Tumor (mit Ausnahme der Hauttumoren), geschlechtsbezogen jeweils zweithäufigster nach Prostata- bzw. Mammakarzinom, jedoch führende Krebstodesursache (Mortalität Männer $60-70/10^5$, Frauen ca. $15-20/10^5$). Inzidenz für Nichtraucher oder Raucher, die vor > 15 Jahren aufgehört haben, beträgt $3/10^5$ (d. h. ca. 5 %). Männer : Frauen 4 : 1. Gegenwärtig rauchen in der EU 40 % der Männer und ca. 20 % der Frauen.

Risikofaktoren

Rauchen (relatives Risiko für leichte Raucher 3 - 4, für schwere 10 - 12). Dieses Risiko ist seit den 1940er-Jahren bekannt, große Studien in den 1950er-Jahren. Exponentieller Risikoanstieg mit Rauchdauer, auch höheres Risiko bei frühem Rauchbeginn. Neuere Studien zeigen entgegen früheren Daten prinzipiell ähnliches Bronchialkarzinomrisiko für Zigarren- und Pfeifenrauchen wie für Zigarettenrauchen.

Passivrauchen: Relatives Risiko ca. 1,3, wobei 95 %-Konfidenzintervall in den meisten Untersuchungen um 1 liegt und die europäische Multicenterstudie keine signifikanten Ergebnisse brachte [Boffeta, JNCI, 1998].

Relatives Risiko ca. 1,5 - 2,5 gegenüber alleinigem Rauchen: Nickel, Chromat, niedrige Radon- und Asbestbelastung.

Relatives Risiko 10 gegenüber alleinigem Rauchen: Hohe Asbest- und Radonbelastung, z. B. im Uranbergbau.

Bis zu 40 % der Inzidenz kann je nach Gegend relevant berufsbedingt sein [Simonato, Carcinogenesis, 1988]. Risiko durch Luftverschmutzung statistisch kaum erfassbar.

Natürliche Radonbelastung: Relatives Risiko 1,5 - 2,5, meist jedoch nicht signifikant, allerdings wohl synergistisch mit Rauchen.

Die initiale Hoffnung, bei Risikopatienten eine Prophylaxe mit Isotretinoin betreiben zu können, erfüllte sich nicht; eine solche Intervention ist sogar kontraproduktiv [Lippman, JNCI, 2001].

Prognostische Faktoren

- Tumorstadium,
- Allgemeinzustand,
- prätherapeutischer Gewichtsverlust.

Diagnose

CT-Genauigkeit des LK-Stagings nur 50 %.

Positronenemissionstomographie (PET) besser, Sensitivität und Spezifität betragen (verglichen mit Mediastinoskopie als Goldstandard) ≈ 90 % [Pietermann, NEJM, 2000].

Screening: Mit der Verfügbarkeit leistungsfähiger schneller Low-dose Spiral-CT-Scanner wurden zahlreiche Screening-Studien aufgelegt, die zurzeit zur Publikation kommen. Eine der wesentlichen Studien, das International Early Lung Cancer Action Program [Henschke, NEJM, 2006], das seit 1993 fast 32 000 asymptomatische Hochrisikopatienten untersuchte, fand Lungenkarzinome bei 484 Teilnehmern. Von diesen waren 412 (85 %) im Stadium I, die geschätzte 10-JÜ dieser Patienten nach Behandlung betrug 88 %, während alle 8 Patienten, die sich nicht behandeln ließen, nach 5 Jahren verstarben. Auf der Basis dieser Daten scheint die Niedrigdosis-CT geeignet, bei einer Hochrisikopopulation das tumorspezifische Überleben zu verbessern. Inwieweit diese Schlussfolgerung auf breiter Basis getragen wird und welche Problematik (Überdiagnose anderer inzidenteller Krankheiten etc.) damit einhergeht, müssen die Ergebnisse der ausstehenden Studien zeigen.

Ausbreitung

- Rechte Lunge häufiger betroffen als linke Lunge.
- Kleinzellige Bronchialkarzinome (SCLC) und Adenokarzinome weisen mehr Fernmetastasen auf als die anderen.
- Bei Erstdiagnose haben 50 % der Patienten pos. mediastinale LK und 50 % der Patienten M1 (Stadium IV; sogar ca. 80 % bei SCLC).
- Weitere 30 % beim nichtkleinzelligen Bronchialkarzinom (NSCLC) sind bei Erstdiagnose lokal fortgeschritten (Stadium IIIA oder B). Damit werden nur etwa 20 % der Tumoren in Frühstadien (I + II) diagnostiziert. Selbst für diese Gruppe beträgt das 5-JÜ nur insgesamt 40 %, für alle Bronchialkarzinome ernüchternde 10 – 15 %.
- 5-JÜ bei singulärem N2-Befall 57 %, bei multiplem N2-Befall jedoch nur 5 % [Suzuki, Thorac Cardiovasc Surg, 1999].

Lymphknotenbefall

Prinzipiell gilt: Auch in Frühstadien bis zu 20 % LK-Befall [Cortese, J Thorac Cardiovasc Surg, 1983]. Übersicht über LK-Stationen und Befallsmuster bei [Kiricuta, Strahlenther Onkol, 2001].

LK-Stationen: Intrapulmonal (entlang der Sekundärbronchien), bronchopulmonal (entlang des Hauptbronchus [hilär] oder in der Hauptbronchienbifurkation [interlobär]), mediastinal (subkarinal, paraösophageal, para-/prä-/retrotracheal).

Die Unterlappen drainieren ins untere Mediastinum und nach retroperitoneal über das Lig. pulmonale, der linke Oberlappen drainiert in rechte und linke mediastinale LK, alle anderen Bezirke drainieren ungekreuzt. Sind jedoch hiläre oder mediastinale LK involviert, ändert sich das Muster und das gesamte Mediastinum drainiert für alle Lokalisationen.

Erste LK-Station sind praktisch immer die hilären LK. Insgesamt allerdings 30 % mit irregulärem N2-Befall [Ichinose, Thorac Cardiovasc Surg, 2001].

Befall der Supragruben

- Oberlappentumor:
  - Rechte Lunge: 30 % ipsilaterale, 9 % kontralaterale supraklavikuläre LK.
  - Linke Lunge: 17 % ipsilaterale, 2 % kontralaterale supraklavikuläre LK.
- Mittel- und Unterlappentumoren: < 10 % Befallswahrscheinlichkeit supraklavikulär (nach [Emami, Front Radiat Ther Oncol, 1994]).

Weitere LK-Regionen

Wahrscheinlichkeit des Befalls von LK des Lig. pulmonale (also nach kaudal): 5 – 10 %.

Beim kleinzellig undifferenzierten Karzinom bis zu 50 % abdominelle LK-Metastasen.

> **Aber:**
> Die Prognose von Patienten mit supraklavikulären oder kontralateralen hilären LK-Metastasen ist ähnlich wie die von Patienten mit Fernmetastasen (M1), daher Indikation zur supraklavikulären RT relativ!

Organbefall/paraneoplastische Syndrome

- Nebennierenmetastasen in 30 – 40 %.
- 10 % paraneoplastische Syndrome (hypertrophe pulmonale Osteoarthropathie mit Trommelschlägelfingern, Uhrglasnägel, Lambert-Eaton-Syndrom (generalisierte Muskelschwäche, die mit zunehmender Kontraktion/Aktivität jedoch abnimmt), Thrombozytose, Cushing-Syndrom, Schwartz-Bartter-Syndrom (SIADH = Syndrom der inadäquat [hohen] Sekretion des antidiuretischen Hormons [ADH], hypotone Hyperhydratation, Verdünnungs-Hyponatriämie, hypertoner Urin), Hyperkalzämie, Gynäkomastie).

2.2 Histologie

- Plattenepithelkarzinom (40 %),
- kleinzelliges Bronchialkarzinom (SCLC; 20 %),
- Adenokarzinom (30 %),
- großzellig-anaplastisches Karzinom (10 %),
- Karzinoid (Metastasen nur in 2 – 5 %).

20 – 30 % gemischte Histologie.

Prognose: Plattenepithelkarzinom > Adenokarzinom > großzelliges Karzinom > kleinzelliges Karzinom.

2.3 Karzinomtypen

2.3.1 Nichtkleinzelliges Bronchialkarzinom (NSCLC)

Staging

Gemäß AJCC 6. eds., 2002.

Primärtumor

- **Tis:** Tumor in situ.
- **T1:** Tumor ≤ 3 cm, involviert maximal Lobarbronchus, Hauptbronchus frei.
- **T2:** Tumor > 3 cm, involviert maximal Hauptbronchus, nicht näher als 2 cm zur Carina **oder** involviert viszerale Pleura **oder** Atelektase bzw. obstruktive Entzündung, die nicht die ganze Lunge betrifft.
- **T3:** Tumor infiltriert Brustwand (inklusive Sulc. superior = Pancoast-Tumor), Zwerchfell, parietales Perikard, mediastinale Pleura; Totalatelektase oder obstruktive Entzündung der ganzen Lunge; Tumor infiltriert Hauptbronchus näher als 2 cm zur Carina, jedoch ohne diese zu infiltrieren.
- **T4:** Tumor jeder Größe mit Infiltration von Mediastinum, großen Gefäßen, Trachea, Ösophagus, Wirbelkörpern; maligner Pleuraerguss. Separate Tumorknoten im selben Lungenlappen.

Lymphknoten

- **N0:** Kein LK-Befall bei 10 oder mehr disseziierten LK.
- **N1:** LK ipsilateral peribronchial und/oder ipsilateral hilär.
- **N2:** LK ipsilateral mediastinal und/oder subkarinal.
- **N3:** LK kontralateral hilär, kontralateral mediastinal, ipsi- und kontralateral supraklavikulär und Scalenus-LK.

Metastasen

M1: Fernmetastasen, auch vom Primärtumor getrennte Läsionen in einem anderen Lungenlappen (ipsi- oder kontralateral).

Klinische Stadien (Tab. 2.1)

Therapie

Stadien I + II

Wenn internistisch operabel, dann OP, aber nur 20–25 % der Patienten in diesen Stadien sind operabel!

OP-Techniken

Primär anatomisch orientierte Verfahren:

- Lobektomie,
- Bilobektomie (zentralere Tumoren),
- Manschettenresektion (Hauptbronchusbefall),
- Pneumonektomie (Hauptbronchusbefall, wenn mehr als ein Lobus oder der Hilus involviert sind),
- Keilexzision,
- Segmentresektion (bei peripheren Tumoren, gilt als onkologisch insuffizient, wird daher nur bei marginal operablen Patienten durchgeführt).

Immer **systematische mediastinale Lymphadenektomie**, um N2/3-Situation auszuschließen. Bei präop. fraglicher LK-Situation oder zytologisch negativem Pleuraerguss (50 % falsch neg.) Videoassisted Thoracoscopy (VATS) [nach: Landreneau, Chest, 1998], ist insbesondere im kaudalen Mediastinum besser als herkömmliche Mediastinoskopie und kann verdächtige Pleurabefunde zu 95 % abklären.

Solitäre zerebrale Metastase ist keine OP-Kontraindikation, da bei günstigem lokalem Befund immer noch 13–30 % 5-JÜ.

Tab. 2.1 Klinische Stadien des nichtkleinzelligen Bronchialkarzinoms

Stadium	TNM	Charakteristik	5-JÜ
I	T1 N0 (IA), T2 N0 (IB)	Kleiner Primärtumor, keine LK	50 %
II	T1 N1 (IIA), T2 N1 (IIB), T3 N0 (IIB)	Kleiner Primärtumor mit hilären LK und T3 N0	30–40 %
IIIA	T1–3 N2, T3 N1	Operables Stadium III, N2-Stadien und T3 N1	15–20 %
IIIB	T1–4 N3, T4 N0–3	Inoperables Stadium III, alle T4, alle N3	10 %
IV	M1	Fernmetastasen	< 5 %

Wenn medizinisch inoperabel, dann 60 Gy auf Primärtumor + 50 Gy auf Lymphabflusswege (bzw. Dosiseskalation bis 70 Gy, s.u). Bei frühem endobronchialem, röntgenologisch okkultem Karzinom gute Ergebnisse mit Kombination von externer Bestrahlung (EBRT) und endoluminaler Brachytherapie (krankheitsfreies 5-JÜ 87 %), daher in diesem Fall Brachytherapie erwägen [Saito, IJROBP, 2000]. Keine pos. randomisierten Studien zur Brachytherapie, eine negative [Huber, IJROBP, 1997].

Adjuvante Radiotherapie

Normalerweise alleinige OP in Stadien I und II.

Empfohlen wird allgemein nur eine postop. RT bei R1-/R2-Situation mit 50–56 Gy, bisher nicht generell bei N0/N1 (detaillierte Diskussion s. u.).

Kein Vorteil durch präop. RT [z. B. Warram (NCI), Cancer, 1975; Shields (VA), Cancer, 1972].

Bei R+ und N0 nach gründlicher mediastinaler LK-Dissektion, evtl. nur Bestrahlung des Primärtumors.

Ein genereller Vorteil der RT im Stadium N2, nicht aber im Stadium N0, wurde auch in der aktuellen adjuvanten ChT-Studie ANITA (s. u.) sowohl in der Gruppe mit als auch in der Gruppe ohne ChT detektiert, während im Stadium N1 nur in der Gruppe ohne ChT ein Vorteil gezeigt werden konnte. Mit den in der ANITA-Studie eingesetzten modernen RT-Techniken scheint also die Toxizität geringer zu sein, sodass in Zukunft evtl. auch randomisiert an eine RT gedacht werden kann. Vor diesem Hintergrund kann, zumindest wenn keine ChT gegeben werden kann, im Stadium N1 eine mediastinale RT erwogen werden.

Adjuvante/neoadjuvante Chemotherapie

Bis vor einigen Jahren keine Indikation für adjuvante ChT. In der ChT-Metaanalyse [Stewart, BMJ, 1995], deren Update für 2007 ansteht, zeigten sich nur geringe, nicht-signifikante Vorteile durch postop. ChT in Metaanalysen. Dennoch wurden auf dieser Basis mehrere Studien zur postop. ChT aufgelegt, die mittlerweile reife Ergebnisse zeigen:

- IALT war die größte der adjuvanten Studien: Bei 1867 Patienten mit reseziertem NSCLC in den Stadien IA–IIIA Randomisierung zwischen platinbasierter ChT vs. Beobachtung. Die Auswahl des zweiten Agens (z. B. Etoposid, Vinorelbin, Vinblastin oder Vindesin) und der Einsatz der RT waren erlaubt. Nach median 56 Monaten wurde ein Überlebensbenefit von 4 % nach 5 Jahren detektiert. Ein positiver Einfluss einer RT konnte nicht festgestellt werden, was angesichts des Studiendesigns nicht erstaunt [IALT Group, NEJM, 2004].
- Die NCIC-Studie JBR 10 (482 Patienten mit vollständig reseziertem NSCLC Stadien IB und II [außer T3 N0]) randomisierte zwischen 4 Zyklen Vinorelbin/Cisplatin und Beobachtung, RT war nicht erlaubt. Absoluter Überlebensvorteil von 15 % nach 5 Jahren für ChT [Winton, NEJM, 2005].
- CALGB Trial 96339 (344 Patienten mit reseziertem NSCLC im Stadium IB, Randomisierung zwischen 4 Zyklen ChT und Beobachtung). Nach 34 Monaten medianer Nachbeobachtung wurde ein absoluter Überlebensvorteil von 12 % nach 4 Jahren zugunsten der ChT beobachtet. In einem Update nach 5 Jahren medianer Nachbeobachtung war dieser Unterschied nicht mehr signifikant. Dies wird darauf zurückgeführt, dass nur IB-Tumoren zugelassen waren und die Studie als einzige nur Carboplatin verwendete. Die Nachfolgestudie wird Cisplatin verwenden und im Stadium IB nur größere (> 4 cm) Tumoren einschließen [Strauss, ProcASCO, 2006].
- Die jüngste veröffentlichte Studie ist die ANITA-Studie (randomisiert zwischen Navelbine/Cisplatin und Beobachtung bei 840 Patienten mit vollständig reseziertem NSCLC in den Stadien IB, II oder IIIA). RT war erlaubt. Nach einer medianen Nachbeobachtungszeit von 70 Monaten wurde ein absoluter Überlebensvorteil von 8,6 % nach 5 Jahren detektiert [Douillard, Lancet Oncol, 2006]. Die Analyse der RT-Daten weist auch auf einen Vorteil der RT im Stadium N2 hin (s. o.).
- Eine japanische Studie mit UFT [Kato, NEJM, 2004] zeigte ebenfalls einen Vorteil für Stadium IB vs. Beobachtung. Die Daten sind jedoch aufgrund der Histologien nicht vollständig übertragbar.

> Auf Basis der kürzlich veröffentlichten modernen Studien mit cisplatinhaltigen Zweierkombinationen kann die adjuvante postop. ChT zumindest für die Stadien IB–IIIA als indiziert gelten, für IA ist sie fraglich. Die ANITA-Studie stützt dabei überzeugend auch die Indikation zur zusätzlichen RT im Stadium N2 und implizit auch für N3.

Neoadjuvante ChT wird gegenwärtig multizentrisch (z. B. MDACC, MSKCC) untersucht. Ein Review vorläufiger Ergebnisse zeigt erreichbares Downstaging [Vansteenkist, Eur J Canc, 1998]. Aussagekräftige Überlebensdaten stehen noch aus. Möglicherweise Indikation für multimodale Therapie bei molekular diagnostizierten Hochrisikopatienten (p53-Positivität u. Ä.) [D'Amico, J Thorac Cardiov Surg, 1999].

Definitive Radiotherapie

In 40 % aller Fälle von Tumoren in den Stadien I und II (internistisch oder technisch inoperabel, thorakales Rezidiv) wird eine RT in kurativer Intention durchgeführt. Dies scheint bis ca. 8 cm Tumordurchmesser sinnvoll bzw. erfolgversprechend. Allerdings hat sich insbesondere in dieser Indikation bald abgezeichnet, dass die 60 Gy, die auf der Basis von RTOG 7301 lange Zeit den Standard bildeten, für eine längere Kontrolle insuffizient sind. Daher wurden sowohl für frühe als auch für fortgeschrittene (s. u.) Tumoren Studien zur Dosiseskalation begonnen. Mehrere Phase-II-Studien (NCI [Rosenzweig, Cancer, 2005], RTOG 0117, NCCTG 0028, CALGB30105) erbrachten mit Dosen um 74 Gy ein längeres Überleben als Phase-III-Studien mit RChT und einer Dosis von 60 – 63 Gy. Die dosislimitierende Toxizität lag in diesen Studien für Tumoren > 100 ml bei einem Äquivalent von ca. 74 Gy in 2-Gy-ED. Bei kleineren Tumoren konnten höhere Dosen appliziert werden, wenn nur der Primärtumor behandelt wurde. Mehrere Analysen wiesen darauf hin, dass fraktionierte Dosen von 100 Gy zur sicheren Sterilisation eines Tumors notwendig sind [Willner, IJROBP, 2002; Onishi, JCO, 2004], was logistisch kaum zu bewältigen ist. Aus diesem Grund wurden für die primäre RT der sehr kleinen Tumoren (bis 50 – 80 ml) ohne LK-Befall hochkonformale extrakraniell stereotaktische Verfahren entwickelt, mit deren Hilfe biologisch derart effektive Dosen bei kleinen Sicherheitsabständen (Einzeit-RT oder hypofraktionierte RT) verabreicht werden können [Blomgren und Lax, Acta Oncol, 1995; Wulf, Radiother Oncol, 2005; Hof, IJROBP, 2003; Fritz, Radiat Oncol, 2006]. Auf der Basis der Ergebnisse der Phase-II-Studie aus Indiana [McGarry, IJROBP, 2005], bei der eine MTD von 3 × 24 Gy ermittelt wurde, wurde von Robert Timmerman der RTOG Trial 0236 aufgelegt, der mittlerweile vollständig rekrutiert hat. Im Rahmen dieser Studie wurden multizentrisch > 50 Tumoren (T1 – 3, N0, M0, < 5 cm) mit 3 × 20 Gy behandelt. Zentrale Tumoren scheinen dabei bez. der Nebenwirkungen kritisch zu sein [Timmerman, JCO, 2006]. In der geplanten darauffolgenden Studie wird die Patientenselektion durch Staging mit PET optimiert.

> Bei internistisch inoperablen Patienten ist je nach Patientenkollektiv die Einzeit- oder hypofraktionierte stereotaktische Bestrahlung von frühen Lungentumoren mit Dosen von 5 × 12,5 Gy oder 3 × 20 Gy als hypofraktionierte Therapie oder 1 × 30 Gy als Einzeittherapie (je nach Zielvolumendefinition und Immobilisation) eine kurative Therapiemöglichkeit mit lokalen Kontrollraten von 50 – 90 %.

Stadien IIIA + B

Ergebnisse in diesen Stadien sind generell limitiert durch die Tatsache, dass diese Patienten bis zu 80 % Mikrofernmetastasen haben.

Stadium IIIA (operabel)

Seltenes Stadium III. Der weitaus bedeutendste prognostische Faktor ist der LK-Status! Allgemein OP bis minimal N2-disease sinnvoll (30 % 5-JÜ gegenüber 5 % bei bulky N2, auch mit postop. RT). Oft OP und postop. RT, da insgesamt doch selten R0-resezierbar.

Wenn N0- oder N1-Situation vorliegt, ist durchaus auch eine Resektion von T3- oder T4-Tumoren durchführbar und sinnvoll. Insbesondere Thoraxwand-Infiltrationen sind mit gutem Erfolg resektabel. Ergebnisse s. u.

Bis vor kurzem kein eindeutiger Vorteil von zusätzlicher ChT (2 kleine randomisierte Studien waren pos. [Roth, JNCI, 1994; Rosell, NEJM, 1994], 2 neg.). Sowohl diese pos. als auch neg. Studien sind problematisch, da z. B. in den pos. Studien die Nur-OP-Gruppe nicht adjuvant nachbehandelt wurde und u. a. deswegen inakzeptabel schlecht ausfiel. Ein randomisierter Vergleich postop. RT vs. postop. RChT bei R0-resezierten Stadien II/III ergab keinen Vorteil der zusätzlichen simultanen ChT [Keller (ECOG), NEJM, 2000]. In der Zwischenzeit wurden jedoch in zwei der großen Studien zur adjuvanten ChT (IALT, ANITA, s. o.) auch Tumoren im Stadium IIIA eingeschlossen, sodass die adjuvante ChT hier als etabliert gelten kann. Im Stadium N2(-3), insbesondere bulky N2 wird weiterhin – ebenfalls bestärkt durch die Ergebnisse von ANITA – die zusätzliche postop. RT empfohlen.

Des Weiteren wird gegenwärtig die Notwendigkeit der Chirurgie in diesem Setting überprüft [Thomas et al., bisher keine Ergebnisse].

Stadium IIIB (bis auf Ausnahmen inoperabel)

Häufigeres Stadium III. Konventionelle RT unbefriedigend, daher hier wesentliche Forschungsanstrengungen. Spezifische Ansätze s. u.

Im **Stadium IIIB** konkurrieren prinzipiell **6 Strategien,** da die Ergebnisse mit RT alleine unbefriedigend sind und die alleinige ChT zu keinen lang anhaltenden Remissionen führt:

- **Induktions-ChT/Induktions-RChT + anschließende OP:** Phase-II-Studie der SWOG [Rusch, Ann Thor Surg, 1994; Albain, ASCO ABSTR, 1999] (ChT mit Eposid/Cisplatin, 45 Gy, Resektionsrate 63 %, 2-JÜ 39 %) und deutsche Studien (*ARO 97-03:* 45 Gy präop. [2 × 1,5 Gy/d], Poly-ChT [Rübe, 1997] und *ARO 97-05*: 50 Gy postop. RT vs. 45 Gy präop. RT [2 × 1,5 Gy/d], vorher 3 Zyklen Etoposid/Cisplatin, 4. Zyklus parallel zur 1. RT-Woche [Stuschke]) zeigen vorteilhafte Ergebnisse, bisher ist die Datenlage jedoch noch im Fluss. In RTOG 0412 wird randomisiert eine präop. RChT + konsolidierende postop. ChT mit einer präop. ChT + konsolidierende postop. ChT bei Patienten im Stadium IIIA (N2) verglichen. Vorläufige Daten eines randomisierten Vergleichs einer alleinigen Induktions-ChT mit einer Induktions-RChT zeigten zwar einen Vorteil hinsichtlich der Rate an R0-Resektionen nach RChT, dieser Vorteil wurde jedoch wieder von einer erhöhten Komplikationsrate aufgehoben, außerdem war die Resektionsrate relativ gering und im ChT-Arm war eine postop. RT erlaubt [Semik/Thomas (German Lung Cancer Group), Eur J Cardiothorac Surg, 2004].
- **Induktions-ChT + anschließende RT:** Metaanalyse randomisierter Daten zur ChT (alleinig/kombiniert/simultan): [NSCLC Collab. Group, BMJ, 1995]. Randomisiert: Insgesamt 6 Studien, davon 3 pos. und 3 neg., wobei die neg. keine platinhaltige ChT verwendeten oder radiotherapeutisch insuffizient waren.
  - *Positive Studien:* Finnish Lung Cancer Group, CALGB 8433: 2-mal Cisplatin/Vinblastin + 60 Gy resultiert in besserem medianem und Langzeitüberleben (2-JÜ 12 % besser) als 60 Gy alleine [Le Chevalier, JNCI, 1991; Dillmann, JNCI, 1996]. Bestätigt im confirmation trial RTOG 92-04 [Sause, JNCI, 1995; Komaki, IJROBP, 1997]. In dieser Studie zusätzlich untersucht: 69,9 Gy in 1,2-Gy-ED 2-mal tgl. Ergebnis: Gleiches Langzeitüberleben wie Induktions-ChT-Gruppe, aber geringeres medianes Überleben. Im pattern of failure unterschiedliche Mechanismen: ChT reduziert Fernmetastasen, hat keinen Einfluss auf lokale Kontrolle, hyperfraktionierte eskalierte RT verbessert lokale Kontrolle, hat keinen Einfluss auf Metastasen.
  - *Negative Studien:* [Mattson, Eur J Canc Clin Oncol, 1988; Morton, Ann Intern Med, 1991; Trovo, IJROBP, 1992].
- **Simultane Radiochemotherapie:** *Marino* [Cancer, 1995; NSCLC Collab. Group, BMJ, 1995; Rowell, Cochrane Database, 2004; Auperin (MAC3-L Group), Ann Oncol, 2006]: Metaanalysen der randomisierten Studien, absolute Verbesserung des Gesamtüberlebens von 4 % nach 2 Jahren (20 % vs. 16 % 2-JÜ) und 2 % nach 5 Jahren durch RChT vs. RT. Mehrere randomisierte Studien verglichen RChT vs. alleinige RT, die größte mit relevanter verbesserter lokaler Kontrolle und Überleben: In der *EORTC-Studie 08844* [*Schaake-Koning,* NEJM 1992] wurden 55 Gy alleine (10 × 3 Gy – 3 Wochen Split – 10 × 2,5 Gy) vs. simultan Cisplatin untersucht (6 mg/m^2/d oder 30 mg/m^2/Wo bis zu Gesamtdosis von 120 mg/m^2). 3-JÜ 2 % (RT) vs. 13 % (weekly Cisplatin) vs. 16 % (daily Cisplatin). Ähnliche Ergebnisse bei einer kleineren Studie mit besserer RT (hyperfraktioniert bis 69,9 Gy), die ebenfalls einen Vorteil der zusätzlichen ChT zeigte [*Jeremic,* JCO, 1996]. Erste Ergebnisse der japanischen Studie: Für inoperable Stadien III simultane ChT bez. praktisch aller Endpunkte besser als Induktions-ChT (16 % vs. 9 % 5-JÜ) [*Furuse,* JCO, 1999]. Insgesamt jedoch sehr toxische Therapie, 30 % Akuttoxizität Grad III in den kombinierten Armen, daher nur bei Patienten mit sehr gutem AZ durchführbar. Ergebnisse von RTOG *94-10* (simultan vs. sequenziell vs. simultan/hyperfraktionierte RT): Studie wurde 1999 geschlossen, wohl in erster Auswertung ebenfalls Vorteil für simultane RChT, allerdings höhere akute ösophageale Toxizität, wenn auch gleiche chronische Toxizität [Curran, Proc ASCO, 2004 (nach wie vor nicht als Vollpublikation erschienen)]. Der französische NPC 95-01 trial ran-

domisierte 3 Zyklen Cisplatin/Vinorelbine mit anschließender Bestrahlung (66 Gy) gegen simultane RChT mit Cisplatin/Etoposid und konsolidierender ChT (2-mal Cisplatin/Vinorelbine): Es zeigte sich im simultanen Arm ein besseres Überleben (median 16,3 vs. 14,5 Monate, nicht signifikant [p = 0,24]), aber auch eine deutlich höhere Ösophagitisrate [Fournel, JCO, 2005]. Eine EORTC-Studie zum Thema simultan/sequenziell (EORTC 08972-22973) wurde nach der Rekrutierung von 158 Patienten ohne signifikanten Unterschied geschlossen [Belderbos, Eur J Cancer, 2007]. Eine erneute Metaanalyse der NSCLC Collaborative Group/MAC3-LC Group, die die neuesten verfügbaren Daten untersucht und den simultanen mit dem sequenziellen Ansatz vergleicht, wird für 2007 erwartet. Eine simultane RChT mit Gemcitabin erfordert zwingend eine Reduktion der als alleinige ChT applizierten Dosis!

- **Kombination von Induktions-ChT und simultaner RChT:** Die CALGB (9130) verglich eine Induktions-ChT (2 Zyklen) + RT mit einer Induktions-ChT (2 Zyklen) + simultaner RChT (2 Zyklen). Da die ChT nicht aggressiv genug gewählt war (Carboplatin), zeigte sich kein Vorteil für den Induktion-Simultan-Ansatz [Clamon, JCO, 1999]. Gegenwärtig werden in einer Phase-II-Studie (CALGB 9431) durch Vokes et al. im Rahmen der gleichen Strategie neue Agenzien in Kombination mit Cisplatin untersucht. Vielversprechende Ergebnisse werden jedoch gegenwärtig mit einer Induktion mit 2-mal Carboplatin/Taxol bei dann folgender Randomisierung zwischen alleiniger RT mit 60–66 Gy oder RChT berichtet: Medianes Überleben war signifikant besser im RChT-Arm (18,7 Monate) als im RT-Arm (14,1 Monate). Die Toxizitäten waren nicht signifikant unterschiedlich [Huber, JCO, 2006]. CALGB 39801, die diese Frage dann auf der Basis der 9431 randomisiert untersuchte, detektierte jedoch keinen Unterschied zwischen Induktions-ChT + RChT vs. alleiniger RChT [Vokes, ProcASCO, 2004]. Damit ist dieser Ansatz gegenwärtig weiterhin nur in Studien zu verfolgen.
- **Kombination von simultaner RChT und konsolidierender ChT:** SWOG 9504 erreichte in Phase II bei NSCLC Stadium IIIB nach RChT mit Cisplatin/Etoposid und anschließender Konsolidierung mit Docetaxel ein viel versprechendes 5-JÜ von 29 % [Fisher, Clin Lung Cancer, 2000]. Die randomisierte Überprüfung dieses Ansatzes steht aus.
- **Dosiseskalation:** Die 60 Gy, die auf der Basis von RTOG 7301 lange Zeit den Standard in der RT des Lungenkarzinoms bildeten, sind, wie sich bald herausstellte, für eine längere Kontrolle insuffizient, was angesichts besser werdender systemischer Therapien besonders in den fortgeschrittenen Stadien deutlich wird. Initial positive Ergebnisse mit dieser Dosis beruhten auf den damaligen insuffizienten Diagnosemethoden. Daher wurden sowohl für frühe (s. o.) als auch für fortgeschrittene Tumoren Studien zur Dosiseskalation begonnen. Mehrere Phase-II-Studien (NCI [Rosenzweig, Cancer, 2005], RTOG 0117, NCCTG 0028, CALGB30105) erbrachten mit Dosen um 74 Gy ein längeres Überleben als Phase-III-Studien mit RChT und einer Dosis von 60–63 Gy. Die dosislimitierende Toxizität lag in diesen Studien für Tumoren > 100 ml bei einem Äquivalent von ca. 74 Gy in ED von 2 Gy. Bei kleineren Tumoren konnten höhere Dosen appliziert werden, wenn nur der Primärtumor behandelt wurde. Problematisch bei der Dosiseskalation in fortgeschritteneren Stadien ist die Einbeziehung der Lymphabflussgebiete. In den relevanten Eskalationsstudien wurde daher auf die Bestrahlung elektiver LK verzichtet, nur befallene wurden eingeschlossen. Dosiseskalationsstrategien wurden in konventioneller und in modifizierter Fraktionierung verfolgt:
  - **Konventionell fraktionierte Dosiseskalation:** Keine randomisierten Studien. In Phase II sind lokale Kontrollraten von je nach Dosis und Stadium > 40 % erreichbar [Graham (Mallinckrodt), IJROBP, 1995; Rosenzweig (MSKCC), IJROBP, 2001; Henning (Michigan) Abstr., IJROBP, 2000]. Mehrere Analysen wiesen darauf hin, dass fraktionierte Dosen von 100 Gy zur sicheren Sterilisation eines Tumors notwendig sind [Willner, IJROBP, 2002; Onishi, JCO, 2004], was logistisch schwierig zu bewältigen ist. Dennoch startete die RTOG eine konventionell fraktionierte Dosiseskalationsstudie (RTOG 9311, GD bis 90 Gy [Bradley, IJROBP, 2005]), die die MTD für diese Fraktionierung auf 83,8 Gy für Patienten mit einer V_{20} < 25 % und auf 77,4 Gy für Patienten mit einer V_{20} zwischen 25 % und 36 % abschätzte. Auf dieser Basis wurde RTOG L-0117 aktiviert, die der logischen Frage-

stellung folgend die Dosiseskalation der RT im Rahmen der RChT mit Carboplatin/Paclitaxel untersucht. Dabei wird sowohl die konventionell dosiseskalierte RT (74 Gy/2 Gy ED) als auch ein leicht hypofraktioniertes Schema (75,25 Gy/ 2,15 Gy ED) untersucht.

Folgende Richtwerte gelten dabei für die Risikoorgane: $V_{20} \leq 30\%$; mittlere Ösophagusdosis ≤ 34 Gy und ösophageale $V_{55} \leq 30\%$. Diese Studie wird die Rolle der konventionell fraktionierten RT-Dosiseskalation im Rahmen der multimodalen Therapie besser definieren.

- **Hyperfraktionierte Dosiseskalation:** In *RTOG 83-11* waren 69,9 Gy hyperfraktioniert grenzwertig besser als 60 Gy hyperfraktioniert, ein konventioneller Arm wurde in dieser Studie nicht untersucht. Bei noch höheren Dosen war das Ergebnis wieder schlechter, wohl wegen Toxizität [Cox, JCO, 1990]. *RTOG 88-08*: Nach Induktions-ChT 69,9 Gy hyperfraktioniert bei niedrigen Stadien wohl besser als 60 Gy konventionell, aber insgesamt kein Unterschied [Komaki, IJROBP, 1997]. Insgesamt 3 RTOG-Studien zur hyperfraktionierten RT, Metaanalyse zeigte schließlich einen Vorteil der hyperfraktionierten Dosiseskalation [Stuschke, IJROBP, 1997], endgültige Aussage auch diesbezüglich durch RTOG 94-10 (s.o.) erwartet.
- **Akzelerierte/hyperfraktionierte Bestrahlung:** *CHART:* 54 Gy in 12 Tagen, 3 × 1,5 Gy/d mit 6 h Abstand, 42 Gy am Mediastinum, 30% 2-JÜ, besser als 60 Gy konventionell (20% 2-JÜ) [Saunders, Lancet, 1997, und Radioth Oncol, 1999]. Verbesserung des Überlebens durch bessere lokale Kontrolle. Dennoch ist letztendlich mit 80% Lokalrezidiven und 60% Fernmetastasen zu rechnen.
  Cave: In CHART hoher Prozentsatz an Plattenepithelkarzinomen (geringe Metastasenfrequenz; Der Unterschied manifestierte sich auch hauptsächlich für Plattenepithelkarzinome) und niedrigen Stadien (hauptsächlich I–IIIA), daher nicht direkt mit RChT bzw. neoadjuvanter ChT + RT zu vergleichen. Zwei weitere randomisierte Studien waren zu klein und eine nur auf Palliation ausgerichtet, daher sind deren neg. Ergebnisse irrelevant [Ball, Radioth Oncol, 1999; Nestle, IJROBP, 2000]. 40% 2-JÜ mit 30% lokaler Kontrolle im *CHARTWEL*-Phase-I-/-II-Pilotprotokoll, daher mindestens so gut wie CHART trotz schlechterer Patientenselektion.
  Im *CHARTWEL*-Phase-III-Protokoll wurde eine Randomisierung zwischen 60 Gy hyperfraktioniert (3 × 1,5 Gy/d über 2,5 Wochen) vs. 66 Gy konventionell über 6,5 Wochen durchgeführt (**ARO 97-01**) [Baumann, Lung Cancer, 2001] ohne ChT. Eine erste Auswertung [Baumann, DEGRO Abstract, 2006] ergab eine höhere, aber beherrschbare Toxizität im akzelerierten Arm, allerdings identische Überlebensdaten (31% konventionell vs. 29% akzeleriert nach 2 Jahren), sodass dieser Ansatz offenbar keinen Vorteil bringt.

Konventionelle RT und hyperfraktionierte RChT (HART) nach Induktions-ChT werden gegenwärtig in einer ECOG-Studie verglichen (Ergebnisse von Phase II als ECOG 4593 [Metha, JCO, 1998] publiziert. Die Kombination von hyperfraktionierter RT mit Induktions-ChT wurde von der RTOG untersucht [Komaki (RTOG 92-04), IJROBP, 2002], bisher ohne Vorteil der hyperfraktionierten RT, in diesem Arm aber mit hoher Ösophagustoxizität.

> Simultane RChT (z.B. mit Cisplatin/Etoposid) scheint einen Überlebensvorteil gegenüber sequenzieller RCHT zu bringen, allerdings auf Kosten einer deutlich höheren Toxizität, sodass eine simultane Therapie nur bei Patienten in sehr gutem Allgemeinzustand zu empfehlen ist (sonst wird der Vorteil durch die Toxizität wieder aufgehoben). Ansonsten: Induktions-ChT (mit Cisplatin) und darauf folgend RT mit 60–65 Gy auf Primärtumor + pos. LK, 50 Gy auf klinisch neg. Lymphabflusswege. Eine alleinige ChT ohne RT ist unzureichend.

Stadium IV

Generelle Orientierungshilfe: [ASCO Clinical Practice Guidelines, 1997].

Eine Metaanalyse [NSCLC Collab. Group („Cambridge Analyse"), BMJ, 1995] sowie mehrere randomisierte Studien [z.B. Cullen, JCO, 1999] konnten Folgendes zeigen: Platinhaltige Kombinations-ChT verlängert medianes Überleben von 6 auf 8 Monate und erhöht die Lebensqualität gegenüber best supportive care

(BSC). Kombinations-ChT ist auch einer Platin-Monotherapie überlegen [z. B. Wozniak (SWOG), JCO, 1998]. Daher betrachtet man gegenwärtig **Cisplatin/Etoposid** (PE) als Standard bei gutem AZ. Therapie früh beginnen, nicht mehr als 8 Zyklen durchführen, da kein zusätzlicher Benefit (ASCO Guidelines), ggf. zusätzlich palliative RT. Die Kombinationen von Cisplatin und Paclitaxel [Bonomi, Proc ASCO, 1996], Tirapazamin, Gemcitabin sind möglicherweise effektiver als die Kombination mit Etoposid, dies konnte jedoch bisher nicht eindeutig gezeigt werden, daher gelten die **Kombinationsschemata** bis auf Weiteres als mehr oder weniger **gleichwertig** [z. B. Bunn, JCO, 2002]. Eine Metaanalyse [D'Addario, JCO, 2005] auf Basis der Daten mehrerer randomisierter Studien (z. B. [Geogoulias, JCO, 2005; Treat, JCO, 2005; Gridelli, JCO, 2003] etablierte auch die modernen nicht-platinhaltigen Doublets als Äquivalent zu platinhaltigen Doublets.

Die Überlegenheit auch einer Monotherapie insbesondere mit neueren Agenzien gegenüber best supportive care bei Patienten, denen keine Kombinations-ChT zugemutet werden kann, scheint sich abzuzeichnen [z. B. Anderson 1997; Roszkowski, Lung Cancer, 2000].

Gängige Monotherapieschemata:

- Vinorelbin 30 mg/m^2 i.v., Tage 1 und 8; 3-wöchtl.
- Gemcitabin 1000 mg/m^2 i.v., Tage 1, 8 und 15; 4-wöchtl.
- Docetaxel 100 mg/m^2 i.v., Tag 1; 3-wöchtl.

Quintessenz:
Kombinations-ChT mit 2 Agenzien > Monotherapie > best supportive care. Kein Vorteil durch > 2 Agenzien.

Bei lokaler Problematik: Palliative RT mit ca. 50 Gy.

Prinzipielle, allgemeine Fragen zur Radiotherapie des NSCLC

Vorteil durch Behandlung mit primärer RT in nicht-metastasierten höheren Stadien vs. „Wait and see"?

RT mit 60 Gy führt zu ca. 5% (3–9%) Langzeitüberlebenden (Bronchialkarzinom ist häufig, betrifft daher absolut eine hohe Patientenzahl!). Bei „Wait and see" werden < 3% Langzeitüberlebende beobachtet [Leung, Oncology, 1992; Niederle, Abstr, 1988].

Dosis-Wirkungs-Beziehung für lokale Kontrolle: Für Bestrahlungsdosen von 40 Gy vs. 50 Gy vs. 60 Gy beträgt die Inzidenz intrathorakaler Rezidive 64% vs. 45% vs. 38%. Der Überlebensvorteil manifestiert sich aber nur bis 3 Jahre, da dann in 50–80% Fernmetastasen auftreten [Perez, IJROBP, 1986], wobei nach neueren Studien die Rate der Primärtumorrezidive nach 2 Jahren in diesem Dosisbereich eher bei 80% liegen dürfte [Baumann, Lung Cancer, 2001], da früher die Rezidive nur mit Rö-Thorax und heute mit CT diagnostiziert werden. Daher zeichnet sich jetzt auch für Tumoren < 100 cm^2 eine höhere Lokalkontrolle bei RT > 60 Gy als bei RT < 60 Gy ab [Willner, IJROBP, 2002].

Postop. RT: Zahlreiche retrospektive Studien zeigen einen Vorteil für die adjuvante RT, insbesondere bei N2-Situation (z. B. [Kirsh, Ann Thorac Surg, 1982]: 5-JÜ von 26% mit RT vs. 0% ohne RT bei N2-Situation). Adenokarzinome scheinen mehr zu profitieren als Plattenepithelkarzinome. Insgesamt 15 randomisierte Studien, davon 9 verwertbar. Große Aufmerksamkeit hat auf dieser Basis die „PORT"-Metaanalyse erfahren (s. u.).

Wesentliche Arbeiten und ihre Aussagen:

[Van Houtte, IJROBP, 1980]: Prospektive, randomisierte Studie, 224 Patienten, 175 evaluierbar, 60 Gy als 3-Felder-Technik mit ^{60}Co, überwiegend Plattenepithelkarzinome, überwiegend T1/T2, nur N0. Insgesamt bessere lokale Kontrolle durch postop. RT, jedoch kein Überlebensvorteil wegen Nebenwirkungen (Überleben mit 24% für RT vs. 43% ohne RT sogar [nicht-signifikant] schlechter, insbesondere für pneumonektomierte T2-Patienten). Dosis von 60 Gy zu hoch (auch fehlende Lungenkorrektur) und Zielvolumen zu groß.

[Weisenburger (LCSG 773), NEJM, 1986; Stephens (MRC), Br J Cancer, 1996]: Ähnliche Ergebnisse in randomisierter Studie in Stadien II und III. Deutliche Verbesserung der lokalen Kontrolle, aber nicht des Überlebens. Problematisch dabei: N1- und N2-Patienten wurden kombiniert betrachtet, Untergruppenanalysen nicht aussagekräftig, insgesamt aber suggestiver Vorteil für N2.

[Israel (EORTC), in: Muggia, 1979]: Zwar Vorteil durch RT, aber wohl Bias, nicht in PORT-Metaanalyse eingegangen.

[Van Zandwijk (EORTC 08861)]: Nicht publiziert, aber nachteiliger RT-Effekt (in PORT-Metaanalyse eingegangen).

Review und Metaanalyse: PORT Metaanalysis Group [Lancet, 1998]: Auswertung der o.g. 9 veröffentlichten randomisierten Studien mit R0-Resektionen. Nachteiliger Effekt der postop. RT in Stadien I und II, aber allenfalls sehr gering positiver Effekt für Stadium III (N2).

Eine zusätzliche ChT verbesserte die Ergebnisse bis vor kurzem nicht [Keller, NEJM, 2000]. Mehrere große aktuelle Studien zur adjuvanten ChT [IALT, JBR.10, ANITA, CALGB 96339] (s.o.) konnten jedoch mittlerweile einen pos. Effekt der adjuvanten ChT nachweisen. Außerdem unterstützt ANITA die Indikation zur postop. RT im Stadium N2.

Prophylaktische Ganzhirnbestrahlung (PCI): Nach trimodaler Therapie nichtkleinzelliger Bronchialkarzinome treten bei 25–50% der Patienten Hirnfiliae als erste und bei 20–30% als einzige metastatische Manifestation auf. Zahlreiche randomisierte Einzelstudien (z.B. VA-Trial, RTOG 8403) existieren zu diesem Thema. Ähnlich wie beim SCLC bis zu 70% Reduktion der ZNS-Metastaseninzidenz im gleichen Dosisbereich (meist 10×3 Gy). Ein Überlebensvorteil konnte in diesen historischen Studien jedoch nicht ermittelt werden, da auch die Lokaltherapie im Thorax und die systemische Therapie unbefriedigend und verlaufsbestimmend waren. Daher ist die Indikation noch nicht sicher. Review bei [Pöttgen/Stuschke, Lung Cancer, 2001]. Nebenwirkungen etc. gelten wie bei SCLC. RTOG L-0214 wurde 2002 aktiviert und untersucht diese Fragestellung stratifiziert nach Histologie, Stadium und Therapie randomisiert für Patienten in Stadien IIIA und B (Beobachtung vs. 15×2 Gy PCI).

Obwohl die Datenlage nicht eindeutig ist, treten wohl mehr ZNS-Filiae bei Adenokarzinomen als bei den anderen NSCLC auf, daher insbesondere dann PCI erwägen (siehe [Mamon, JCO, 2005]: 53% Hirnfiliae nach 3 Jahren bei non-squamous histology NSCLC).

Radiotherapie

- ap/pa bis ca. 30 Gy, dann gleiches Volumen rückenmarksparend 3D planen (z.B. 2- oder 3-Felder-Technik) bis 50 Gy, dann 3-D-Konformations-Boost, ggf. Boost 1 (Primärtumor und CT-diagnostisch vergrößerte LK) bis 60 Gy und Boost 2 (nur Primärtumor) bis 70 Gy. Bei Kombination aller Pläne sollte Rückenmarkdosis < 40–45 Gy bleiben.
- Primär 3-D-geplante Kombination aus ap/pa und seitlichem Feld bis 50 Gy, dann weiter wie oben. Vorteil: Geringere Einzeldosen in den bestrahlten Normalgeweben bei gleicher Gesamtdosis.

Zielvolumen: Primärtumor + 2 cm, elektive LK-Regionen + 1 cm (umfasst normalerweise den ipsilateralen Hilus), subkarinale LK, Mediastinum (auf jeden Fall **immer** ganzes Mediastinum bei manifestem LK-Befall). Der kontralaterale Hilus ist bei < 5% der Patienten befallen, dann liegt ohnehin eine inkurable Erkrankung vor, daher wird er nicht routinemäßig bestrahlt. Bei Ober- und Mittellappentumoren Supragruben (relative Indikation, s.o.) bestrahlen und Mediastinum bis 5 cm unter Carina. Bei Unterlappentumoren von Jugulum bis Zwerchfell bestrahlen.

Generell gilt zur elektiven LK-RT (ENI):

- Es existiert eine Dosis-Wirkungs-Beziehung mit < 2% Rezidiven bei > 45 Gy, daher 50 Gy anstreben [Perez, Cancer, 1978].
- In den meisten Serien mit Weglassen der ENI war einerseits mediastinoskopisch ein Staging der LK erfolgt (damit genauer als gewöhnlich), zum anderen waren die subkarinalen, ipsilateralen hilären und unteren paratrachealen LK meist automatisch durch Streudosis mit therapeutischen Dosen mitbehandelt. Wenn diese Voraussetzungen gegeben waren, betrugen die Versagerraten in elektiven LK-Regionen nur max. 10%, und das Hauptproblem war die lokale Primärtumorkontrolle, die trotz Dosiseskalation mit nur 40% sehr niedrig war [Rosenzweig, IJROBP, 2001].
- RTOG 0515 untersucht den Einfluss der PET bei der Zielvolumendefinition für die Bestrahlung des nichtkleinzelligen Lungenkarzinoms.

Ergebnisse

Generell:
Stadium, Performance-Status und Gewichtsverlust sind stärkste prognostische Faktoren einer erfolgreichen Behandlung (gilt für RT und ChT).
Gesamtheilungsrate über alle Stadien: Bisher nur 10–15% 5-JÜ.

- **Stadium I, OP:** *50*–80 % 5-JÜ.
- **Stadium II, OP:** *35*–60 % 5-JÜ.
- **Stadien I + II, primäre RT:** *12*–32 % 5-JÜ.
  - Im Stadium I spielt die Größe des Primärtumors eine wesentliche Rolle: Primärtumor < 2 cm *38 %* 5-JÜ, 2 cm < Primärtumor < 3 cm *22 %* 5-JÜ, 3 cm < Primärtumor < 4 cm *5 %* 5-JÜ, Primärtumor > 4 cm *0 %* 5-JÜ [Noordijk, Radiother Oncol, 1988; ähnliche Daten: Sandler, IJROBP, 1990]. T1-Plattenepithelkarzinom hat die beste Prognose (80 % 5-JÜ).
  - Das mediane Überleben im Stadium T1 sinkt um 50 %, wenn keine lokale Kontrolle erreicht wird [Dosoretz, Sem Rad Oncol, 1996] → Rationale für Dosiseskalation.
- **Stadium III:** Je nach Studie und Therapiemodalität (OP, alleinige RT, RChT etc.) *3–18 %* 5-JÜ (**OP** im Stadium IIIA 20 % 5-JÜ [minimal N2-disease 30 %, bulky N2-disease nur 5 % trotz postop. RT], im Stadium IIIB 6 % 5-JÜ. Sonderfälle: Insbesondere Thoraxwandtumoren bis max. N1 bis zu 30 % 5-JÜ. Bei N0-Situation auch für bestimmte T4-Tumoren gute Ergebnisse).
  [Schaake-Koning, NEJM, 1992]: Nur 2 % 3-JÜ im reinen **RT**-Arm. 5-JÜ auch bei **kombinierter RChT** typischerweise kaum über 15–30 %, realistisch ca. *20 %*. Auch im Stadium III für primäre RT klare Dosis- und Volumenabhängigkeit: Bei Dosen < 65 Gy beträgt die 1-JÜ < 40 %, bei Dosen > 65 Gy ca. 63 %. Wenn Boost-Volumen < 100 cm^3, sogar 72 % [Schaake-Koning, NEJM, 1992].
- **Adjuvante Therapie:** Siehe auch unter postop. RT für detaillierte Diskussion. In N2-Situation z. B. 26 % vs. 0 % 5-JÜ mit und ohne RT in retrospektiven Serien, ca. 4 % Überlebensgewinn durch adjuvante ChT.
- **Neoadjuvante ChT:** Siehe Strategien zur Behandlung von Stadium III.
- **Simultane RChT:** Siehe Strategien zur Behandlung von Stadium III.

Besonderheiten

Wirksame Chemotheraie

Cisplatin, Carboplatin, Etoposid, Taxol, Taxotere, Gemcitabin, Ifosfamid, Mitomycin C, Vindesin.

Pancoast-Tumor

Genaue Wertigkeit von alleiniger RT vs. präop. RT vs. postop. RT ist nicht geklärt. Es liegen keine randomisierten Studien vor, es existiert darüber hinaus eine große Selektionsproblematik. Insgesamt beträgt die R0-Resektionsrate 50 % und das 5-JÜ 30 %. Definitive RT 60–65 Gy ist in einigen nicht randomisierten Serien etwa äquivalent zu präop. RT mit 45–56 Gy + OP [Komaki, Cancer, 1981; Neal, IJROBP, 1991], in anderen ist die kombinierte Therapie der alleinigen RT überlegen [Schraube, Strahlenther Onkol, 1993] (wohl auch bedingt durch eine Selektionsproblematik).

Für **Stadium IIB** (T3N0) ist die OP wohl essenziell, da ohne OP schlechtere Prognose. Postop. RT von 50–54 Gy mit 51 % 5-JÜ schlechter als 55–64 Gy mit 82 % bei maximal R1-resezierten Patienten, daher **postop. hohe Dosis essenziell.**

In **Stadien IIIa/b** (pos. LK) wohl kein wesentlicher Gewinn durch OP wegen hoher Fernmetastasenrate. Präop. RChT (45 Gy) mit 65 % CR bzw. minimal residual disease und 2-JÜ von 55 % vielversprechend für T3–4 N0–1 [Rusch (INT 0160/SWOG 9416), J Thorac Cardiovasc Surg, 2001; Kwong, J Thorac Cardiovasc Surg, 2005].

Zielvolumen: Primärtumor + 2–3 cm, angrenzender Wirbelkörper, ipsilaterale supraklavikuläre, tief zervikale, beidseits mediastinale + ipsilaterale hiläre LK, subkarinal kontrovers. 25 % 5-JÜ, ggf. postop. nochmals 10–20 Gy auf postop. verbliebenen Resttumor, je nach präop. verabreichter Dosis (**Cave:** Toleranzdosis des Plexus brachialis beachten).

> Trotz fehlender randomisierter Daten sollte aufgrund der guten Ergebnisse in zwei Serien für potenziell operable fortgeschrittene Superior-Sulcus-Tumoren eine trimodale Therapie (präop. RChT + OP) angestrebt werden.

Obere Einflussstauung

Mit hohen ED (4 Gy) für 2–3 Tage beginnen, dann Dosis reduzieren. Großzügig mit Kortikoiden abschwellend behandeln. Ggf. intravaskulären Stent erwägen.

Solitäre ipsilaterale Lungenmetastase

Wenn möglich, Resektion; entspricht im Überleben dann Stadium IIIA, nicht Stadium IV.

Neue Entwicklungen

Targeted Therapie:

- EGFR wird in 40–80% der NSCLC überexprimiert. Diese Überexpression ist mit einer schlechten Prognose verbunden. Über die letzten Jahre wurden zahlreiche EGFR-Inhibitoren entwickelt.
  - Gefinitib (Iressa®) war die erste FDA-zugelassene targeted therapy. Zwei Phase-II-Studien, IDEAL-1 und IDEAL-2, zeigten objektives Ansprechen und ließen einen klinischen Nutzen dieses Ansprechens vermuten. Ähnliches zeigte sich im angeschlossenen expanded access program. Auf Basis dieser Daten wurde die FDA-Zulassung für die 3rd line erteilt. Die angeschlossene Phase-III-Studie (ISEL [Thatcher, Lancet, 2005]) konnte jedoch keinen Überlebensvorteil detektieren, auch nicht in der Untergruppe der Adenokarzinome. Die Subgruppen der Frauen, Asiaten und Never-Raucher zeigte jedoch einen Vorteil. SWOG 0023 [Kelly, ProcASCO, 2005] konnte in Kombination mit ChT ebenfalls keinen Vorteil nachweisen, sondern zeigte einen Nachteil bei 250 mg/d.
  - Erlotinib (Tarceva®) zeigte insgesamt ähnliche Ergebnisse, allerdings fand sich zumindest in der Monotherapie ein signifikanter Überlebensvorteil in Phase III (BR21 [Sheperd, JCO, 2004]). Der Benefit war am größten beim bronchioloalveolären Karzinom sowie bei Patienten mit ausgeprägten Hautreaktionen. Zusammen mit ChT konnte wiederum kein Vorteil gesehen werden. In der Folge konnte für Gefitinib und Erlotinib ermittelt werden, dass bestimmte EGFR-Mutationen in einem kleinen Subkollektiv (jeweils ca. 10%) für ein gutes Ansprechen prädestinieren [Paez, Science, 2004].
- Vascular Endothelial Growth Factor (VEGF) aktiviert über seinen Rezeptor die Angioneogenese. Gegen diesen Mechanismus sind neue Strategien gerichtet: Bevacizumab (Avastin®) zeigte in Phase II vielversprechende Ergebnisse, jedoch eine erhöhte Zahl von Blutungen bei Patienten mit Plattenepithelkarzinomen, Hirmmetastasen und Patienten unter Antikoagulation. Diese wurden in einer Phase-III-Studie ausgeschlossen. Es fand sich erstmals für eine biologische Therapie zusammen mit ChT ein Überlebensvorteil beim fortgeschrittenen Lungenkarzinom [Sandler, JCO, 2005]. Auf dieser Basis wurde im Oktober 2006 die Zulassung für die 1st-line-Therapie zusammen mit Carboplatin/Paclitaxel beim fortgeschrittenen inoperablen NSCLC erteilt.

> - Gefitinib und Erlotinib verbessern die Wirkung einer ChT nicht, zumindest Erlotinib bringt einen Überlebensvorteil als Monotherapie in der 3rd line beim NSCLC. Ein gutes Ansprechen zeigen beide Wirkstoffe nur bei einem Subkollektiv mit bestimmten EGFR-Mutationen.
> - Avastin® konnte zusammen mit ChT einen Überlebensvorteil nachweisen, die Zulassung wird wohl 2007 erfolgen.

2.3.2 Kleinzelliges Bronchialkarzinom (SCLC)

Unbehandelt medianes Überleben 2–3 Monate.

Staging

Generell gilt für das kleinzellige Bronchialkarzinom die gleiche TNM-Klassifikation wie für das nicht-kleinzellige. Darüber hinaus wird eine zweistufige Klassifikation in „limited disease" und „extensive disease" verwendet. Vor dem Hintergrund der sich immer mehr angleichenden Behandlungskonzepte zwischen nicht-kleinzelligem (NSCLC) und kleinzelligem (SCLC) Bronchialkarzinom wird allerdings zunehmend die Verwendung der TNM-Klassifikation empfohlen.

VALG (VA Lung Cancer Study Group)

- **Limited disease (lim dz, Stadien I–III):** Ausdehnung im ipsilateralen Hemithorax ± Befall ipsi- und kontralateraler mediastinaler und supraklavikulärer LK ± maligner Erguss.
- **Extensive disease (ext dz, Stadium IV):** Jede Ausdehnung, die über limited disease hinausgeht.

Modifikationen nach [Wolf/Havemann, Br J Cancer, 1991]

- **Limited disease:**
  - Primärtumor,
  - ipsilaterale hiläre, mediastinale und supraklavikuläre LK,
  - kontralaterale mediastinale LK,
  - Atelektase,
  - Rekurrens- oder Phrenikusparese,
  - kleiner Erguss ohne maligne Zellen.
- **Extensive disease I:**
  - Kontralaterale hiläre LK, kontralaterale supraklavikuläre LK, LK Thoraxwand, Pleuritis carcinomatosa,
  - Lymphangitis carcinomatosa, V.-cava-Syndrom, Einbruch in große Gefäße.
- **Extensive disease II:** Fernmetastasen (auch kontralaterale Lunge).

Ansonsten: TNM-Klassifikation und klinische Stadien wie NSCLC.

> **Als Merkhilfe:**
> Limited disease kann in *ein* Bestrahlungsfeld gefasst werden.

Therapie

Therapieprinzipien

Prinzipiell ist im Stadium lim dz ein – geringer – Anteil der Patienten heilbar, im Stadium ext dz ist lediglich das mediane Überleben verlängerbar.

Chemosensitive Erkrankung, zahlreiche ChT sind aktiv (Cyclophosphamid, Doxorubicin, MTX, Etoposid, Vincristin, Ifosfamid, Cisplatin, Carboplatin, Taxane, Vinorelbine, Gemcitabin, Topoisomerase-Hemmer), Ansprechen jeweils 30–50%, Topoisomerase-Hemmer scheinen noch besser zu sein, evtl. vergleichbar mit Kombinations-ChT.

Wesentlicher Durchbruch in den 1970er-Jahren: **CAV**-(= ACO-)Schema (Cyclophosphamid, Doxorubicin, Vincristin), 80% Ansprechen, 40% CR bei lim dz, 10–20% CR bei ext dz. In den 1980er-Jahren setzte sich dann das **PE**-Schema (Cisplatin und Etoposid) durch, das vom Ergebnis her äquivalent zu CAV und weniger toxisch war. Andere gleichwertige Alternativen: EpiCO (Epirubicin/Cyclophosphamid/Vincristin), VIP (Etoposid/Ifosfamid/Cisplatin) etc.

Ob die alternierende Gabe von CAV und PE Vorteile bringt, ist fraglich, evtl. bessere Ergebnisse für ext dz, aber nicht für lim dz. Hat sich insgesamt nicht durchgesetzt. Erhaltungstherapie hat nur Einfluss auf krankheitsfreies Überleben, nicht auf Gesamtüberleben [Sculier (ELCWP), JCO, 1996], daher Standardvorgehen: **4–6 Zyklen ChT, keine Erhaltungstherapie.** Wegen genetischer Instabilität der Tumorzellen **ChT früh** anfangen und ausreichend **hoch dosieren,** da sonst chemoresistente Klone selektioniert werden. Wenn RT und ChT simultan durchgeführt werden sollen, wird z.B. für Cisplatin/Etoposid (PE) die Dosis gegenüber der Induktions-ChT um ca. 30% gesenkt (60 vs. 90 mg/m^2 Cisplatin, 120 vs. 160 mg/m^2 Etoposid).

Ältere Patienten: Volle ChT anstreben, orale Monotherapie mit Etoposid reicht nicht aus. Von den Kombinationsschemata ist PE besonders geeignet.

Hochdosis-CAV oder -PE vs. konventionelle Dosis: Kein Benefit, aber erhöhte Toxizität.

Hochdosis mit autologem Stammzellrescue: Besseres krankheitsfreies Überleben, aber kein Einfluss auf Gesamtüberleben. Problem: Immer noch 50% Lokalrezidive → auch bei diesem Konzept Optimierung der Lokaltherapie nötig.

Standard-ChT daher: PE oder ein anderes Kombinationsschema.

Stadien I + II (very limited disease)

OP + postop. ChT: 50% 5-JÜ (seltenes Stadium, < 5%!) [z.B. Karrer, J Thorac Cardiovasc Surg, 1986]. Präop. ChT zeigt dabei wohl etwas günstigere Ergebnisse, möglicherweise selektionsbedingt. Eine Rationale für den Einsatz der OP ergibt sich aus der Tatsache, dass in 30% der Fälle nach ChT resistente NSCLC-Anteile in den OP-Präparaten gefunden werden. Auch für ausgewählte Patienten im Stadium III eine Option im Rahmen von Studien. Trimodale Therapie (OP/RT/ChT): Bisher in Phase-II-Studien sehr gute Ergebnisse, vergleichbar denen der hochselektionierten Hochdosisprotokolle (> 40% 5-JÜ in Essener Studie) [Eberhard, Br J Canc, 1999].

Limited disease

Sequenzielle ChT-RT: Zahlreiche randomisierte Studien, die meisten zeigten einen Vorteil durch sequenzielle ChT-RT gegenüber alleiniger ChT oder alleiniger

RT. Beispiel für den Vergleich ChT-RT mit alleiniger ChT: [Sause (Intergroup), Chest 2000]: 5% vs. 8% 5-JÜ für RT vs. ChT-RT. Beispiel für Vergleich ChT-RT vs. alleinige ChT (z.B. [Perez, JCO, 1984]: 2-JÜ 40% vs. 23%, Lokalrezidive 30–60% vs. 75–80%), zahlreiche Studien waren jedoch auch neg. Wesentliche Arbeit, die die Stellung der sequenziellen ChT-RT für limited disease zementierte: [**Pignon**, NEJM, 1992] Metaanalyse von 13 Studien, ca. 2100 Patienten, 3-JÜ 8,9% vs. 14,3% (d.h. Verbesserung um 5,4 Prozentpunkte) durch RT von Primärtumor + Lymphabflusswegen mit 45–50 Gy, Benefit v.a. für Patienten < 55 Jahren.

> **Aber:**
> 5-JÜ auch für limited disease mit max. 15% noch unbefriedigend schlecht → Optimierung nötig!

Hochdosis-ChT: In Phase-II-Studien mit recht guten Ergebnissen erprobt, Letalität bis 13%, jedoch immer noch 50% Lokalrezidive.

Optimale zeitliche Abfolge von RT und ChT wird gegenwärtig untersucht. Obwohl die Ergebnisse inkonsistent sind [Gregor (EORTC), JCO, 1997], sind simultane und alternierende Schemata der sequenziellen Therapie möglicherweise durch Senkung der Metastasenfrequenz überlegen. Bez. der Frage RT vor ChT oder ChT vor RT liegen mehrere randomisierte Studien vor. 3 von 5 dieser Studien zeigten keinen Unterschied von früher vs. später RT bzw. einen Vorteil der späten RT [Perry (CALGB 8083), JCO, 1998; Work, JCO, 1997; Sklaros, Ann Oncol, 2001]. Nur der kanadische NCI Trial [Murray, Coy, JCO, 1993] und [Jeremic, JCO, 1997] zeigte einen Vorteil der frühen RT. Eine Metaanalyse über diese Daten postulierte einen Vorteil der frühen RT [Fried, JCO, 2004]. Die aktuell veröffentlichte JCOG-Studie [Takada, JCO, 2002; Fietkau (Kommentar), Strahlenther Onkol, 2002] zeigte einen Trend in diese Richtung (Vorteil von simultaner RT-ChT, allerdings war jeweils das Fraktionierungskonzept der Studien, die die frühe RT bzw. simultane RT-ChT favorisieren, etwas ungewöhnlich [hypofraktioniert bzw. akzeleriert/hyperfraktioniert]). Der Einfluss auf die lokale Kontrolle ist unklar (war z.B. in der JCOG-Studie im simultanen Arm nicht verbessert) und die simultane Gabe insbesondere bei akzelerierter Hyperfraktionierung geht mit großer Toxizität einher (Ösophagitis, Pneumonitis) [z.B. Turrisi (RTOG), NEJM, 1999].

In der Pignon-Metaanalyse fand sich auch kein Vorteil für ein bestimmtes Timing, ebenso in einer Studie/Metaanalyse der London Lung Cancer Group [Spiro, JCO, 2006], die allerdings zumindest erkennen ließ, dass die frühe RT nicht zu Lasten der Radikalität der ChT gehen darf. Eine aktuelle Metaanalyse zeigt einen Vorteil für eine zeitlich komprimierte Behandlung. Jede Verlängerung der Gesamtbehandlungszeit um 1 Woche reduziert das 5-JÜ um 1,8% [De Ruysscher, JCO, 2006].

> Die Frage des Timings von ChT und RT beim kleinzelligen Bronchialkarzinom ist nicht abschließend geklärt, eine weitgehende Reduktion der Gesamtbehandlungszeit scheint jedoch angezeigt.

Optimale Fraktionierung: Eine Intergroupstudie [Turrisi, NEJM,1999, s.o.] zeigte den Vorteil der akzelerierten Hyperfraktionierung im Vergleich zu konventioneller Bestrahlung simultan zur ChT (26% vs. 15% 5-JÜ, allerdings hohe Toxizität, s.o.). Ob unter Nicht-Studienbedingungen die guten Ergebnisse bez. des Überlebens zu reproduzieren sind, bleibt abzuwarten.

Optimale Dosis: Ein Dose-Response-Zusammenhang bis 45–50 Gy [Choi, IJROBP, 1989] wurde nachgewiesen. Zunächst konnte aber kein Gewinn durch weitere Steigerung zwischen 45 und 65 Gy nachgewiesen werden [Arriagada, IJROBP, 1990]. Allerdings sind im Dosisbereich um 50 Gy maximal 50% lokale Kontrolle erreichbar, selbst bei 2-mal tgl. RT (s.o.). Im Rahmen einer erneuten Dosiseskalationsstudie konnte Choi [Choi, JCO, 1998] (wie auch einige andere vorher [z.B. Papac, IJROBP, 1987]) jedoch eine Reduktion der Lokalrezidiv-Rate mit 60 Gy (mittlere tolerable Dosis [MTD] 70 Gy) auf ca. 3–5% zeigen. Daher werden gegenwärtig alle Studien mit konventioneller fraktionierter Therapie in den USA mit ca. 60 Gy durchgeführt. Erste Ergebnisse der o.g. Intergroupstudie, die 45 Gy hyperfraktioniert (MTD gemäß Choi [Choi, JCO, 1998] bez. der Nebenwirkungen in etwa äquivalent zu 70 Gy in konventioneller Fraktionierung) mit 45 Gy normal fraktioniert vergleicht (jeweils kombiniert mit Platin/Etoposid-ChT) und damit sowohl als Hyperfraktionierungsstudie als auch als Dosiseskalationsstudie zu interpretieren ist: Verbesserte 5-JÜ durch akzelerierte/hyperfraktionierte RT (26% vs. 16%). Im akzelerierten Arm 30% Ösophagitis, aber bisher keine Strikturen.

Die normofraktionierte Dosiseskalationsstudie der RTOG (97-12) [Komaki, IJROBP, 2005] ergab eine MTD von 61,2 Gy in ED von 1,8 Gy bei *simultaner* RChT. Die applizierbare Dosis bei sequenziellem Vorgehen dürfte in der gleichen Region angesiedelt sein wie beim NSCLC. Dieses Konzept wird von der RTOG weiter in Studien verfolgt.

Optimales Zielvolumen: Wesentliche Fragestellung: Großvolumige RT (Ausdehnung prä-ChT) vs. kleinvolumige RT (Ausdehnung post-ChT): Bei [Kies (SWOG), JCO, 1987] zeigte sich ein kleiner Vorteil für großvolumige RT. Diese ist jedoch meist nicht konsequent durchführbar wegen erhöhter Toxizität. Daher hat sich heute im Wesentlichen die kleinvolumige RT durchgesetzt.

> Standardtherapie daher: Kombination von ChT (PE) und RT (> 50 Gy RT auf Primärtumor + Lymphabflusswege nach Abschluss der 4–6 Zyklen ChT). Endgültige Stellung von alternierenden und simultanen Schemata und Zeitpunkt der RT bei sequenzieller Therapie nach wie vor unklar.

Prophylaktische Ganzhirnradiation (PCI): [Pedersen, Cancer Treat Rev, 1988 (Übersichtsarbeit); Bumm, JNCI, 1995, retrospektive Analyse]: Hirnmetastasen-Risiko steigt pro Monat um 2–3% (bei Diagnosestellung haben 10% der Patienten Hirnmetastasen, letztendlich Gesamtinzidenz im Verlauf der Erkrankung 50%). Daher ist prinzipiell die PCI bei Patienten mit CR (limited disease) zu erwägen: Reduziert die Inzidenz von Hirnmetastasen von 22% auf 6%. In den Einzelstudien ergab sich jeweils kein gesicherter Überlebensvorteil, aber verbessertes krankheitsfreies Überleben und geringere Morbidität [Sause, Ann Oncol, 1992; Arriagada, Bull Cancer, 1987; Arriagada, JNCI, 1995 (EORTC trial)] bei verwendeten Dosen von z.B. 30 Gy (10 × 3 Gy).

Aktuell: Metaanalyse aller randomisierten Studien [Auperin/Arriagada, NEJM, 1999], erstmals auch mit Nachweis eines Überlebensvorteils. Reduktion der Hirnmetastasen-Inzidenz von 58 auf 33% nach 3 Jahren. Überlebensvorteil von 5 Prozentpunkten (Erhöhung der 3-JÜ von 15 auf 20%, gleiche Größenordnung wie thorakale RT). Keine sichere Aussage bez. der Toxizität aufgrund der heterogenen Behandlungsschemata. In den 2 Studien der Metaanalyse mit neuropsychologischer Untersuchung fanden sich bei < 3 Gy ED keine eindeutigen neg. neuropsychologischen Effekte, da die im Verlauf gemessenen Veränderungen bei kranial bestrahlten und nicht bestrahlten Patienten auftraten (24–60% hatten außerdem bereits prätherapeutische Veränderungen). Siehe auch [Arriagada, JNCI, 1995; Gregor, Radiother Oncol, 1996, Penitzka StrOnk 2002]. Wohl auch Vorteil durch PCI für Patienten mit guter PR (u.a., da eine PR nach heutigem CT-Standard oft einer kompletten Remission in der Rö-Thorax-Ära entspricht). Außerdem wohl auch Dosis-Wirkungs-Beziehung, 40 Gy besser als 30 Gy (gegenwärtig Gegenstand von Studien). Genauere Aussagen zur optimalen Dosis werden nach Abschluss von RTOG 0212 möglich sein (randomisiert zwischen 36 Gy in 2-Gy-ED, 36 Gy in 1,5-Gy-ED und 25 Gy in 2,5-Gy-ED).

> Standard für Patienten mit CR oder guter PR (nach heutigen CT-Kriterien) daher gegenwärtig 30 Gy GD/2 Gy ED. PCI nicht parallel zur ChT, aber früh danach beginnen.

CAVE

Keine Gesamtdosen > 30 Gy mit ED > 3 Gy.

Extensive disease

> Standard: ChT mit PE oder PE/CAV, 4–6 Zyklen.

Erhaltungs-ChT bringt nichts.

Kein Benefit durch RT von Primärtumor oder Metastasen, ChT bringt Überlebensverlängerung. Erhöhte Dosisdichte bisher ohne nachgewiesenen Vorteil. Ggf. relative RT-Indikation bei ext dz I [Livingston 1989], die eine prognostisch günstige Subgruppe darstellt. Ansonsten nur palliative Indikation bei Progress.

Bei Hirnfiliae: ChT beginnen, ist meist auch zerebral schon aktiv, dann Ganzhirn-RT nachsetzen.

RT-Technik

- **Zielvolumen bei Oberlappentumoren:** Primärtumor + 2 cm, inklusive Supragruben, 5–6 cm subkarinal.
- **Zielvolumen bei Mittel-/Unterlappentumoren:**
  - Wenn N0, dann keine RT der Supragruben notwendig.

- Wenn im CT Tumor im oberen Mediastinum, dann Supragruben mitbestrahlen.
- Bei Unterlappentumoren Zielvolumen bis zum Zwerchfell ausdehnen.

Immer mit ipsilateralem Hilus, nie mit kontralateralem Hilus.

Ergebnisse

- **Vor ChT-Ära:** Medianes Überleben ext dz 12–15 Wochen, lim dz 6 Monate.
- **Mit ChT:** Medianes Überleben ext dz 9 Monate, lim dz 12 Monate.
  - **Insgesamt:** 15–20% 5-JÜ.
  - **lim dz:** 35% 2-JÜ, 15% 5-JÜ.
  - **ext dz:** 5% 5-JÜ.
  - **Very limited disease** mit OP, RT und ChT: Bis zu 55% 5-JÜ.

Besonderheiten

Pneumonitis

Schwelle bei 20–25 Gy, volumenabhängig.
RT mit > 20 Gy auf 25% der Lunge führt bei 8% der Patienten zu einer Pneumonitis, bei Bestrahlung von 37% der Lunge mit dieser Dosis tritt bei 39% der Patienten eine Pneumonitis auf.

Alternativer Parameter: Mittlere Lungendosis (von der Gesamtlunge; d.h. beide Flügel) [Kwa, IJROBP, 1998]:

- Kaum Risiko bei < 10 Gy,
- 15% Risiko bei 20 Gy,
- 50% Risiko bei 30 Gy.

Bei simultaner ChT ist eine Linksverschiebung der Dosis-Effekt-Kurve zu erwarten.

> **Faustregel:**
> MLD für die Lunge sollte bei alleiniger RT < 20 Gy liegen und V_{20} sollte < 20–25% sein! Dosisreduktion bei simultaner RChT.

Therapie der symptomatischen Pneumonitis:
Z.B. Zantic® 300 0–0–1, Antibiose mit Ciprobay® 500 1–0–1 oder Roxithromycin (Rulid®) 2×1 Tbl. für 10 Tage.
Kortikoide, z.B. Prednisolon (Decortin H®):
Prednisolon (50-mg-Tabletten):
Tag 1 + 2: 100 mg (1–0–1).
Tag 3 + 4: 75 mg (1–0–0,5).
Tag 5 + 6: 50 mg (1–0–0).
Tag 7–14: 25 mg (0,5–0–0).
Dann Prednisolon 5 mg (Tabletten):
Woche 3: 15 mg.
Woche 4: 10 mg.
Woche 5: 5 mg.
Woche 6: 2,5 mg.

> **CAVE**
> Schwer zu beherrschender Rebound bei zu frühem Absetzen des Kortikoids!

Funktionelles Risiko

Ein recht gutes Maß für die funktionelle Reserve eines Patienten ist die forcierte Einsekundenkapazität (FEV_1). Unterhalb einer FEV_1 von ca. 0,8 l droht unmittelbar die Sauerstoffpflichtigkeit. Bei der Abschätzung des funktionellen Risikos einer Strahlentherapie kann daher errechnet werden, wie viel Lungenvolumen abladiert werden kann, ohne die Funktionalität zu beeinträchtigen. Ausgangswerte vor RT von > 1,5–1,7 l sind bei üblichen Bestrahlungsvolumina unproblematisch, Volumina von 1,2–1,5 l ziehen ein mäßiges und Werte < 1,2 l ein hohes funktionelles Risiko nach sich.

2.4 Nebenwirkungen/Aufklärung

Über folgende Nebenwirkungen der RT muss aufgeklärt werden:

- **Haut:** Hautreizung, Epitheliolyse, Hyperpigmentierung, Fibrose.
- **Ösophagus:** Ösophagitis (setzt nach 3 Wochen, also nach 30 Gy ein. Lässt unter RT wegen Repopulierung wieder nach. Ösophagusspätschäden: TD5/5 63 Gy, TD50/5 66,5 Gy (Fisteln, Strikturen).
- **Lunge:** Pneumonitis: s.o. Schwelle 20–25 Gy, je nach Volumen und Fraktionierung (s.o.). Lungenfibrose in Volumina, die mit mehr als 30–40 Gy belastet wurden.
- **Herz:** Perikarditis.
- **Muskulatur:** Myelopathie.
- **Nervensystem:** Plexusläsion, Lhermitte-Syndrom.
- **Gefäße:** Blutung bei Befall der großen Gefäße.
- **Skelett:** Rippennekrosen (insbesondere bei hypofraktionierter oder Einzeittherapie).

KAPITEL

3 HNO-Tumoren

3

3.1 Allgemeines

Risikofaktoren

Alkohol, Rauchen, virale Kofaktoren (EBV bei Nasopharynxtumoren, HPV16 bei insbesondere tonsillären Oropharynxkarzinomen [z. B. Gillison, JNCI, 2000]).
Generelles Problem: Feldkanzerisierung, Präkanzerosen (Leukoplakie, Hyperkeratose).

Metastasierung

LK-Gruppen: Submental, submandibulär, subdigastrisch (Kieferwinkel), jugulodigastrisch (Hinterhorn von Hyoid, Höhe HWK 4, Karotisbifurkation), supraklavikulär, obere, mittlere und untere posteriore zervikale LK, obere, mittlere und untere juguläre LK, Rouvier (retropharyngeal, HWK 1 – 2). > 60 % LK-Metastasen bei Diagnosestellung.
Fernmetastasen: Ca. 20 % bei Diagnosestellung.

Therapieverfahren

RT in Maskenfixierung wegen Präzision und Markierungen im Gesicht.

10 % Lokalrezidiv-Risiko am Tracheostoma, daher nicht abdecken, sondern ggf. sogar mit Bolus versehen.
Notwendige Dosis generell:
50 – 55 Gy für nicht operierte Areale mit potenziellem mikroskopischem Befall (Empfehlung basierend auf [Fletcher, in: Friedman, Biological and clinical basis of radiosensitivity, 1974]).

60 Gy für Areale mit potenziellem mikroskopischem Befall in der postop. Situation (Empfehlung basierend z. B. auf [Fletcher, Textbook of Radiotherapy, 1973; Marcus und Million, IJROBP, 1979]).

65 – 70 Gy bei makroskopischem, 75 – 80 Gy bei großem Tumor.

Lymphatische Drainage:

- So gut wie keine Lymphgefäße in Stimmband, Nasennebenhöhlen und Mittelohr.
- Normalerweise primär unilaterale Drainage.
- Primär bilaterale Drainage im weichen Gaumen, Tonsille (Ausnahme s. u.), Zungengrund, Rachenhinterwand und Nasopharynx.

Elektive LK-RT wird im Allgemeinen bei Befallsrisiko > 10 – 20 % durchgeführt (daher normalerweise keine RT der Lymphabflusswege bei Karzinomen von Lippe, Nasenhöhle, Nasennebenhöhlen, Glottis T1 – 2. Ausnahmen, in denen eine RT der Lymphabflusswege auch bei diesen Tumoren durchgeführt wird, sind z. B. Rezidive, fortgeschrittenes Stadium, schlechte histologische Differenzierung, s.a. die einzelnen Entitäten). Nach elektiver RT (50 Gy) beträgt das LK-Rezidivrisiko ca. 2 – 5 %.

Spezielle LK-Zielvolumina:
Nasenantrum: Nur submental/submandibulär beidseits.
Spezielle dorsale Feldgrenzen:

- Inklusive Haut, d. h. inklusive nuchale LK bei Nasopharynx, Speicheldrüsen.
- Hinterkante Proc. spinosus bzw. nur Hautstreifen stehen lassen: Oropharynx (Zungengrund, Tonsille) + Hypopharynx.
- Hinterkante Wirbelkörper: Anteriore Zunge, Mundboden.

OP-Verfahren

- **Radikale Neck Dissection** (ND): Entfernung von *LK-Level I–V* unter Mitnahme der *V. jugularis interna*, des *M. sternocleidomastoideus* und des *N. accessorius.*
- Eine **modifizierte radikale Neck Dissection** erhält wenigstens eine der nicht-lymphatischen Strukturen.
- **Selektive Neck Dissection:** Entfernung nicht aller LK von Level I–V (detaillierte Beschreibung der Levels s. Kap. 3.3), sondern nur ausgewählter Bereiche je nach Primärtumor (supraomohyoidale Ausräumung [I–III], posterolaterale ND (II–V), laterale ND (II–IV), anteriore ND (VI)). Selektive ND sollten nur diagnostisch bei Patienten mit klinischem Staging N0 eingesetzt werden (möglich, da nur ca. 2,5% „Skip"-Metastasen [Shah, Am J Surg, 1990]) und dann bei Auffinden einer N+-Situation erweitert werden, wobei eine prinzipielle Überlegenheit der radikalen ND allerdings nicht in randomisierten Studien nachgewiesen ist. Bei N0 und eingeschränkt bei N1 kann also die ND als selektive ND wie folgt je nach Primärtumor eingeschränkt werden: **Mundhöhle** L I–III, **Oropharynx**, L II–IV, **Hypopharynx** L II–IV sowie VI bei ösophagealer Ausdehnung, **Larynx** L II–IV, **Nasopharynx** L II–V. Ab N2 sollten praktisch immer Level I–V disseziiert werden.

Allgemein wird bei klinisch/bildgebender N0-Situation eine elektive Therapie (ND oder RT) ab einer Befallswahrscheinlichkeit (bestimmt durch Lokalisation und Ausdehnung des Primärtumors) von > 10–20% empfohlen.

3.2 Histologie

Überwiegend Plattenepithelkarzinome, adenoidzystische Tumoren, Lymphoepitheliome (Nasopharynxkarzinome).

WHO-Klassifikation des nasopharyngealen Karzinoms

- **Typ 1:** Verhornendes Plattenepithelkarzinom.
- **Typ 2:** Nicht verhornendes Plattenepithelkarzinom.
- **Typ 3:** Undifferenziertes Karzinom. Dazu gehören jetzt auch die sog. Lymphoepitheliome (Schmincke-Regaud, Variante des Plattenepithelkarzinoms, lymphoides Stroma, frühzeitig lymphogene Metastasierung).

3.3 Staging

Primärtumor (PT)

Tabelle 3.1 zeigt das Staging in Abhängigkeit vom Primärtumor.

Tab. 3.1 Staging der HNO-Tumoren

Staging	Lippe, Mundhöhle, Oropharynx	Hypopharynx[1]	Nasopharynx
Tis			
T1	Tumor < 2 cm	1 Unterregion und Tumor < 2 cm	Tumor auf Nasopharynx begrenzt
T2	Tumor 2–4 cm	2 Unterregionen bzw. Tumor > 2 cm, aber ≤ 4 cm, keine Fixation des Hemilarynx	Ausbreitung auf Oropharynx oder Nasenhöhle • T2a: Ohne parapharyngeale Ausbreitung • T2b: Mit parapharyngealer Ausbreitung
T3	Tumor > 4 cm	Fixation des Hemilarynx oder Tumor > 4 cm	Infiltration in Knochenstrukturen oder Nasennebenhöhlen
T4	Infiltration in Nachbarorgane	Infiltration in Nachbarorgane	Infiltration in intrakranielle Strukturen, Hirnnerven, Augehöhle, Fossa infratemporalis, Hypopharynx

[1] Regionen des Hypopharynx: Postkrikoidregion, Sinus piriformis, Hypopharynxhinterwand

Lymphknoten

Auch das LK-Staging unterscheidet sich für nasopharyngeale Karzinome und andere Tumoren, da beim nasopharyngealen Karzinom als meist mittig mit submuköser Infiltration gelegenem Tumor die Lateralität keine Rolle spielt, der Befall der Supragruben jedoch mit einer höheren hämatogenen Metastasierungswahrscheinlichkeit einhergeht (Übersicht bei [Mould, Br J Radiol, 2002]).

Kopf-Hals-Tumoren generell

- **N1:** Ipsilateral, solitär, < 3 cm.
- **N2:**
  - **a:** Ipsilateral, solitär, 3 - 6 cm.
  - **b:** Ipsilateral, multipel 3 - 6 cm.
  - **c:** Bilateral, kontralateral, < 6 cm.
- **N3:** > 6 cm.

Nasopharynxtumor

- **N1:** Unilateral, Tumor ≤ 6 cm, oberhalb Supragrube.
- **N2:** Bilateral, Tumor ≤ 6 cm, oberhalb Supragrube.
- **N3:**
  - **a:** Tumor > 6 cm.
  - **b:** Ausdehnung in die Supragrube.

Lymphknoten-Level nach Robbins-Klassifikation

[Robbins, Arch Otolaryngol H & N Surg, 1997]:

- **I:**
  - **Ia:** Submental.
  - **Ib:** Submandibulär.
- **II:** Obere Jugularisgruppe (kranial von Hyoid).
- **III:** Mittlere Jugularisgruppe (Hyoid bis Krikoid).
- **IV:** Untere Jugularisgruppe (kaudal von Krikoid).
- **V:** Hinteres Halsdreieck (dorsal M. sternocleidomastoideus).
- **VI:** Anteriores Kompartiment (z.B. prälaryngeal, z.B. sog. „Delphi"-LK).

Bez. der Lokalisation der Level auf Schnittbildern haben sich die wesentlichen Studiengruppen (RTOG; EORTC, DAHANCA etc.) auf einen Referenz-Konsens geeinigt [Gregoire, Radiother Oncol, 2003].

Primärtumor und Lymphknotenmetastasen

Tabelle 3.2 zeigt die bevorzugten LK-Metastasen in Abhängigkeit vom Primärtumor [Shah, Cancer, 1990; Lindberg, Cancer, 1972].

Tab. 3.2 Lymphknotenlokalisation in Abhängigkeit vom Primärtumor

Lokalisation des Primärtumors	LK ipsilateral (%)	LK kontralateral (%)	Erste Station
Unterlippe	5–15	< 5	Submandibulär, submental
Oberlippe	40–50	< 5	Submandibulär, bukkal, Parotis
Wangenmukosa	25–47	< 5	Submandibulär, submental, subdigastrisch
Unterkiefer-Gingiva	35–71	< 5	Submandibulär, submental, subdigastrisch
Oberkiefer-Gingiva, harter Gaumen	35–46	< 5	Submandibulär, retropharyngeal, bukkal, Parotis
Trigonum retromolare	12–68	< 5	Submandibulär, subdigastrisch
Mundboden	11–54	10–47	Submandibulär, subdigastrisch
Anteriore 2 Drittel der Zunge	14–76	5–27	Submandibulär, subdigastrisch, jugulär, omohyoidal
Zungengrund	70–84	30	Subdigastrisch, jugulär
Weicher Gaumen	8–67	16	Subdigastrisch, jugulär
Tonsille	70–90	5	Subdigastrisch, jugulär, nuchal
Nasopharynx	83–97	50	Paravertebral
Oropharynx	25–76	30	Subdigastrisch, jugulär
Hypopharynx	63–79	10–19	Subdigastrisch, jugulär, retropharyngeal

5-Jahresüberlebenrate und Stadium

Tabelle 3.3 zeigt die 5-JÜ in Abhängigkeit vom Stadium des HNO-Tumors.

3.4 Postoperative Radiotherapie

Eine 10 %-Verbesserung im rezidivfreien 2-JÜ verbessert das 5-Jahres-Gesamtüberleben um ca. 6 % [Wadsley, IJROBP, 2004].

Generell bei HNO-Tumoren postop. RT mit weniger Komplikationen behaftet als präop. Die Lokalrezidiv-Rate beträgt bei fortgeschrittenen Tumoren ohne RT ca. 60–80 %, mit RT für Low-risk-Tumoren ca. 10 % und für High-risk-Tumoren bis zu 40 %, wobei die 5-JÜ für diese Patienten nur ca. 30–40 % beträgt [Peters, IJROBP, 1993; Ang, IJROBP, 2001].

Problem der Wundheilung [Isaacs, Head Neck, 1997]: RT sollte innerhalb von 6 Wochen nach OP begonnen werden, auch wenn noch nicht abgeheilte Wunden vorhanden sind, denn ca. 70 % heilen unter RT spontan ab, der Rest benötigt u.U. eine chirurgische Sanierung. Ohne RT zu diesem Zeitpunkt wäre ein Tumorprogress zu befürchten. Die Zeit von der OP bis zum Ende der RT sollte möglichst < 11 Wochen betragen [Peters, IJROBP, 1993; Ang, IJROBP, 2001, Rosenthal, Head Neck, 2001].

Postop. RT ist nicht nötig in **Stadien I/II**, wenn keiner der u.g. **Risikofaktoren** vorliegt. Ansonsten und in **Stadien III/IV ist sie generell indiziert**, wobei die Indikation in den Stadien T1/T2 N1 umstritten ist, da das Rezidivrisiko in diesen Stadien gerade an der Interventionsschwelle liegt. Nach Peters und Ang ist eine Dosis < 54 Gy insuffizient. Möglichst > 57,6 Gy anstreben, wobei eine weitere Dosiserhöhung auf 63 Gy risikoadaptiert erfolgen sollte (bei extrakapsulärer LK-Extension [ECE] oder Clustern von mehr als 2 der u.g. Risikofaktoren). In diesem Fall ggf. gegen Ende auch Akzeleration anstreben. Generell sollten Level I–V behandelt werden, beim Larynxkarzinom kann Level I ausgespart werden.

Risikofaktoren sind
- Extrakapsuläre LK-Extension (ECE, unabhängiger Risikofaktor)!
- Primärtumor in der Mundhöhle,
- Resektionsränder knapp oder pos.,
- Nerveninfiltration durch Tumor,
- ≥ 2 pos. LK,
- ≥ 2 pos. LK-Gruppen,
- größter Knoten > 3 cm,
- Behandlungsbeginn > 6 Wochen nach OP,
- reduzierter AZ.

Besonders hohes Risiko für lokoregionale Rezidive besteht gemäß Recursive Partitioning Analysis [Langendijk, Cancer, 2005], der Auswertung von RTOG 85-03 und 88-24, bei > 2 LK und/oder ECE und/oder R1/R2

Tab. 3.3 5-JÜ (%) in Abhängigkeit vom Stadium

Lokalisation	Stadium I T1 N0	Stadium II T2 N0	Stadium III T3 N0/ T1–3 N1	Stadium IV T4 oder N2–3 oder M1
Lippe	90	90	70	30
Mundboden, anteriore 2 Drittel der Zunge	80–90	60–70	40	20
Weicher Gaumen, Uvula	85	70	40	20
Tonsille	80	60	50	20
Hypopharynx	65	60	40	25
Zungengrund	60	60	40	10–20
Nasopharynx	80	50	50	20
Larynx	93–100	58–95	53–67	30–40

Cave: Die Definition der klinische Stadien bezieht sich auf Oropharynx-, Hypopharynx- und Larynxkarzinom, die Einteilung der Nasopharynxkarzinome unterscheidet sich davon; wegen der Übersichtlichkeit wurden die Überlebensdaten in Abhängigkeit vom Stadium hier tabelliert.

[Cooper, Head Neck, 1998]. Dann ggf. RChT erwägen, die erste veröffentlichte randomisierte Studie (EORTC 22931, Bernier, NEJM, 2004]] hat auch bei solchen Hochrisikotumoren den Vorteil der RChT bez. lokaler Kontrolle und Überleben gezeigt. Die im gleichen Jahr veröffentlichte ähnliche RTOG 9501 zeigt ebenfalls einen Vorteil bez. lokaler Kontrolle und krankheitsfreiem Überleben, ohne aber einen Unterschied im Gesamtüberleben für das Gesamtkollektiv zeigen zu können [Cooper, NEJM, 2004]. Die kombinierte Analyse beider Studien zeigt, dass für die Risikofaktoren extrakapsuläre Extension und positive Resektionsränder in beiden Studien ein verbessertes Überleben festzustellen war, wenn eine RChT eingesetzt wurde.

Gegenwärtig wird dies auch im Rahmen von ARO 96-03 (Fietkau) überprüft: Postop. RT (60 Gy) vs. postop. RT (60 Gy) + 5 × 20 mg/m²/d Cisplatin und 3000 mg/m²/120 h 5-FU jeweils in Woche 1 und 5. Vorläufige Daten mit gleichem Ergebnis: Lokale Kontrolle und progressionsfreies Überleben signifikant besser bei RChT, Gesamtüberleben zzt. nur ein Trend (Fietkau, ProcASCO, 2006).

> Basierend auf EORTC 22931 und RTOG 9501 ist die platinhaltige postop. RChT Standard bei den Risikofaktoren ECE und positive Resektionsränder. Für andere Risikofaktoren ist sie optional.

3.5 Tumorlokalisationen

3.5.1 Lippe/Mundhöhle

Präkanzerosen

- Leukoplakie (10 % entwickeln Karzinom),
- M. Bowen,
- Melanosis circumscripta praecancerosa,
- Lichen ruber planus.

Lippe

92 % der Tumoren an Unterlippe, Rest an Oberlippe und in den Mundwinkeln.

Ca. 5 - 10 % pos. LK.

Therapie: OP bei kleinen Tumoren, bei größeren (2 - 4 cm) ist die RT kosmetisch besser. Keine RT bei Knochenbeteiligung wegen Osteoradionekrosegefahr (Eintrittspforte für Keime). RT bei Tumoren der Kommissur günstiger als OP wegen hohem Rezidivrisiko. Bei klinischer N0-Situation keine RT der Lymphabflusswege, bei klinischer N+-Situation Neck Dissection und anschließend RT je nach Befundkonstellation.

Ausnahme: Kommissur (wegen höherem LK-Risiko Therapie wie Wangenkarzinom).

Wange/bukkale Mukosa

Dazu zählen vom Risikoprofil her auch Tumoren nahe der Lippenkommissur (s. o.).

Therapie: OP oder primäre RT mit > 60 Gy auf den Primärtumor [Million, Treatment of Head and Neck Tumors, 1994]. Wegen häufiger ipsi-, aber seltener kontralateraler LK-Metastasen umfasst das Zielvolumen den Primärtumor und die **ipsilateralen Lymphabflusswege** (außer wenn N0-ND). OP bei Infiltration von Gingiva oder Knochen. Dosis perkutan auf Lymphabflusswege bei 50 Gy bei N0 und 60 Gy bei N+. Lokale Dosisaufsättigung (Boost) im Bereich des Primärtumors, als interstitieller Boost oder mittels Elektronen.

Gingiva/Alveolarkamm/harter Gaumen/ Trigonum retromolare

Tumor hinter dem 3. Molar auf Ramus ascendens der Mandibula, häufig Invasion von Periost, Durchbruch in Fossa pterygopalatina und Sinus cavernosus. Insgesamt 40 % LK-pos., daher RT der Lymphabflusswege indiziert.

Therapie: Primäre RT 60 - 70 Gy, allerdings zeigen 50 % der Patienten eine Knocheninvasion, dann zuerst OP.

Zunge (vordere zwei Drittel)

Bis Papillae circumvallatae im Sulcus terminalis (dahinter Zungengrund, gehört zu Oropharynx). Zungenkarzinome im Bereich der vorderen 2/3 sind mit 1 mm Sicherheitsabstand potenziell operabel.

Oft Lichen ruber planus als Präkanzerose.

80 % Manifestation am Zungenrand, insgesamt 35 - 50 % pos. LK, bei 5 % bilateral. Erste Station subdigastrische/jugulodigastrische LK, dann submandibulär, seltener submental, kaum posterior und kaudal zervikal.

Bei T3-/T4-Tumoren zu 15 - 20 % auch kontralaterale LK pos. Daher folgt für das Zielvolumen der

Lymphabflusswege: In frühen Stadien postop. **ipsilateral submandibulär und hochzervikal (Level I-III)**; wenn **primäre RT, dann gesamter homolateraler Lymphabfluss.** Bei T3/T4 **bilaterale** Lymphabflusswege bestrahlen.

Therapie:

- **T1/T2: OP äquivalent zu RT.** Indikation zur postop. RT bei R+-Resektion.
- **T3/T4:** OP + RT des Primärtumors + RT der Lymphabflusswege, ggf. als präop. RT. Dosierung: Primärtumor mit 60-70 Gy, N0 mit 50 Gy, N+ postop. mit 60 Gy.
- **Boost:** Intraorale RT mit Elektronentubus, Brachytherapie (Spickung, dann prophylaktisch 250 mg Prednisolon [z.B. Solu-Decortin®] wegen Zungenschwellung). 60-90% lokale Kontrolle, 30-80% Überleben.

  Perkutan 75 Gy nicht überschreiten, mit Brachy-Boost bis 80 Gy möglich.

Mundboden

Frühe Infiltration von Zunge und Mandibula (dann keine primäre RT), früh pos. LK (submandibulär, jugulodigastrisch), 30% LK-pos. bei einem Primärtumor von 1 cm, 50-75% bei T3/T4. Retromandibuläre, zervikale und supraklavikuläre LK nur bei ausgedehnter Metastasierung befallen, daher in frühen Stadien **kleinvolumige LK-RT** ausreichend.

Empfohlene Therapie:

- **T1/T2:** OP äquivalent zu RT (jedoch bevorzugt OP wegen Osteoradionekrose), 70-100% lokale Kontrolle.
- **T3/T4:** OP + RT 50-60% lokale Kontrolle, bei Mittellinienbefall (bei den meisten Patienten der Fall) RT der Lymphabflusswege bilateral. **Perkutan 65 Gy nicht überschreiten,** da Mundboden empfindlicher als Zunge.

3.5.2 Rachen

Hämatogene Metastasen bei Nasopharynxkarzinom 60-90%, bei Hypopharynxkarzinom 60-90% (Karzinom im HNO-Bereich gesamt 20-30%).

Genereller Therapiealgorithmus (außer Nasopharynx):

- **T1-2 N0-1:** OP oder RT.
- **T2-3 N0-1:** OP + RT.
- **T3-4 N2-3:** RChT. OP dann bei Resttumor oder als Salvage.

OP reduziert in dieser Situation die Tumormasse meist um 90-99%, bei 10^9-10^{10} Zellen ist dies aber kaum relevant, da keine Dosiseinsparung resultiert. Daher OP nur, wenn wahrscheinlich R0 zu erreichen ist.

Alleinige RT bei fortgeschrittenen Tumoren erreicht maximal 15-30% lokale Kontrolle nach 5 Jahren, unter Cisplatin + 5-FU 70% Ansprechen, 27% CR. Benefit durch kombinierte RChT (s. „Radiochemotherapie“).

Nasopharynxkarzinom

Vorkommen

Inz.: 0,5/100 000; Männer : Frauen 2,4 : 1, *Altersgipfel:* 60 Jahre, EBV in der Anamnese.

Lokalisation

Schädelbasis bis weicher Gaumen (H×B×T dieses Bezirks ca. 4×4×3 cm).

Unterbezirke: Dach (33% der Primärtumoren) + Hinterwand, Seitenwände + Rosenmüller-Gruben (38% der Primärtumoren), Vorderfläche (= Rückfläche weicher Gaumen).

Begrenzung

- Oben: Keilbeinkörper (Jochbogen)/Os occipitale.
- Hinten 1./2. HWK (Tragus).
- Unten: Weicher Gaumen.
- Vorne: Fissura pterygomaxillaris in Nasenhaupthöhlen (NHH).

Metastasierung

Reiche lymphatische Versorgung, in 90% pos. LK, in 50% bilateral.

LK-Befall detailliert:

- **Rouvier-LK** (retropharyngeal/paravertebral bei HWK 1) (je nach Serie, Untersuchungstechnik und Status der palpablem LK zwischen 60-80%),
- **jugulodigastrische** LK (82%),
- **posterior-zervikale** LK (30%),
- **retroaurikuläre** LK (36%),
- **nuchale** LK (26%),
- **supraklavikuläre** LK (16%).

Fernmetastasen: Bei 30 % der Patienten bei Erstdiagnose, bei Kindern mehr.

Histologie

- **WHO-Typ 1:** Verhornendes Plattenepithelkarzinom.
- **WHO-Typ 2:** Nicht verhornendes Plattenepithelkarzinom.
- **WHO-Typ 3:** Undifferenziertes Karzinom (am häufigsten, früher Schmincke-Regaud, sehr häufig systemische Metastasen).

Therapie

Therapie der Wahl ist die primäre RT oder RChT.

RChT sollte insbesondere bei undifferenziertem Karzinom, großem Primärtumor und/oder N2 - 3 angestrebt werden. Durch Induktions-ChT sind 70 - 90 % CR/PR bei undifferenziertem Karzinom mit Cisplatin/Bleomycin/MTX/Epirubicin erreichbar [Stuschke, Strahlenther Onkol, 1994].

Gegenwärtig in Phase-III-Studie: Therapie mit 5-FU/Mitomycin C führt zu 86 % krankheitsfreiem Überleben (medianer Follow-up 2 Jahre, endgültige Resultate stehen noch aus).

Wesentliche Studie mit simultaner RChT: **INT 0099.** Untersucht wurden Tumoren in den Stadien III/IV, randomisiert zwischen alleiniger RT mit 70 Gy und RChT mit 70 Gy + Cisplatin 100 mg/m^2/d an den Tagen 1, 22, 43 (während RT) sowie Cisplatin 80 mg/m^2/d an den Tagen 71, 99, 127 und 5-FU 1000 mg/m^2/d als kontinuierliche Infusion an den Tagen 71 - 74, 99 - 102, 127 - 130 (also nach Abschluss der RT). *Ergebnis:* Krankheitsfreies 3-JÜ 24 % (RT) vs. 69 % (RChT), 3-JÜ 47 % vs. 78 % [Al-Sarraf, JCO, 1998].

Bestätigt durch Follow-up-Beobachtungsstudie [Cooper, IJROBP, 2000] mit quasi identischen RChT-Ergebnissen. Problem allerdings: 30 % Drop-out-Rate im ChT-Arm und im Vergleich zu einigen Nur-RT-Serien schlechte Ergebnisse im RT-Arm. In anderen Studien (z. B. VUMCA1 der International Nasopharyngeal Carcinoma Study Group [IJROBP, 1996]) hatte Induktions-ChT (im VUMCA1 war es BEC) nur Einfluss auf das krankheitsfreie Überleben, nicht auf das Gesamtüberleben. Auch andere pos. retrospektive deutsche [Gruner/Grabenbauer, Strahlenther, 1999] und australische [Rischin, JCO, 2002] sowie randomisierte asiatische Ergebnisse, bei denen bei nicht simultaner RT-ChT [Chi, IJROBP, 2002] kein, bei simultaner RChT zuletzt aber sehr wohl ein Vorteil hinsichtlich des Überlebens festgestellt werden konnte [Lin, JCO, 2003], legen folgende *Quintessenz* nahe:

> **Quintessenz:**
> Im westlichen Raum scheint eine RChT gegenüber alleiniger RT überlegen. Zuletzt konnte dies auch im asiatischen Raum gezeigt werden. Die RChT sollte dabei *simultan* durchgeführt werden.

Technik und Dosis: Immer mit zervikalen Lymphabflusswegen. Auf klinische N0-Regionen 50 Gy (kommt aber selten vor), bei N+ 66 - 72 Gy (soweit möglich).

Primärtumor-Dosen: T1/T2 66 Gy, T3/T4 70 - 75 Gy (auf Basis nichtrandomisierter Studien). Shrinking-field-Technik verwenden. Oben seitliche Gegenfelder, unten anteriores Stehfeld (lateral: Mittleres-mediales Drittel der Klavikula bei N0, mediales bis laterales Drittel bei N+).

Feldanschluss z. B. durch asymmetrische Teilung.

Häufig verwendetes Konzept: 60 - 66 Gy perkutan + Brachy-Boost bei Tumorpersistenz.

Feldgrenzen:

- **T1/T2:**
  - Superior: Dach der Keilbeinhöhle (d. h. Nasopharynxdach + 2 cm), Schädelbasis.
  - Anterior: Hintere Siebbeinzellen, hintere 2 cm von Sinus maxillaris und Nasenhaupthöhle. Mundhöhlenblock verwenden.
  - Posterior: Klivus + retroaurikuläre + nuchale LK einschließen.
  - Juguläre LK bis Foramen jugulare und Thyroid, tief zervikale LK über ventrales Feld 3 - 4 cm Tiefe. Halsmarksatellit verwenden. 2 cm breiten Mittelblock nur ganz nach kaudal durchstellen, wenn keine medianen LK befallen sind, ansonsten nur Larynx/Feldanschluss abdecken.
  - Ab 36 - 40 Gy off cord (vorderes Drittel der Wirbelkörper).

> **CAVE**
> Off-cord-Ausblockung der Photonenfelder nicht zu großzügig wählen, um nicht die retropharyngealen LK abzudecken, die sich auf die Mitte des Dens projizieren.

3

- Dann weiter mit Elektronen (Tiefe nach CT/Sonogramm). Ab 50 Gy weitere Feldverkleinerung zur Sehnervschonung, dann 3-D-geplant Boost auf Primärtumor + 1 cm (**Cave:** Sehnerv!).

- **T3/T4:**
  - Superior: Basale Hirnabschnitte/suprasellär (wie T1/T2 + 1 - 2 cm), damit Schädelbasis ausreichend erfasst wird, inklusive Siebbeinzellen, Nasenhöhle, hintere Kieferhöhle, hintere Orbita.
  - Zur Linsenschonung Gantry 5° angewinkelt, sorgt auch für Schonung des ipsilateralen Mittelohrs bei voller Dosis an Nasopharynxhinterwand.
  - Fortsetzung in Shrinking-field-Technik wie bei T1/T2.

Ergebnisse:
Ein Problem bei der Evaluierung der Ergebnisse im internationalen Vergleich sind unterschiedliche Staging-Systeme (Hongkong [Ho], China, UICC vor und nach 1997).

Die lokoregionale Kontrolle beträgt für T1/T2/T3/T4 etwa 93/77/44/60 %. Prognose für Typ 3 (überwiegend Lymphoepitheliome) trotz höherer Fernmetastasierungsrate besser als für Typ 1 (100/93/92/89 %) [Mesic, MDACC, 1981; auch z. B. Hoppe, IJROBP, 1978].

Insgesamt 40 % 5-JÜ: Für T1 - 2 N0 - 1 50 - 70 %, für T1 - 2 N2 - 3 30 - 50 % (in diesen Stadien bestimmen überwiegend die Fernmetastasen die Prognose), für T3 - 4 N0 - 1 ca. 10 - 40 % (Lokalrezidive bestimmen überwiegend die Prognose). Auch für T3 - 4 N2 - 3 liegt das 5-JÜ im Bereich von 10 - 40 %, Rezidive treten meist innerhalb von 18 Monaten nach Therapie auf.

IMRT: Bisher liegen bez. der Tumorwirksamkeit keine randomisierten Studien 3-D-RT vs. IMRT vor. Die Ergebnisse mit IMRT sind jedoch bisher hervorragend (z.B: [Lee, IJROBP, 2003; Kwong, Cancer, 2004; Wolden, IJROBP, 2005; Kam, IJROBP, 2006], jeweils ca. 90 % lokale Kontrolle nach 3 Jahren). Eine Parotisschonung scheint möglich [Hsiung, IJROBP, 2006], sodass angesichts der offensichtlichen Vorteile der IMRT (überlegene Zielvolumenabdeckung insbesondere in den Tubenwinkeln und Richtung Schädelbasis) beim Nasopharynxkarzinom ein randomisierter Vergleich auf breiter Front nicht zu erwarten ist. RTOG 0225 überprüft vielmehr als Beobachtungsstudie mit stadienadaptierter ChT die bisherigen Singlecenter-Ergebnisse. Allerdings existieren erste randomisierte Daten zur Lebensqualität nach IMRT vs. 3D aus dem asiatischen Raum, die für das frühe Nasopharynxkarzinom einen Vorteil der IMRT nahe legen [Pow, IJROBP, 2006]. Ansonsten ersetzt die IMRT in den Protokollen (z. B. RTOG 0615, RChT mit Bevacizumab) die 3-D-RT. Allerdings führt die GORTEC eine randomisierte Studie (2004-01] RChT mit IMRT vs. RChT mit 3D beim Oro- und Hypopharynxkarzinom durch, die zumindest teilweise auch auf Nasopharynxkarzinome übertragbar sein dürfte (s. u.).

> Die RT des Nasopharynxkarzinoms sollte daher zur Optimierung der Zielvolumenerfassung möglichst als IMRT unter Verwendung eines Planungs-CT und -MRT durchgeführt werden.

Rezidivtherapie

50 Gy bei T1/T2 führen zu 40 % 5-JÜ, ggf. mit Brachytherapie oder stereotaktisch kleinvolumig. Bei größeren Volumina 40 % Komplikationen bei mehr als 100 Gy kumulativ [Pryzant, IJROBP, 1992]. Ggf. auch OP erwägen.

Oropharynxkarzinom

Vorkommen

Inz.: 0,5/10^5, *Altersgipfel:* 60 - 70 Jahre, Männer : Frauen 3,4 : 1, 90 % Plattenepithelkarzinome.

Risikofaktoren: Rauchen, Infektion mit HPV und HSV, Alkohol.

Lokalisation

60 % Tonsille, 25 % Zungengrund, 10 % weicher Gaumen, 5 % Rachenhinterwand.

Lage: Harter Gaumen bis Hyoid.

Unterbezirke: Vorderwand (Zungengrund, Valleculae), Seitenwände (Tonsille, Tonsillarfurche + Gaumenbögen, Glossotonsillarfurche), Hinterwand, obere Wand (Vorderfläche weicher Gaumen, Uvula).

Metastasierung

LK-Inzidenz insgesamt: Bei T2 40 % pos. LK, bei T3/T4 70 % pos. LK, 30 % kontralaterale LK.

LK-Inzidenz bei Tonsillenkarzinom: Bei T1 - 3 70 % pos. LK (90 % jugulodigastrisch), bei T4 90 % pos. LK.

Bei Karzinomen im **vorderen Tonsillenstiel** bei klinisch N0 nur 15% okkulter Befall, selten kontralaterale LK pos. (< 10%), bei Karzinomen im **Tonsillenbett** häufiger okkulter Befall (50%) und kontralaterale LK befallen (ca. 15%).

Zungengrundkarzinom: Oft Mittellinienüberschreitung, frühe Metastasen. Bei T1 70% pos. LK (jugulodigastrisch, Kieferwinkel), in 30% bilateral. 10–20% Fernmetastasen.

Weicher Gaumen und Gaumenbögen prognostisch günstiger als Zungengrund und Tonsille. LK-Inzidenz weicher Gaumen: 45% pos. LK, 16% bilateral.

Therapie

- **T1/T2:** OP äquivalent zur primären RT.
- **T3/T4:** OP + RT empfohlen.

RT: Hals bilateral.

Ausnahme: Kleines Tonsillenkarzinom insbesondere des vorderen Tonsillenstiels ohne Infiltration von Zungengrund und ohne Erreichen der Mittellinie.

Dosierung:

T1 64–66 Gy, T2 66–70 Gy, T3/T4 70–75 Gy.

N0 50 Gy, N+ 65–66 Gy.

Postoperativ 60 Gy, auch nach radikaler Neck-Dissection > 57 Gy anstreben, präop. 40–45 Gy.

Feldgrenzen:

- Anterior: Tumor + 2 cm.
- Superior: Hinterer Nasopharynx (Jochbogen).
- Posterior: Mittelohr.
- Inferior: Anschluss an anteriores Halsfeld ca. am Hyoid.

Ab 36–40 Gy off cord, ab 50 Gy Shrinking-field-Technik Primärtumor + 1 cm.

Ergebnisse: T1–2 N0–1 70–90% 5-JÜ; T3–4 N2–3 30–50% 5-JÜ. Eine aktuelle Metaanalyse mit Vergleich von primärer OP (inklusive evtl. postop. RT) und primärer RT (inklusive evtl. ND) findet sich bei [Parsons, Cancer, 2002]. Demnach scheinen diese beiden Ansätze in etwa die gleichen Ergebnisse zu zeigen.

Hypopharynxkarzinom

Vorkommen

Inz.: 3,5/10^5; Männer : Frauen 7 : 1. *Altersgipfel:* 60–65 Jahre.

Risikofaktoren: Rauchen, Alkohol, Plummer-Vinson-Syndrom.

Histologie

80% Plattenepithelkarzinome.

Lokalisation

65% der Karzinome liegen im Sinus piriformis (beste Prognose), 25% in Rachenhinterwand, 10% in der Postkrikoid-Region. Der Hypopharynx liegt hinter dem Larynx (HWK 3–6), unterhalb des Zungenbeins.

Metastasierung

Ausgeprägte Lympho-Invasionsneigung, bei 75% der Patienten LK pos., bei 15% bilateral (70% jugulodigastrische, 67% obere zervikale, 55% juguloomohyoidale, 20% supraklavikuläre LK). Weiteres Problem über die Metastasierung hinaus: 20% Zweitneoplasien, bedingt durch die identischen Risikofaktoren (meist Ösophagus- oder Bronchialkarzinom, daher im Rahmen des Stagings Abklärung dieser Organe).

> Hintere zervikale LK bei allen Lokalisationen selten. Bei Karzinomen im Sinus piriformis so gut wie nie submandibuläre LK, bei anderen Lokalisationen maximal 20%.

Daher: Bei N0–N1 meist Therapie von Level II–IV adäquat, ab N2 Level I–V.

Therapie

- **T1/T2:** OP äquivalent zu primärer RT. Oft verwendetes Therapieschema: Partielle Pharyngektomie + Neck Dissection + 60 Gy postop. RT. Im Ergebnis in etwa äquivalent zu 66–70 Gy primärer RT.
- **T3/T4:** OP + RT: Totale Pharyngektomie + Neck Dissection + 66–70 Gy, bei inoperablem Karzinom 70–72 Gy + ggf. simultane ChT mit 5-FU und Cisplatin oder Mitomycin C.

Zielvolumen: Hypopharynx + zervikaler Ösophagus (1–2 Trachealringe), oft auch mit Oropharynx und teilweise Nasopharynx bis 50 Gy.

Feldgrenzen:

Lymphabflusswege:

- Superior: Ventrale Unterkante Mandibula, dorsal Mastoidspitze, wegen submukösem Wachstum (4–6 cm über sichtbaren Tumor hinaus) + aufsteigender Lymphdrainage.

- Inferior: Klavikula, bei supraklavikulären LK oberes Mediastinum einschließen.
- Anterior: Submandibuläre LK, ggf. 1 cm Haut zur Vermeidung eines Lymphödems aussparen.
- Posterior: Dornfortsatzspitzen.

Bei alleiniger Verwendung von zwei opponierenden Gegenfeldern: Tischdrehung von 10–15° zum Einschluss von zervikalem Ösophagus und oberem Mediastinum.

Anschließend ggf. Boost-Bestrahlung des Primärtumors.

Dosierung:

N0: 50 Gy, N+: 64–66 Gy (< 2 cm), 70 Gy (> 2 cm).

T1 : 64–66 Gy, T2–4 : 70–72 Gy.

3.5.3 Larynxkarzinom

Vorkommen

Altersgipfel: 50–70 Jahre, Männer : Frauen 4,5–6 : 1.

Risikofaktoren: Rauchen, Alkohol.

95% Plattenepithelkarzinome, auch bei dieser Lokalisation ist mit 10–20% Zweitkarzinomen (Ösophagus, Lunge) zu rechnen.

Lokalisation

Larynx liegt vor HWK 3–6. Stimmlippen liegen ca. 1 cm oberhalb der Unterkante des Krikoids, 1 cm unterhalb der Incisura thyroidea.

Anteriore Kommissur: Ca. 1 cm dorsal der Haut.

Drei wesentliche Gruppen von Larynxkarzinomen werden unterschieden:

- **Supraglottisch:** 40–45% der Larynxkarzinome. Lage: Epiglottis, aryepiglottische Falte, Aryknorpel, Taschenbänder, Ventriculus. Bei 30–54% der Patienten LK pos., bei 16% bilateral, oft im Kieferwinkel.
- **Glottisch:** 55% der Larynxkarzinome, v.a. vorderes und mittleres Drittel der Stimmbänder. Bei Stimmbandfixation schlechte Prognose, weil häufige LK-Metastasen.

  T1/T2: Bei 2–5% pos. LK. T3/T4: Bei 20–30% pos. LK. Delphischer LK = prälaryngealer LK (Risiko für bilateralen Befall).

  Besonderheiten der Therapie in Kurzfassung:
  - T1b oder Befall der anterioren Kommissur für RT prognostisch nicht ungünstig.
  - Bei T2b allerdings 50% Rezidive nach RT, daher in diesem Fall Hemilaryngektomie + RT.
  - Bei Carcinoma in situ OP + RT wegen Rezidivneigung.
  - Bei T3/4 OP + postop. RT bis 60 Gy.
- **Subglottisch:** Selten, 5 mm unterhalb des kaudalen Stimmbandrandes bis Unterkante Krikoid, hohes Rezidivrisiko um Tracheostoma.

Staging

Tabelle 3.4 zeigt das Staging für supraglottische, subglottische und glottische Karzinome.

Therapie

- T1/T2 N0: OP äquivalent zur RT.
- T1: Chordektomie, Schleimhautstripping; 90% 5-JÜ.
- T2: Hemilaryngektomie; 70–75% 5-JÜ.
- T3: Laryngektomie, Ösophagusstimme, Sprechfistel; 60% 5-JÜ.

Larynxerhalt beim fortgeschrittenen Larynxkarzinom

Insgesamt 4 randomisierte Studien:

- VA Larynx Cancer Study Group [Department of Veterans Affairs, NEJM, 1991; Spaulding, JCO, 1994]: 332 Patienten, Stadien III/IV, Glottis, Induktions-ChT (2- bis 3-mal Cisplatin + 5-FU) + alleinige RT 66–76 Gy vs. OP (Laryngektomie) und evtl. postop. RT. Bei 98% der Patienten wurde eine Response und bei 49% der Patienten eine CR nach Induktion erreicht. Nonresponder wurden nicht randomisiert. Larynxerhalt war zwar bei 64% der Patienten im Larynxerhaltarm möglich. Da zahlreiche Patienten früh verstarben, überlebten letztendlich nur 31% der in den Larynxerhaltarm randomisierten Patienten mit Larynx. Kein Überlebensunterschied RChT vs. OP. Bei Failure Salvage-Laryngektomie.
- GETTEC [Richard, Oral Oncol, 1998; Janot, Ann Otolaryngol Chir Cervicofac, 2002]: Auch in dieser Studie wurde nach Induktions-ChT bei PR zwischen Laryngektomie + postop. RT einerseits und alleiniger RT andererseits (Larynxerhaltarm) randomisiert. Signifikant besseres Überleben im OP-Arm (84 vs. 69% 2-JÜ), aber nur 68 Patienten wurden eingeschlossen, und es wurde kein CT-Staging durchgeführt. Auch in dieser Studie nur 36% Gesamtlarynxerhalt im Erhaltungsarm. Die Ergebnisse waren allerdings besser (51% Larynxerhalt), wenn in einer

Tab. 3.4 Staging des Larynxkarzinoms

Stadium	Supraglottisches Karzinom[1]	Subglottisches Karzinom	Glottisches Karzinom
T1	1 Unterregion, normale Stimmbandbeweglichkeit	Auf Subglottis beschränkt	Auf Stimmband beschränkt (kann anteriore oder posteriore Kommissur betreffen), normale Beweglichkeit • T1a: Ein Stimmband • T1b: Beide Stimmbänder
T2	> 1 Unterregion, normale Stimmbandbeweglichkeit	Erreicht Stimmbänder	Supra-/Subglottisinvasion • T2a: normale Beweglichkeit • T2b: keine normale Beweglichkeit
T3	Auf Larynx beschränkt, Stimmbandfixation	Auf Larynx beschränkt, Stimmbandfixation	Auf Larynx beschränkt, Stimmbandfixation
T4	Durchbruch durch Thyroidknorpel, in Nachbarstrukturen	Durchbruch durch Krikoid oder Thyroidknorpel, in Nachbarstrukturen	Durchbruch durch Thyroidknorpel, in Nachbarstrukturen (Oropharynx etc.)

[1] Regionen der Supraglottis:
- Suprahyoidale Epiglottis
- Aryepiglottische Falte, laryngeale Oberfläche
- Arythenoidgegend
- Infrahyoidale Epiglottis
- Taschenfalten (falsche Stimmbänder)

retrospektiven Studie in einigen der teilnehmenden Zentren nur Patienten ohne fixierte Aryknorpel betrachtet wurden [Janot, Ann Otolaryngol Chir Cervicofac, 2002].

- EORTC [Lefebvre, JNCI, 1996]: Stadien II–IV, 202 Patienten, gleiche Randomisierung wie in den beiden anderen Studien. Das Überleben war besser im Erhaltungsarm (57 % vs. 43 %, nicht signifikant). Bei dieser Studie überlebten langfristig 42 % der Patienten im Erhaltungsarm mit Larynx. Immerhin 54 % CR nach Induktion wurden beobachtet, aber hohe Toxizität.
- Intergroup R91-11 [Forastiere, NEJM, 2003 und ProcASCO, 2006]: Alleinige RT vs. sequenzielle RChT vs. simultane RChT: Kein wesentlicher Unterschied zwischen simultaner und sequenzieller RChT, beide Kombinationstherapien aber sehr viel besser als RT alleine, Zeit bis zum Progress und Larynxerhalt am besten bei simultaner Applikation. Alle Arme sind äquivalent bez. Überleben (Salvage Surgery!).

Zwei deutsche Studien sind in Vorbereitung:

- Laryngoprotect Studie (Böttcher, Frankfurt): Organerhaltende Resektion + postop. RChT vs. simultane RChT.
- Prospektive Phase-II-Studie (Flentje, Würzburg): Sequenziell Cisplatin/Taxol.

Die GORTEC (2000-01) Überprüft, ob das Hinzufügen eines Taxans zu einer Induktions-ChT von Vorteil ist.

> Bei Patienten mit prinzipiell operablem, fortgeschrittenem Larynxkarzinom, die nur durch Laryngektomie behandelt werden könnten, kann ein primär organerhaltender Ansatz versucht werden, auch wenn der Prozentsatz an Patienten, bei denen der Larynx langfristig erhalten werden kann, nicht sehr hoch ist. Dieses Vorgehen wird in Zukunft durch minimal-chirurgische Verfahren (Laserchirurgie) ergänzt werden.

Postop. Radiotherapie

Durchführung bei R1-/R2-Situation oder close margin, bei Infiltration von Knorpel/präepiglottischem Raum oder bei paratrachealer bzw. perineuraler Ausbreitung, bei subglottischen Tumoren > 1 cm, bei GIII/IV und bei vorausgegangener notfallmäßiger Tracheotomie [Fietkau und Sauer, Strahlenther Onkol, 1992].

Technik:

- **Glottisch**
  - T1/T2: Kleinvolumig, 5×5 cm^2 (Linac), 6×6 cm^2 (Kobalt, größere Felder wegen größerem Halbschatten nötig).
    Feldgrenzen:
    - Superior: Hyoid/Incisura thyroidea (je nach Tumorgröße).
    - Inferior: Sicher Krikoid, bei fraglicher inferiorer Ausdehnung auch tiefer.
    - Anterior: Inklusive Haut.
    - Posterior: Vordere Hälfte des Aryknorpels (2/3 der Tumoren sind ohnehin vorne lokalisiert. Gefahr der Fibrose bei Volleinschluss der Aryknorpel bis zu hohen Dosen, ggf. shrinking field ab 60 Gy, Aryknorpelgelenke liegen 3 cm hinter Thyroidvorderkante); falls hinteres Stimmbanddrittel befallen, 1 cm hinter Kehlkopf.
      Dosis: 64–66 Gy über seitliche Gegenfelder +/– Keilfilter bzw. anteriore Schrägfelder.
  - **T3/T4 postop**: Wie bei supraglottischem Karzinom unter Einschluss der LK, teilweise auch schon bei T2 mit eingeschränkter Beweglichkeit (T2b) LK-RT. Bei Hypopharynxbefall wie Hypopharynx. Bei T3 und klinischem N0 muss Lymphabfluss nicht ganz bis zur Schädelbasis bestrahlt werden, Parotisteil kann ausgespart werden, ebenso Level I.
- Bei **supraglottischen Tumoren** (auch T1) Zielvolumen **immer inklusive Lymphabflusswege** von Mandibulaunterkante (ventrokranial) und Mastoidspitze (dorsokranial) bis Klavikula (kaudal), da in 55 % LK befallen sind. Normalerweise kein Befall submandibulärer/nuchaler LK. Daher ventrale Begrenzung vor der Halshaut, dorsale Begrenzung Wirbelkörperhinterkante.
  T1/T2 alleinige RT, T3/T4 OP + postop. RT.
- **Subglottisch**: Zielvolumen umfasst Kehlkopf + LK + vorderes oberes Mediastinum, keine Schonung des Tracheostomas.

CAVE

50 % paratracheale und prälaryngeale LK!

RTOG Studie mit RT + Cisplatin (simultan) läuft.

3.5.4 Nasenhaupt-/-nebenhöhlen (NHH/NNH)

Vorkommen

Altersgipfel: 70 Jahre.

Risikofaktoren: Holzstaub, Nickel, Chromate.

Metastasierung

Späte LK-Metastasierung, insgesamt nur ca. bei 15–20 % pos. LK.

Invasion nach unten in Gaumen, mittlere Etage in Wange, dorsal in Fossa pterygopalatina, nach oben in Orbita und intrakraniell.

Histologie

Plattenepithelkarzinome, Adenokarzinome, Basalzellkarzinome, lymphoepitheliale Tumoren, NHL.

Staging

Bisher wurde kein einheitliches Staging verwendet, populär war die Einteilung der NNH/NHH-Karzinome nach Kadish. Stadien nach TNM s. Tabelle 3.1.

Therapie

OP + postop. RT.

Großzügige Felder (ohne Lymphabflusswege). Dünne Knochen sind keine Barriere für Tumoren. Daher, wenn angrenzende Höhle infiltriert ist, diese immer ganz mitbestrahlen.

Dosierung: Plattenepithelkarzinom > 60 Gy, NHL 40–50 Gy.

CAVE

RT mit offenem Auge, Aufbaueffekt schont Kornea + teilweise Linse.

Ausblockung der Tränendrüse von ventral. Klassische Technik: 3-Felder-Photonentechnik nach Lederman, ggf. mit Aufsättigung der Ethmoidalzellen mit einem zusätzlichen Elektronenfeld. Bei Verwendung dieser Technik werden jedoch oft Kompromisse bez. der Dosisverteilung eingegangen. Optimierte Dosisverteilungen lassen sich mit komplexen dreidimensionalen Techniken oder intensitätsmodulierter Strahlentherapie generieren [Lohr, Radiother Oncol, 2000; Zabel, Br J Radiol, 2002; Combs, Radiat Oncol, 2006].

Insgesamt bisher 56 % 5-JÜ, mit IMRT lassen sich lokale Kontrollraten von ca. 50 % nach 3 Jahren und ein 3-JÜ von 80 % erreichen.

Prognose:

- Plattenepithelkarzinom besser als Adenokarzinom.
- Untere Etage besser als obere.
- Haupthöhle besser als Nebenhöhlen.
- OP + RT besser als OP.

Simultane RChT in Erprobung.

Bei NHH und NNH selten LK befallen, bei NNH allerdings häufiger, wenn der Tumor sich nach dorsal (dann Rouvier-/jugulodigastrische LK befallen) oder nach kaudal (submandibulär/jugulodigastrisch) über NNH ausdehnt.

Sonderfälle:

- 1. Sonderfall: Bei Nasenvestibulum umfasst das Zielvolumen immer auch die dafür regionären Lymphabflusswege (submandibulär und submental).
- 2. Sonderfall: Ästhesioneuroblastome, ähnliche Charakteristika wie Neuroblastom. NSE positiv. Therapie: OP + RT (50 – 60 Gy). 50 % 5-JÜ. Wenn OP nicht möglich, primäre RT 60 – 66 Gy, ggf. ChT wie Neuroblastom. Zielvolumen: Frühe Stadien (Kadish A/B, d.h. Nasenhaupthöhle -/+ -nebenhöhle) *ohne*, fortgeschrittenes Stadium (Kadish C, Überschreiten der NHH/NNH) *mit Lymphabflusswegen.*

3.5.5 Speicheldrüsen

Vorkommen

4 – 5 % der HNO-Tumoren, *Altersgipfel:* 60 – 70 Jahre, *Inz.:* $1/10^5$. 95 % epitheliale Karzinome, 80 % in der Parotis. Grading für die Prognose wichtiger als histologischer Typ.

Histologie und Grading

Pleomorphes Adenom: 70 % der Parotistumoren. Pseudokapsel. 20 % Lokalrezidive nach OP, histologisch benigne, aber Fernmetastasen möglich, 5 – 10 % maligne Entartung. Keine RT.

Adenolymphom (Warthin-Tumor): Heterotopes Speicheldrüsengewebe in LK, histologisch monomorphes Adenom. Nur ca. 5 % Lokalrezidive nach OP. RT daher nur bei primärer Inoperabilität, dann mit 50 Gy.

Maligne Tumoren

- Low grade:
  - Azinuszellkarzinom: Bei 5 – 16 % pos. LK, 12 % M1, 40 % Lokalrezidive nach OP.
  - Mukoepidermoidkarzinom: Bei 5 % pos. LK, selten M1, 15 % Rezidive nach OP.
- High grade:
  - Niedrig differenziertes Mukoepidermoidkarzinom (selten): Bei 50 % pos. LK, bei 30 % M+, 60 % Rezidive.
  - Plattenepithel-/Adeno-/undifferenziertes Karzinom (selten): Bei 40 – 50 % pos. LK, bei 30 % M+, 60 % Rezidive nach OP.
  - Adenoid-zystisches Karzinom: 7 % der Speicheldrüsentumoren, 60 % in kleinen Speicheldrüsen. Perineurale, perivaskuläre Ausbreitung, langsames Wachstum (daher wohl gutes Target für Hoch-LET-Strahlung).

Staging

Spezielles Staging nach TNM (s. Tab. 3.1) LK wie sonstige HNO-Tumoren.

Therapie

- **Benigne Tumoren:** OP, keine RT (allenfalls bei mehrfachen Rezidiven).
- **Maligne Tumoren:** OP + RT, Rezidivrate dann 10 – 35 % vs. 50 % bei alleiniger OP. RT bei allen High-grade-Tumoren (60 – 65 Gy), low grade mit R1-/R2-Situation (55 – 60 Gy), T4, Rezidiven, pos. LK, Infiltration der tiefen Parotisanteile. Wenn LK-Metastasen vorhanden sind, dann häufig auch im hinteren Dreieck (20 %).

Auch bei Tumoren der Glandula submandibularis Einschluss der Schädelbasis, wenn perineurale Invasion vorliegt.

Feldgrenzen für Parotis (außer Lymphabflusswege):

- Superior: Jochbogen.
- Inferior: Hyoid.
- Posterior: Mastoidvorderkante.
- Anterior: Ramus ascendens mandibulae.

Dieses Volumen schließt dann die präaurikulären/jugulodigastrischen/submastoidalen LK mit ein.

Darüber hinausgehende ipsilaterale zervikale LK-RT bei **hochmalignen** Tumoren, **Rezidiven** und gesichertem **LK-Befall.**

3.5.6 Lymphknotenmetastasen bei unbekanntem Primärtumor

Sog. „CUP"-Syndrom (cancer of unknown primary) bzw. „UPT" (unbekannter Primärtumor). 3–5% der malignen Neuerkrankungen im Kopf-Hals-Bereich, 70% Plattenepithelkarzinome, *Altersgipfel:* 60 Jahre.

70% der Patienten mit LK-Metastasen in Level I–III haben Tonsillen-, Zungengrund- oder Nasopharynxkarzinome. Bei LK-Befall von Level IV + V liegt meist ein Hypopharynx- oder ein Bronchialkarzinom vor (insgesamt 32% der Patienten mit zervikalen LK-Metastasen und unbekanntem Primärtumor). Positronenemissionstomographie (PET) kann bei 20% der Patienten mit neg. Staging einen Primarius finden.

Das 5-JÜ bei kranialen LK beträgt 63%, bei kaudalen LK 10%, daher eigentlich nur bei Befall der kranialen LK kurativer Therapieansatz.

Bisher keine randomisierten Studien zur Frage OP vs. RT (ipsilateral vs. bilateral) vs. RT (ipsilateral vs. bilateral) + OP. Entsprechende EORTC-Studie ist in Vorbereitung.

Therapie

Nicht randomisiert: Lokale Kontrolle nach RT alleine 20%, nach Neck Dissection und RT 80% [z.B., Kirschner, Strahlenther, 1997]. Auch nach 70 Gy (alleinige RT) noch > 50% pos. Neck-Dissection-Präparate [Boysen, Acta Oncol, 1992], auch wenn hier ein neg. Selektions-Bias zu Ungunsten der RT dahinterstecken könnte. Daher: Immer mindestens Neck Dissection der befallenen Seite anstreben. Zielvolumen für die RT unklar (s.o.). Meist bilaterale RT empfohlen.

Daher mögliches Konzept (nach [Werner, Onkologie, 2001]):

- **N1:** Modifizierte radikale Neck Dissection ipsilateral. Indikation zur Nachbestrahlung hier nicht ganz sicher, aber Indikation ergibt sich daraus, dass bei Auftreten eines makroskopischen Tumors innerhalb von 6–12 Monaten (bei ca. 25% der Patienten) die Prognose auf die Hälfte (50% 5-JÜ, dann 25%) sinkt, obwohl dies kontrovers diskutiert wird, da single institution trials mit geringer LK-Last gute Ergebnisse ohne RT berichten [Nieder, IJROBP, 2001].
- **N2a/b:** Modifizierte radikale Neck Dissection ipsilateral, selektive Neck Dissection des kontralateralen N0-Halses nur bei ipsilateralem Befall von Level I/II (denn nur dann kurativer Ansatz).
- **N2c:** Modifizierte radikale Neck Dissection ipsilateral und selektive Neck Dissection kontralateral.

Bisher kein Nachweis eines Vorteils durch simultane ChT. Analog zur sonstigen postop. Situation sollte aber eine RChT erwogen werden.

Dosierung: > 54 Gy (z.B. 57,6 Gy auf elektive Regionen, 60 Gy auf Region mit involvierten, aber vollständig resezierten LK, ggf. Boost [z.B. 6 Gy auf R1-Region]).

3.6 Technik

Siehe jeweilige Entität.

3.7 Neue Trends

Hyperfraktioniert-akzelerierte Radiotherapie

EORTC 22791: 80,5 Gy (2×1,15 Gy/d) vs. 70 Gy (1×2 Gy), 59% vs. 40% lokale Kontrolle, zunächst gleiche Spätreaktionen, keine Zungengrundtumoren [Horiot, Radiother Oncol, 1992]. In letzter Auswertung [Horiot, Abstr. 1998] grenzwertiger Überlebensvorteil, allerdings wohl etwas erhöhte Spätnebenwirkungen im experimentellen Arm. RTOG 9003 (2×1,2 Gy/d bis 81,6 Gy vs. 70 Gy konventionell, außerdem akzelerierter und Split-Arm, s.u.) hat mit 54% vs. 46% lokaler Kontrolle nach 2 Jahren ähnliche Ergebnisse [Fu, IJROBP, 2000]. Tendenzmäßiger, aber kein signifikanter Überlebensvorteil.

Akzelerierte Radiotherapie

EORTC 22851: [Begg, Sem Radiat Oncol, 1992] 72 Gy in 7,5 Wochen vs. 5 Wochen, Untersuchung des Einflusses der potenziellen Tumorverdopplungszeit (Tpot.). Patienten mit Tpot < 4,5 Tage profitierten initial von Akzeleration.

Polnische Studie mit 70 Gy in 5 Wochen hatte unakzeptable Morbidität [Maciewski, Radiother Oncol, 1998], wird gegenwärtig mit geringerer ED fortgesetzt.

Ähnlich deletäre Spätergebnisse dann auch in EORTC 22851 [Horiot, Radiother Oncol, 1997] mit akzeptabler Früh-, aber hoher Spätmorbidität. **70 Gy sind daher in 5 Wochen nicht applizierbar.**

CHART [Dische, Br J Cancer, 1989; Dische, Radiother Onkol, 1989]: 3 × 1,5 Gy in 12 Tagen (Gesamtdosis 54 Gy) ergab in Phase I/II im Vergleich mit historischen Daten 90 % vs. 64 % lokale Kontrolle (initial), nach 36 Monaten: 49 % vs. 36 %, allerdings verstärkte Akutreaktionen, fragliche Myelopathien. Ergebnisse in randomisierter Multicenterstudie bis auf Subgruppe T3/T4-Larynxkarzinome nicht reproduziert [Dische, Radiother Oncol, 1997].

Schlussfolgerung, die man allerdings aus der Äquivalenz ziehen kann: **Repopulation kompensiert täglich 0,3 Gy**, falls von Anfang an von einer gleichmäßigen Proliferation der Tumorzellen ausgegangen werden kann. Postuliert man, dass vielmehr eine „akzelerierte Repopulation" in der dritten Woche beginnt, kompensiert diese dann **0,6 Gy** täglich. Die Toxizität ist nicht wesentlich erhöht. Ähnliche Ergebnisse (bessere lokale Kontrolle, kaum verbessertes Überleben) im stark akzelerierten GORTEC 94-01 [Bourhis, JCO, 2006], daher zusätzliche ChT im GORTEC 99-02. Kein Vorteil von akzelerierten Schemata mit Split (z. B. RTOG 9003). Die alleinige Akzelerierung der RT (ohne ChT, mit Nimorazole) durch 6 vs. 5 Fraktionen/Wo im DAHANCA-6-&-7-Trial brachte eine Verbesserung der lokalen Kontrolle von 60 % auf 70 % nach 5 Jahren. Ein Überlebensvorteil war bisher nicht zu detektieren. Dennoch ist dieser Ansatz jetzt Standard in Dänemark [Overgaard, Lancet, 2003].

Concomitant Boost

Initiale Daten von [Ang, IJROBP, 1992]: Wenn der Boost am Ende vs. am Anfang vs. 2-mal/Wo. kontinuierlich appliziert wurde, resultierten 71 % vs. 47 % vs. 47 % lokale Kontrolle nach 4 Jahren. Die Applikation des Boosts am Ende der Therapie stellte sich auch wegen der erhöhten Toleranz der Schleimhaut am Ende der RT-Serie wegen akzelerierter Repopulation als günstig heraus. Bestätigung durch RTOG 9003 [Fu, IJROBP, 2000]: 54 Gy large field (ED 1,8 Gy) und 18 Gy concomitant Boost (1,5 Gy während der letzten 12 Behandlungstage), 54 % vs. 46 % lokale Kontrolle nach 2 Jahren.

CAVE

RTOG 9003: Spätnebenwirkungen nur für den Zeitraum 6–24 Monate post RT berichtet, obwohl mediane Beobachtung der lebenden Patienten 40 Monate betrug! Insgesamt sind auch in 80 % der RChT-Arbeiten Akut- und/oder Spätnebenwirkungen erhöht.

Kombination mit Induktions- oder simultaner Chemotherapie

Wirksame Medikamente: Cisplatin, Carboplatin, 5-FU, Mitomycin C.

Mittlerweile zahlreiche pos. Ergebnisse bei kombinierter RChT bei fortgeschrittenen Tumoren: **Calais (GORTEC-trial)** [JNCI, 1999]: Oropharynx, 70 Gy **konventionelle Fraktionierung** +/– Carboplatin/5-FU: 66 % vs. 42 % lokale Kontrolle nach 3 Jahren, 42 % vs. 20 % krankheitsfreies 3-JÜ, 51 % vs. 31 % 3-JÜ. Update bei [Denis, JCO, 2004]: 5-JÜ 22 % vs. 16 % (signifikant).

Brizel [Brizel, NEJM, 1998]: Randomisierte Studie, **akzelerierte hyperfraktionierte RT** (2 × 1,25 Gy/d, GD 75 Gy) vs. akzelerierte hyperfraktionierte RT (2 × 1,25 Gy/d, GD 70 Gy) + Cisplatin/5-FU (12 mg/m^2/d Cisplatin, 600 mg/m^2/d 5-FU jeweils während Woche 1 und 5 der RT und 2 weitere Zyklen nach Beendigung der RT). Verbesserung der lokalen Kontrolle (70 % vs. 44 %, signifikant) und des Überlebens (55 % vs. 34 %, grenzwertig signifikant).

Huguenin [Huguenin, JCO, 2004]: Randomisierte Studie, **leicht akzelerierte hyperfraktionierte RT** (74,4 Gy) +/– 2 Zyklen Cisplatin (20 mg/m^2, Tage 1–5, 1. und letzte Woche der RT). Verbesserte lokale Kontrolle, (nicht-signifikant) verbessertes 5-JÜ (46 % vs 32 %).

Wendt [Wendt, JCO, 1998]: Mundhöhle, Pharynx, Larynx. 70,2 Gy **hyperfraktionierter split course** +/– Cisplatin/5-FU: 36 % vs. 17 % lokale Kontrolle nach 3 Jahren, 48 % vs. 24 % 3-JÜ. Kein Vorteil für Hypopharynx.

Budach (ARO 95-06) [Budach, Radiother Oncol, 2000; Budach, JCO, 2005]: Mundhöhle, Oro-/Hypopharynx. **Auf gleiche Toxizität** angelegt: 70,6 Gy akzelerierte/hyperfraktionierte RT + Mitomycin C/5-FU vs. 77,6 Gy akzelerierte/hyperfraktionierte RT: 61 % vs. 45 % lokale Kontrolle nach 2 Jahren, 54% vs. 45% 2-JÜ, 29 % vs. 24 % 5-JÜ (signifikant).

Gegenwärtig durchgeführte Nachfolgestudie: Vergleich Cisplatin vs. Mitomycin C.

„Kölner Studie" [Staar, IJROBP, 2001]: Mundhöhle, Oro-/Hypopharynx. 69,9 Gy (50,4 Gy large field, 19,5 Gy **concomitant boost**): 51 % vs. 45 % lokale Kontrolle nach 2 Jahren, kein Überlebensunterschied, nachteiliger Effekt von Granulocyte Colony Stimulating Factor (G-CSF), kein Vorteil durch ChT für Hypopharynx, sondern lediglich für Oropharynx. Einzelergebnisse auch durch die **Metaanalyse (MACHNC)** [Pignon, Lancet, 2000; Bourhis, JCO, 2004], die die neueren Studien sogar nur zum Teil beinhaltet, bestätigt (im Mittel um 10 % verbessertes 5-JÜ durch ChT).

Die **Induktions-ChT** reduziert die Fernmetastasierungsrate, konnte aber mit Cisplatin/5-FU das Überleben nicht wesentlich bessern. **Taxane** zusätzlich zu Cisplatin/5-FU konnten jedoch in drei Studien das Überleben verbessern (Madrid I [Hitt, JCO, 2005]). Induktion mit Taxan/Cisplatin/5-FU vs. Cisplatin/5-FU alleine mit anschließender RChT für Responder; TAX 324 [Posner, ProcASCO, 2006]; GORTEC 2000-01 [Calais, ProcASCO, 2006], EORTC 24971 [Remenar, ProcASCO, 2006]. Ob die Induktionstherapie mit Taxanen/Cisplatin/5-FU die Ergebnisse der simultanen RChT weiter verbessert, wird gegenwärtig randomisiert von der SWOG, am Dana Faber CC, an der University of Chicago, in Italien und im Rahmen von Madrid II überprüft.

Im Gegensatz zur alleinigen RT mit veränderter Fraktionierung also **durchgängig verbessertes Überleben durch RChT**. Daher werden gegenwärtig mehrere randomisierte Studien durchgeführt, die den **Effekt einer simultanen RChT zusätzlich zu einem Schema mit geänderter Fraktionierung** überprüfen (GORTEC 99-02; RTOG 0129).

Eine aktuelle Studie aus Singapur [Soo, Br J Cancer, 2005] verglich bei Tumoren in den Stadien III und IV die Kombination OP + postop RT mit primärer RChT. Dabei ließ sich kein signifikanter Unterschied im krankheitsfreien 3-JÜ detektieren, auch wenn nummerisch das krankheitsfreie Überleben im OP-Arm besser war.

Präoperative Radiochemotherapie

Präop. RChT bei fortgeschrittenen Mundhöhlen- und Oropharynxkarzinomen (T2–4 N0–3 M0) [Mohr (Essener Studie), Int J Oral Maxillofac Surg, 1994]: 36 Gy + 5 × 12,5 mg/m² Cisplatin senkt Rezidivrate und Tod, 15 % statt 30 % Rezidivrate gegenüber alleiniger OP. OP wurde in dieser Studie 10–14 Tage post-RT durchgeführt, in 30 % zeigte sich bei OP eine CR.

Verbesserung der Tumoroxygenierung durch Erythropoietin (EPO)

MF 4449 (ARO 98-2) war eine multizentrische, randomisierte, doppelblinde klinische Prüfung zur Untersuchung des Effekts einer 7- bis 9-wöchigen Epoetin-Beta-Therapie (3 × 300 U/kg Körpergewicht und Woche subkutan) im Vergleich zu Placebo auf die lokoregionäre Tumorkontrolle nach Strahlentherapie bei Patienten mit Kopf-Hals-Tumoren. Die gleiche Fragestellung wurde/wird von der EORTC (229996) und der RTOG (99-03) in Phase III untersucht. Bisher wurde nur ARO 98-2 publiziert [Henke, Lancet, 2003] und zeigte einen nachteiligen Effekt durch EPO-Gabe. Daraufhin wurde RTOG 99-03 geschlossen. ARO 98-2 war jedoch mit wesentlichen methodischen Problemen behaftet (Überkorrektur des Hb-Werts, Imbalance der Raucher in den Armen), sodass die Schlussfolgerungen nicht eindeutig sind.

Biologische Agenzien

Cetuximab + RT (250 mg/Wo Cetuximab) wurde randomisiert gegen alleinige RT bei fortgeschrittenen Kopf-Hals-Tumoren verglichen [Bonner, NEJM, 2006]. Die Kombinationstherapie war hocheffektiv mit 49 vs. 29 Monate medianem Gesamtüberleben. Auf dieser Basis wird gegenwärtig von der RTOG in Studie 0522 randomisiert die RChT (Cisplatin) mit der RChT + Cetuximab verglichen. Bei Patienten mit guter Prognose (Larynxerhalt) wird von der GORTEC RChT randomisiert mit der Kombination RT + Cetuximab mit der Zielrichtung Toxizitätsreduktion verglichen. In klinischen Studien (z. B. Nasopharynxkarzinom) werden auch der Anti-VEGF-Antikörper **Bevacizumab** sowie **Gefintinib** und **Erlotinib** untersucht.

Die Speicheldrüsenschonung mit **Amifostin** war in einer ersten randomisierten Studie vielversprechend [Brizel, JCO, 2000; Wassermann, IJROBP, 2005], retrospektive Untersuchungen haben die erste Euphorie jedoch zwischenzeitlich gedämpft. Ob gegenüber einer IMRT mit Speicheldrüsenschonung noch Vorteile bestehen, ist unklar.

Zusammenfassung

Quintessenz:

- Die simultane RChT ist der alleinigen RT in der Primärtherapie fortgeschrittener Tumoren (und der postop. RT bei Hochrisikokonstellation) überlegen (8 % Verbesserung im 5-JÜ), hauptsächlich durch die Verbesserung der lokalen Kontrolle [(MACHNC Metaanalyse) Bourhis, JCO, 2004]. Dies gilt für alle Fraktionierungsschemata. Ein Vorteil der Kombinations-ChT gegenüber **3 Zyklen Cisplatin (100 mg/m²)** während der RT konnte nicht gesehen werden. Zwischenzeitlich wurde die ChT mit Cisplatin zahlreich modifiziert. Der Vorteil der kombinierten RChT nimmt jenseits des 65. Lebensjahres ab. In mehreren Studien wurde kein positiver Effekt der RChT bei Hypopharynxkarzinomen gesehen, dies muss weiter beobachtet werden.
- Die Induktions-ChT reduziert die Fernmetastasierungsrate, konnte aber mit Cisplatin/5-FU das Überleben nicht wesentlich verbessern. Taxane zusätzlich zu Cisplatin/5-FU konnten jedoch in drei Studien das Überleben verbessern.
- Es wird gegenwärtig randomisiert untersucht, ob mit einer taxanhaltigen Induktion die Ergebnisse der alleinig simultanen RChT verbessert werden können. Dieser Ansatz ist noch kein Standard.
- Alternative Fraktionierungsschemata bringen in der MACHNC-Metaanalyse auch einen (nicht-signifikanten) Vorteil gegenüber Normofraktionierung in Kombination mit simultaner ChT, allerdings um den Preis einer höheren Toxizität. Die endgültige Bewertung wird gegenwärtig durchgeführte Studien der RTOG und GORTEC erleichtern (s. o.) [Bourhis, Lancet, 2006].
- Neue Agenzien wie Cetuximab haben ihre Wirksamkeit nachgewiesen, gegenwärtig wird die Kombination mit dem Standard-RChT überprüft.
- Ob die IMRT bei gleicher Effektivität im Rahmen einer simultanen RChT die Toxizität senken und ggf. die Ergebnisse verbessern kann, wird von der GORTEC (2004-01) überprüft: 75 Gy IMRT + Cisplatin vs. 70 Gy 3-D-RT + Cisplatin beim Mundhöhlen-/Oro- und Hypopharynxkarzinom.

3.8 Nebenwirkungen/Aufklärung

Über folgende Nebenwirkungen muss aufgeklärt werden:

- Hautreizung,
- Epitheliolyse,
- Hyperpigmentierung,
- Fibrose,
- Mukositis (Achtung: Dosisüberhöhung an Zahnmetall, ggf Kunstoffschiene anpassen),
- Xerostomie (ab 35 Gy völliger Funktionsverlust der betroffenen Speicheldrüse möglich, zwischen 40 und 60 Gy nur bei 20 % der Patienten noch messbarer Speichelfluss, oberhalb von 60 Gy bei keinem Patienten. Nach den neuesten Daten sollte eine mediane Speicheldrüsendosis von 26 Gy möglichst nicht überschritten werden, da bereits ab dieser Dosis Funktionseinschränkungen auftreten),
- Zahnschäden (Patient immer vorher nochmals zum Zahnarzt, kariöse Zähne extrahieren lassen, ggf. RT 8 - 10 Tage später beginnen),
- Geschmacksverlust,
- Schluckbeschwerden,
- Heiserkeit,
- Lymphödem,
- Larynxödem ab 50 Gy,
- Knorpelnekrose bei > 65 Gy auf ganzen Kehlkopf (daher Volumen reduzieren),
- seröse Otitis bei > 30 Gy, chronische Otitis bei > 50 - 55 Gy bei 20 % der Patienten,
- Innenohrschädigung bei > 62 Gy,
- Alopezie (ab 14 - 20 Gy fraktionierte RT temporär, ab 40 - 50 Gy potenziell bleibend),
- Trismus bei > 50 - 60 Gy (25 % Risiko bei > 50 Gy),
- Osteoradionekrose bei > 60 Gy,
- Nerven- und Rückenmarkschäden (sehr selten),
- Fistelung,
- Retinaschaden bei > 50 Gy,
- Sehnervschädigung bei > 50 Gy,
- trockenes Auge bei > 35 Gy,
- Kataraktinzidenz ab einer Schwellendosis von ca. 2 Gy kontinuierlich zunehmend,
- Hypothyreoidismus bei > 40 Gy.

3.9 Besonderheiten

Gesamtbehandlungszeit

Sollte wegen Gefahr der Repopulierung/akzelerierten Repopulierung [Withers, Radiother Oncol, 1988] kurz gehalten werden. Ein Wirkungsverlust von ca. 0,5 Gy/d bei Pausen wird geschätzt. Daher ggf. evtl. Pausen durch 2-mal tägliche RT (mit 6–8 Stunden Abstand) kompensieren.

Glomustumoren

Familiäres Auftreten. Bei Dosis von 45–50 Gy werden ca. 90 % lokale Kontrolle erreicht. Metastasenfrequenz < 5 %. OP meist subtotal, hohes Blutungsrisiko.

Häufiger Fehler bei Radiotherapie der Lymphabflusswege

Inferiore Grenze der seitlichen Felder liegt in Höhe des Larynx (zu tief). Folge: „double trouble" (aufgrund des kleineren Durchmessers am Hals im Vergleich zum Kopf hier erhöhte ED + GD [teilweise + 15 %]). In der Folge mehr akute Nebenwirkungen und chronische Lymphödeme, eventuell Split notwendig, dann mit schlechteren Ergebnissen.

Mittelblock

Im anterioren Feld kann ein schmaler Mittelblock ≤ 2 cm eingebracht werden, schont Larynx, Trachea, Ösophagus und Rückenmark.

CAVE

Keine LK und natürlich nicht den Primärtumor (z. B. bei Hypopharynxkarzinomen) abdecken.

KAPITEL

4 Schilddrüsenkarzinom

4.1 Allgemeines

Gesamtgewicht der normalen Schilddrüse: ca. 20 g, Größe 2×2×4 cm.

Vorkommen

Altersgipfel: Papilläre Tumoren 30–60 Jahre, follikuläre Tumoren 50–60 Jahre, anaplastisches Karzinom > 60 Jahre. *Inz.:* Steigend, 1% aller Tumoren, $1{,}3/10^5$ Männer, $2{,}5-3/10^5$ Frauen. Mortalität höher bei Männern, jedoch insgesamt sinkend. Prävalenz hoch ($40/10^5$). Sog. „okkulte Karzinome" sind papilläre Mikrokarzinome < 1 cm.

Risikofaktoren

Jodmangel und gutartige Schilddrüsenerkrankungen erhöhen Risiko.

Bestrahlung (10% aller Schilddrüsenkarzinome sind vermutlich radiogen induziert. Folgen von Tschernobyl: Schilddrüsentumoren v.a. bei Kindern mit einer Inzidenz von $25/10^5$/Gy. Schilddrüse ist pro Gramm Gewebe vor der pubertären Mamma das strahlenempfindlichste Organ für Tumorentstehung). Kein Anhalt für Tumorgenese durch diagnostische Strahlung oder Therapie mit ^{131}J für M. Basedow.

Follikuläre/papilläre Schilddrüsenkarzinome treten assoziiert mit Gardner- und Allagille-Syndrom, Carney-Komplex und M. Cowden auf, medulläre Karzinome sind assoziiert mit MEN IIa+b.

Metastasierung

Metastaseninzidenz: Papilläre Karzinome 10% M1, follikuläre Karzinome 15% M1.

LK-Befall v.a. der zervikalen + oberen mediastinalen LK.

Prognose

Papilläres Karzinom bei M1 40% 10-JÜ, bei M0 85% 10-JÜ, N+ hat keinen Einfluss auf Überleben, aber hier 3-mal mehr Lokalrezidive.

Prognose besser für Patienten < 45 Jahre als > 45 Jahre.

4.2 Histologie

AFIP-Klassifikation

- Differenziertes (follikuläres, papilläres) Karzinom,
- mäßig differenziertes Karzinom,
- undifferenziertes Karzinom,
- C-Zell-Karzinom.

90% differenzierte Histologie (follikulär und papillär), ausgehend von Thyreozyten.

Von diesen (WHO-Klassifikation):
- **10% follikulär** (minimal invasiv, grob invasiv, hellzellig. Aggressive Varianten: oxyphil [Hürthle-Tumor] und insulär),
- **90% papillär** (papilläres Mikrokarzinom, gekapselt, follikuläre Variante des papillären Karzinoms. Aggressive Varianten [machen ca. 5–10% aus]: Diffus sklerosierend, diffus follikulär, hochzellig, Säulenzellenvariante, oxyphil).

Je nach Region jedoch auch umgekehrtes Inzidenz-Verhältnis der differenzierten Karzinome (z.B. in deutschen Jodmangelgebieten).

Ansonsten:
- **Medullär (5%)** (= C-Zell-Karzinom): Rein medulläres Karzinom und medullär-follikuläre Variante. 20% sind vererbt im Rahmen von MEN IIa mit Phäochromozytom/Hyperparathyreoidismus oder

MEN IIb mit Phäochromozytom/marfanoidem Habitus, dann meist bilateral. Merkmal: Produktion von Calcitonin. Familiäre Form: Bilateral + multizentrisch. Sporadische Form: Unilokulär. Bei Diagnose 40 % T4, 50 % LK+, 15 % M+.

- **Undifferenziert (2 %)** (= anaplastisch): 3 Varianten (spindelzellig, riesenzellig und squamoid). Ältere Literatur ist kritisch zu beurteilen, da dort noch die „kleinzellige" Variante dazugerechnet wurde, die jetzt als kleinzelliges Karzinom gewertet wird.
- **Lymphome (1 %):** Überwiegend B-zellig, 80 % hochmaligne (meist großzellig diffus), 5–10 % intermediär, 10–12 % niedergradig (meist kleinzellig). Bei 70 % MALT-Charakteristik.
- **Seltene Tumoren:** Angiosarkome und Hämangioendotheliom (beide aggressiv), thyreoidale Thymome.

4.3 Staging

UICC/AJCC 2002.

Primärtumor

- Tis: Tumor in situ.
- T1: Tumor < 2 cm, auf die Schilddrüse beschränkt.
- T2: Tumor 2–4 cm, auf die Schilddrüse beschränkt.
- T3: Tumor > 4 cm, auf Schilddrüse begrenzt oder minimale Ausbreitung jenseits der Schilddrüsenkapsel, d. h. Infiltration des M. sternocleidomastoideus bzw. des perthyreoidalen Weichgewebes.
- T4a: Invasion folgender Strukturen: Subkutanes Weichgewebe, Larynx, Trachea, Ösophagus, N. laryngeus recurrens.
- T4b: Tumorinvasion in die prävertebrale Faszie, mediastinale Gefäße oder Einschluss der A. carotis.

Undifferenzierte/anaplastische Karzinome sind per definitionem T4. Dabei gilt unabhängig von der Größe:

- T4a: Tumor auf die Schilddrüse beschränkt.
- T4b: Tumor überschreitet Schilddrüsenkapsel.

Lymphknoten

N1: Regionäre LK (prognostisch geringe Bedeutung; regionäre LK sind die zervikalen und oberen mediastinalen LK):

- N1a: LK-Metastasen in Level VI (paratracheal, prätracheal, prälaryngeal).
- N1b: LK-Metastasen außerhalb Level VI.

Klinische Stadien

Es gelten – für das Schilddrüsenkarzinom als einzigen Tumor – unterschiedliche Klassifizierungen für Patienten < 45 Jahre und Patienten ≥ 45 Jahre. Diese Einteilung vernachlässigt aber die schlechte Prognose bei Kindern.

4.4 Therapierichtlinien

Abklärung eines fraglichen Knotens

Karzinom präsentiert sich im Szintigramm als kalter Knoten, in der Sonographie echoarm, nicht echoleer. Diese Knoten sind prinzipiell suspekt. Allerdings müssen sich Karzinome nicht als kalte Knoten präsentieren, bez. der Dignität eines heißen Knotens lässt sich daher über das Szintigramm bei nicht-thyreotoxischen Patienten keine Aussage treffen. Daher wird bei Verdacht generell die Feinnadelbiopsie empfohlen, falls ein Knoten zwar primär benigne anmutet, aber nach 8 Monaten nicht kleiner ist.

Tumormarker: Thyreoglobulin für differenzierte Karzinome (sollte nach OP neg. sein), Calcitonin für medulläres Karzinom.

CAVE

Kein CT mit Kontrastmittel, da ansonsten die Radiojodtherapie (s. u.) für mehrere Monate nicht möglich ist.

Vorgehen bei weiterhin suspektem Knoten

Ipsilaterale Hemithyreoidektomie inklusive Isthmus. Suffiziente Therapie für okkultes papilläres Mikrokarzinom (< 1 cm), ansonsten schließt sich bei pos. Befund obligat die vollständige Thyreoidektomie und LK-Resektion an (+ TRH-supprimierende Levothyroxintherapie). Eine LK-Dissektion über zentrale Kompartimente hinaus wird nur bei klinisch pos. LK durchgeführt.

- **Medulläres Karzinom:** Thyreoidektomie + aggressive LK-Resektion im Sinne einer LK-Kompartmentresektion. Systemische Metastasierung: Mäßig chemosensibel gegenüber Dacarbazin, ggf. Therapieversuch.
- **Follikuläres/papilläres Karzinom:** Thyreoidektomie + LK-Dissektion (außer papilläres Karzinom < 1 cm, hier kann Hemithyreoidektomie reichen).

- **Anaplastisches Karzinom:** Möglichst vollständige Resektion und aggressive RT von Hals und oberem Mediastinum für lokale Erkrankung. Fraglicher Vorteil von Hyperfraktionierung bzw. RChT mit niedrig dosiertem Doxorubicin. ChT für systemische Metastasen. Doxorubicin und Cisplatin haben geringe Effektivität, Paclitaxel hat die besten Phase-II-Ergebnisse (Ansprechrate 50 % [Ain, Thyroid, 2000]).
- **Lymphom:** Keine OP, stattdessen ChT (CHOP) und RT, nahezu 100 % 8-JÜ [Matsuzuka, Thyroid, 1993], alleinige RT bei MALT-Lymphom [Tsang, JCO, 2003] (s.a. Kap. 27).

Radiojodtherapie

Bei allen Patienten mit papillärem oder follikulärem Schilddrüsenkarzinom (außer papillärem T1, s. o.). ^{131}J (β-Strahler, Halbwertschichtdicke 5 mm, max. 2 mm, HWZ 8 Tage), Dosis ca. 500 Gy.

Kontraindikation: Schwangerschaft.

Sinnlos bei medullärem, anaplastischem oder onkozytärem Karzinom.

Vorbereitung für Radiojodtherapie: Kein Kontrastmittel, keine jodhaltigen Medikamente (können Radiojodtherapie für bis zu 10 Monate verhindern). 3 Wochen Litothyronin 25 µg 2-mal tgl., dann Absetzen für 2 Wochen zusammen mit jodarmer Diät. TSH erreicht dann > 30 mU/l. Dann (also 6 Wochen nach OP) Scan zur Therapieplanung.

Radiojoddosis: 2 - 6 GBq (ca. *100 - 150 mCi*) für lokoregionäre Tumormanifestation, 2 - 6 GBq für Fernmetastasen (kann dosimetriegesteuert bis auf 8 bis max. 20 GBq [d.h. 200 - 600 mCi] erhöht werden, allerdings in Europa selten in dieser hohen Dosierung durchgeführt). Kontroll-Scan nach jeder Therapie, d.h. alle 6 Monate, bis neg., dann jährlich, dann alle 2, 3, 4 Jahre lebenslänglich (chronische Erkrankung).

Nebenwirkungen: Thyreoiditis bei ca. 20 %, Gastritis 30 %, Hirnödem bei Hirnmetastasen (prophylaktische Kortisongabe!), 30 % verzögerte Sialadenitis, 25 % Leuko-/Thrombopenie, Thyroid Storm (Hormonausschüttung bei Zellzerfall, β-Blocker), 1 % Leukämie (relatives Risiko 15), Lungenfibrose bei Lungenmetastasen. Keine Infertilität, da nur 0,5 Gy Gonadendosis, allerdings 15 % mehr Erbschäden zu erwarten (d.h. 7 % statt 6 % absolut).

Bei Lungen- oder Knochenfiliae ggf. zuerst OP, 70 % Erfolg bei pos. LK, 50 % bei Metastasen, nur 10 % bei Knochenmetastasen.

Hormontherapie

TSH wirkt als Wachstumsfaktor, daher für differenzierte Karzinome nach Radiojodtherapie lebenslang TSH-Suppression (Ziel < 0,1 U/l) für T3/T4 (gewöhnlich 2 g/kg/d Levothyroxin), für andere Tumoren nur physiologische Substitution nach Thyreoidektomie.

Langsame Tumorrückbildung über 6 - 12 Monate bei makroskopischen Tumoren.

4.5 Radiotherapie

Indikation

Indikation für externe Therapie (EBRT) insgesamt eingeschränkt, da nur 60 - 70 Gy gegenüber ≥ 300 Gy mittels Radiojodtherapie appliziert werden können. Allerdings bleibt zu bedenken, dass trotz gutem Überleben in bestimmten Untergruppen hohe Rezidivraten beobachtet werden. Problem bei der Beurteilung der adjuvanten EBRT: „Qualitatives Paradoxon", denn je länger die Nachbeobachtungszeit (nötig beim Schilddrüsenkarzinom), desto inhomogener sind die Kollektive. Eine randomisierte Studie wurde wegen mangelnder Rekrutierung eingestellt [Biermann, Nuklearmedizin, 2003].

Wichtigste Indikation: Lokale Manifestation, die kein Jod speichert.

Weitere Indikationen gemäß [Sautter-Bihl, Onkologe, 1997; Sautter-Bihl, Strahlenther Onkol, 2001]:

Papilläres/follikuläres T1 - 3 N0 M0: *Keine RT-Indikation*, da 80 - 95 % 10-JÜ und 80 % der Rezidive durch OP + Radiojod + RT über 10 Jahre kontrollierbar.

T4: 65 % LK pos., 10 % M1, 40 - 80 % Lokalrezidive nach OP in 10 Jahren, daher *hier RT* potenziell sinnvoll. Keine randomisierten Studien.

Nichtrandomisiert: [Simpson/Kanada, IJROBP, 1988] ca. 1500 Patienten: *R0* > 2 mm margin, kein Benefit durch EBRT oder Radiojod. *R1:* Benefit durch Kombination EBRT + Radiojod, lokale Kontrolle 55 - 85 % statt 30 - 40 %, für papilläres Karzinom auch Überlebensvorteil (s.a. [Tubiana, Cancer, 1985]).

[Farahati, Cancer, 1996]: Nicht randomisiert: Vorteil der postop. RT bei papillären pT4 N0 - 1.

[Sautter-Bihl, Strahlenther Onkol, 2001]: Nicht randomisiert: 10-JÜ bei T4 *87% mit postop. EBRT, 46% ohne postop. EBRT* (nicht-signifikant aufgrund geringer Patientenzahl).

Sonderfall: Follikuläres T4: Viele Fernmetastasen, weniger LK+, daher *kaum Benefit* durch Lokaltherapie zu erwarten, da 85% der Todesfälle durch Fernmetastasen. Weitere, spezielle Daten dazu liegen jedoch nicht vor.

LK+: Kontrovers. LK+ geht mit erhöhtem Lokalrezidiv-Risiko einher, wenn auch das Überleben kaum negativ beeinflusst wird. Metaanalyse von 12 Studien zeigte 3fach höheres Rezidivrisiko in LK-pos. Patienten, aber keinen Einfluss aufs Überleben [Goretzki, Exp Clin Endocrinol, 1993]. RT kann insbesondere bei Massivbefall oder Kapselüberschreitung erwogen werden.

> Daher Indikationen zur externen Bestrahlung bei differenzierten Schilddrüsenkarzinomen: Lokale Manifestation, die kein Jod speichert, bei jodspeichernden Tumoren gemäß dem Freiburger Konsensus [Reinhard, Radiologe, 1995]: Alle T4, egal ob R0 oder R+, LK+ je nach individuellen Risikofaktoren (z. B. Alter > 45 Jahre). Dies entspricht auch der aktuellen Empfehlung der NCCN (2006).

Außerdem evtl.: Rezidiv (keine randomisierten Studien, Daten aus retrospektiver Analyse, Dosis 56 - 60 Gy).

Medulläres Karzinom: OP + LK-Dissektion erzielen 70 - 90% 5-JÜ. EBRT umstritten, Indikation bei T4, LK-Kapseldurchbruch, Dosis ca. 50 Gy + 10 - 20 Gy Boost.

Anaplastisches Karzinom: Immer RT auch bei R0, 85% M1, OP: 5-JÜ 15%. Low-dose-Doxorubicin (10 mg/m^2 1-mal/Wo. für die Dauer der RT, hyperfraktionierte RT möglicherweise von Vorteil). Medianes Überleben 1 Jahr [Kim (MSKCC), Cancer, 1987]. Gegenwärtig werden im Rahmen von Studien auch Taxane überprüft.

Technik

Primäres Volumen inklusive Lymphabflusswege (sog. „T-Feld"):
- Superior: Unterkiefer-Mastoid.
- Inferior: Oberes Mediastinum bis Carina.
- Lateral: Inklusive supraklavikuläre LK.
- Posterior: Inklusive posterior-zervikale LK.

Boost: Initiales Tumorvolumen + 1 - 2 cm, bei R0/N0 reicht wohl auch nur Schilddrüsenbett. Medulläres Karzinom: Schädelbasis bis 5 cm unter Carina.

Die Bestrahlung wurde früher mit ap/pa-Photonenfeldern begonnen und dann zur Rückenmarkschonung 3-D-geplant, z. B. auf 1 ap-Feld + 2 dorsolaterale Felder mit Keilfiltern, umgestellt. Die intensitätsmodulierte Strahlentherapie (IMRT) ermöglicht jedoch heute die niedrigeren Einzeldosen am Rückenmark. Der Tumorbett-Boost kann ebenfalls 3-D-geplant/mit IMRT (ggf. als integrierter Boost) mit Photonen oder aber mit einem ventralen Elektronenstehfeld verabreicht werden.

Zu applizierende Dosen:
- Differenziertes Karzinom: 50 Gy auf Lymphabflusswege + Boost (insbesondere bei R2-Situation 10 - 20 Gy anstreben).
- Anaplastisches Karzinom: 50 - 70 Gy (+ ChT in Studien).

Dabei nicht mehr als 50 Gy auf den Lymphabfluss applizieren (**cave** Plexus!). 10 - 20 Gy Boost auf Schilddrüsenbett beschränken.

4.6 Ergebnisse

10-JÜ: Papilläres Karzinom 85 - 95%, follikuläres Karzinom 60 - 90%, medulläres Karzinom 60%, anaplastisches Karzinom 0%.

Junges Alter (< 45 Jahre) zieht eine günstigere Prognose nach sich.

Bei papillären + follikulären Kazinomen ca. 40% Fernmetastasen nach 10 Jahren.

Für pos. LK bei papillären und follikulären Karzinomen ist keine schlechtere Prognose nachgewiesen als für neg. LK.

4.7 Nachsorge

In der Nachsorge Ganzkörperszintigramm mit 200 - 400 MBq ^{131}J, bei nicht speichernden Karzinomen alternativ Technetium-Methoxyisobutylisonitril (Tc-99m-MIBI).

KAPITEL

5 Ösophaguskarzinom

5.1 Allgemeines

Vorkommen

Altersgipfel: 65 Jahre. *Inz.:* $5/10^5$, China $100/10^5$, GUS/Iran $300/10^5$, Männer : Frauen 3 : 1, 3 % der adulten Tumoren.

Risikofaktoren

80 - 90 % Alkohol + Tabak.
Außerdem
- Radiatio,
- Nitrosamine,
- Achalasie (7 % der Patienten bekommen ein Karzinom, meist nach > 20 Jahren),
- Verätzungen,
- Barrett-Ösophagus (Risiko 0,8 %/Jahr, d.h. ca. 10 - 15 % der Patienten mit Barrett-Ösophagus entwickeln im Verlauf ein Karzinom),
- Plummer-Vinson-Syndrom,
- Tylosis palmaris und plantaris.

Wie beim Prostatakarzinom erhöhtes Risiko für Afroamerikaner.

Anatomie des Ösophagus

Länge 25 cm, im Gegensatz zu anderen Hohlorganen keine Serosa. Reicht von HWK 6 (16 cm ab Zahnreihe [ZR]) bis BWK 11 (40 - 43 cm ab ZR). Zur Orientierung: Xiphoid entspricht etwa BWK 9 - 10, Jugulum entspricht etwa BWK 2 - 3.

Nach Klassifizierung der UICC werden 4 Abschnitte unterschieden:
- Zervikaler Ösophagus (HWK 6/7[Krikoid] bis BWK 2/3 [Jugulum, s.o., ca. 18 cm ab ZR]),
- oberer thorakaler Ösophagus (BWK 2/3 bis BWK 4/5 [Carina, ca. 24 cm ab ZR]),
- mittlerer thorakaler Ösophagus (BWK 4/5 bis BWK 7/8 [Hälfte von Carina zur Kardia, ca. 32 cm]),
- unterer thorakaler Ösophagus (BWK 7/8 bis BWK 10/11 [Mageneingang, ca. 40 cm ab ZR]).

Aufbau des Ösophagus aus 4 Schichten:
- Mukosa (Lamina propria, mehrschichtiges unverhorntes Plattenepithel),
- Submukosa,
- Muscularis,
- Adventitia.

Keine Serosa!

Metastasierung

Ca. 50 % der Patienten haben pos. LK bei Diagnose und 70 % bei Autopsie (Tumor < 5 cm: 50 % pos. LK; Tumor > 5 cm: 90 % pos. LK). 11 % der Patienten haben intramurale Metastasen, aufgrund longitudinal verlaufender Lymphbahnen und fehlender Serosa oft auch als distante Skip-Metastasen.

5.2 Histologie

Bisher (und nach wie vor in Asien) 85 % Plattenepithel-, 10 % Adeno-, 5 % undifferenzierte Karzinome. In den westlichen Ländern steigt die Inzidenz der Adenokarzinome rapide an (Manifestation vor allem im unteren Drittel), mittlerweile wohl im Westen mehr Adenokarzinome als Plattenepithelkarzinome.

5.3 Staging

Notabene: Die Tumorlänge korreliert recht gut mit dem T-Stadium.

Primärtumor

Endosonographisches Staging:
- Tis: Tumor in situ.
- T1: Tumor infiltriert Lamina propria oder Submukosa, d.h. kann die Muscularis mucosae durchbrechen.
- T2: Tumor infiltriert Muscularis propria.
- T3: Tumor infiltriert Adventitia.
- T4: Tumor infiltriert Nachbarstrukturen.

Lymphknoten

- N0: Keine LK-Metastasen bei Exstirpation von ≥ 6 LK.
- N1: Regionäre LK:
  - Primärtumor im zervikalen Ösophagus: Befall von zervikalen und supraklavikulären LK.
  - Primärtumor intrathorakal: Befall von mediastinalen und perigastrischen LK.

Metastasen

M-Stadien:
- Oberer thorakaler Ösophagus: Zervikale LK sind M1a.
- Mittlerer thorakaler Ösophagus: M1a nicht definiert.
- Unterer thorakaler Ösophagus: Zöliakale LK sind M1a.
- Alle anderen LK-Stationen und Fernmetastasen: M1b.

Stadien

- 0: Cis.
- I: T1 N0.
- II:
  - A: T2/3 N0.
  - B: T1/2 N1.
- III: T3 N1 und alle T4.
- IV: M1:
  - A: M1a (Metastasen in nicht-regionalen LK, s.o.).
  - B: M1b (andere Fernmetastasen).

Es gibt 3 Prognosegruppen:
- T1–2 N0–1 (potenziell resektabel, 40% der Tumoren): Maximal 10–25% 5-JÜ.
- T3–4 N0–1 (lokal fortgeschritten) < 10% 5-JÜ.
- M1: < 10% 5-JÜ.

5.4 Therapie

- **Kurativ:** OP und/oder RT. RT kann prinzipiell primär, präop. oder postop. alleine oder als kombinierte RChT eingesetzt werden.
  - T1–2, Tumor < 5 cm: Methode der Wahl: Primäre **OP.**
  - T3–4 oder nicht R0-resektabel oder funktionell inoperabel: **RT bzw. besser RChT.**
- **Palliativ:** Afterloading (1- bis 2-mal wöchentlich, 5–8 Gy auf 5 mm Gewebstiefe). Andere Möglichkeiten: Stent, Tubus (je nach Serie bis zu 10% Perforationsrisiko, nicht im Zervikalbereich anwendbar), Laser, Dilatation (wenn > 15 mm Lumen erreicht wird, sistiert normalerweise die Dysphagie). Überleben bei palliativer Therapie nur 2–6 Monate.

OP-Techniken

Ca. 40% der Tumoren sind operabel. OP-Mortalität: 5–10%. Es existieren verschiedene OP-Techniken, keine davon ist nachgewiesenermaßen hinsichtlich onkologischem Ergebnis oder Nebenwirkungen gegenüber den anderen überlegen (z.B. Metaanalyse bei [Hulscher, Ann Thorac Surg, 2001]). Allerdings wird im Allgemeinen bei kurativer Indikation der thorakale Zugang bevorzugt.
- Abdominell-transmediastinal (wenig Risiko, wenig radikal),
- abdominell-thorakal (Ivor-Lewis für distale, McKeowns für proximale Tumoren. Diese Techniken sind radikaler, gehen aber auch mit höherer Mortalität einher).

Resektion wird en bloc mit paraösophagealen LK durchgeführt, jedoch ist kein therapeutischer Effekt der LK-Dissektion nachgewiesen.

Generell trennt sich die Behandlungsphilosophie der proximaleren Plattenepithelkarzinome und der distalen Adenokarzinome: Während bei den Plattenepithelkarzinomen – bei Ansprechen auf ChT/RChT – der Trend zur definitiven RChT geht, werden bei den Adenokarzinomen an das Magenkarzinom angelehnte Strategien verfolgt (präoperative ChT oder RChT).

5.5 Radiotherapie

CAVE

Bei manifester Fistelung wird allgemein die Unterbrechung/der Abbruch der RT empfohlen, auch wenn die Datenlage diesbezüglich nicht eindeutig ist; wenn Fistelung droht (Infiltration von Trachea, Bronchien), kleine Einzeldosen!

Dosierung

50 Gy reichen für subklinischen Befall. 60–64 Gy auf makroskopischen Tumor applizieren, wenn keine ChT gegeben wird (absolutes Maximum: 70 Gy; oberhalb dieser Dosis extrem hohes Nebenwirkungsrisiko).
Präop. RT: 30–40 Gy.
Primäre RChT: 50–54 Gy.

Brachytherapie (als Afterloading) als alleinige Therapie: 3–5×5–8 Gy in wöchentlichen Abständen in 5 mm Gewebstiefe, als Boost z. B. 2×7,5 Gy jeweils am Anfang und am Ende der fraktionierten Therapie oder 4×4 Gy (dann nur 50 Gy EBRT).

Zielvolumen

- **Zervikaler Ösophagus:** Ösophagus-Eingang (Laryngopharynx, Stimmbandebene) bis Carina unter Einschluss der zervikalen, mediastinalen und supraklavikulären LK. Bei langstreckigem Tumor Zielvolumen zumindest initial großzügig nach kaudal ausdehnen.
- **Oberer/mittlerer thorakaler Ösophagus:** Tumor + 5–6 cm Sicherheitsabstand nach kranial und kaudal. Einschluss der supraklavikulären und mediastinalen LK.
- **Unterer thorakaler Ösophagus:** Bestrahlung von Jugulum bis Magenfundus (unter Einschluss der gastrischen und gastrohepatischen LK inklusive Plexus coeliacus). Feldunterkante daher etwa an LWK 1. Die Bestrahlung dieses kaudalen elektiven LK-Volumens geht jedoch mit einer erhöhten Nebenwirkungsrate einher, ohne dass ein prognostisch günstiger Effekt gesichert ist. Insbesondere bei reduziertem AZ/EZ ist wahrscheinlich eine Radiatio lediglich mit 5 cm kaudalem Sicherheitsabstand vorteilhafter.

Potenzielle Skip- und LK-Metastasen legen die Praxis nahe, initial mit bis zu ca. 36 Gy quasi die gesamte Ösophaguslänge zu bestrahlen. Ob dies prognostisch vorteilhaft ist, ist nicht klar.

Lage

Rückenlage, ggf. Bauchlage, da Ösophagus dann weiter vom Rückenmark entfernt ist (bis zu 2 cm).

Planung

- **Oberer Ösophagus:** Ventrale 3-Felder-Technik (Sicherheitsabstand kranial 3 cm, kaudal 5 cm) durchgehend bis 50 Gy, dann Verkleinerung auf Boost-Volumen (Lunge und Spinalmark bei dieser Technik kein Problem).
- **Mittlerer und unterer Ösophagus:** Zunächst Bestrahlung ap/pa, bis die kombinierte Rückenmarkbelastung aller Pläne 40–45 Gy ergibt (daher im Normalfall ap/pa bis ca. 30–36 Gy, da diese Technik die Lunge am geringsten belastet. Mindestens 5 cm Sicherheitsabstand zum Tumor kranial und kaudal). Dann gleiches Zielvolumen, aber Planumstellung z. B. auf 3-Felder-Technik (Mercedesstern) zur Rückenmarkschonung bis zu resultierender GD von 50 Gy (bei dieser Technik geringere Rückenmark-, aber höhere Lungenbelastung). Dann Feldverkleinerung auf Boost mit max. 15 cm Länge, immer noch 2–3 cm Sicherheitsabstand kranial, kaudal und lateral einhalten.

Faustregel:
Feldbreite initial 7–8 cm, Boost-Feldbreite (bei Sterntechnik des anterioren Felds) ≤ 6 cm (wegen Lungenbelastung). Boost max. 15 cm lang, da sonst Ösophagitisrate zu hoch. Bei Magenhochzug oder Koloninterponat max. 45–55 Gy, hohe Einzeldosen in jedem Fall vermeiden.

5.6 Ergebnisse

5-JÜ overall < 10 %. Medianes Überleben operabler Patienten: 11 Monate.

Es existiert bisher keine randomisierte Studie OP vs. primäre RT (Problem präop. vs. postop. Staging, Selektion; alle Studien wurden wegen ungenügender Rekrutierung nicht beendet). Allerdings scheinen nach gutem Ansprechen auf präop. RChT bei fortgeschrittenen Tumoren die Alternativen einer anschließenden OP oder aber der Weiterführung der RT bis zu einer kurativen Dosis äquivalent zu sein ([Bedenne, ProcASCO, 2002], s. u.).

OP

Früher betrug die Mortalität 30 %, die Resektionsrate 40 %, das 5-JÜ < 5 % über alle Stadien [Earlam, Brit J Surg, 1980].

Heutige Mortalität 2 - 3 %, Resektionsraten 80 - 100 %, 5-JÜ bei R0-Resektion 10 - 15 %, in Frühstadien max. 20 %.

In der Summe immer noch nicht besser als 10 - 20 % 5-JÜ.

Primäre Radiotherapie

Etwas schlechtere Ergebnisse als OP, aber ähnlich.

30 % initial lokalisiert, ca. 35 % Response und nur 20 - 30 % lokale Kontrolle. 15 % 2-JÜ, 5 % 5-JÜ bzw. Heilung durch primäre RT mit medianem Überleben von 5 - 10 Monaten (bei kleinen Tumoren bis zu 15 %), insgesamt ähnliche Größenordnung wie OP.

50 % der Patienten sterben am lokalen Tumor, 50 % an Fernmetastasen.

Abhängigkeit des Ergebnisses von der Primärtumorgröße [Lissner + Willich, Langenbecks Arch Chir, 1990]: RT > 50 Gy: 1-JÜ/2-JÜ/5-JÜ bei Tumor < 5 cm 62 %/36 %/15 %, bei Tumor > 5 cm 22 %/6 %/0 %.

Präoperative Radiotherapie

In insgesamt 5 randomisierten Studien (z. B. der EORTC) kein signifikanter Benefit bez. Resektabilität, Mortalität und Survival. Ein nicht-signifikanter Vorteil existierte in 2 Studien [z. B. Arnott (Metaanalyse), IJROBP, 1998 und 2003; s.a. Übersichtsarbeit Fritz, Strahlenther Onkol, 1997]. Möglicherweise kein Vorteil, da in den meisten Studien hohe Einzeldosen verwendet wurden.

Präoperative Chemotherapie

In den meisten Studien deutlich erhöhte Toxizität, bisher kein Benefit für längere Therapieschemata [Roth, J Th Card Surg, 1985; Schlag, Arch Surg, 1992, Kelsen (INT 113, Sammelsurium von 150 Zentren über 10 Jahre), NEJM, 1998]. Aber: Ein kurzes Schema (2 Zyklen) ist evtl. erfolgreich [Kok, ProcASCO, 1997; Clark (MRC), Proc ASCO, 2001 und Ann Onc, 2000]. Außerdem scheint die gegenwärtig laufende MRC-Studie zu dieser Fragestellung auf einen Vorteil der präop. ChT hinzuweisen, endgültige Ergebnisse stehen aus [MRC, ProcASCO, 2002].

Präoperative Radiochemotherapie

2 von 5 Studien waren positiv oder ansatzweise positiv [Walsh (Irland), NEJM, 1996; Urba (Michigan), JCO,2001]. Insgesamt sind nach präop. RChT häufiger R0-Resektionen möglich. Wenn CR nach RChT erreicht wird (in ca. 25 % der Fälle), dann besteht ein Überlebensvorteil. Am häufigsten verwendete Schemata 2 × 5-FU/Cisplatin. RT-Dosis: 30 - 45 Gy. Allerdings erhöhte Lungentoxizität. Experimentelle Therapie, außerhalb von Studien noch nicht sicher indiziert. Mortalität der präop. RChT bis 17 % [Forastiere, JCO, 1990].

- **Negative Studien:**
  Die negativen Studien waren eigenartig konfiguriert (Split bei EORTC, ED 3,7 Gy, nur 1 Zyklus hochdosiertes Cisplatin und der Vorteil in der lokalen Kontrolle wurde durch erhöhte Mortalität aufgewogen bei [Bosset, NEJM, 1997], sequenzielle oder alternierende RT und ChT bei Nygaard [World J Surg, 1992] und LePrise [Cancer, 1994], zu niedrige RT-Dosis in der australischen Studie [Burmeister, ProcASCO, 2002]), bei den Tumoren handelte es sich histologisch meist überwiegend um Plattenepithelkarzinome. Damit sind die Studien heute eher nicht mehr relevant.
- **Positive Studien:**
  - **Walsh:** Nur Adenokarzinome. 5-FU 15 mg/kg KG/d über 16 h an Tagen 1 - 5, in Woche 1 und 6. An Tag 7 75 mg Cisplatin/m^2 über 8 h nach Hydrierung. RT 40 Gy in 3 Wochen (ED 2,67 Gy), beginnend mit 1. Zyklus ChT, OP 8 Wochen nach ChT-

Beginn. Kontrollarm: Alleinige OP. 25% CR nach RChT, 3-JÜ 32% vs. 6% (Kontrollarm auffallend schlecht). Medianes Überleben 16 vs. 11 Monate (p = 0,01). Vorteile sowohl bei Auswertung nach intent to treat als auch nach actual treatment. Allerdings wurden 17% aus der RChT-Gruppe wegen Protokollverletzung entfernt. In-hospital-mortality 10% vs. 5% (RChT vs. alleinige OP). Kein präop. CT-Staging, daher Imbalancen möglich.

- **Urba:** 25% Plattenepithel-, 75% Adenokarzinome. Cisplatin 20 mg/m^2/d über 24 h an den Tagen 1–5 und 17–21. 5-FU 300 mg/m^2 an den Tagen 1–21, verabreicht als kontinuierliche Infusion. Zusätzlich Vinblastin. RT: 2×1,5 Gy/d bis 45 Gy. 28% CR nach RChT, kein Unterschied im medianen Überleben verglichen mit alleiniger OP (17 Monate), nicht-signifikanter Unterschied (30% vs. 16%) in 3-JÜ, war in der Zwischenauswertung von 1997 (ASCO-Abstract) noch signifikant. Hauptproblematik für die fehlende Signifikanz: Die Studie hatte statistisch gesehen eine viel zu niedrige Power. Von daher ist anzunehmen, dass sie bei korrekter Fallzahl einen statistisch signifikanten Vorteil erbracht hätte. Besserer Verlauf der Adenokarzinome verglichen mit den Plattenepithelkarzinomen.

  Unterschied zwischen Urba und Walsh: Überleben im Surgery-only-Arm.

- **Neueste Daten:**
  - **Bedenne:** Nach primär als präop. angelegter RChT (wiederum ein Split-course-Schema) bei fortgeschrittenen Plattenepithelkarzinomen wurde im Rahmen der FFCD 9102 bei T3/4-N0/1-M0-Tumoren für Responder randomisiert zwischen OP einerseits vs. Dosisaufsättigung mit RT ohne OP andererseits (s.o.) [Bedenne, ProcASCO, 2002; Bonnetain, Ann Oncol, 2006]. Kein Unterschied zwischen den Armen, daher Verzicht auf OP bei RChT-Respondern bei gleichem Outcome möglich.
  - **Stahl:** Im Rahmen der deutschen FLEP-Studie [Stahl, JCO, 2005] wurde für fortgeschrittene Plattenepithelkarzinome (T3/4 N0/1 M0) nach 3 Zyklen Induktions-ChT (5-FU/LV/Etoposid/Cisplatin) zwischen präop. RChT (40 Gy, simultan Cisplatin/Etoposid) mit anschließender OP und einer Fortsetzung der Therapie als primäre RChT (50 Gy + 15 Gy Boost) randomisiert. Wenn die OP nach präop. RChT doch nicht möglich war, wurde die RT mit weiteren 20 Gy fortgesetzt. Die OP-Kohorte war hinsichtlich der lokalen Kontrolle überlegen, es trat aber mehr behandlungsbedingte Mortaliät auf (12,8% vs. 3,5%). Das Gesamtüberleben war im OP-Arm besser. Es zeigte sich aber, dass das 3-JÜ bei den Patienten, die gut auf die ChT ansprachen, in beiden Armen gleich war (58% vs. 55%).

Auf Basis der aktuellen Studien zur neoadjuvanten bzw. definitiven RChT können Patienten mit lokal fortgeschrittenem, aber prinzipiell operablem Plattenepithelkarzinom des Ösophagus in Abhängigkeit vom Ansprechen auf eine Induktions-ChT und wahrscheinlich auch in Abhängigkeit vom Ansprechen auf eine potenziell präop. RChT entweder bei Ansprechen mit einer definitiven RChT weiterbehandelt oder nach 45 Gy einer sekundären OP zugeführt werden.

Eine weitere Klärung der Frage, ob eine präop. RChT auch wirklich die Ergebnisse der OP verbessert, wird möglicherweise die EORTC 22001-40001 bringen, die zwischen primärer OP und OP nach RChT für Ösophaguskarzinome im Stadium I/II randomisiert.

Bei Adenokarzinomen des gastroösophagealen Übergangs, deren Therapie eher an die der Magenkarzinome angelehnt ist, kann die R0-Resektionsrate durch eine neoadjuvante ChT verbessert werden [Girling, Lancet, 2002].

Für die T3/T4-Adenokarzinome des ösophagogastralen Übergangs stellt sich die Frage, ob durch eine neoadjuvante RChT die Ergebnisse gegenüber einer neoadjuvanten ChT hinsichtlich R0-Resektabilität verbessert werden können (s.a. Kap. 6). Dies wird im Rahmen der randomisierten deutschen POET-Studie (Studienleiter M. Stahl) überprüft.

Postoperative Radiotherapie

Bei R1/2 N0 bessere lokale Kontrolle in allen Studien, meist kein Überlebensvorteil wegen Fernmetastasen und Toxizität durch hohe ED (bis zu 3,5 Gy [Fok, Surgery, 1993]), insgesamt 4 randomisierte Studien, [z.B. Teniere, Surg Gynecol, 1991; Fok, Surgery, 1993] (insgesamt insuffiziente Techniken und hohe ED). Der größte Unterschied war in der Studie von Fok et al. die Lokalrezidiv-Reduktion von 46 auf 20% bei Resttumor. Keine Reduktion bei R0. Bei R2 RChT erwägen. Gegenwärtig Phase-III-Intergroup-Studie, die diese Frage für Adeno- und Plattenepithelkarzinome getrennt untersucht.

Postop. RChT: 50 Gy + Cisplatin/5-FU verlängert in retrospektiver Analyse das mediane Überleben für N1-Patienten signifikant von 14 auf 47,5 Monate, auch in multivariater Analyse [Yamamoto, IJROBP, 1997; Bedard, Cancer, 2001 (s.a. [Sack: Literatur kommentiert, Strahlenther Onkol, 2002]).

> **Quintessenz:**
> Keine adjuvante Therapie für T1/2-N0-R0-Tumoren. Für andere Tumoren möglicherweise Benefit der adjuvanten und neoadjuvanten RChT, insbesondere für N+ oder in Anlehnung an INT 116 [MacDonald, NEJM, 2001] sowie angesichts der Daten von Urba und Walsh bei Adenokarzinom, v.a. distal!

Primäre Radiochemotherapie

Derzeit beste Ergebnisse mit **primärer RChT** (besser als OP):

Al-Sarraf et al. (Intergroup, begonnen als RTOG 85-01, [JCO, 1997], s.a. erste Auswertung dieser Studie [Hershkovic (RTOG 85-01), NEJM, 1992] und Langzeitergebnisse [Cooper, JAMA, 1999]): Einschluss von T1 – 3 N0/1 M0, zunächst nur Plattenepithelkarzinome, dann auch Adenokarzinome. Es ergab sich ein signifikanter Benefit für eine RChT mit 50 Gy (30 + 20 Gy) + 5-FU (1000 mg/m^2 kontinuierlich an den Tagen 1 – 4) + Cisplatin (75 mg/m^2, an Tag 1) in den Wochen 1, 5, 8, 11 (also 4 Zyklen) vs. alleiniger RT mit 64 Gy (50 + 14) bez. Gesamt- und krankheitsfreiem Überleben (lokal + systemisch): 5-JÜ 27% vs. 0%, 2-JÜ 36% vs. 10%. Keine tumorbedingten Todesfälle mehr nach 5 Jahren. 8-JÜ 22%. Grad-4-Toxizität bei 8%, Mortalität 2% in randomisierter Studie. Keine Mortalität und geringere Grad-4-Toxizität in Beobachtungsstudie. Allerdings konnten nur 50% der laut Protokoll geplanten 2 post-RT ChT-Zyklen appliziert werden.

Mögliches alternatives, in Deutschland verbreitetes Schema: Nur in der 1. und 5. Woche jeweils 1000 mg/m^2 5-FU kontinuierlich und an 5 Tagen in den Wochen 1 und 5 jeweils 20 mg/m^2 Cisplatin als Kurzinfusion prä-RT. Cisplatin kann ggf. auch durch je einmal 10 mg/m^2 Mitomycin C in den Wochen 1 und 5 ersetzt werden.

Allerdings zeigten 4 andere Studien keinen Vorteil. Außerdem eigenartig: Nachdem die Intergroup-Studie wegen signifikanten Unterschieds abgebrochen und als einarmige RChT-Studie weitergeführt wurde, betrug das 5-JÜ bei diesen nach der Randomisierungsphase behandelten Patienten nur noch 14% [Cooper, JAMA, 1999]. Insgesamt wurde aber die Stichhaltigkeit der Ergebnisse nicht nur unter Studienbedingungen, sondern auch in der klinischen Praxis durch die Patterns-of-Care-Studie bestätigt [Coia/Minsky, JCO, 2000].

Weitere Intensivierung (Erhöhung der 5-FU-Dosis, 5 statt 4 Zyklen und Erhöhung der RT von 50 auf 64 Gy) hatte bei zusätzlich neoadjuvantem Ansatz [Minsky (RTOG 92-07), IJROBP, 1999] eine hohe Toxizität und in der anschließenden randomisierten Studie ohne neoadjuvante Komponente keine verbesserte Wirkung. Diese Studie wurde vorzeitig abgebrochen [Minsky (INT 0123), JCO, 2002], wobei allerdings die Todesfälle im kombinierten Arm fast alle während der Therapie bei ≤ 50 Gy auftraten und deren Zusammenhang mit der Dosiseskalation daher unwahrscheinlich ist.

Dosiserhöhung durch Brachytherapie-Boost (10 – 15 Gy in 2 – 3 Fraktionen) parallel zur ChT ergab 10% Todesfälle, jedoch keine besseren Ergebnisse [Gaspar (RTOG 92-07), Cancer, 2000], wenn auch vereinzelt über bessere lokale Kontrolle durch lokale Dosiserhöhung berichtet wurde [Shi, Radiother Oncol, 1999].

Bisher konnte in Phase II keine andere ChT-Kombination (z.B. unter Einschluss von Taxanen [Roof, IJROBP, 2006]) die Ergebnisse verbessern.

Palliation

Bei 80% der Patienten mit Dysphagie guter Effekt durch eine lokale Radiotherapie, bei guten AZ ggf. auch als RChT. Bei 70% der Patienten wird die Dysphagie für 7,5 Monate reduziert (bei 20% für 3 Jahre).

Bei schlechten AZ und Dysphagie besteht die Möglichkeit der

- Stentimplantation,
- Brachytherapie, z.B. mit 1×12 Gy.

In einer randomisierten Studie war die Dysphagie zwar nach Stentimplantation schneller gebessert, die Langzeitergebnisse waren jedoch nach Brachytherapie besser [Holm, Lancet, 2004]. Aufgrund dieser Ergebnisse ist die Brachytherapie bei Durchführbarkeit wahrscheinlich als die besserer Palliativmethode anzusehen.

Ansprechen auf cisplatinbasierte ChT-Kombination bei metastasierter Erkrankung: 30-60%.

Die Kombination mit Paclitaxel oder Irinotecan ist möglich und effektiv, aber verhältnismäßig toxisch [Ilson, JCO, 1998 und 1999].

Die Münchener Studiengruppe untersucht gegenwärtig im Rahmen einer randomisierten Phase-II-Studie die Kombination Cisplatin/5-FU/Cetuximab gegen Cisplatin/5-FU bei Patienten, die nicht für eine OP oder definitive RChT geeignet sind.

Voraussetzungen für Radiochemotherapie

- Karnofsky-Index > 60%, WHO Performance I–II,
- Lebenserwartung mindestens 6 Monate,
- Stadium II/III,
- Alter max. 70-75 Jahre,
- keine Funktionseinschränkung von Lunge, Herz oder Niere.

5.7 Nebenwirkungen/ Aufklärung

Toleranzdosen: TD5/5 60 Gy, wenn 1/3 des Ösophagus bestrahlt wird, 55 Gy, wenn der ganze Ösophagus bestrahlt wird. Bis zu 60% Stenosen bei RChT mit hohen Dosen [Araujo, Cancer, 1991]. Therapie der Ösophagitis: Lösliches Aspirin, Lokalanästhetika. Häufig Candidiasis → entsprechende antimykotische Therapie.

CAVE

Herz: Perikarditis mit möglicher konsekutiver Panzerherzbildung ab 40 Gy auf gesamtes Herz, ab 45 Gy Myokardfibrose.

Bei Perforation/Fistelung des Ösophagus: Behandlung abbrechen.

5.8 Besonderheiten

Falls keine 3-D-Planung auf der Basis eines CT durchgeführt wird (heute die Ausnahme), wird eine Lungenkorrektur notwendig: Bei Co-60-Photonen müssen 4% je Zentimeter Lunge addiert werden, bei 5-MV-Photonen 3%, bei 8-MV-Photonen 2%.

ChT: Cisplatin, 5-FU, Adriamycin, MTX, Bleomycin → bis zu 20% CR. Mittlerweile werden auch neuere Substanzen wie z.B. Taxol verwendet.

Indikation zur palliativen ChT (2 Zyklen über max. Tumoransprechen hinaus):

- Bei jüngeren Patienten (und Karnofsky-Index > 80%), insbesondere bei M1 im Sinne von nicht-regionären LK sind Cisplatin/5-FU die bevorzugten Medikamente.
- Andere ambulante Patienten in schlechterem AZ (Karnofsky-Index > 60%): Vindesin-Monotherapie.

Bei Rezidiven nach cisplatinhaltiger ChT ist keine weitere alleinige ChT mehr sinnvoll, eine kombinierte Radiochemotherapie kann im Einzelfall erwogen werden (kleinvolumig).

KAPITEL

6 Magenkarzinom

6.1 Allgemeines

Vorkommen

Altersgipfel: 50–70 Jahre; *Inz.*: $6/10^5$ (fallend, durch Abnahme des intestinalen Typs, *Inz.* 1930: $30/10^5$; seit Einführung des Kühlschranks und Abnahme der Pökelung von Fleisch sinkend), gegenwärtig dritthäufigste Krebstodesursache. Männer : Frauen 2 : 1.

Risikofaktoren

- Nitrate (Nitrosaminbildung),
- Asbest,
- Fett,
- Alkohol,
- Nikotin,
- gastroösophagealer Reflux (nur gesichert für proximalen Typ),
- perniziöse Anämie,
- Narbenkarzinom (auch nach Ulkus-OP, Ulkuserkrankung selbst kein erhöhtes Risiko),
- chronische Gastritis (Helicobacter pylori, relatives Risiko 3–6),
- Blutgruppe A.

Metastasierung

30% Lebermetastasen bei Erstdiagnose.

Lymphatische Drainage hauptsächlich entlang der Arterien ins Zöliakalsystem.

3 LK-Kompartimente:
- Große + kleine Kurvatur/lienal,
- Truncus coeliacus/hepatoduodenal (ca. in Höhe BWK 12),
- (gelten als Fernmetastasen): Paraaortal, parakaval, mesenterial (ca. in Höhe LWK1–3).

Diagnose

Keine zuverlässigen Tumormarker, gelegentlich CEA, CA 19-9 und CA 72-4 erhöht.

6.2 Histologie

Nach Lauren:
- Intestinaler Typ (Adenokarzinom),
- diffuser Typ (Siegelringzellkarzinom, szirrhöses Karzinom).

Allgemein: Distale Karzinome besser differenziert, proximale schlechter.

2–6% NHL (assoziiert mit Helicobacter pylori, meist vom MALT-Typ, meist niedrigmaligne, späterer Übergang in hochmaligne Histologie möglich).

6.3 Staging

Primärtumor

UICC, AJCC, 6. Auflage 2002

- **Tis:** Tumor ohne Invasion der Lamina propria.
- **T1:** Infiltration von Lamina propria oder Submukosa (18% LK+).
- **T2:** Infiltration von Muscularis propria (2a) oder Subserosa (2b, d.h. Tumor kann z.B. Netz infiltrieren, ist trotzdem T2).
- **T3:** Tumor penetriert Serosa (viszerales Peritoneum) ohne Infiltration von Nachbarorganen.
- **T4:** Tumor infiltriert Nachbarorgane.

Intramurale Ausbreitung in Duodenum oder Ösophagus wird ebenfalls nach Eindringtiefe klassifiziert, darüber hinaus kein Höherstaging.

Lymphknoten

- **N1:** 1 – 6 regionale LK.
- **N2:** 7 – 15 regionale LK.
- **N3:** > 15 regionale LK.

Stadien

- **0:** Tis.
- **IA:** T1 N0 (Frühkarzinom).
- **IB:** T1 N1, T2 N0.
- **II:** T1 N2, T2 N1, T3 N0.
- **IIIA:** T2 N2, T3 N1, T4 N0.
- **IIIB:** T3 N2.
- **IV:** T4 N1 – 3, T1 – 3 N3 und alle M1.

6.4 Therapie

Gastrektomie (meist partiell, 65 % sind operabel, davon ca. 75 % R0-operabel [Siewert, Ann Surg, 1998]) + LK-Dissektion (große + kleine Kurvatur + Truncus coeliacus), bei proximalem Sitz mit Ösophagusresektion, bei distalem Sitz als Billroth II, bei großen Tumoren als totale Gastrektomie mit Roux-en-Y-Ösophagojejunostomie, bei Sitz an der großen Kurvatur inklusive Splenektomie + Omentektomie. Bisher war unklar, ob eine elektive LK-Resektion als D1-Resektion (Resektion der LK im Wesentlichen an großer und kleiner Kurvatur) oder D2-Resektion (zusätzlich Resektion der LK an Truncus coeliacus, Milzarterie und Milzhilus) durchgeführt werden sollte. Im westlichen Raum nach älteren [Robertson, Ann Surg, 1994] und der aktuellen holländischen randomisierten Studie [Hartgrink, JCO, 2004] **kein Unterschied im 5-JÜ** (45 % [D1] vs. 47 % [D2]), obwohl in der deutschen Magenkarzinomstudie in bestimmten Subgruppen ein Unterschied auffiel [Siewert, Ann Surg, 1998].

Adjuvante Therapie

Postop. ausschließlich RT: Kein Benefit der alleinigen Strahlentherapie bez. Überleben (z. B. [Cullinan, Proc ASCO, 1984]), aber Reduktion der lokalen Rezidive durch RT im British Stomach Cancer Group Trial [Hallissey, Lancet, 1994].

Präop/postop. ausschließlich ChT: Vorteil der adjuvanten ChT in Metaanalyse [Mari, Ann Oncol, 2000], obwohl – bis vor kurzem – keine größere Studie bez. Überleben positiv war. Eine neoadjuvante Therapie mit FAMTX war sogar kontraproduktiv [Hartgrin, ESJO, 2004]. Diese Situation hat sich jedoch durch die Kombination der neoadjuvanten mit der adjuvanten ChT in der MAGIC-Studie geändert:

> **MAGIC-Studie des MRC [Cunnigham, NEJM, 2006]:** Nach OP eine Adenokarzinoms des Magens/gastroösophagealen Übergangs/distalen Ösophagus ≥ Stadium II Randomisierung zwischen alleiniger OP mit D2-Resektion vs. präop. 3-mal ECF, dann OP, dann postop. 3-mal ECF. Signifikant verbessertes 5-JÜ (23 % [OP] vs. 36 % [OP + ChT]). Diese Studie zeigt zwar zum ersten Mal überzeugend den prinzipiellen Benefit auch durch eine alleinige neoadjuvante/adjuvante ChT, eine unmittelbare Vergleichbarkeit/Überlegenheit gegenüber der RChT (s. unten beschriebene INT0116) lässt sich daraus aufgrund der unterschiedlichen Patientenkollektive nicht ableiten.

Rationale für die adjuvante Kombinationstherapie:

- [Schein (GITSG), Cancer, 1982] konnte zeigen, dass die adjuvante RChT bei small volume residual disease nach OP bei 20 % zu Heilungen führt und besser als RT alleine ist (randomisiert). Allerdings hohe Morbidität/Mortalität.
- In der adjuvanten randomisierten EORTC-Studie waren alle Langzeitüberleber in der kombinierten postop. RChT-Gruppe [Bleiberg, Eur J Surg Oncol, 1989].
- [Moertel, Mayo, JCO 1984]: Randomisierte Studie (postop. 40 Gy + 5-FU vs. RT alleine) resultierte in 23 % vs. 4 % 5-JÜ, jedoch eingeschränkte Aussage durch Imbalancen und zahlreiche dropouts.

> Daher *INT 0116* [MacDonald, NEJM, 2001]: Vergleicht für Stadien IB–IV (alles außer T1 N0. *75 % T3/T4-Tumoren, > 80 % N+*, also überwiegend Hochrisiko) Beobachtung postop. vs. 5-mal 5-FU/LV postop. (Mayo-

Schema) + 45 Gy während des 2. und 3. Zyklus ChT: *3 Jahre* Gesamtüberleben (50 % vs. 41 %) und krankheitsfreies Überleben (48 % vs. 31 %) verbessert. Aber: Hohe Rezidivraten im Kontrollarm, z. B. dadurch, dass bei 54 % der Patienten nicht einmal D1-LK-Resektion durchgeführt wurde. (Zum Vergleich: Alleinige OP im Van-de-Velde-Trial resultierte immerhin in ca. 45 % *5 Jahre overall survival.)*
Rechtfertigung der Autoren:

- Kein Unterschied zwischen den Armen im Hinblick auf regionäre, sondern lediglich auf lokale und Fernmetastasenkontrolle.
- Außerdem war im Nur-OP-Arm kein Unterschied zwischen D0, D1 und D2 festzustellen.
- Extrem negative Selektion, die die relativ hohen Rezidivraten im Kontrollarm erklärt.

Alternative mit guten Phase-II-Ergebnissen: Aggressives präop./postop. ChT-Schema (postop. intraperitoneal), wie z. B. das der University of Southern California [Crookes/Leichman, Cancer, 1997]: Potenziell resektable Tumoren, Resektionsrate 78 %, 3% CR, Rezidivrate 20–30 % (gegenüber erwarteten 60 %), medianes Überleben 52 Monate. Eine entsprechende Intergroup-Studie ist gegenwärtig in Planung.

Potenzieller Ansatz auch: RChT neoadjuvant zum Downstaging, 5-FU/LV, FAM oder FAMTX (sehr gute Ergebnisse z. B. publiziert durch [Allal, JCO, 2005]): 35 % 5-JÜ in Phase II bei RChT mit hyperfraktionierter RT (Dosiseskalation bis 45 Gy) und ChT mit Cisplatin/5-FU bei Höchstrisikokollektiv vor D2-Resektion).

Trotz der positiven Ergebnisse der MAGIC-Studie wird allgemein konzediert, dass Höchstrisikopatienten darüber hinaus von einer RChT profitieren dürften. Daher *Indikation für RChT* (RT + 5-FU) sicher *bei OP mit Residuen, wahrscheinlich bei T3/T4/N+* und palliativ bei Inoperabilität.

Metastasiertes Karzinom

Standardtherapie: FAMTX (besser und weniger toxisch als EAP, besser als FAM). Ansprechen 30 %, CR 15 %. Der genaue Stellenwert der verschiedenen Schemata ist aber unklar [Vanhoefer, JCO, 2000].

Alternativen:

- ELF (Etoposid/LV/5-FU): Ansprechen 50 %, CR 12 %, nicht gegen FAMTX getestet, wohl in etwa äquivalent.
- ECF (Epirubicin/Cisplatin/5-FU): Im randomisierten Vergleich besser als FAMTX [Webb, JCO, 1997], höhere Lebensqualität.
- MCF (Mitomycin C/Cisplatin/5-FU): War im randomisierten Vergleich in etwa äquivalent zu ECF, bei allerdings etwas höherer Toxizität, gilt als das am umfangreichsten untersuchte Schema.
- PELF (Cisplatin/Epirubicin/LV/5-Fluorouracil): In Phase II bisher beste Ergebnisse (62 % Ansprechen).

Daher gegenwärtig am ehesten: PELF > ECF, MCF > FAMTX, ELF > FAM

Vergleichbare Ergebnisse in Phase II (bis zu 70 % Ansprechen, ambulant durchführbar: 5-FU/Mitomycin [Hofheinz, Onkologie, 2001]).

6.5 Radiotherapie

Wird als Teletherapie (EBRT) durchgeführt gemäß Empfehlungen angelehnt an [Smalley, IJROBP, 2002] auf Basis der Rezidivmusteranalyse von [Gunderson/Sobin, IJROBP, 1982] und [Landry/Tepper, IJROBP, 1990]:

Durchschnittliche Feldgröße **> 15 × 15 cm,** von der Form her einem Kreuz entsprechend.

Einschluss von Tumorbett, Anastomose, Stumpf und regionären LK (große + kleine Kurvatur, Truncus coeliacus, pankreatikoduodenale [mediale Duodenalwand], Milzhilus- und suprapankreatische LK, LK Leberpforte sowie paraaortal).

Bei **proximalem** Sitz: **3–5 cm des Ösophagus** (d. h. ca. ab BWK7/8) mit einschließen. Bei **Fundustumoren,** insbesondere bei T3- und T4-Tumoren (Organüberschreitung), großzügig Zwerchfell mit einbeziehen, bei **distalem** Sitz u. U. ganzes Duodenum.

Bei proximalem Tumorsitz ohne Befall der kleinen Kurvatur kann die Leberpforte, bei distalem Tumor der Milzhilus ausgespart werden. Größten Teil der RT ap/pa durchführen, seitliche Felder (zum Nierenschutz) meist ungenügend wegen Ausdehnung des Magens nach dorsal. Wenn seitliche Felder verwendet werden, mindestens ventrales Drittel der Wirbelkörper wegen paraaortaler LK einschließen, also z. B. 45 Gy ap/pa auf Magen, Milz, Leberpforte, paraaortal **bis LWK3/4**, ggf. vorsichtigen Boost auf Resttumor bis 55 Gy unter Verwendung von seitlichen Feldern, insbesondere bei R+-Situation proximal oder distal.

CAVE

Rückenmark, Niere (bei proximalem Sitz 50 % Einschluss der linken Niere meist unvermeidlich, bei distalem Sitz Einschluss der rechten Niere, dann peinlich auf Schutz der anderen Niere achten [mindestens ¾ dieser Niere heraushalten]). Nicht mehr als äußerstenfalls 20 Gy Vollbelastung auf beide Nieren, Vollbelastung beider Nieren aber grundsätzlich vermeiden, da Toxizität nachgewiesen [Jansen, IJROBP, 2006]. Cave Herzbelastung, insbesondere wenn zeitnah Anthracycline verwendet werden.

Sowohl die kritische, möglichst vollständige Erfassung des Peritoneums (in verschiedenen Serien dort hohe Rezidivraten [z. B. Allal, IJROBP, 2005]) als auch die Schonung der Nieren lässt sich mittels IMRT optimieren [z. B. Wieland, IJROBP, 2004].

Präop. RT 30 – 45 Gy, alleinig jedoch ohne erwiesenen Benefit, daher nur sinnvoll als präop RChT.

IORT: Z.B. als Boost (15 Gy) oder, wenn sie als alleinige Therapie ohne EBRT durchgeführt wird, mit 25 – 30 Gy, nicht bei Peritonealkarzinose oder Fernmetastasen.

6.6 Ergebnisse

Insgesamt international im Westen über alle Stadien einschließlich inoperabler Patienten 5 – 15 % 5-JÜ: Bei Frühkarzinom (T1 N0) sind 85 % erreichbar (machen aber im Westen nur 5 % der Patienten aus); für T2 – 3 N0 sind 50 % erreichbar, für N+ nur noch 20 %. Sprunghafter Anstieg der Rezidivraten bei Infiltration aller Wandschichten. Aus der deutschen Magenkarzinomstudie werden mit einer 10-JÜ von 26 % insgesamt und 36 % nach R0-Resektion vergleichsweise hervorragende Ergebnisse berichtet, was von den Autoren u. a. auf die konsequent durchgeführte LK-Dissektion zurückgeführt wird [Siewert, Ann Surg, 1998].

35 – 60 % lokale/lokoregionäre Rezidive (25 % isolierte Rezidive in LK oder Magenbett, 30 – 40 % inklusive lokaler peritonealer Aussaat), 20 – 40 % Fernmetastasen (40 % 5-JÜ in Japan).

Kaum gastrische Spätnebenwirkungen bis 50 Gy, darüber ansteigend, 5 – 15 % Nebenwirkungen bei 60 Gy.

IORT bisher nicht aussagekräftig evaluiert. Ergebnisse der großen Studien: s. o.

6.7 Neue Trends

Weiterhin wird in zahlreichen Studien an der Optimierung der ChT für die metastasierte Situation gearbeitet. Die alleinige neoadjuvante ChT wird gegen die alleinige OP im Rahmen der EORTC-Studie 40954 geprüft. Die Bedeutung dieser Studie hat jedoch vor dem Hintergrund der MAGIC-Studie verloren, die erfolgreiche Beendigung ist fraglich.

Die Optimierung der adjuvanten RChT verfolgt die Mannheimer Studiengruppe Gastrointestinale Tumoren (MARGIT) im Rahmen einer Phase-II-Studie mit Capecitabin in Kombination mit Oxaliplatin und lokaler, intensitätsmodulierter Strahlentherapie nach in kurativer Intention reseziertem Magenkarzinom.

KAPITEL

7 Kolorektales Karzinom

7.1 Allgemeines

Vorkommen

Kolorektale Karzinome sind die dritthäufigsten Tumoren (14 % der bösartigen Neuerkrankungen) und mittlerweile die zweithäufigste Krebstodesursache für beide Geschlechter: *Inz.:* Frauen: $52/10^5$, Männer: $68/10^5$ (Kolonkarzinom steigend, Rektumkarzinom konstant, in hochentwickelten Ländern häufiger [Diät], das Lebenszeitrisiko, an einem kolorektalen Karzinom zu erkranken, liegt bei 6 %). Die Mortalität hingegen nimmt stetig ab. *Altersgipfel:* 68 Jahre (90 % älter als 50 Jahre),

Risikofaktoren

- Mittlerweile sind die molekularen Mechanismen, die zu kolorektalen Tumoren führen, bekannt. Im Wesentlichen existieren zwei Genesegruppen, die auf chromosomaler Instabilität beruhenden Tumoren und die auf Mikrosatelliteninstabilität beruhenden Tumoren. Beide Mechanismen spielen sowohl bei erblichen als auch bei sporadischen Tumoren eine Rolle.
- **Erbliche Risikofaktoren:**
  - **Familiäre adenomatöse Polyposis (FAP, chromosomale Instabilität):** 1 % der kolorektalen Karzinome durch FAP. Auslöser: APC-Gen auf Chromosom 5q, unterschiedliche Schwere je nach Mutation. 1/3) der FAP sind sporadisch, 2/3 sind vererbt mit autosomal-dominantem Erbgang (50 % Risiko, wenn erstgradig Verwandter erkrankt ist). Inzidenz insgesamt $1:10^4$ aller Geburten, Manifestation in 3. Dekade im ganzen Kolon. Meist gutartige Tumoren im gesamten Magen-Darm-Trakt, Dünndarm- und Dickdarmkarzinome meist ab der 5. Dekade.
  - **Hamartom-Polyposis-Syndrome:**
    - **Gardner-Syndrom:** Phänotypische Variante der FAP mit Epidermoidzysten und Osteomen.
    - **Peutz-Jeghers-Syndrom:** Krebsassoziierte Genodermatose (Magen, -Darm-, Keimzelltumoren) mit relativem Risiko von 18 für Krebsentstehung.
    - **Cowden-Syndrom:** Keimbahnmutation des PTEN-Gens, multiple Hamartome, erhöhtes Risiko auch für Mamma- und Schilddrüsenkarzinom.
  - **Lynch-I-Syndrom** (erbliches Kolonkarzinom-Syndrom, Mikrosatelliteninstabilität) und **Lynch-II-Syndrom** (erbliches Krebssyndrom) gehören zum HNPCC (hereditary non-polyposis colon cancer, Mismatch-repair-Defizit, in der Folge Mikrosatelliteninstabilität bei 90 % der HNPCC-Patienten) und machen 2–10 % aller kolorektalen Tumoren aus. Es finden sich Defekte an den Chromosomen 2p und 3p. Lynch II ist mit Endometrium- und Ovarkarzinomen assoziiert, Manifestation in 5. Dekade, rechtes Kolon bevorzugt. Interessanterweise ist aber das Überleben von HNPCC-Patienten besser als das der spontanen Tumorträger (andere Immunität?). Insgesamt 10–15 % der kolorektalen Tumoren sind zurückzuführen auf hereditäre Keimzellmutationen. Für die Erfassung von Patienten mit HNPCC dienen die Amsterdam- und Bethesda-Kriterien.
- Weitere **sicher identifizierte Risikofaktoren:**
  - Colitis ulcerosa, M. Crohn: Risiko jeweils um das 10- bis 25fache erhöht.
  - Pfeifen-/Zigarrerauchen (relatives Risiko 5).
  - Asbest.

Spontanes kolorektales Karzinom: Entstehung über Adenom-Karzinom-Sequenz [Vogelstein, NEJM, 1988]: Zugrunde liegende Problematik können „loss of heterozygosity", Mutationen in APC, DCC und p53 sowie somatische Mutationen in Mismatch-repair-Genen (15% der sporadischen Karzinome) mit jeweils der Konsequenz einer chromosomalen oder einer Mikrosatelliteninstabilität sein.

Hinsichtlich der Umwelteinflüsse geht der World Cancer Research Fund davon aus, dass bis zu 50% der kolorektalen Karzinome durch diätetische Maßnahmen vermeidbar wären. Man geht von positiven Einflüssen durch ballaststoff-, gemüse-, frucht- und getreidereiche Ernährung aus. Die Einflüsse von Alkohol sind unklar. Mehrere Beobachtungsstudien schreiben körperlicher Aktivität (auch bei manifester Erkrankung) eine positive Wirkung zu.

Chemoprävention

Mehrere Phase-III-Studien konnten nach Adenomabtragung oder nach Erkrankung an einem kolorektalen Karzinom durch prophylaktische Aspiringabe eine Reduktion der Adenom-Inzidenzrate und des Risikos, an einem erneuten Karzinom zu versterben, belegen (zuletzt z. B. die uKCAP-Studie, relative Risiko 0,5). Ähnliche Ergebnisse finden sich als Nebenbeobachtung der Studien mit Coxiben. Aufgrund der mit beiden Prophylaxestrategien verbundenen Nebenwirkungen steht eine abschließende Bewertung dieses Ansatzes jedoch noch aus.

Lokalisation

Kolon 70% (davon 60% Sigma und Zäkum), Rektum 30%.

Rektum beginnt ca. bei S3 (dort verliert Kolon das Mesenterium, ca. 20 cm ab ano). Peritoneale Umschlagfalte - ca. 11 - 15 cm ab ano - stellt die Schwelle für die Änderung des Metastasierungsmusters dar (oberhalb weniger lokoregionäre Rezidive, mehr systemische/peritoneale Metastasen). Einteilung nach UICC (gemessen ab Anokutanlinie) in Karzinome des unteren (< 6 cm), mittleren (6 - 12 cm) und oberen (12 - 16 cm) Rektumdrittels.

Screening

Das kolorektale Karzinom ist einer Früherkennung gut zugänglich. Gegenwärtig wird für Individuen ohne familiäre Belastung entsprechend der S3-Leitlinie der DKG (von 2004) die jährliche Untersuchung auf okkultes Blut (über Guajak- oder immunologische Tests) sowie (nach einer Basisuntersuchung ab dem 50. und bis spätestens zum 55. Lebensjahr) eine Koloskopie alle 10 Jahre empfohlen. Diese „Vorsorgekoloskopie" wird als Früherkennungsleistung übernommen.

Für Personen mit familiärer Belastung gelten strengere Empfehlungen.

Für genanalytische Tests (hohe Spezifität, noch recht geringe Sensitivität) fehlen bisher ausreichend evidenzbasierte Daten. Für die CT-/MR-basierte sog. virtuelle Koloskopie fehlen ebenfalls noch belastbare Daten und Qualitätskriterien für die Untersuchung.

Metastasierung

- Kolonkarzinom metastasiert häufiger als Rektumkarzinom.
- Geringe Tendenz zur intramuralen Ausbreitung.
- Topik des LK-Befalls:
  - mittleres und oberes Rektumdrittel: Nodi lymphatici rectales superiores, dann Nodi lymphatici mesenterii inferiores, LK an V. portae, paraaortale LK.
  - unteres Rektumdrittel: Nodi lymphatici rectales superiores et inferiores, d. h. auch Nodi lymphatici iliaci communes und LK an V. cava inferior (trifft auch für Analkanal zu, zusätzlich Nodi lymphatici inguinales superficiales).
- LK-Risiko: Insgesamt haben 30% der Patienten pos. LK bei Erstdiagnose.
  - Bei T1 10%.
  - Bei T2 mit tiefer Infiltration der Muscularis propria 35%.
  - Bei T3 45%.
  - T1/T2 mit schlechter differenzierten Tumoren oder L1/V1: 30 - 50% (in diesem Fall sicher keine minimal-invasive OP durchführen, sondern radikale onkologische OP, s. u.).
  - Neben LK-Metastasen besteht auch ein Risiko der diskontinuierlichen Tumorzellausbreitung im Mesorektum (dabei werden Manifestationen > 3 mm mit Anmutung eines LK als LK-Metastasen be-

zeichnet, ansonsten wird von einer Veneninfiltration ausgegangen).
- Bei < 5 % synchron M1 bei Erstdiagnose, insgesamt metastasieren ca. 30 % im Verlauf.
- Polypen beherbergen zu 5 % ein Karzinom. Bei Polyp < 1 cm: 1 %, bei Polyp > 2 cm: 40 %. Bei Polypen > 1 cm Karzinomentwicklungsrisiko über die Zeit: Nach 5 Jahren 5 %, nach 10 Jahren 10 %, nach 15 Jahren 35 %.
- 3/4 der Patienten mit Karzinom haben auch benigne Adenome. Synchrones Zweitkarzinom bei 2 – 5 % der Patienten.

7.2 Histologie

94 % Adenokarzinome, davon 5 % muzinöse Adenokarzinome. Ansonsten: Plattenepithelkarzinome, neuroendokrine Tumoren, undifferenzierte Karzinome.

Einteilung in G1–G4, obwohl ein zweistufiges Grading wohl ausreicht (LK-Risiko für G1/G2 < 25 %, für G3/G4 ca. 80 %).

Schlechtere Prognose für muzinöse und Siegelringkarzinome (per definitionem G3) und medulläre Karzinome (per definitionem G4).

Günstige Prognosefaktoren: Mikrosatelliteninstabilität, hohe Thymidilatsynthaseexpression, Ansprechen auf neoadjuvante Therapie.

7.3 Staging

7.3.1 UICC (6. Auflage , 2003)

Primärtumor

- **Tis:** Tumor in situ.
- **T1:** Submukosa befallen.
- **T2:** Muscularis propria infiltriert.
- **T3:** Subserosa infiltriert oder nicht peritonealisiertes perikolisches oder perirektales Gewebe infiltriert.
- **T4:** Serosa durchbrochen oder Nachbarorgane infiltriert.

Lymphknoten

- **N0:** Keine LK (bei Entfernung von mindestens 12 LK!).
- **N1:** 1 – 3 perikolische bzw. perirektale LK.
- **N2:** > 3 perikolische bzw. perirektale LK.

7.3.2 Klinische Stadien nach UICC/AJCC 2003

Tabelle 7.1 zeigt die klinischen Stadien des kolorektalen Karzinoms.

7.4 Therapie

Prinzipien der kolorektalen Tumorchirurgie: Mindestens 5 cm Abstand vom makroskopischen Tumor nach kranial und kaudal.

Tab. 7.1 Klinische Stadien des kolorektalen Karzinom nach UICC/AJCC 2003

Stadium	Tumor	LK	Metastasen	Dukes-Klassifikation
0	Tis	N0	M0	
I	T1,2	N0	M0	Dukes A
IIA	T3	N0	M0	Dukes B
IIB	T4	N0	M0	Dukes B
IIIA	T1,2	N1	M0	Dukes C
IIIB	T3,4	N1	M0	Dukes C
IIIC	Jedes T	N2	M0	Dukes C
IV	Jedes T	Jedes N	M1	Dukes D

Sonderfall Rektum: Resektion des tumortragenden Rektums im Gesunden und partielle oder totale En-bloc-Entfernung des Mesorektums und des regionären Lymphabflussgebietes. Totale Mesorektumexstirpation (TME) beim Rektumkarzinom mittlerweile Standard [McFarlane/Heald, Lancet, 1993].

7.4.1 Kolonkarzinom

Operative Verfahren

Großzügige **operative Standardverfahren:** Hemikolektomie, erweiterte Hemikolektomie bei Flexurentumoren (da 25–40% LK-Befall in benachbarter Zone), subtotale Kolektomie. Bedeutung von „no-touch" und laparoskopischen Techniken bisher unklar.

Chemotherapie

Bisher im **Stadium** II keine gesicherte Indikation für eine adjuvante ChT außerhalb von Studien, da in initialen Studien wie der INT0035 bei primär guter Prognose der Patienten die Senkung der Lokalrezidiv-Rate mit erhöhter Nicht-Tumor-Mortalität erkauft wurde. Allerdings scheinen diesem Stadium prognostisch sehr inhomogene Gruppen zuzuordnen zu sein und einige Subgruppen (wie z.B. T4-Tumoren, schlechtes Grading, vaskuläre Invasion, Tumorperforation) dennoch von einer adjuvanten Therapie zu profitieren:

QUASAR-1-Studie (5-FU/LV vs. Nachbeobachtung) zeigte einen signifikanten, wenn auch kleinen Überlebensvorteil für die adjuvant behandelten Patienten. Weitere laufende Studien wie PETACC-4/AIO5 (5-FU/LV + Irinotecan vs. Nachbeobachtung) werden in absehbarer Zeit helfen, den Stellenwert der adjuvanten ChT im UICC-Stadium II weiter zu validieren.

Adjuvante ChT im Stadium III (N+): Früh konnte der Benefit einer adjuvanten Therapie gezeigt werden (z.B. INT0035 [Moertel, NEJM, 1990]) und ist spätestens nach den Ergebnissen des IMPACT-trial [IMPACT investigators, Lancet, 1995] unumstritten. Die Gesamtmortalität wird durch die Kombination 5-FU/LV im Vergleich zur alleinigen OP absolut um 6–7% gesenkt. Die Therapie wird 6–8 Wochen nach OP begonnen und über eine Dauer von 6 Monaten verabreicht. Eine längere Therapie führt nicht zu einer Verbesserung der Ergebnisse. Die zusätzliche Gabe von Levamisol ist ebenfalls überflüssig.

Um die Rezidivraten noch weiter zu senken, wurden inzwischen auch in der Adjuvanz Kombinationschemoprotokolle geprüft, die in der palliativen Situation eine höhere Wirksamkeit aufwiesen:

MOSAIC-Studie (FolFox-4 vs. 5-FU/LV [Andre, NEJM, 2004]): Rezidivfreies Überleben nach 3 Jahren 78,2% vs. 72,9%. Diese Ergebnisse wurden durch die NSABP C-07 für das FolFox-Regime bestätigt [Wolmark, ProcASCO, 2005].

> FolFox stellt daher seit ASCO 2004 den neuen derzeitigen Standard für die adjuvante ChT im Stadium III dar. Dies ist in der S3-Leitlinie von 2004 noch nicht eindeutig formuliert.

X-ACT-Studie (Capecitabin vs. Bolus 5-FU/FLV [Twelves, NEJM, 2005]): Kein signifikanter Unterschied bez. krankheitsfreiem und Gesamtüberleben, aber leichter positiver Trend für Capecitabin gegenüber dem Mayo-Protokoll (krankheitsfreies 3-JÜ 65,5% vs. 61,9%). Dies ist daher eine Option bei Kontraindikation gegenüber FolFox. Irinotecanhaltige Protokolle (CALGB C89993, PETACC-3) zeigten keinen Vorteil und haben daher keinen Stellenwert in der adjuvanten Therapie des Kolonkarzinoms.

Die Lokalrezidiv-Rate beim Kolonkarzinom hängt auch von der Lokalisation ab; sie ist im Bereich von Colon ascendens und descendens höher als in den mobilen Anteilen (Sigmoid und Transvers).

Radiochemotherapie und RT

Lokalrezidiv-Rate > 30%, wenn Tumor adhärent an Umgebungsstrukturen. Dies stellt also eine mögliche Indikation für die adjuvante RT dar.

Für T4-Tumoren in retrospektiven Serien geringere Lokalrezidiv-Rate durch adjuvante Bestrahlung (45 Gy + 5 Gy Boost ohne Dünndarm) [Willet, JCO, 1993]. Gegenwärtiges Konzept des Massachusetts General Hospital (MGH) dazu: 225 mg/m^2/d 5-FU kontinuierlich während der RT, danach 6-mal 5-FU/LV. Eine randomisierte Intergroup-Studie zu dieser Fragestellung wurde wegen zu geringer Rekrutierung geschlossen.

SWOG 8572: 30 Gy RT Ganzabdomen + 16 Gy Boost + 200 mg/m^2/d 5-FU. In Phase-I-/-II-Studie gute Ergebnisse, bisher kein Vergleich mit adjuvanter Standard-ChT.

ChT als Portalveneninfusion wurde in der NSABP-CO-02/EORTC-Studie [Rougier, Lancet, 1998] untersucht: Gleicher Einfluss auf Überleben wie konventionelle systemische ChT, kein zusätzlicher Nutzen bez. Leberfiliae.

Phase-III-Studie der RTOG (92-03, Intergroup-Studie 130) untersuchte ChT +/- lokale RT beim Kolonkarzinom. Es zeigten sich keine Unterschiede, die Studie hatte jedoch eine zu niedrige Power [Martenson, JCO, 2004].

Zielvolumen: Primärtumor + 5 cm in alle Richtungen.

> Außerhalb von Studien gegenwärtig keine gesicherte Indikation zur RT, mögliche Indikation s. o.

7.4.2 Rektumkarzinom

Anteriore Rektumresektion: Kann durchgeführt werden, wenn Tumor > 2 - 3 cm (früher: > 5 cm) proximal der Linea dentata lokalisiert ist.

Abdominoperineale Rektumresektion: Bei Invasion des Sphinkters, Sphinkterschwäche, Lokalisation innerhalb 5 cm von der Linea dentata bei schlechter Differenzierung. Distaler Sicherheitsabstand 2 cm für gut differenzierte und 5 cm für schlecht differenzierte Karzinome.

Obligate **Exzision des Mesorektums** (sog. totale Mesorektumexstirpation [TME] [McFarlane/Heald, Lancet, 1993] bessere Prognose) mit horizontaler Durchtrennung des Mesorektums (kein „Coning") und ohne Beschädigung bei Tumoren des oberen Drittels bis 5 cm distal des makroskopischen Tumorrandes bei Tumoren des mittleren und unteren Drittels bis zum Beckenboden.

Exzision **von mindestens 12 - 14 LK,** da N0-Patienten, bei denen weniger entfernt worden waren, eine schlechtere Prognose hatten [Tepper, JCO, 2001].

Subtotale Kolektomie mit ileorektaler Anastomose für FAP und Lynch-Syndrome.

Karzinom im Adenom: Keine weitere Therapie nötig, wenn > 2 mm im Gesunden entfernt, Grading < G3 und keine L1-Situation vorliegt, da dann < 3 % LK-Metastasierungsrisiko. In allen anderen Fällen onkologische Nachresektion.

Alleinige lokale Exzision: Gleiche Voraussetzungen wie für alleinige RT (s. dort).

T1: Lokale Exzision u.U. ausreichend, wenn Tumor < 4 cm groß und < 8 cm ab ano, gut differenziert, mobil und im endorektalen Ultraschall keine LK auffällig sind.

T2 und unfavorable T1 (schlechte Differenzierung/L1/V1): Lokale Exzision mit RChT mit guten Resultaten möglich.

Evaluiert in CALGB 8984 [Steele, Ann Surg Oncol, 1999] und RTOG 89-02 [Russel, IJROBP, 2000].

7.5 Radiotherapie

7.5.1 Indikation

Lokalrezidive bei kolorektalem Karzinom nach alleiniger OP in Abhängigkeit des Tumorstadiums insgesamt ca. **0 - 25 %.** Extreme Schwankungsbreite je nach Chirurg/Zentrum.

In der Minnesota-Reoperation-Series [Gunderson Cancer 1974] wurde nach initialer Tumor-OP eine geplante Second-look-Operation durchgeführt. Intention war durch eine frühe Reoperation ggf. Frührezidive kurieren zu können. Die Rezidivlokalisationen aus dieser Arbeit liefern die Grundlage für die Definition der Zielvolumina bei der Rektumbestrahlung. 46 % der Patienten zeigten ein rein loko-regionäres Rezidiv, nur 8 % hatten ein rein distantes Rezidiv.

Reduktion der Lokalrezidiv-Rate um 5 - 8 % durch postop. RT, um 20 - 30 % durch postop. RChT (d.h. Reduktion von z.B. 11 % auf 7 %. Über alle Serien Reduktion von 36 % auf 18 % [Tveit, E J Cancer, 1998]). Durch optimale Chirurgie (konsequente TME) lassen sich diese Daten wohl nochmals weiter senken:

Rezidivraten 2 Jahre nach R0-Resektion bei TME (Ergebnis mit präop. RT 5 × 5 Gy in Klammern) [Kapiteijn (Dutch Colorectal Cancer Group), NEJM, 2001]:

Overall 8 % (2 %), Stadium T1/T2 1 % (0,5 %), Stadium T3/T4 6 % (4 %), N+ 15 % (4 %), M1 mit R0-Resektion: 24 % (10 %). T3a scheint noch mit T2 vergleichbar zu sein. Wichtig ist bei der OP, einen zirkumferenziellen tumorfreien Sicherheitssaum von 2 - 5 mm zu erreichen [Quirke, Lancet, 1986].

> Im Vergleich mit historischen Kollektiven sind die Rezidivraten konventionell etwa doppelt so hoch wie mit TME (nach 5 Jahren 25–30 % vs. 10–15 %).

Gesamtüberleben nach 5 Jahren 10-15 Prozentpunkte besser mit postop. RChT, keine Verbesserung durch postop. RT allein.

Postop. RChT generell auch nach alleiniger lokaler Exzision von T1-/T2-Tumoren empfohlen, evtl. Ausnahmen s. o.

7.5.2 Arten der Radiotherapie

Alleinige Radiotherapie

Bei sehr strenger Indikationsstellung in Papillon-Technik möglich bei Tumoren < 10 cm ab ano, T1-T2, Tumoren < 3×5 cm, bei Tumoren ohne Extension zum Anus, guter Differenzierung, exophytischem Tumorwachstum und endosonographischem Ausschluss von suspekten LK. Therapie dann lokal 4×30 Gy LDR-Brachytherapie mit endokavitärere kV-Quelle.

Ergebnis: 5 % Lokalrezidive, 7 % Tumorsterblichkeit [Papillon, Radiother Oncol, 1990]. Für größere T2- sowie T3-Tumoren wurde dieses Konzept dann zu einer Kombination EBRT (10-13×3 Gy) und Kontakttherapie (dann 3-4 Fraktionen mit insgesamt 60-85 Gy) erweitert, dieser Ansatz konnte sich jedoch nicht durchsetzen.

Indikation zur adjuvanten ChT: s. lokale Exzision.

Alleinige RT bei fortgeschrittenen Tumoren (inoperablen Tumoren) mit 50 Gy führt nur in 5 % zur lokalen Kontrolle [Brierly, IJROBP, 1995].

Präoperative Radiotherapie

Entweder als präop. Kurzzeit-RT (4-5×5 Gy) mit kurzem Abstand zur OP (7-21 Tage) oder als konventionell fraktionierte präop. RT, dann meist als präop. RChT 45-50 Gy + 5-FU (1000 mg/m^2), OP 4-6 Wochen post-RT. Halbherzige Lösungen: RTOG 81-15/ECOG 83-23: 1×5 Gy präop. + 45 Gy postop., dieses Konzept ist äquivalent zu nur 45 Gy postop. [Sause, IJROBP, 1990; Sause, Ann Surg, 1994].

Indikation zur Kurzzeitvorbestrahlung

Lokalrezidivsenkender Anspruch über alle – primär operablen – Stadien. Ziel der Kurzzeitvorbestrahlung ist im Gegensatz zur präop. RChT allerdings nicht das Erreichen eines echten Tumor-Downsizings, sondern die Devitalisierung bei der OP potenziell versprengter Tumorzellen (eine Volumenabnahme des Tumors ist allenfalls durch einen Zerfall der tumorinfiltrierenden Lymphozyten bedingt).

Erste Studien: **Uppsala und Stockholm I, zeitgleich aufgelegt, seinerzeit ohne TME.**

- **Uppsala-Trial** [Pahlmann/Glimelius, Ann Surg, 1990]: 5×5,1 Gy präop. vs. 60 Gy postop. über 3-4 Felder auf begrenztes Volumen als split course. Ergebnis: 13 % vs. 22 % Lokalrezidive (keine stadienstratifizierte Auswertung. Von den Patienten, die zur postop. RT randomisiert wurden, wurden die Dukes-A-Stadien nicht bestrahlt), begrenztes Volumen (nur Becken). Keine wesentliche postop. Mortalität, **keine erhöhte Blasen- und Dünndarmspätmorbidität nach präop.** RT (20 %) gegenüber alleiniger OP (23 %), wohl aber nach postop. RT (39 %) [Frykholm (Glimelius/Pahlman), Dis Col Rectum, 1993].
- **Stockholm-I-Trial** [Stockholm Rectal Cancer Study Group (SRCSG, Cedermark), Cancer, 1990]: 5×5 Gy präop. vs. keine RT. Signifikante Reduktion der Lokalrezidive, jedoch mit 8 % vs. 2 % **erhöhte Mortalität** (v.a. bei Patienten > 75 Jahre). Problematisch war wohl die Verwendung von ap/pa-Feldern auf großes Volumen (Becken und paraaortal). Deutlich erhöhte Spätnebenwirkungsrate nach RT gegenüber keine RT [Holm/Cedermark, Cancer, 1996].
- **Stockholm-II-Trial** [SRCSG (Cedermark), Ann Surg Oncol, 1996]: 5×5 Gy präop. vs. keine RT, 5×5 Gy, 3-4 Felder, nur Becken. Bez. Lokalrezidiven ähnliche Ergebnisse wie Stockholm I, aber nur mäßig erhöhte Spätnebenwirkungsrate. Reduktion des Volumens also wichtig!

Als Konsequenz der guten Ergebnisse unter Berücksichtigung der deletären Effekte von ap/pa-Technik und Großfeldern wurden neue Studien aufgelegt:

- [**Swedish Rectal Cancer Trial** (Pahlman/Glimelius, Uppsala), NEJM, 1997]: Keine TME, 5×5 Gy an 5 Tagen vs. keine RT, Reduktion der Lokalrezidive von 27 auf 11 % overall, signifikant verbessertes Überleben. Downstaging-Effekt abhängig von der Zeit zwischen

RT und OP. Nach 5 Jahren bei RT-Patienten **vermehrt Darmbeschwerden** gegenüber den Patienten ohne RT, aber tolerabel, gute Lebensqualität [Dahlberg, Dis Colon Rectum, 1998]. Längere Nachbeobachtung steht - ebenso wie der Vergleich zu konventioneller postop. RChT - aus. Zumindest bei konventioneller Fraktionierung scheint präop. RChT besser verträglich zu sein als postop. RChT (s.u., [Rödel et al.]).

- Die alleinig präop. behandelten Patienten der **Hamburger Serie** (4×5 Gy innerhalb von 2 Tagen über ap/pa-Gegenfelder) erreichten bei überwiegend T2-/T3-Tumoren lokale Kontrollraten von 94% nach 2 Jahren, 90% nach 5 Jahren und 85% nach 8 Jahren, 5-JÜ 65%, 8-Jahres-Komplikationsraten 18%. Damit dürfte dieses ultrakurze Protokoll die Grenze des Machbaren darstellen, eine zusätzliche postop. RT mit 30 Gy führte zu massiv erhöhten Nebenwirkungsraten von 50% nach 2 Jahren und 100% nach 8 Jahren.
- Neuere Daten: [Kapiteijn (Dutch Colorectal Cancer Group), NEJM, 2001]: Präop. 5×5 Gy vs. keine RT in **Kombination mit TME.** Rezidivraten 2 Jahre nach R0-Resektion bei TME (Ergebnisse mit zusätzlicher präop. RT in Klammern): Overall 8% (2%), Stadium T1/T2 1% (0,5%), Stadium T3/T4 6% (4%), **N+ 15%** (4%), M1 mit R0-Resektion 24% (10%). Insbesondere bei N+ daher trotz TME dringender Bedarf für adjuvante/neoadjuvante systemische Therapie. Vor allem die tiefsitzenden Tumoren profitierten in dieser Serie von der Bestrahlung, bei Tumoren, die mehr als 10–15 cm ab ano saßen, war der Unterschied dagegen minimal.
  Während für die Effektivitätsergebnisse nur die Publikation mit einer medianen Nachbeobachtungszeit von 2 Jahren vorliegt, wurden die Daten zur Morbidität zwischenzeitlich nach median 5,1 Jahren [Peeters JCO, 2005] aktualisiert. Es wurde vor allem eine erhöhte Rate von Stuhlinkontinenz, Blut- und Schleimabgängen beschrieben.

Quintessenz:
Präop. RT muss oberhalb einer fraktionierten Äquivalentdosis von 35 Gy liegen, wobei auch bald darüber die Nebenwirkungen ansteigen. Postop. müssen für Äquieffizienz ca. 50 Gy konventionell fraktioniert gegeben werden. Die kurzzeitige *präop. RT* senkt bei primär operablen Karzinom – auch in Verbindung mit TME – die Lokalrezidiv-Rate und verbessert bei konventioneller OP das Überleben (bei TME ist dies bisher nicht nachgewiesen und angesichts der geringeren Rezidivraten sind größere Patientenzahlen und längere Beobachtungszeiten zum Nachweis nötig). Die Nebenwirkungsrate kann nicht abschließend beurteilt werden. Die fraktionierte *präop. RChT* ermöglicht jeweils in 75% der Fälle
- die onkologisch sinnvolle OP von primär inoperablen Tumoren mit 10–20% CR
- die sphinkterschonende OP von tief sitzenden T1-/T2-Tumoren.

Indikationen zur konventionell fraktionierten präoperativen Radiochemotherapie

- **„Onkologisch nicht resektable Tumoren":** Bei T4-Tumoren sind prinzipiell und bei (insbesondere tief sitzenden) T3-Tumoren in bis zu 70% nur R+-Resektionen möglich. Derartig insuffiziente Operationen sind zu vermeiden. Bei fixierten Tumoren daher Indikation zur präop. RChT, OP 6–8 Wochen später (50% vs. 70% Downstaging bei 2 vs. 6–8 Wochen im randomisierten Lyon trial R90-01 [Francois, JCO, 1999]). Prozedere in dieser Form nicht gesichert, aber 50% bis maximal 90% der Tumoren werden onkologisch radikal resektabel, die CR beträgt bis zu 20% in den OP-Präparaten, daher allgemein empfohlen. Es resultiert ein Overtreatment von 15% der Patienten (die präop. ein höheres Staging hatten, aber tatsächlich nur T1/2 N0 waren), 50–75% werden operabel, jedoch werden immer noch 30% Lokalrezidive beobachtet [Minsky, JCO, 1992; Hyams, Dis Col Rect, 1997].
- **„Sphinktererhaltung":** Dieses Ziel wurde in früheren Studien als sehr optimistisch eingeschätzt: Hohe Rate (ca. 50%) an Sphinktererhalt nach präop. RChT bei sehr tief sitzenden Tumoren, die primär nicht sphinktererhaltend zu operieren gewesen wären. Dieses Prozedere sollte aber auf T1-/T2-Tumoren (also v.a. nicht-fixierte Tumoren) beschränkt bleiben [Francois (Lyon trial R90-01), JCO, 1999; Bosset (EORTC), IJROBP, 2000]). Zwischenzeitlich ist man jedoch bez. des möglichen Sphinktererhaltes eher

7

zurückhaltend geworden ([Bujko, Radiother Oncol, 2004]: Vergleich Kurzzeitvorbestrahlung vs. präop. RChT in Bezug auf den Sphinktererhalt ergab keinen signifikanten Unterschied. Alternativ kann heute Patienten mit kleinen Karzinomen des unteren Drittels eine intersphinktäre Rektumresektion mit koloanaler Anastomose angeboten werden (Voraussetzung: Suffiziente Sicherheitsabstände, Puborektalisschlinge nicht infiltriert).

- In diesem Rahmen Kombination der präop. RChT (41,4 Gy) mit intraoperativer RT (10–20 Gy) sinnvoll, insbesondere, wenn abzusehen ist, dass R1- oder R2-Situation resultiert, da dann Dosen appliziert werden können, die biologisch oberhalb von 60 Gy in konventioneller Fraktionierung liegen dürften. Bisher keine randomisierten Studien, lediglich Vergleich mit historischen Kollektiven. Dabei für fortgeschrittene Karzinome Reduktion der Lokalrezidive um 65 % und Verbesserung des Überlebens um 12 % [Farouk/Gunderson, Br J Surg, 1997; Krempien, IJROBP, 2006]. Lokale Kontrolle für primär fortgeschrittene Karzinome nach 5 Jahren von 82 % und beim Rezidiv von 40 % ist erreichbar [Eble, Radiother Oncol, 1998].
- Inzwischen sind die Ergebnisse der deutschen Multicenterstudie CAO/AIO/ARO-94 veröffentlicht [Sauer, NEJM 2004], in der 823 Patienten mit Rektumkarzinomen in den Stadien UICC II und III randomisiert wurden zwischen präop. und postop. RChT. In der präop. Gruppe konnte ein signifikant verbessertes Downstaging erreicht werden, 8 % hatten eine pCR. Die Raten an sphinktererhaltenden Operationen waren in beiden Gruppen gleich. Auch die 5-JÜ unterschieden sich mit 76 % und 74 % nicht signifikant. Die Lokalrezidiv-Raten waren mit 6 % in der präop. Gruppe im Vergleich zu 13 % in der postop. behandelten Gruppe signifikant erniedrigt. Grad-3- und -4-Nebenwirkungen traten bei der präop. Gruppe seltener auf (27 % vs. 40 %).
- Auch die vorläufigen Ergebnisse der 4-armigen EORTC-Studie 22921 [Bosset, JCO, 2005], die nach der zeitlich effektivsten Therapiesequenz suchte, zeigte eindeutige Vorteile hinsichtlich des Tumor-Downstagings, wenn die ChT simultan mit der RT kombiniert wurde. Es wurde auch ein klarer Vorteil der präop. RChT gegenüber der normofraktionierten präop. alleinigen RT gezeigt.

Die neue Empfehlung der S3-Leitlinienkonferenz (2004, Deutsche Gesellschaft für Verdauungs- und Stoffwechselerkrankungen und Deutsche Krebsgesellschaft, neue Leitlinie noch nicht definitiv veröffentlicht) spricht sich also eindeutig zugunsten des präop. Einsatzes einer RChT aus. Die Gesamtdosis soll 50,4 Gy (Einzeldosis 1,8 Gy) betragen. Die ChT wird in der 1. und 5. Bestrahlungswoche mit 1000 mg/m^2 5-FU als 120-h-Dauerinfusion, in der 1. und 5. Bestrahlungswoche nach dem NCI-Schema (500 mg/m^2 als Bolus) oder als kontinuierliche 5-FU-Dauerinfusion mit 225 mg/m^2 (O'Connell-Schema) simultan während der gesamten RT-Serie appliziert.

Postoperative Radiotherapie

Typischerweise verwendete Dosen: 45–54 Gy.

Klassische Studien zur alleinigen postop. RT – bei teilweise gleichzeitiger Untersuchung der RChT:

- EORTC: Postop. RT 46 Gy vs. keine RT. Kein Vorteil, aber zu niedrige Dosis [Arnaud, Br J Surg, 1997]. Daher plant die EORTC seitdem nur noch präop. Studien. In einem Arm auch postop. RT von Leber und paraaortalen LK. Kein Vorteil.
- GITSG 7175 [GITSG, NEJM, 1985] Dukes B2 und C, OP vs. OP + 40–48 Gy, kein Benefit, aber Dosis zu niedrig.
- NCCTG 79-47-51 [Krook, NEJM, 1991] 50,4 Gy besser als 45 Gy postop. 18 % vs. 24 % Lokalrezidive.
- NSABP R01 [Fisher, JNCI, 1988] OP vs. OP + RT, 25 % vs. 16 % Lokalrezidive (p = 0,06).

Jeweils kein Nachweis eines Überlebensvorteils.

Postoperative Radiochemotherapie

- GITSG 7175 [GITSG, NEJM, 1985 & 1986; JCO 1992]: Signifikant längeres Überleben durch RChT mit 5-FU/Methyl-CCNU vs. RT (40–44 Gy, 54 % vs. 27 % 5-JÜ. Kein Benefit durch postop. RT oder ChT vs. OP allein (s. o.).
- NSABP R01 [Fisher, JNCI, 1988]: Tumoren in den Stadien Dukes B und C untersucht, 53 % vs. 43 % 5-JÜ nach postop. RChT (Methyl-CCNU/Vincristin/5-FU [MOF]) vs. RT (46–47 Gy).
- Mayo/NCCTG 79-47-51 [Krook/Gunderson, NEJM, 1991]: Lokalrezidive von 25 % auf 13,5 % gesenkt, Fernmetastasen von 46 % auf 28,8 %. 53 % vs. 37 % 7-JÜ (signifikant) durch RChT (5-FU/Methyl-CCNU)

vs. RT. Aber: 35 % Therapieabbrecher, 5 % Todesfälle im RChT-Arm (2-Felder-Technik).

- NCCTG 86-47-51 [O'Connell, NEJM, 1994]: RT + 5-FU/Methyl-CCNU vs. RT + 5-FU. Kein Benefit durch Methyl-CCNU (leukämogen!, kumulatives 6-Jahres-Risiko 4 %). Mitgetestet: 5-FU-Dauerinfusion während der RT (225 mg/m^2/d 5-FU) besser als Bolus. Nur 1 % Todesfälle (4-Felder-Technik). Reduktion von Lokalrezidiven und Fernmetastasen. Erhöhung der 4-JÜ von 60 % auf 70 %. Anderes Toxizitätsprofil bei continuous infusion: Häufiger Diarrhö, weniger Knochenmarktoxizität.

CAVE

- Lokalrezidiv-Raten in diesen Studien mit insgesamt ca. 30 % sehr hoch! OP war nach heutigem Standard wohl suboptimal. Dennoch sind dies wohl die Ergebnisse, die außerhalb großer Zentren auch hierzulande zu erwarten sind (s. deutsche Rektumstudie).
- NSABP-R-02 [Wolmark, JCO, 2000] ergab keinen Überlebensvorteil von RChT vs. alleiniger ChT (wohl aber in Untergruppen, außerdem Reduktion der Lokalrezidive von 13 % auf 8 %), was angesichts der Morbidität durch Lokalrezidive bereits alleine die Indikation zur RT rechtfertigt. Außerdem wurde die RChT erst sehr spät nach OP verabreicht (> 4–8 Wochen).

Empfehlungen für die interdisziplinäre Therapie

Es entwickelten sich historisch folgende, inzwischen veraltete Therapieempfehlungen:

- NIH Consensus Conference [Consensus statement, JAMA, 1990 und 1991]:
  Postop. RChT (*4–8 Wo postop.*, war bei NSABP-R-02 nicht eingehalten) bei *Rektumkarzinom T3–4 N0 M0 oder T1–4 N1–3* (Stadien II + III).
  RT des Beckens mit 45–55 Gy, ChT mit 5-FU (500 mg/m^2): 2 Zyklen vor RT (5-mal 500 mg/m^2), dann entweder Woche 1 + 5 Bolustherapie (3-mal 500 mg/m^2), 2 Zyklen nach RT (5-mal 450 mg/m^2). Wenn die Therapie als Bolustherapie durchgeführt wird, dann mit *schneller Injektion*, in Anlehnung an [O'Connell, NEJM, 1994] kann aber auch eine kontinuierliche Therapie über die 5 Wochen der RT (225 mg/m^2) durchgeführt werden.
  INT 0144 [Tepper, JCO, 2002] zeigte, dass LV oder Levamisol nur die Toxizität erhöhen, aber nicht die Resultate verbessern. Daher gegenwärtig eher continuous infusion 5-FU während der RT als Standard.
- Deutsche Krebsgesellschaft 1999 [Junginger DÄB 1994; Rödel, Strahlentherapie, 1998]:
  Rektumkarzinome UICC II/III: RT mit 45 Gy Becken + 5,4 Gy Boost (Primärtumor + perirektale LK), ansonsten ähnlich wie bei NIH, ChT während RT kann kontinuierlich (z. B. 300 mg/m^2/d, s. u.) über 5 Wochen oder als Bolus erfolgen, ohne Levamisol. Präop. ChT für primär inoperable Situation empfohlen.

Zusammenfassung aktuelle Therapieempfehlung Deutschland (S3-Leitlinienkonferenz 2004):

- Patienten mit cT3/4-cN0-2-Rektumkarzinomen wird eine neoadjuvante RT- oder RChT empfohlen.
- Bei T4-Tumoren bzw. generell bei nicht oder nicht sicher primär R0-operablen Tumoren wird immer eine präop. RChT empfohlen.
- Bei primär R0-operablen Tumoren (uT3- oder uN+-Rektumkarzinomen) kann die präop. Therapie entweder als RChT oder als Kurzzeitvorbestrahlung erfolgen.
- Nach alleiniger neoadjuvanter RT ist, sofern sich operativ ein Stadium III ergibt, eine adjuvante ChT wie beim Kolonkarzinom indiziert.
- Bei cT1/2-Karzinomen (d. h. klinisch und bildgebend als T1 oder T2 gestaged) und uN+ (d. h. endosonographischer Nachweis von LK-Metastasen) ist auch die primäre OP mit ggf. adjuvanter RChT bei Bestätigung des LK-Befalles (pN+) eine sinnvolle Behandlungsoption, um eine Übertherapie zu vermeiden.
- Bei Tumoren im unteren Rektumdrittel und intendiertem Sphinktererhalt ist eine konventionell fraktionierte RChT angezeigt. Bei Patienten in den UICC-Stadien II/IIII, bei denen keine neoadjuvante RChT durchgeführt wurde, ist eine adjuvante RChT weiterhin indiziert.
- Nach R1-Resektion (ist zu vermeiden, hohes Lokalrezidivrisiko) ist immer eine RChT indiziert.

7

7.5.3 Metastasiertes kolorektales Karzinom

Medianes Überleben durch multimodales, sequenzielles, teils kombiniertes Vorgehen unter Verwendung von 5-FU, Irinotecan, Oxaliplatin und schließlich auch Mitomycin C in den letzten Jahren von 12 auf fast 24 Monate gestiegen.

Basistherapeutikum: 5-FU. Objektive Response-Rate auf 5-FU-basierte ChT: 50%. Mediane Zeit bis zum Progress: 6–8 Monate. Orale Fluoropyrimidine in Phase-II-Studien mit ähnlichen Ergebnissen, Phase-III-Studien stehen noch aus.

Wöchentliches Schema: Häufiger Diarrhö. Monatliches Schema: Häufiger Stomatitis/höhere Knochenmarktoxizität.

Mehrere randomisierte Studien haben Überlebens- und Lebensqualitätsvorteil der palliativen ChT gegenüber supportive care gezeigt, auch bei 2nd-line-ChT.

Früher Einsatz von ChT besser als Therapie erst bei Symptomen [NGTATG, 1992].

Besseres Ansprechen auf 5-FU/LV als auf Monotherapie mit 5-FU, jedoch kein Überlebensunterschied [ACCNAP, JCO, 1992]. MTX/5-FU/LV etwas besser als 5-FU/LV. MTX aber zu aufwändig, daher:

Standard: Bolusprotokolle (cave: 5-FU-Injektion < 4 Minuten, sonst geringere Wirkung [Glimelius, Eur J Canc, 1998]):

- **Roswell Park:** 500 mg/m^2 5-FU und LV 1-mal/Wo bis Progression.
- **Mayo/Poon:** 20 mg/m^2 LV, 425 mg/m^2 5-FU, Tag 1–5, Wiederholung ab Tag 29, 3. Zyklus ab Tag 36.
  Zwischen 20 und 200 mg/m^2 LV ließ sich keine Dosis-Wirkungs-Beziehung nachweisen, die niedrige LV-Dosis scheint daher auszureichen. Mehr Diarrhöen bei Mayo, mehr Mukositiden und Leukopenien bei Poon.
  Orale Prodrugs (Uracil/Tegafur [UFT®] und Capecitabin [Xeloda®]) sind wohl äquivalent (s. u.).
- **Ardalan:** 500 mg/m^2/d LV an Tag 1, 2600 mg/m^2/d continuous infusion 5-FU an Tag 1, Wiederholung nach 7 Tagen. Etwas besser als Bolusapplikation bez. Überleben, aber kaum relevant. [Metaanalysis Group in Cancer, JCO, 1998]. Daher Standard nach wie vor Bolus. Protracted venous infusion (PVI) (300 mg/m^2/d) ist äquivalent.

Orale Fluoropyrimidine (300 mg/m^2/d UFT, 90 mg/d LV) sind in den 2 großen Zulassungsstudien äquivalent zu Bolusprotokollen [Parduz ProcASCO, 1999; Carmichael, ProcASCO, 1999].

2nd line:

- Continuous infusion statt Bolus (sinnvoll wegen des unterschiedlichen Wirkmechanismus [Bolus: RNA-Einbau, Infusion: DNA-Einbau]),
- Oxaliplatin zusätzlich zu 5-FU,
- Irinotecan.

Neue Chemotherapeutika:

- **Irinotecan:** 15–20% Ansprechen nach 5-FU-Versagen. Mediane Zeit bis zum Progress: 4 Monate, besser als supportive care. Auf der Basis der guten 2nd-line-Ergebnisse (besser als Infusions-5-FU) wurden 2 Phase-III-Studien initiiert, die dann den Vorteil für Irinotecan in der Primärtherapie zeigten [Saltz, NEJM, 2000; Douillard, Lancet, 2000].
- **Irinotecan/5-FU/LV** besser als 5-FU/LV bez. krankheitsfreiem und Gesamtüberleben (allerdings nur ca. um 2 Monate verlängertes medianes Überleben).
- **Oxaliplatin:** Hierfür gilt letztendlich das Gleiche wie für Irinotecan. Landmark Studies: [Giacchetti, JCO, 2000; De Gramont, JCO, 2000], allerdings bisher kein Nachweis eines verlängerten Gesamtüberlebens aufgrund von Crossover-Design und 2nd- und 3rd-line-Therapien.

CRC-Trial: Vergleich der unterschiedlichen Sequenzen, Kombinationen von 5-FU (Fol) in Kombination mit Irinotecan (Firi) oder Oxaliplatin (Fox) (FolFiri, FolFox). FolFiri vor FolFox vs. FolFox vor FolFiri: Bisher kein Unterschied für metastasiertes kolorektales Karzinom.

Eigenartig war, dass, während Remissionsrate und progressionsfreies Überleben (PFS) mit Oxaliplatin-Kombinationen besser waren als mit Irinotecan-Kombinationen, nur Irinotecan-Kombinationen einen Benefit im Gesamtüberleben zeigten. Dies könnte an unterschiedlicher 2nd-line-Therapie liegen, zusätzlich Metastasenchirurgie etc. Dennoch, und trotz **teilweise schwerer Nebenwirkungen** der Kombinationstherapie mit Irinotecan in späteren Studien (N-9741, C-89803), die deswegen zunächst abgebrochen wurden [Sargent, NEJM, 2001], kristallisieren sich Oxaliplatin und Irinotecan als kommender Standard heraus. Insbesondere die Bolus-Applikation von 5-FU und hohe Irinotecan-Dosen wie im Saltz-Schema (Durchfälle) scheinen das Problem zu sein. Das Douillard-Schema scheint verträglicher zu sein.

Neue Agenzien:

- **Bevacizumab (Avastin®):** In der von Hurwitz [NEJM, 2004] publizierten Studie war die Kombination mit Bevacizumab der alleinigen ChT mit Irinotecan/5-FU/LV signifikant überlegen. Diese Ergebnisse wurden in der Folge durch die Beobachtungsstudien First-BEAT [Berry, ProcASCO, 2006] und BriTE [Kozloff, ProcASCO, 2006] bestätigt. Diese Studien legen auch nahe, dass sich der positive Effekt von Bevacizumab auf oxaliplatinhaltige Protokolle erstreckt, auch wenn spezifische Daten zu dieser Kombination gegenwärtig erst erarbeitet werden.
- **Cetuximab (Erbitux®):** Bisher liegen nur Daten aus Phase II vor (BOND-1, ACROBAT, CALGB 80203). Diese legen jedoch einen pos. Effekt auch von Cetuximab in Kombination mit ChT nahe.

FolFox/FolFiri sind in der Primärtherapie zugelassen, sind in Kombination mit Bevacizumab die neuen Standards in der Primärtherapie des metastasierten kolorektalen Karzinoms, zumindest bei Patienten, bei denen eine maximal zytoreduktive Therapie indiziert ist, also Patienten mit schnell progredientem Karzinom, Patienten mit großer Tumorlast, extensiver Peritonealkarzinose und bei Kandidaten für eine evtl. anzuschließende Metastasenresektion!

> Das FolFox-Schema erfuhr im Verlauf multiple Modifikationen, um die Toxizität zu senken (Kombination Bolus/Infusion [FolFox 4 und 5] bzw. Reduktion der Oxaliplatindosis [FolFox 2 und 3]) bzw. um die Applikation bei Maximierung der Dosisintensität zu vereinfachen (FolFox 6 und 7).

7.5.4 Leberfiliae

Treten bei insgesamt ca. 50 % der Patienten auf, zu 20 % synchron und zu 30 % metachron.

Wenn **multiple, nicht resektable Leberfiliae die einzige Manifestation sind: Hepatic Artery Infusion (HAI)** besser als ChT, auch bez. des Überlebens, Metaanalyse der [Metaan. Gr. In Canc., JNCI, 1996]. Gegenwärtig Versuch der Bestätigung durch CALGB.

Resektion resektabler Leberfiliae (möglich in 25 % der Fälle) bringt in **10 % Heilung.** Vorteilhafte Charakteristika, die die Resektion nahe legen: Primärtumor im Frühstadium, krankheitsfreies Intervall > 1 Jahr, asymptomatische Filiae, 1 cm Sicherheitsabstand bei OP erreichbar, < 3 Filiae: **30–40 % 5-JÜ.** Ergebnisse etwas schlechter bei solitärer Lungenfilia.

Adjuvante Studien mit 5-FU/LV brachten widersprüchliche Ergebnisse, eine Metaanalyse wies jedoch auf einen Vorteil durch adjuvante ChT nach Resektion solitärer Leberfiliae hin [Mitry, ProcASCO, 2006]. Gegenwärtig überprüft die EORTC (40983), ob eine zusätzliche neoadjuvante ChT mit 5-FU/LV/Oxaliplatin (FolFox) bei resektablen Läsionen einen Vorteil bringt. Die Therapie ist durchführbar, mehr Läsionen konnten R0-reseziert werden, Effektivitätsdaten werden für 2007 erwartet. Die ADHOC-Studie überprüft randomisiert den Stellenwert einer postop. ChT mit Oxaliplatin/Capecitabin.

Bei nicht-operablen solitären Metastasen wird gegenwärtig ebenfalls der Stellenwert einer präop. ChT überprüft (z. B. CELIM-Studie, Cetuximab/FolFox vs. Cetuximab/FolFiri vs. FolFox [bei EGFR neg. Metastasen]). Kritisch ist dabei der Zeitpunkt der Resektion (vor dem Verschwinden der Metastasen). Alternativ kann aber auch neben anderen minimal-invasiven Maßnahmen wie laserinduzierter Thermotherapie (LIT) oder Radiofrequenzablation (RIT) eine stereotaktische Bestrahlung langfristige lokale Kontrollraten erzielen [Herfarth, JCO, 2002, Boda-Heggemann StrOnk 2006]. Der Stellenwert minimal-invasiver Verfahren in Kombination mit ChT bei inoperablen Leberläsionen wird für die Radiofrequenzablation im Rahmen der EORTC-Studie 40004 (CLOCC-Trial) überprüft.

7.5.5 Technik

Therapie überwiegend gemäß NIH Consensus Conference [Consensus statement, JAMA, 1990], wobei die Zielvolumendefinition auf Pattern-of-Failure-Analysen beruht, die ähnliche Ergebnisse brachten [Gunderson/Sosin, Cancer, 1974; Hruby, IJROBP, 2002; Höcht, Strahlentherapie, 2004].

Clipmarkierung bei OP, ggf. Retroversion des Uterus, Netzplombe (wichtig, da sonst Dünndarm ins ZV fällt), bei Verwendung von ≤ 6 MV 4 Felder (aber möglichst vermeiden), bei > 6 MV 3 Felder, Patienten in Bauchlage mit Lochbrett zur Dünndarmschonung behandeln. Markierung des Perineums mit Draht, volle Blase, um Darm nach kranial zu verlagern.

Feldgrenzen

Konventionell:

- Superior: Bei N+ Deckplatte L5 (keine RT der Mesenterica-inferior-LK), bei N0 nur bis zum Promontorium (Cave: Diese Feldgrenze erscheint logisch und wird häufig eingesetzt, ist aber nicht durch Studien abgesichert).
- Inferior: Immer 5 cm unterhalb des Tumors oder der Anastomose, d.h. in der Praxis Beckenboden (d.h. Sitzbeinhöcker) und damit Aussparung des Anus bei anteriorer Resektion. Bei abdomino-perinealer Resektion inklusive Perineum + 1–2 cm. Narbe markieren (adäquate coverage reduziert signifikant die Lokalrezidiv-Rate [Schild, Mayo, IJROBP, 1989]).
- Lateral: Linea terminalis + 1 cm.
- Anterior: Immer 2 cm vor dem Tumor, ansonsten dem Verlauf der inneren Iliakalgefäße folgend. Vorderes Azetabulum. Ggf. Vagina kontrastieren. Bei Invasion von Blase, Uterus, Prostata vor Symphyse wegen LK um A. iliaca externa (werden sonst nicht eingeschlossen). Hälfte des Femurhalses kann meist ausgeblockt werden.
- Posterior: Inklusive Mitte Os sacrum, bei lokal fortgeschrittenen Tumoren inklusive ganzes Sakrum. Präsakraler Raum muss sicher eingeschlossen sein.

3-D-geplant:

Primärtumor + 5 cm, intrapelvine LK-Stationen, nach abdomino-perinealer Resektion inklusive Perineum + 1–2 cm, Hinterwand der Blase, Os sacrum, Deckplatte L5 bzw. Promontorium (s.o.). Iliakal externe Lymphknoten müssen im Regelfall nicht in das Zielvolumen eingeschlossen werden.

Dosierung

Generell:
Große Felder bis 45 Gy, dann Boost-Bestrahlung bis 50 Gy ggf. mit geringen Mengen Dünndarm, bei Boost-Dosis darüber (z.B. 54 Gy) Dünndarmbelastung sicher ausschließen!

- **Postop.:** GD *45 + 5,4 Gy*, ED 1,8 Gy, bei *R1, R2 55–60 Gy* (aber z.B. durch Simulation mit Kontrastmittel sicherstellen, dass kein Dünndarm im Feld ist).
  ChT: 4 verschiedene Schemata möglich:
  - 5-FU 750 mg/m²/d an den Tagen 1–5 und 28–33, dann 4 weitere Zyklen à 24 h oder 2-mal prä- und 2-mal post-RT
  - 5-FU 400 mg/m²/d + LV 200 mg/m²/d an den Tagen 1–5, Wiederholung ab Tag 22, insgesamt 6 Zyklen.
  - 5-FU 1000 mg/m²/d an den Tagen 1–5 in der 1. und letzten Woche der RT.
  - 5-FU 300 mg/m²/d jeweils eine Pumpe über 5 Tage (d.h. 1500 mg/m²/Pumpe) mit wöchentlichem Pumpenwechsel für die Dauer der RT (d.h. 5 Wochen).
- **Präop.:** GD *45–50 Gy*, ED 1,8 Gy, ggf. Boost bis 55,8 Gy bei abdomino-perinealer Resektion (ARO-Studie). OP 4–6 Wo post-RT.
  ChT: 3 verschiedene Schemata möglich:
  - 200–375 (325) mg/m²/d 5-FU-Bolus + 20 mg/m²/d LV, 5 Tage, 2 Zyklen [Minsky, Cancer, 1993], nach OP 4 Zyklen 5-FU 425 mg/m²/d + LV 20 mg/m²/d über 5 Tage,
  - 5-FU 225 mg/m²/d [Videtic, IJROBP, 1998] bis 275 mg/m²/d [Marsh, Cancer, 1996] PVI für die gesamte RT, postop. ChT optional (bei erhöhtem Risiko),
  - 1000 mg/m²/d 5-FU als PVI an den Tagen 1–5 und 29–33 während RT [Rödel, Strahlenther, 2000], noch 4 weitere Tage 500 mg/m²/d 5-FU-Bolus (alle 4 Wochen) (deutscher Konsensus).

Bisher keine systematische Untersuchung, welches Schema in der jeweiligen präop. oder postop. Situation besser ist.

- **Zum Stellenwert der intraoperativen Radiotherapie (IORT)** (gewöhnlich in einer Dosierung von 10–25 Gy + 40–45 Gy anschließende EBRT durchgeführt) liegen weiterhin keine randomisierten Studien vor.

7.6 Ergebnisse

5-JÜ in Dukes A, B, C und D jeweils 90%, 60%, 30% und 0%.

Lokalrezidiv-Rate: Overall 20%, bei wandüberschreitendem Wachstum oder N+ 20–70%.

70% der Patienten mit Lokalrezidiven haben Fernmetastasen.

Medianes Überleben bei Rektumrezidiv ca. 42 Monate, wenn mit kurativem Ansatz operabel. Nach palliativer OP oder konservativer Therapie beträgt es lediglich 17 Monate [z.B. Miller, Dis Col Rect, 2000].

7.7 Neue Trends

Aktuelle Studien und neue Agenzien

Da die Lokalrezidiv-Raten beim Rektumkarzinom in den Stadiien II/III durch verbesserte Chirurgie und Strahlentherapie auf 8–13% gesenkt werden konnten, die Metastasierungsrate aber noch ca. 35–40% beträgt, sind weitere wesentliche Überlebensverbesserungen nur durch die Optimierung der systemischen Therapie zu erwarten.

Dennoch untersucht eine Berliner Studie gegenwärtig bei uT3-N0- und uT2/3-N+-Tumoren die alleinige Kurzzeitvorbestrahlung mit der normofraktionierten neoadjuvanten RChT (zusätzlich in beiden Armen 4 Zyklen adjuvante ChT).

Die initial berichteten positiven Ergebnisse mit der ersten antikörperbasierten Therapie, dem monoklonalen Antikörper MoAb-17 (Panorex®), [Riethmüller, Lancet, 1994] konnten jedoch nicht reproduziert werden. Als Monotherapie war Panorex® der 5-FU/LV-ChT unterlegen, der Vertrieb wurde 2000 eingestellt.

Eine Mannheimer-Studie (MARGIT Rektum III) testet derzeit die adjuvante Standardtherapie nach Empfehlung der Krebsgesellschaft gegen das orale 5-FU-prodrug Capecitabin. Nach den Ergebnissen der ARO-94 wurde ein neoadjuvanter Arm hinzugefügt, der vom jeweiligen Behandlungszentrum patientenbezogen verwendet werden kann.

In letzter Zeit werden in verschiedenen Phase-I/II-Protokollen zunehmend Verträglichkeit und Effektivität von Capecitabin (orales 5-FU) und Irinotecan [Hofheinz, JCO, 2005; Klautke, Br J Cancer, 2005] bzw. Capecitabin und Oxaliplatin [Rödel, JCO, 2003] untersucht. Auf dieser Basis untersucht gegenwärtig die ARO-04-Phase-III-Studie die Kombination Oxaliplatin/Capecitabin neoadjuvant gegen den präop. 5-FU-Arm der ARO-94.

Zunehmend werden auch monoklonale Antikörper gegen den EGF(epidermal growth factor)-Rezeptor und gegen VEGF (vascular endothelial growth factor), die in der metastasierten Situation bereits vielversprechende Erfolge zeigten, im Rahmen adjuvanter und neoadjuvanter Studien eingesetzt (z.B. PETACC-8 beim Kolonkarzinom oder [Hofheinz, IJROBP, 2006] beim Rektumkarzinom).

Auch in der metastasierten Situation wird einerseits die Vereinfachung der Therapie durch den Ersatz von 5-FU durch z.B. Capecitabin und andererseits weiter die Intensivierung/Optimierung der Therapie durch Kombination der Chemotherapeutika mit neuen Agenzien wie Bevacizumab und Cetuximab geprüft.

Für die Situationen, in denen eine geringere Therapieintensität sinnvoll ist, wird z.B. die Deeskalation der Oxaliplatindosis untersucht (OPTIMOX-Studien).

7.8 Nebenwirkungen/ Aufklärung

Akute Nebenwirkungen: Diarrhö. Therapie: Imodium, Caolina, Sandostatin (s.c. 2×100 mg).

Bei 54 Gy 30% Dünndarmstenosen bei Feldern bis L1/L2, 20% bei nur Becken ap/pa und 9% bei Becken mit Mehrfeldertechnik. Bei zusätzlicher Lochbrettverwendung nur noch 3%. 45 Gy gelten daher als sicher. Erhöhtes Risiko bei Patienten, die schon postop. einen mechanischen Dünndarmileus hatten [Mak, IJROBP, 1994].

Akute radiogene Proktitis und entzündliche Anusreaktion ab 25–30 Gy.

7

Spätfolgen am Rektum nehmen massiv oberhalb von 60 Gy (TD 5/5 ganzes Rektum) bzw. 70 Gy (nur Rektumvorderwand) zu.

Bleibende Darmfunktionsstörungen (leichte Inkontinenz) bei 56 % vs. 7 % mit und ohne adjuvanter Behandlung [Kollmorgen, Ann Surg, 1994].

TD 5/5 für Femurkopf-/Halsnekrosen 50 Gy, TD50/5 60 Gy.

Allgemein akzeptierte Dosen mit vertretbaren Nebenwirkungen: 45 Gy auf das Becken in Mehrfeldertechnik + 5 – 9 Gy Boost, ED ≤ 2 Gy.

7.9 Nachsorge

Alle 3 – 6 Monate inklusive Sigmoidoskopie für 3 Jahre, dann halbjährlich.

CEA-Kontrolle bei initial CEA-pos. Patienten.

Koloskopie alle 3 Jahre (Einzeltumor) bzw. alle 2 Jahre (multiple Tumoren).

KAPITEL

8 Analkanalkarzinom

8.1 Allgemeines

Vorkommen

Inz.: 0,5 – 1/10^5, macht 2 % aller gastrointestinalen Tumoren aus. *Altersgipfel:* 60 Jahre, verschiebt sich in höhere Altersstufen. Frauen : Männer 2 : 1.

Risikofaktoren

- Rauchen (Risiko 50 – 100 % erhöht),
- Humane Papillomviren (HPV),
- Immunsuppression, HIV, AIDS,
- rezeptiver Analverkehr/Homosexualität,
- vorangegangene Geschlechtskrankheiten,
- > 10 Geschlechtspartner,
- vorausgegangenes Zervix-/Vulva-/Vaginalkarzinom,
- langfristige Einnahme von Kortikosteroiden,
- chronisch-entzündliche Reizung (M. Crohn, Colitis ulcerosa).

Nicht Hämorrhoiden und Fissuren [Ryan, N Engl J Med, 2000].

Anatomie

Der Anus reicht von 2 cm oberhalb der Linea dentata bis zur perianalen Haut im Umkreis von 5 cm des Afters. Oberhalb der Linea dentata findet sich Übergangsepithel, unterhalb Plattenepithel.

Unterteilung des Anus

- **Analkanal:** Oberrand des Analsphinkters (2 cm oberhalb der Linea dentata) bis zur perianalen Haut (intersphinkterische Furche).
- **Analrand:** Perianale Haut bis 5 cm um After (30 % inguinale LK-Metastasen).

Bei unklarem Entstehungsort: Klassifikation als Analkanalkarzinom, da initial eine ungünstigere Prognose angenommen wird. Dies ist aber unklar.

Metastasierung

Bei Lokalisation des Karzinoms im Analkanal beträgt die Inzidenz von pelvinen LK-Metastasen 30 – 50 %, die von inguinalen LK-Metastasen 10 – 20 %. Ob das Lokalrezidivrisiko, wie früher angenommen, auch stadienkorrigiert höher ist als am Analrand, ist unklar. Zumindest große Analrandkarzinome haben eine ungünstige Prognose [Grabenbauer, Dis Colon Rectum, 2005].

Lymphknoten

Regionäre LK: Hämorrhoidal- und intern iliakale, extern iliakale, Obturator- und hypogastrische LK.

Tumor < 2 cm: Nur 5 – 8 % inguinale und pelvine LK-Metastasen.

Tumor > 4 cm: 20 % inguinale LK-Metastasen.

Bei tiefer Infiltration, v.a. in Beckenorgane, > 55 % inguinale LK-Metastasen [Boman, Cancer 1984; Frost, Cancer, 1984].

Fernmetastasen

Initial bei Diagnosestellung 5 – 10 %, im weiteren Krankheitsverlauf 10 – 20 % [Ryan, NEJM, 2000].

8.2 Histologie

- **Analkanal** (WHO-Klassifikation):
  - 80 % Plattenepithelkarzinome/kloakogene Karzinome (synonym).

3 Untergruppen des Plattenepithelkarzinoms
  - großzellig verhornend,
  - großzellig nicht verhornend,
  - basaloid,
- 7% Adenokarzinome,
- undifferenzierte Karzinome,
- kleinzellige Karzinome,
  darüber hinaus: Basaliome, selten Melanome.

- **Analrand:** Meist Plattenepithelkarzinome.

8.3 Staging

UICC/AJCC 2002, nur für Analkanal. Staging des Analrands wird anderen Hauttumoren analog gehandhabt.

Primärtumor

- **Tis:** Tumor in situ,
- **T1:** Tumor < 2 cm,
- **T2:** Tumor 2-5 cm,
- **T3:** Tumor > 5 cm,
- **T4:** Organinfiltration (Infiltration des Sphincter ani ist nicht T4!).

Lymphknoten

- **N1:** Perirektale LK.
- **N2:** Unilateral iliakal interne und/oder inguinale LK.
- **N3:** Perirektale und inguinale oder bilaterale iliakal interne oder bilaterale inguinale LK.

Klinische Stadien

- **0** Tis N0 M0,
- **I** T1 N0 M0,
- **II** T2 N0 M0, T3 N0 M0,
- **IIIa** T1-3 N1 M0, T4 N0 M0,
- **IIIb** T4 N1 M0, alle N2, alle N3,
- **IV** alle M1.

8.4 Therapie

Adenokarzinom: Immer operieren, entsprechend tief sitzendem Rektumkarzinom, stadienabhängig auch mit entsprechender RChT des Rektums (T3/4, N+), auch wenn dazu keine gesicherten klinischen Daten vorliegen. Die schlechte 5-JÜ nach alleiniger OP mit 17-40% rechtfertigt allerdings dieses Vorgehen [Joon, IJROBP,1999], auch wenn in kleineren Serien über recht gute Ergebnisse mit den RChT-Schemata für Adenokarzinome berichtet wurde, sodass ein kontinenzerhaltendes Vorgehen nicht ausgeschlossen ist [Joon, IJROBP, 1999; Belkacemi, IJROBP, 2003].
Basaliome: Lokale OP oder lokale RT, Dosierung entsprechend anderen Lokalisationen.
Plattenepithelkarzinom des Analrands: Meist resektabel, dann wide excision wie sonstige Plattenepithelkarzinome der Haut, ansonsten RChT wie Analkanalkarzinom (Serie des United Kingdom Coordinating Committee on Cancer Research [UKCCR] beinhaltete z.B. 25% Analrandkarzinome, auch wenn diese nicht getrennt ausgewertet wurden). In der Erlanger Serie waren insbesondere große Analrandkarzinome prognostisch ungünstig, sodass diese aggressiv therapiert werden sollten, einschließlich eines differenzierten chirurgischen Vorgehens [Grabenbauer, Dis Colon Rectum, 2005].
Kleinzelliges Karzinom: ChT entsprechend Bronchialkarzinom, bei lokaler Symptomatik in Kombination mit lokaler Bestrahlung.
Plattenepithelkarzinom/kloakogenes Karzinom (großzellig, basaloid, undifferenziert) des Analkanals: Die Basis der RChT als gegenwärtige Standardtherapie bildeten zunächst zwei Serien:

- [Nigro, Dis Colon Rectum, 1974; Nigro, Cancer, 1983]: Nachdem sich in einer initial als präop. intendierten RT (30 Gy) + ChT mit 5-FU + MMC dramatische Remissionen zeigten, waren bei systematischer Untersuchung 7 von 12 Patienten, die nach RChT einer abdomino-perinealen Resektion zugeführt wurden, histologisch tumorfrei, 86% der mit RChT behandelten Patienten zeigten eine klinische CR → Rationale für primäre RChT.
- [Cummings (Princess Margret Hospital), IJROBP, 1991; Hughes (MDACC), IJROBP, 1989]: Die Ergebnisse sequenzieller Studien wiesen auf eine Überlegenheit einer RChT gegenüber einer alleinigen RT

und einer Kombinationstherapie aus Mitomycin C + 5-FU gegenüber einer Monotherapie mit 5-FU hin.

Bestätigung in randomisierten Studien:

- **RChT ist besser als RT allein**
  - **UKCCR** [Lancet, 1996]: T1/T2-Tumoren, 45 Gy +/– ChT, bei PR < 50 % zusätzlicher Boost von 15 Gy. Die meisten Patienten bekamen aber nur 45 Gy. Daher auch schlechte Ergebnisse im Kontroll- und experimentellen Arm (50 % Lokalrezidive!). Auch Vorteil der kombinierten RChT gegenüber RT für Subgruppe der T1-Tumoren.
  - **EORTC** [Bartelink, JCO, 1997]: 45 Gy +/– 5-FU + Mitomycin C, 6 Wochen Split, dann Boost bis 60 Gy bei CR und 65 Gy bei PR. Einschluss von T1–2 N1–3 und T3–4 N0, ergab 56 % 5-JÜ. Die Rate an CR betrug bei RChT 80 % vs. 54 % bei alleiniger RT. Lokale Kontrolle durch RChT gegenüber RT um 18 %, kolostomiefreies Überleben um 32 % verbessert. Spätfolgen: 43 % bei RChT vs. 29 % bei RT (aber: Dosis zu hoch! Split course mit fraglicher biologischer Ratio). Durch ChT in dieser Studie also kein Unterschied im Gesamtüberleben, aber positive Beeinflussung der Rezidivrate.
- **RChT mit Mitomycin C/5-FU ist besser als mit 5-FU allein**
  RTOG 87-04/Intergroup [Flam, JCO, 1996]: ChT mit Mitomycin C besser als ohne, besseres krankheitsfreies Überleben und kolostomiefreies Überleben von 50 auf 75 %. Gesamtüberleben identisch.
- **RChT mit Mitomycin C ist besser als mit Cisplatin**
  RTOG 98-11/Intergroup verglich 2 Zyklen Standard Mitomycin C/5-FU simultan mit 4 Zyklen Cisplatin/5-FU, von denen 2 Zyklen als Induktions-ChT verabreicht wurden. Der Standard war hinsichtlich kolostomiefreiem Überleben signifikant (Kolostomierate 10 vs. 20 %) und hinsichtlich krankheitsfreiem Überleben nicht-signifikant besser als Cisplatin/5-FU [Ajani, ProcASCO, 2006]. Allerdings wurde 5-FU zweimal über 5 Tage als 24-h-Infusion gegeben und nicht kontinuierlich über die RT wie bei [Rich, Radiother Oncol, 1993].

Es existiert kein randomisierter Vergleich RChT gegen OP, aber in allen RChT-Serien ist das Überleben mindestens so gut wie in den Serien mit primärer OP.

Auf dieser Basis: Standard-Primärtherapie: RChT mit 5-FU/MMC.

Retrospektive Serien legen eine Dosis-Wirkungs-Beziehung zwischen 45 und 55 Gy nahe [z. B. Nigh, IJROBP, 1995; Constantinou, IJROBP, 1997], auf deren Basis Dosen von mindestens 50 Gy bzw. – je nach Patientenselektion (Tumorstadien) – 54 Gy für das PTV bzw. makroskopische Tumormanifestationen anzustreben sind (z. B. [Ferrigno, IJROBP, 2005]). Nachdem eine Phase-II-Dosiseskalationsstudie (RTOG 92-08 [John, Cancer J Sci Am, 1996]) zeigte, dass Dosen bis 60 Gy mit Split applizierbar sind, aber wohl wegen des Splits mit einer hohen Kolostomierate einhergehen, wurde eine 2. Phase des Protokolls aufgelegt, die zeigte, dass 60 Gy prinzipiell ohne Split applizierbar sind (bei besserem kolostomiefreiem Überleben), wenn auch mit höherer Toxizität [John, ASTRO Abstract, 1997]. Hinsichtlich der auf dieser Basis ebenfalls in RTOG 98-11 untersuchten Fragestellung zur Dosiseskalation der RT wurden noch keine Daten publiziert.

Verbleibende Indikationen für OP (abdomino-perineale Resektion [APR]): *Residual-/Rezidivtumor, Inkontinenz* bei massivem Sphinkterbefall. Rezidivrate nach alleiniger OP 30 %, daher *postop. RChT empfohlen*, wenn auch die Indikation nicht klar gesichert ist.

8

Detaillierter Therapiealgorithmus

- **Oberflächliche T1-Tumoren** (keine Sphinkterinvasion) < 2 cm (auch kleine T2 sind manchmal operabel): Lokale Exzision oder lokale RT ohne ChT (60–65 Gy) möglich, da in diesem Fall < 5% LK+. Dennoch RChT empfohlen, da Rezidivrisiko nicht eindeutig abzuschätzen ist.
- **Tumor > 2 cm,** (T2, T3, T4): ChT mit 5-FU, Mitomycin C (1. und 5. Woche) (nichtrandomisierte Daten favorisieren simultane Anwendung von RT und Mitomycin C). Benefit durch continuous infusion von 5-FU nicht gesichert, aber z. B. durch [Rich, Radiother Oncol, 1993] und die EORTC 22953 [Bosset, Eur J Cancer, 2003] nahegelegt. Die Kombination wird von der EORTC zukünftig im Standardarm – weiterhin mit 2 Wochen Split – verwendet. Cisplatin/5-FU stellt wohl *keine* Alternative zu Mitomycin C/5-FU dar (s. o., [Ajani, ProcASCO, 2006]) .

RT: 30 - 36 Gy auf klinisch neg. inguinale LK, 45 Gy auf Becken-LK, 50 bis (max.) 60 Gy auf Primärtumor und klinisch pos. LK (keine gesicherten Vorteile durch Lymphadenektomie in diesem Fall).
  - T2: 45–**50**–54 Gy auf Primärtumor.
  - T3/4: 50–**55**–max. 60 Gy auf Primärtumor.
  - ggf. OP des Residualtumors (PT und LK).
- **Metastasiertes Karzinom:** Cisplatin +/- 5-FU ist Standardtherapie, Kombination mit Bestrahlung weniger effektiv als bei Primärtumorbehandlung. Medianes Überleben 8 - 12 Monate.

Chemotherapie

Europäisch

- **UKCCCR:**
  Tag 1: Mitomycin C 15 mg/m² i.v. als Bolus (Cave: Myelotoxizität, alternativ Cisplatin).
  Tag 1 - 4 (5): 5-FU 1000 (750) mg/m² i.v. über 24 h (je nachdem, ob 4 oder 5 Tage).
  Tag 28 - 32 (33): 5-FU 1000 mg/m² i.v. über 24 h.
- **EORTC:**
  Tag 1 Mitomycin C 10 mg/m² i.v. als Bolus, Tag 1 - 26 5-FU 200 mg/m² i.v. über 24 h.
  16 Tage Pause, dann
  Tag 1 Mitomycin C 10 mg/m² i.v. als Bolus, Tag 1 - 17 5-FU 200 mg/m² i.v. über 24 h.
- **RTOG:**
  Tag 1: Mitomycin C 10 mg/m² i.v. als Bolus (**Cave:** Myelotoxizität, alternativ Cisplatin, maximal 20 mg Gesamtdosis).
  Tag 1 - 4 (5): 5-FU 1000 (750) mg/m² i.v. über 24 h (je nachdem, ob 4 oder 5 Tage).
  Wiederholung an Tag 28.
  Ggf. Mitoymycin-C-Absolutdosis bei schlechtem AZ auf 15 mg beschränken.

8.5 Radiotherapie

Technik

Zur Orientierung: Aktuelles RTOG-Studienprotokoll (unter www.rtog.org).

Initial Beckenfeld ap/pa oder 4-Felder-Box im Lochbrett:

- Primärtumor, perirektale, niedrig iliakale LK bis 45 Gy, ED 1,8 Gy.
- Inguinale LK kontrovers: 15 - 30 % pos. bei ED. Ggf. in Zukunft PET als Entscheidungshilfe [Cotter, IJROBP, 2006].
  RT-Algorithmus für inguinale LK z. B.:
  - Nicht bei oberflächlichen T1 ohne Sphinkterinfiltration,
  - mediales Leistendrittel: **30,6 - 36,0 Gy** bei **pelvin N0,**
  - ganze Leisten: **45** Gy bei **pelvin N+,**
  - 55 Gy bei manifestem Leistenbefall.

RTOG-Empfehlung: Mediale inguinale LK mit bestrahlen (nach [Hughes, IJROBP, 1989] reichen wohl 30,6 Gy), laterale LK nur bei gesichertem Befall.

Auch vertretbar: Leisten überhaupt nur bei Befall. Rezidivrisiko dann 10 - 20 %. Oder: Leisten nur bei Primärtumoren im Stadium T3/T4.

Oder schließlich: Leisten nur bei Abstand des Primärtumors zur Analöffnung < 1 cm und/oder pelvin N+.

Einbeziehung der Leisten z. B., indem mit 20 Gy ap/pa unter Einbeziehung der Leisten bestrahlt wird, dann Beckenfeld und Leisten 3-D-geplant werden, Leisten in den ap- und pa-Feldern mit einbezogen werden und die fehlende Dosis mit Elektronen aufgesättigt wird. Zu bevorzugen ist aber eine primäre 3-D-geplante Bestrahlung als 4-Felder-Box unter Einbeziehung der Leisten und - nach Verkleinerung des Beckenfelds in der N+-Situation - Aufsättigung der Leistenregion mit Elektronen.

Keine LK-Resektion bei gesichertem Befall, dann definitive Therapie wie oben beschrieben.

Anschließend Tumor-Boost:
Tumor + 2,5 cm Sicherheitsabstand. Seitliche Gegenfelder *oder* 3er- bzw. 4er-Box (Primärtumor) *oder* direktes perineales Elektronenfeld *oder* intraluminale/interstitielle RT bis GD **50–54** Gy (**T1/2**) bzw. **54–60** Gy (**T3/4**), ED 1,8 Gy.
Mögliche Kombination: External Beam Boost bis 50 - 54 Gy, dann 1 - 2 × 5 Gy intraluminales HDR-Afterloading oder 10 - 20 Gy LDR-Afterloading.

Feldgrenzen

Beckenfelder

- Superior: Kaudaler Rand der Iliosakralfugen (alternativ nach Cummings, und im aktuellen RTOG-Protokoll: Bis zum lumbosakralen Übergang [Promontorium]),

- lateral: Linea terminalis + 2 cm bzw. Übergang mittleres zu lateralem Leistendrittel,
- kaudal: Perineum + 1 cm,
- anterior: 2 cm vor Primärtumor bzw. bei inguinalen LK+ (dann RT der inguinalen und externen iliakalen LK) 1 cm vor Symphysenvorderkante,
- posterior: Mitte des Os sacrum.

Ap/pa-Felder ggf. ventro-kranial nach dorso-kaudal 5–10° gekippt zur Schonung der äußeren Genitalien.

Ggf. Bolus auf Tumoranteile, die nach außen vorragen.

Simulation mit metallischem Marker am Anus, sonst Risiko des marginal miss!

Leistenfelder

- Superior: 3 cm kranial des Leistenbandes,
- lateral: Grenze mittleres zu lateralem Leistendrittel,
- medial: Anpassung an das Beckenfeld,
- kaudal: 5 cm kaudal des Leistenbandes,
- tief: Ca. 3 cm (Sack-Thesen) oder nach CT bzw. Sonographie-Befund. Wohl sinnvoller, denn:

CAVE
[Koh, IJROBP, 1993] Inguinale LK im Mittel in 6 cm Tiefe (2–18,5 cm)!

8.6 Ergebnisse

- **Analkanal-Plattenepithelkarzinom**
  - 50 % 5-JÜ und 60 % lokale Kontrolle bei alleiniger abdomino-perinealer Resektion [Boman, Cancer, 1984],
  - **80 %** 5-JÜ bei **T1/T2** bei primärer RChT,
  - **70 %** 5-JÜ bei **T3/T4** bei primärer RChT,
  - Anus-praeter-freies Überleben 57 % (T1–T3 78 %, T4 33 %),
  - 60 % der kolostomiefrei Überlebenden sind voll kontinent, bei insgesamt 90 % ist das Ergebnis befriedigend [Grabenbauer, Dis Colon Rectum, 1998],
  - Lymphknotenbefall insgesamt: 30 % N+.

  Elektive RT der inguinalen LK senkt die Rezidivrate von 21 % auf 10 % [Cummings, IJROBP, 1991], pos. LK werden zu 57 % lokal kontrolliert.
  - 30 % der Patienten sterben an Fernmetastasen, daher beträgt trotz 90 % lokaler Kontrolle das 5-Jahres-Gesamtüberleben nur 60 %.

  Bei M+ medianes Überleben 10 Monate.
- **Analrandkarzinom:** 80 % Heilungsrate.
- **Kleinzelliges Karzinom:** Extrem schlechte Prognose (hohe Metastasierungsrate).
- **Adenokarzinom:** Stadienabhängig ähnlich dem Rektumkarzinom.

8.7 Nebenwirkungen/ Aufklärung

CAVE
Die RChT des Analkarzinoms ist eine eingreifende Therapie und birgt auch heute noch ein – wenn auch geringes – Mortalitätsrisiko aufgrund der potenziellen Myelosuppression.

- Mortalität 1–3 % (Sepsis),
- anorektale Dysfunktion,
- perianale Dermatitis,
- Dyspareunie.

8.8 Nachsorge/Salvage

3-monatliche Nachsorge für 3 Jahre (wichtig). Prinzipiell klinische Nachsorge mit PE bei Verdacht auf Persistenz/Rezidiv möglich.

Alternativ:

- **RTOG** [Flam, JCO, 1996]: Nach 6–8 Wochen PE entnehmen, wenn pos. (in 9 % der Fälle zu erwarten) 9 Gy + 5-FU (4 × 1000 mg/m^2) + Cisplatin (100 mg/m^2), nach 6–8 Wochen erneute PE; wenn immer noch positiv → APR.
- **Princess Margret Hospital:** PE nach 6–8 Wochen noch zu früh, fragliche Effektivität des RTOG-Schemas.
- **UKCCR** gab 15–20 Gy Boost bei < 50 % PR.

Bei 50 % der Patienten kann durch eine abdomino-perineale Resektion Salvage erreicht werden. Problem: 10–15 % der Biopsien sind falsch neg.

8.9 Besonderheiten

HIV-positive Patienten

Potenziell stärkere Mukositis. Empfehlung: Konventionelles Schema beginnen, ggf. entsprechend der Reaktion modifizieren. Immunsupprimierte Patienten scheinen aggressivere Tumoren zu haben oder schlechter auf RChT anzusprechen (bei RChT im Gegensatz zur OP größere Rolle des Immunsystems?) [Mai, Onkologie, 2002].

Gegenwärtige Studien

- **UKCCCR:** Randomisierter Vergleich Mitomycin C/5-FU vs. Cisplatin/5-FU.
- **EORTC 22011:** Randomisierter Vergleich Mitomycin C/5-FU und Mitomycin C/Cisplatin.
- **ACCORD 03 (Frankreich):** Vergleich Induktion + simultane RChT vs. simultane RChT allein (nur Cisplatin/5-FU), Dosiseskalation für T3/T4-Tumoren: Vergleich 60 vs. 64 Gy bei CR und 64 vs. 70 Gy bei PR 4 Wochen nach intitialer Therapieserie mit 55 Gy.
- **RTOG 05-92:** Applikation der in RTOG 98-11 im Standardarm applizierten Dosen (50,4 Gy [T2] bzw. 54 Gy [T3/T4] auf das Primärtumor-PTV) als IMRT mit dem Versuch der Reduktion der Nebenwirkungen.

KAPITEL

9 Pankreaskarzinom

9.1 Allgemeines

Vorkommen

Altersgipfel: 65 – 80 Jahre. *Inz.:* $10/10^5$, Inzidenz ≈ Mortalität, 5-JÜ insgesamt < 4 %, Männer : Frauen 2 : 1.

Risikofaktoren

- Rauchen (Raucher haben doppeltes Risiko),
- chronische Pankreatitis (jedoch kein Einfluss von Alkoholkonsum ohne Pankreatitis),
- Diabetes mellitus,
- Ataxia teleangiectatica,
- Leberzirrhose,
- HNPCC (hereditary non-polyposis colorectal carcinoma),
- MEN I (multiple endocrine neoplasia),
- Gardner-Syndrom,
- Von-Hippel-Lindau-Syndrom.

Lokalisation

Überwiegend Pankreaskopf (2/3 der Tumoren).

Metastasierung

Frühe Metastasierung und Peritonealkarzinose (85 % der Patienten haben manifeste Metastasen oder Mikrometastasen bei Diagnosestellung).

Tumormarker

CEA, CA 125, CA 19-9 (kann bei bestimmten Blutgruppen [Lewis a-/b-] falsch neg. sein, da CA 19-9 ein Hapten des Lewis-Gens ist).

9.2 Histologie

90 % Adenokarzinome (Inselzelltumoren, Zystadenokarzinome).

9.3 Staging

Nach UICC/AJCC, 6. Aufl. 2002.

Primärtumor

- **Tis:** Tumor in situ.
- **T1:** Tumor limitiert auf das Pankreas, größter Durchmesser < 2 cm.
- **T2:** Tumor limitiert auf das Pankreas, größter Durchmesser > 2 cm.
- **T3:** Tumor infiltriert direkt Duodenum, Gallengang, peripankreatisches Gewebe.
- **T4:** Tumor infiltriert direkt Magen, Milz, Kolon, angrenzende große Gefäße (V. portae, Truncus coeliacus, A. mesenterica superior, A./V. hepatica, *nicht* A./V. lienalis).

Lymphknoten

- **N0:** Keine LK-Metastasen bei ≥ 10 exstirpierten LK.
- **N1:** Regionale LK-Metastasen.

Stadien

- **0:** Tis.
- **I:** T1 N0, T2 N0.
- **II:** T3 N0, T1 – 3 N1.
- **III:** alle T4 M0.
- **IV:** alle M1.

9.4 Therapie

Operation

Nur 10–25% sind primär resektabel (Tumor < 3 cm, keine Filiae, keine Invasion von A. mesenterica superior oder A. coeliaca sowie nicht verlegter Venenkonfluens), davon werden nur 60% R0-reseziert.

Techniken

- Whipple-OP für Pankreaskopf (hohe Mortalität, früher 10–30%, heute < 10%).
- Distale Pankreatektomie für Körper und Schwanz.

Insgesamt > 50% Lokalrezidive, 5-JÜ selbst bei operablen Tumoren nur 5–20%. Wenn inoperabel 2-JÜ von nur 3%. Wirksame Chemotherapeutika (ca. 20% Ansprechen): 5-FU, Mitomycin C, Gemcitabin, Adriamycin. Diese Medikamente werden als Monotherapie oder in Kombination eingesetzt.

> **Fazit:**
> Aus den hohen, teilweise ausschließlich lokalen Rezidivraten [z. B. Whittington, IJROBP, 1991] leitet sich die Indikation zur adjuvanten Therapie ab, aus der hohen Quote an primär inoperablen Patienten die Notwendigkeit einer effektiven nichtoperativen Therapie beim fortgeschrittenen Karzinom. Alleinige R+-Resektionen ohne weitere Therapie haben eine schlechte Prognose und sind daher sinnlos.

Radiochemotherapie

Datenbasis für den Einsatz der RChT: Initiale Duke-/Mayo-Studien, die einen Benefit für RChT gegenüber RT für nicht resektable Pankreaskarzinome ergaben [GITSG, Ann Surg, 1979; Moertel (GITSG), Cancer, 1981] (s. u.).

Neoadjuvante/Adjuvante Therapie

- [Kastl, Eur J Surg Onc, 2000; Brunner, Onkologie, 2000] 37% R0-Resektionen nach präop. RChT mit 5-FU/Mitomycin C bzw. Cisplatin/Gemcitabin.
- [Whittington, IJROBP, 1991]: Postop. RT (45–48,6 Gy) + continuous infusion von 5-FU/Mitomycin C; 34% 3-JÜ (nicht randomisiert). Verbesserte lokale Kontrolle und besseres Überleben.
- **GITSG** [Kalser, Arch. Surg, 1985, längerer Follow-up publiziert in: Cancer, 1987]: OP vs. OP + RT 40 Gy split course (2×2 Wochen, dazwischen 2 Wochen Pause) + 5-FU (während der 1. RT-Woche und während 2 Jahren danach) 18% vs. 43% 2-JÜ (medianes Überleben 11 vs. 21 Monate). Dies ist die einzige randomisierte Studie mit klarem Design und konsequenter Durchführung bisher, wurde wegen Überlebensunterschied vorzeitig abgebrochen. Kritischer Punkt: Nur 80% der zur RChT-Gruppe randomisierten Patienten sind auch so behandelt worden, und die GIII-Tumoren waren ungleich verteilt. Andererseits ergab sich aber auch in der angeschlossenen Beobachtungsstudie unter RChT eine 2-JÜ von 46%. Generelles Problem in adjuvanter Situation: Bei bis zu 1/3 der Patienten verzögerter Einsatz der Therapie wegen schlechtem AZ [Hohenberger, Zentralbl Chir, 2000].
- **UKPACA-1/ESPAC-1 Trial** [Neptolemos, NEJM, 2004]: Das Ergebnis der Studie wurde so interpretiert, dass kein Überlebensvorteil durch adjuvante RChT, aber potenziell für alleinige adjuvante ChT besteht. Das Problem der Studie bestand aber darin, dass verschiedene „Background"-Therapien zugelassen waren, d.h., dass zusätzliche ChT off-protocol verabreicht wurden und ein Teil der Patienten im ChT-Arm auch bestrahlt wurde. Auch ausgeprägter Selektions-Bias war im Rahmen dieser Studie festgestellt worden.
- **EORTC** [Klinkenbijl, Ann Surg, 1999]: T1/2-Kopftumoren und T1–3 periampulläre Tumoren wurden zwischen alleiniger OP und OP + RChT randomisiert. Behandlungsbeginn 8 Wochen nach OP. RT wie bei GTISG (2×20 Gy, 2 Wochen Pause), ChT: 25 mg/kg 5-FU über 24 h für 5 Tage während 1. RT-Zyklus, dann je nach Toxizität 0, 3 oder 5 Tage während des 2. RT-Zyklus. Keine Erhaltungs-ChT wie bei GITSG. Nicht-signifikanter Unterschied im 2-JÜ (41% OP, 51% OP + RChT), im medianen Überleben (19 [OP] vs. 24,5 [RChT] Monate), kaum Unterschied bez. 5-JÜ (ca. 20–30%) oder lokaler Kontrolle (35%). Insgesamt scheint hier eine recht positive Selektion erfolgt zu sein, die applizierte Dosis war zu gering, und 20% der Patienten, die in die OP+RChT-Gruppe randomisiert waren, wurden wegen perioperativer Komplikationen nicht adjuvant behandelt. Dennoch

war ein deutlicherer Vorteil bei Kopftumoren (26% [RT] vs. 35% [RChT] 2-JÜ), der im Bereich der von der GITSG beobachteten Werte lag, detektiert worden, aber aufgrund der kleinen Subgruppe war dies bei in der Studie verwendetem zweiseitigem Testverfahren (wahrscheinlich unnötig) nicht signifikant.

- **RTOG 97-04** [Regine, ProcASCO, 2006] verglich in der adjuvanten Situation (T1–4, N0/1, M0) eine postoperative RChT mit 5-FU vor, während und nach der RT mit einer RChT mit Gemcitabin vor und nach sowie 5-FU während der RT. Sowohl hinsichtlich medianem Überleben (18,8 vs. 16,7 Monate) als auch hinsichtlich 3-JÜ (31% vs. 21%) war die Kombination mit Gemcitabin der alleinigen Gabe von 5-FU überlegen. Die kombinierte primäre RChT mit Gemcitabin unmittelbar simultan zur RT hat eine höhere Nebenwirkungsrate als die RChT mit 5-FU und – zumindest bei niedrigen RT-Dosen (30 Gy) – bisher keinen nachgewiesenen Vorteil, auch wenn möglicherweise die Remissionsraten zunächst höher sind [Crane, IJROBP, 2002]. Neue Strahlentherapietechniken machen jedoch auch diese Kombination verträglicher, sodass dieser Ansatz – insbesondere auch als neoadjuvante Strategie – gegenwärtig in Studien geprüft wird (s.u.).
- **CONCO-001** [Oettle, JAMA, 2007]: Berliner Studie, die die alleinige adjuvante ChT mit Gemcitabin vs. keine adjuvante Therapie verglich. Es zeigte sich ein signifikanter Vorteil im krankheitsfreien Überleben, nicht aber im Gesamtüberleben. Aus der Äquivalenz der Kontrollgruppe dieser Studie mit der 5-FU-RChT-Gruppe der RTOG 97-04 (jeweils 3-JÜ von 21%) leiten die Autoren die Ineffektivität der RChT ab. Dies ist natürlich bei nicht-kontrollierter unterschiedlicher Patientenauswahl in beiden Studien nicht zulässig.

Aufgrund dieser Resultate:
In den USA wird angesichts positiver GITSG-Daten die adjuvante RChT, bevorzugt mit Gemcitabin/5-FU empfohlen. Auch die simultane RChT mit Gemcitabin ist möglich [Allen, IJROBP, 2004]. In Europa gibt es angesichts der weniger positiven EORTC-Daten, deren Aussagekraft jedoch im Vergleich zu den US-Daten eingeschränkt ist, und der ESPAC-1-Studie, die aber hochfehlerhaft ist, unglücklicherweise keine etablierte adjuvante Standardtherapie, auch wenn auf der Basis der CONKO-001 adjuvantes Gemcitabin von den Autoren als Standard postuliert wird. Die aktuelle EORTC-Studie zur adjuvanten RChT und die gegenwärtig durchgeführten neoadjuvanten RChT-Studien werden wesentlich zur Klärung dieser Situation beitragen (s.u.).

IORT

- NCI-Studie, kontrolliert, prospektiv, nicht randomisiert [Sindelar, IJROBP, 1986]: 20 Gy IORT + 50 Gy postop. RT vs. 50 Gy postop. RT: 16 vs. 12 Monate krankheitsfreies Überleben, aber eingeschränkte Aussage, da nur 32 Patienten untersucht wurden.
- [Gunderson, IJROBP, 1987]: IORT 15–20 Gy + EBRT 45–50 Gy ergab 66% lokale Kontrolle über 2 Jahre, die Überlebensraten waren aber nicht anders als bei konventioneller RT wegen der Metastasierung. Nebenergebnis: Bei großem Abdominalfeld vs. kleinvolumiger externer RT ergab sich kein Unterschied.

Lokal fortgeschrittenes, inoperables Karzinom

Die Prognose des lokal fortgeschrittenen inoperablen Karzinoms ohne Metastasen ist deutlich günstiger als die des metastasierten Karzinoms [z.B. Poplin, ProcASCO, 2006].

Mehrere größere Studien haben sich mit der Frage der Therapie des lokal fortgeschrittenen Karzinoms befasst.

- **GITSG 9273** [Moertel, Cancer, 1981]: 60 Gy + 5-FU geringfügig besser als 40 Gy + 5-FU, beides sehr viel besser als RT alleine (medianes Überleben 36 bzw. 40 Wochen vs. 20 Wochen; 1-JÜ in den kombinierten Armen 40%, im Nur-RT-Arm 10%). Nachfolgeprotokoll: 60 Gy + 5-FU genauso gut wie 40 Gy + Doxorubicin, aber Doxorubicin-Arm toxischer.
- **ECOG** [Klaasen, JCO, 1985]: Vergleich ChT mit 5-FU alleine vs. zusätzliche RT mit 40 Gy. Kein Unterschied im medianen Überleben. Ähnlich wie bei der neg. adjuvanten EORTC-Studie war allerdings die RT-Dosis zu gering.
- Zahlreiche Phase-II-Studien [z.B. Whittington, JCO, 1995] erzielen jeweils ähnliche Ergebnisse bei Kombination von RT mit ChT mit einem medianen Über-

leben von 12 Monaten und einer 2-JÜ von > 10%, die den reinen ChT-Studien überlegen sind.

- **FFCD-SFRO** [Chauffert, ProcASCO, 2006]: Phase-III-Studie zum Vergleich einer initialen RChT (intermittierend Cisplatin und 5-FU-Infusion) gefolgt von Gemcitabin vs. Gemcitabin allein bei Patienten mit lokal fortgeschrittenem, nicht metastasiertem Pankreaskarzinom:
  Arm 1: RChT (60 Gy, 5-FU/Cisplatin) → Gemcitabin-Erhaltung; n= 59.
  Arm 2: Gemcitabin (7-mal 1000 mg/m^2, 30 Minuten) → Gemcitabin-Erhaltung: n = 60.
  Signifikanter Überlebensvorteil für Gemcitabin (Nachteil für RChT): 1-JÜ 51 % vs. 24 %; p = 0,03. Die Gründe für dieses Ergebnis sind bisher unklar.

Insgesamt beträgt das mediane Überleben in den RChT-Studien beim fortgeschrittenen Pankreaskarzinom 10,7 Monate, die 1-JÜ 38,4 % und die 2-JÜ 10 %. Dem standen bei alleiniger ChT lediglich 7,2 Monate medianes Überleben (im besten publizierten Fall 10,9 Monate), eine 1-JÜ von 20,8 % und eine 2-JÜ von 0 – 5 % gegenüber (ausschließliche Betrachtung von M0-Patienten [z. B. Colluci, Cancer, 2002; Neri, Br J Cancer, 2002]). Diese Ergebnisse scheinen in den aktuellen ChT-Studien jedoch verbessert zu sein. Die enttäuschenden vorläufigen Ergebnisse der französischen Studie können noch nicht abschließend bewertet werden. Daher kann beim inoperablen Pankreaskarzinom in der M0-Situation eine primäre RChT angestrebt werden, auch wenn dem in der gegenwärtigen Studiensituation (s. u.) kaum Rechnung getragen wird.

Metastasiertes Karzinom

Keine Kombinations-ChT ohne Gemcitabin ist 5-FU mono überlegen.

Gemcitabin mono ist jedoch 5-FU mono überlegen (gering hinsichtlich Überleben, deutlicher hinsichtlich Verbesserung der Symptomatik [Burris, JCO, 1997]).

Zwei aktuelle Metaanalysen weisen auf einen geringen Vorteil der Kombination Gemcitabin/platinhaltige Substanzen gegenüber Gemcitabin allein hin [Heinemann, ProcESMO, 2006, Milella, ProcESMO, 2006].

Fazit für die Behandlung:
OP, wenn OP möglich, am besten mit IORT und postop. RChT. Bei inoperabler, nicht metastasierter Situation ist die primäre RChT die wirksamste Option, wobei eine ausreichend hoch dosierte RT wichtig ist.

9.5 Radiotherapie

Technik

Zielvolumen

Primärtumor + 3 – 5 cm lateral.

Bei Kopftumoren immer mit gesamtem duodenalem C (da mediale Wand involviert sein kann, daher Simulation mit Darm-Kontrastmittel), inklusive pankreatiko-duodenal-zöliakale, suprapankreatische LK und einschließlich Leberpforte.

Bei Pankreasschwanzbefall auch Milzhilus.

Feldgrenzen

Superior: Mitte BWK 11 (um zöliakale LK an BWK 12 zu erfassen).

Inferior: Unterkante LWK 3.

Posterior: Anteriores Drittel der Wirbelkörper (um paraaortale LK zu erfassen, nicht weiter dorsal wegen Rückenmark + Niere).

Anterior: 1,5 – 2 cm vor makroskopischem Tumor.

Bei Kopftumoren ist die rechte Niere wegen duodenalem C meist mit 50 % eingeschlossen, daher linke Niere komplett blocken. Umgekehrtes Vorgehen bei Schwanztumoren.

4-Felder- oder 3-Felder-Technik (anteriores und zwei seitliche Keilfilterfelder, reduziert Nierendosis). Meist sind Nieren aber in lateralen Feldern eingeschlossen, daher nicht > 20 Gy über die seitlichen Felder applizieren.

Dosierung

- Definitive/präop. RT: 55 – 60 Gy (Cave: Dünndarmbelastung).
- Postop. RT: 45 – 50 Gy.

9.6 Aktuelle Entwicklung

Tendenziell konkurrieren für das **resektable oder potentiell resektable** Karzinom gegenwärtig reine ChT-Studien mit RChT-Ansätzen. Im Rahmen der RChT-Studien geht dabei der Trend aus verschiedenen Gründen (Nachweis der Durchführbarkeit in Phase-II-Studien, pos. Erfahrungen bei anderen GIT-Tumoren, Fortschritte in der technischen Applikation der Strahlentherapie, geringere Dünndarmproblematik, Ausdehnung auf primär nicht resektable Tumoren möglich [20% werden nach neoadjuvanter Therapie resektabel]) zum neoadjuvanten Ansatz:

- **ESPAC-3:** Randomisierte Studie zur adjuvanten ChT. Einschluss aller potenziell resektablen Pankreaskarzinome.
  OP, dann Vergleich adjuvant 6-mal 5-FU/LV vs. 6-mal Gemcitabin.
- **EORTC 40013-22012:** Randomisierte Studie zur adjuvanten RChT.
  Einschluss aller R0-resezierten Pankreaskopfkarzinome.
  Postop. Randomisation zwischen Beobachtung und ChT mit Gemcitabin im Intervall zwischen OP und RT sowie dann kombinierter RChT mit Gemcitabin/50,4 Gy.
- **CapRI:** Adjuvante Chemo-Radio-Immuntherapie mit 5-FU/Cisplatin/Interferon-α vs. 5-FU/LV beim resezierten Pankreaskarzinom.
- **ARO:** Randomisierte präop. RChT-Studie.
  Einschluss aller lokal resektablen bzw. grenzwertig resektablen, nicht metastasierten Pankreaskarzinome.
  Alleinige OP vs. präop. RChT (postop. ChT in beiden Armen): 55,8 Gy + Cisplatin 20 mg/m²/d an den Tagen 1–5 und 29–33 (1. + 5. Woche) + Gemcitabin 300 mg/m²/d (1-mal wöchentlich, an den Tagen -2, 5, 26, 33), jeweils als 30-minütige Kurzinfusion.

Bei **lokal fortgeschrittenen, inoperablen, aber nicht metastasierten Karzinomen** werden – trotz bisher unbefriedigender Ergebnisse – überwiegend rein chemotherapeutische Ansätze verfolgt, z.B. CONK-004/Prospect, CONKO-003. Neue Agenzien wie Tyrosinkinaseinhibitoren werden ebenfalls zusammen mit ChT überprüft (z.B. Erlotinib [Tarceva®] in der GemTar-CapTar-Studie der AIO auf Basis der US-amerikanischen Pa-3-Studie). Auch in dieser Situation wird aber gegenwärtig in verschiedenen Phase-II-Studien die primäre RChT mit Gemcitabin überprüft, was die Basis für weiterentwickelte Kombinationen mit neuen Agenzien legen kann.

- **Münchener-Studie:** Randomisierte 3-armige Phase-II-Studie.
  RChT mit Gemcitabin und Cisplatin gefolgt von einer systemischen Therapie mit Gemcitabin und Cisplatin (RTX-GC + GC) vs. RChT mit 5-FU (RTX-5-FU) vs. RChT mit Gemcitabin und Cisplatin (RTX-GC).
- **PARC-Studie** untersucht bei lokal fortgeschrittenem, inoperablem Karzinom die Kombination Radiotherapie, Gemcitabin und Cetuximab in einer Phase-II-Studie. Initiale Ergebnisse zeigen vielversprechendes lokales Ansprechen ohne erhöhte Toxizität [Krempien, ProcASCO, 2006].

9.7 Nebenwirkungen/Aufklärung

Nach RT laborchemisches Bild wie bei chronischer Pankreatitis: Enzyme fallen ab, Inselzellen sind relativ resistent.

Magen/Duodenum: Bis 50 Gy bei max. 5–10% der Patienten Spätschäden, bei > 55 Gy bei mehr als 30%.

KAPITEL

10 Leberkarzinom

Synonym: Hepatozelluläres Karzinom (HCC).

10.1 Allgemeines

Vorkommen

Altersgipfel: 60 Jahre. *Inz.:* Im Westen: $2/10^5$, in Asien: $20/10^5$. Männer : Frauen 2 : 1.

Eine Zunahme auch im Westen ist wegen der zunehmenden Infektionsrate mit Hepatitis C zu befürchten.

Risikofaktoren

- Leberzirrhose (jährliches Risiko für ein HCC 1–4 %),
- Hepatitis B und C,
- Hämochromatose.

Lokalisation

Nur 5–30 % sind bei Diagnose lokalisiert, der Rest ist multifokal.

10.2 Histologie

Diffus/massiv (90 %), nodulär (10 %, öfter multifokal).

Besondere Entität: Fibrolamelläres Karzinom, bei jüngeren Patienten in nicht-zirrhotischer Leber.

10.3 Staging

Primärtumor

- **T1:** Solitärer Tumor ohne Gefäßinvasion.
- **T2:** Solitärer Tumor mit Gefäßinvasion oder multiple Tumoren, alle ≤ 5 cm in größter Ausdehnung.
- **T3:** Multiple Tumoren > 5 cm in größter Ausdehnung oder Tumoren mit Befall eines größeren Astes der V. portae oder der Vv. hepaticae.
- **T4:** Tumor(en) mit direkter Invasion von Nachbarorganen ausgenommen Gallenblase oder Tumor(en) mit Perforation des viszeralen Peritoneums.

Lymphknoten

N0: Keine LK-Metastasen, wenn ≥ 3 LK untersucht sind.
N1: Regionäre LK-Metastasen.

Für die Beurteilung der Operabilität hat sich darüber hinaus die Barcelona-Klassifikation bewährt, in die auch die Leberfunktion eingeht.

10.4 Therapie

OP: Keilresektion für oberflächliche, Segmentresektion für sonstige solitäre Tumoren. Für solche Stadium-I/II-Tumoren (bis T2 N0, also bis maximal 5 cm) Heilungsrate in einigen Serien > 50 %. Postop. Mortalität 5–30 %. Das Hauptproblem ist die meist parallel bestehende Leberzirrhose; sinnvoll operabel sind nur Patienten im Stadium A nach Child-Pugh. Über alle Stadien ist das 5-JÜ weiterhin < 5 %.

Wenn Resektion technisch nicht möglich, aber prinzipiell Indikation zur OP:
Orthotope Lebertransplantation (OLT) für nicht-disseminierte Tumoren, die nicht mit Segmentresektion operabel sind. 5-JÜ 20–70 %, je nach Selektion. Bei Tumoren > 5 cm beträgt das mediane Überleben nur 24 Monate [Yokohama, Hepatogastroenterology, 1990], eine Transplantation ist also nur für Tumoren < 5 cm sinnvoll.

Wenn resektabel, aber funktionelle Reserve zu schlecht: **Perkutane Ethanolinjektion (PEI).**

Wenn nicht resektabel und funktionelle Reserve gut: **Transarterielle Chemoembolisation (TACE)/PEI**, wobei in dieser Situation der TACE der Vorzug gegeben werden sollte, da nachgewiesenermaßen randomisiert überprüft besser als supportive care und die absoluten Zahlen besser sind als bei der PEI [Llovet, Lancet, 2002; Lo, Hepatology, 2002] bzw. als bei anderen lokal effektiven Verfahren wie **Radiofrequenz-Thermoablation (RFTA)/konformaler Radiotherapie.**

Wenn nicht resektabel und funktionelle Reserve schlecht: ChT mit Doxorubicin (20 % Ansprechen), ggf. Therapieversuch mit Tamoxifen (allerdings in hoher Dosierung) [Tan, J Gastroent Hepatol, 2000].

Die **RFTA** als minimal-invasives Verfahren scheint im randomisierten Vergleich der PEI ebenfalls überlegen und kommt daher auch vorzugsweise bei technisch inoperablen Patienten mit gutem Allgemeinzustand und Tumoren < 4 cm in Betracht [Lencioni, Radiology, 2003].

Für die **konformale Radiotherapie** – mit Photonen oder Protonen – wurden in jüngerer Zeit ebenfalls gute Ergebnisse bei lokalisierter Erkrankung publiziert (s. u.), sie ist daher ebenfalls Teil des Kanons der möglichen Therapien bei Inoperabilität.

Keine Indikation für adjuvante RT oder ChT.

10.5 Radiotherapie

Prinzipielle Therapieoption: Radiatio, bisher überwiegend in Verbindung mit Embolisation evaluiert. Bisher keine randomisierten oder sonstigen aussagekräftigen Überlebensverbesserungen (Metastasierung!).

Kein Vorteil durch Dosiseskalation/Akzeleration/Hyperfraktionierung bei Ganzleberbestrahlung [Stilwagon (RTOG), IJROBP, 1989] wegen Toxizität, aber zu kurzes Interfraktionsintervall (4 h).

Lebertoleranz für Gesamtleber 30–35 Gy, tödlich ab 38,5 Gy, mit Doxorubicin jedoch schon nach 24 Gy fatales Leberversagen [Haddad, IJROBP, 1983] (zu beachten insbesondere bei abdominellem Bad für NHL). Bisher war davon ausgegangen worden, dass die Hälfte der Leber 50 Gy und ein Drittel der Leber 70 Gy ohne klinische Hepatitis tolerieren [Lawrence, IJROBP, 1992]. Neuere Daten aus Michigan [Dawson, Sem Rad Oncol, 2001] ergaben sogar eine TD 5/5 von 90 Gy auf ein Drittel des Volumens und 47 Gy auf zwei Drittel (bei 2 × 1,5 Gy/d). Die TD 5/5 für die Belastung der ganzen Leber wird weiterhin mit 31 Gy angegeben.

Vor diesem Hintergrund berichten mehrere Autoren, allen voran die Gruppe aus Michigan, über recht gute Ergebnisse mit konformaler hochdosierter Radiotherapie (medianes Überleben 15 Monate [Ben-Josef, JCO, 2005]). Insgesamt werden von verschiedenen Gruppen für die lokalisierte Erkrankung mit konformaler RT (Photonen oder Protonen/Schwerionen [Kato, IJROBP, 2004; Igaki, Cancer, 2005]) allein oder in Kombination mit TACE lokale Kontrollraten/lokales Ansprechen von 40–90 % und ein medianes Überleben von 10–25 Monaten berichtet (Übersicht bei [Hawkins, Cancer, 2006]). Die Ergebnisse liegen damit im Bereich der anderen nichtchirurgischen Maßnahmen.

Zumindest in der japanischen Literatur war die Kombination von TACE mit niedriger dosierter (ca. 50 Gy) konformaler RT erfolgreich (medianes Überleben 20 Monate [TACE+RT] vs. 14 Monate [TACE] [Zhen, Cancer J, 2004]). Allerdings ist die Übertragbarkeit der asiatischen Ergebnisse aufgrund vermutlich anderer Biologie schwierig.

Diese Kombination muss daher in kontrollierten Studien evaluiert werden, ebenso wie die Frage, ob die Partikeltherapie aufgrund ihrer überlegenen Normalgewebsschonung messbare Vorteile bringt. Auf jeden Fall sollten die präzisionsstrahlentherapeutischen Ansätze mit geeigneter Immobilisation/Atemtriggerung eingesetzt werden [z. B. Dawson, IJROBP, 2006].

KAPITEL

11 Karzinome der Gallenwege

11.1 Allgemeines

Vorkommen

Karzinom der Gallenblase : Karzinom im Gallengang 3 : 1, Männer : Frauen 1 : 2,5.

Risikofaktoren

Cholezystolithiasis erhöht Risiko für Gallenblasenkarzinom.

Weiterer Risikofaktor: Nitrosamine.

Metastasierung und Rezidive

50 % LK+, 60 % Lokalrezidive nach R0-Resektion.

11.2 Histologie

- 80 % Adenokarzinom,
- < 20 % Plattenepithelkarzinom oder gemischte Histologie.

11.3 Staging

Primärtumor

Die T-Stadien sind für Tumoren der Gallenblase und Tumoren der extrahepatischen Gallengänge unterschiedlich definiert. Tumoren der Hepatikusgabel (Klatskin-Tumoren) werden nach Bismuth klassifiziert.

Gallenblase:

- **Tis:** Tumor in situ.
- **T1:** Tumor infiltriert Schleimhaut oder Muskulatur:
  - **T1a:** Tumor infiltriert Schleimhaut.
  - **T1b:** Tumor infiltriert Muskulatur.
- **T2:** Tumor infiltriert perimuskuläres Bindegewebe, aber keine Ausbreitung jenseits der Serosa oder in die Leber.
- **T3:** Tumor perforiert die Serosa (viszerales Peritoneum) und/oder infiltriert direkt die Leber und/oder ein(e) Nachbarorgan/-struktur, z. B. Magen, Duodenum, Kolon, Pankreas, Netz, extrahepatische Gallengänge.
- **T4:** Tumor infiltriert Stamm der V. portae oder A. hepatica oder infiltriert 2 oder mehr Nachbarorgane/-strukturen.

Gallengänge:

- **Tis:** Tumor in situ.
- **T1:** Tumor auf Gallengang (auf das subepitheliale Bindegewebe oder die fibromuskuläre Schicht) beschränkt.
- **T2:** Tumor infiltriert jenseits des Gallengangs (das perifibromuskuläre Bindegewebe).
- **T3:** Tumor infiltriert Leber, Gallenblase, Pankreas und/oder unilaterale Äste der V. portae (rechts oder links) oder der A. hepatica propria (rechts oder links).
- **T4:** Tumor infiltriert ein(e) oder mehrere Nachbarorgane/-strukturen: Hauptstamm der V. portae oder ihre Äste bilateral, A. hepatica communis oder Nachbarorgane/-strukturen wie Kolon, Magen, Duodenum, Abdominalwand.

Lymphknoten

- **N0:** Keine regionären LK-Metastasen.
- **N1:** Regionäre LK-Metastasen.

Regionäre LK für Gallenblasenkarzinom: LK am Ductus cysticus, pericholedochale, hiläre, peripankreatische (nur Kopf), periduodenale, periportale, zöliakale LK und LK an der A. mesenterica superior.

11.4 Therapie

Operation

- **Gallenblase:** Je nach Ausdehnung einfache Cholezystektomie (in Stadien I/II [also bis T2 N0]) bis zur radikalen Cholezystektomie mit Resektion von LK und Leber, in ausgewählten Fällen Pankreatikoduodenektomie.
- **Gallengang:** Bei Befall des distalen Drittels des Ductus choledochus wird die Whipple-OP durchgeführt, bei Befall des mittleren Drittels die Exzision mit bilio-digestiver Anastomose. Letzteres ist der günstigste Fall mit 30 % Langzeit-Überleben. Bei Befall des proximalen Drittels „Attempt-at-cure"-OP (partielle Hepatektomie, ggf. Lebertransplantation).

Adjuvante Radiotherapie oder ChT

Keine gesicherte Indikation, meist jedoch wird RT-Indikation bei transmuralen Gallenblasentumoren (da dann 65 % statt 35 % Lokalrezidive), R+ oder pos. LK gestellt. Bei cholangiozellulären Karzinomen der Gallengänge ist insbesondere bei proximalen Tumoren (Hepatikusgabel) ein hohes Rezidivrisiko zu beobachten.

Eine randomisierte Studie zeigte keinen Vorteil einer adjuvanten RT nach definitiver oder palliativer OP (Pitt; Ann Surg, 1995). Ansonsten existieren keine randomisierten Daten für eine adjuvante Therapie, retrospektive Daten zeigen möglicherweise eine Verbesserung des Überlebens (nicht randomisierte Studie bei Klatskin-Tumoren: Postop. RT vs. keine adjuvante Therapie bei R+ [Gonzales (EORTC), Semin Liver Dis, 1990]). Retrospektive Serien [Fritz, IJROB, 1994; Gerhards, World J Surg, 2003] legen ebenfalls einen vorteilhaften Effekt der adjuvanten RT bei Gallengangskarzinomen nahe. Dabei scheint die Kombination aus EBRT und Brachytherapie der alleinigen EBRT nicht überlegen zu sein. Eine prospektive Phase-II-Studie der Deutschen Gesellschaft für Viszeralchirurgie (Studienleitung: Leipzig) evaluiert die RChT nach R0- oder R1-Resektion mit Gemcitabin (100 mg/m^2 1-mal wöchentlich während der RT und 6 Zyklen Gemcitabin 1000 mg/m^2 Tag 1 + 8 und Capecitabin 1350 mg/m^2 nach Abschluss der RT Tag 1 – 14 alle 3 Wochen) und einer Gesamtdosis von 49,6 Gy (6 × 1,6 Gy/Wo).

S. auch [Verbeek, Ann Chir, 1991]. Eine adjuvante ChT ist nicht etabliert.

Palliative Therapie

In der palliativen Situation (nicht resektables Stadium III und Stadium IV) Palliation durch RT, aber keine dauerhaften Remissionen. Keine Studien ChT vs. RChT.

Monotherapie mit 5-FU: 10 % Ansprechen, kein Einfluss aufs Überleben (medianes Überleben 5,3 Monate). Daher experimentelle ChT empfohlen, da z. B. in der EORTC 40955 mit 5-FU/LV/Cisplatin eine Ansprechrate von 19 % und ein medianes Überleben von 7,8 Monaten erreicht werden konnte [Mitry, PrcASCO, 2002]. Eine Phase-III-Studie der AIO vergleicht Capecitabin + Cisplatin mit Capecitabin (CISCA-Studie). Auch Gemcitabin sowie Signaltransduktionsinhibitoren werden in Phase II evaluiert. Die RT in der palliativen Situation ist möglich, aber eine alleinige primäre Radiatio scheint keinen Überlebensvorteil zu bieten, z. B. [Bowling, Gut, 1996]. Evtl. ergeben sich in Zukunft durch eine geeignete RChT in Kombination mit Signaltransduktionsinhibitoren neue Ansätze.

11.5 Radiotherapie

55 – 60 Gy (absolutes Maximum 70 Gy auf kleines Volumen), 3- oder 4-Felder-Technik, Sicherheitssaum unklar, sollte Tumorbett und LK der Leberpforte sowie zöliakale und pankreatikoduodenale LK einschließen. Initial 3 – 5 cm margin, dann Feldreduktion nach 36 Gy auf 2 cm margin (wegen Leber), dann nach 45 – 50 Gy, letzte 10 – 15 Gy nur auf makroskopischen Rest. Prinzipiell sind die Toleranzdosen der Leber nach dem neuesten Stand und die des Dünndarms zu beachten.

CAVE
Risikoorgane!

11.6 Ergebnisse

- Primäre RChT: Medianes Überleben 12 – 15 Monate.
- Postop. RChT: Medianes Überleben 40 Monate.

KAPITEL

12 Nierenzellkarzinom

12.1 Allgemeines

Vorkommen

Altersgipfel: 55–60 Jahre, *Inz.:* $10/10^5$. Männer : Frauen = 2 : 1. 1,5% der Tumoren sind bilateral. **Cave:** Keine Punktion wegen Gefahr der Tumorzellverschleppung.

Risikofaktoren

- Cadmium,
- Phenacetin,
- Rauchen,
- Asbest,
- Von-Hippel-Lindau-Syndrom,
- polyzystische Nierenerkrankung,
- auch dialysepflichtiges Nierenversagen (relatives Risiko = 30).

Metastasen

10–20% der Patienten sind bei Erstdiagnose LK-pos., 30% haben Metastasen (medianes Überleben 6–8 Monate, 5-JÜ < 5%). Tumor > 10 cm → 85% M1.

Tumoreinbruch in V. renalis nicht infaust. Diesbezüglich ist die MR der inferioren Venographie zum Staging äquivalent.

Diagnosestellung

30–60% sind „Inzidentalome" (infolge der Verbreitung des Ultraschalls) mit besserer Prognose.

Klassische Symptomentrias: Makrohämaturie, abdomineller Tumor, Schmerzen (nur 10%).

12.2 Histologie

Überwiegend Adenokarzinom (Klarzellkarzinom): 75%.

Seltener: Sarkomatoide Variante des Adenokarzinoms (schlechtere Prognose), Onkozytom und papilläres (10%) Nierenzellkarzinom (die letztgenannten Histologien gehen mit besserer Prognose einher, beim Onkozytom annähernd 100% Heilung).

Grading G1–G3.

12.3 Staging

Primärtumor

- **Tis:** Tumor in situ.
- **T1:** Tumor ≤ 7 cm, limitiert auf Niere.
  - **a:** Tumor ≤ 4 cm.
  - **b:** Tumor > 4 cm, aber ≤ 7 cm.
- **T2:** Tumor > 7 cm, limitiert auf Niere.
- **T3**
  - **a:** Tumor infiltriert Nebenniere oder perirenales Gewebe, innerhalb Gerota-Faszie.
  - **b:** Einbruch in Nierenvene oder V. cava unterhalb des Zwerchfells.
  - **c:** Einbruch in V. cava oberhalb des Zwerchfells.
- **T4:** Infiltration über Gerota-Faszie hinaus.

Lymphknoten

- **N1:** Solitäre regionäre LK (regionäre LK: perirenal und paraaortal).
- **N2:** Multiple regionäre LK.

Stadien

Nach [Guinan (UICC), Cancer, 1997] (Tab. 12.1).

Tab. 12.1 Stadien des Nierenzellkarzinoms (Überlebensdaten z. B. nach [Skinner, Cancer, 1970; Basil, J Urol, 1985; Siminovitch, J Urol, 1983; zuletzt durch Tsui, J Urol, 2000])

Stadium	Charakteristik	5-JÜ
I	T1 N0	75–90 %
II	T2 N0	60–74 %
III	T1/T2 N1, T3 N0–1 Bei LK+, Nierenbeckeneinbruch	40–67 % < 20 %
IV	Alle T4, alle N2, alle M1	2–30 %

12.4 Therapie

Kontrovers! Aussagekräftige prospektiv randomisierte Studien fehlen.

Primärtherapie

Bei Tumoren über 3–4 cm immer Nephrektomie mit Fettkapsel und Gerota-Faszie, Nebenniere und perirenalem Fett +/- LK-Dissektion (Vorteil der LK-Dissektion nicht erwiesen, wohl weil 50 % der LK+-Patienten auch Fernmetastasen haben [Blohm, Curr Op Urol, 1993]). Wird heute laparoskopisch oder lap-assisted durchgeführt. Auf Entfernung der Nebenniere kann bei normalem Nierenoberpol und fehlendem Verdacht auf Nebennierenmetastasen verzichtet werden. Insgesamt **nur ca. 5 % Lokalrezidive**, ergibt bei T1/T2 70–80 % 5-JÜ. Bei bilateralen Tumoren und evtl. bei Niereninsuffizienz partielle Nephrektomie (nephron sparing surgery), auch bei bilateralen kleineren Tumoren, bei Tumoren < 3 cm und bei älteren Patienten mit nur einem Tumor zu erwägen. Partielle Nephrektomie (paradoxerweise) immer als offene OP. Kein erhöhtes Rezidivrisiko, aber **cave** 15 % multifokale Tumoren. Auf der Basis der SWOG-Studie kann auch bei geeigneter Patientenselektion eine palliative zytoreduktive Nierenentfernung in der metastasierten Situation von Vorteil sein.

Adjuvante Radiotherapie

Indikation nach Wannenmacher [Radiologe, 1980]: Postop. RT bei R+, Überschreiten der Organgrenzen, pos. LK, evtl. auch bei Veneneinbruch, Nierenbeckeneinbruch, hohem Malignitätsgrad. Bei all diesen Konstellationen liegt die Rezidivrate > 20 %.

Ähnliche Empfehlung: [Brady, Semin Oncol, 1983].

Generell gilt: Adjuvante RT nur bei M0!

Ergebnisse aus einer retrospektiven Studie: Bei T3/T4 resultierten im Vergleich OP + RT vs. alleinige OP 5-JÜ von 50 % vs. 40 % [Rafla, Cancer, 1970], weitere kleinere retrospektive Studien liegen vor. Zwei randomisierte Studien (nur für frühe Stadien) existieren, beide ohne Unterschied [van der Werf-Messing, Cancer, 1973; Juusela, Scand J Urol Nephrol, 1977].

Möglicher Ansatz bei Rezidiven: 45 Gy präop. Teletherapie und 10–15 Gy (R1) oder 15–20 Gy (R2) Boost mittels intraop. RT (IORT). Auf dieser Basis und aufgrund von prinzipiellen Überlegungen ist eine Strahlentherapie in den Stadien T1/T2 N0 überflüssig, in den Stadien T3b, T3c und T4 unnötig, da ein hohes Fernmetastasenrisiko besteht. Sinnvoll erscheint eine RT daher im Wesentlichen lediglich im Stadium T3a N0.

Adjuvante Immuntherapie/targeted therapy

Kein gesicherter Vorteil für die adjuvante Immuntherapie, nur Überlebensvorteil für ex vivo aktivierte Lymphozyten publiziert [Sawcyk, ProcASCO, 1997], aber bisher nicht reproduziert.

Insbesondere die Kombination **IL2 + IFNα**, die in der metastasierten Situation effektiv zu sein scheint, bringt im randomisierten Setting gegenüber der alleinigen Beobachtung keinen Gewinn [Atzpodien, Br J Cancer, 2005].

Die in der metastasierten Situation (s. u.) effektiven Substanzen Sorafenib und Sunitinib als targeted therapies werden in der adjuvanten Therapie im Rahmen der ECOG-E2805-Studie verglichen.

Metastasierte Erkrankung

Bei Patienten mit solitären Lungen-/Knochen-/Hirnmetastasen radikale Nephrektomie und Metastasektomie anstreben, da 15–50 % 5-JÜ [Kozlowski, Urol Clin North Am, 1994; Patchell, NEJM, 1990]!

- **ChT:** Chemoresistenter Tumor (MDR hochreguliert), daher keine Standard-ChT, ggf. Versuch mit 5-FU (10–12% Ansprechen).
- **Hormontherapie** (Megestrolacetat, Flutamid): Ansprechen < 10%.
- **Immuntherapie:**
  - **IFNα:** 10–15% Ansprechen [Minasian, JCO, 1993], obwohl initial 25–30% berichtet wurden. Potenziell vorteilhaft in Kombination mit ChT oder 13-cis-Retinoinsäure.
  - **IL2:** 15–20% Ansprechen, 2–5% Langzeitüberleber [Fyfe, JCO, 1995, 1996]. LAK (lymphokinaktivierte Killerzellen) in diesem Zusammenhang nicht nötig [Rosenberg, JAMA, 1994]. Nicht randomisiert kein Unterschied zwischen Hoch- vs. Niedrigdosis-IL2 [z.B. Yang, JCO, 1994].
  - Potenziell besser: **IL2 + IFNα** oder **IL2/IFNα/5-FU** (> 20% Ansprechen, meist > 10% CR [Atzpodien, JCO, 1995]) wohl noch besser, aber noch keine randomisierten Daten.
- **Targeted therapies:**
  - **Bevacizumab:** Scheint effektiv zu sein, objektives Ansprechen und verlängerte time to progression, aufgrund des Studiendesigns (crossover) kein verbessertes Überleben. Wird weiter in Kombination mit anderen Agenzien untersucht.
  - **Temsirolimus:** Medianes Gesamtüberleben beim favorable risk metastasierten Nierenzellkarzinom für Temsirolimus mono vs. IFNα mono: 10,9 vs. 7,3 Monate [Hudes, ProcASCO, 2006], in einem Kombinationsarm Temsirolimus/IFNα 8,4 Monate.
  - **Sunitinib:** Als 1st-line-Therapie beim poor risk metastasierten Nierenzellkarzinom 47,3 Wochen progessionsfreies Überleben (PFS) vs. 24,9 Wochen mit IFNα (Ansprechraten 24,8% vs. 4,9%) [Motzer, ProcASCO, 2006].
    Kein verbessertes Überleben wegen Crossover-Design.
  - **Sorafenib:** Wirksam als 2nd line (Target Study [Escudier, NEJM, 2007]).

Standardtherapie in der 1st line daher jetzt Sunitinib (poor risk) oder Temsirolimus (favorable risk) und Sorafenib in der 2nd line.

- **OP:** Zeigt sich auf Nephrektomie oder Immuntherapie eine gute Response, sollte ggf. die Resektion der Residualfiliae angestrebt werden.
- Neues Konzept in metastasierter Situation: **Minitransplant** (Knochenmarktransplantation nach nicht-ablativer ChT, Wirkung primär über Graft-versus-Tumor-Effekt), bisher keine aussagekräftigen Daten.

12.5 Radiotherapie

Indikation

Palliative RT lokal mit 60 Gy bei Schmerzen. Selbstverständlich palliative RT bei Hirn- und Knochenmetastasen. Alleinige Radiochirurgie bei Hirnfiliae möglich und sinnvoll, da die Metastasen häufig tatsächlich solitär sind.

Technik

Bei Nierenbecken- oder Uretertumoren immer ganzes Nierenbecken plus Ureterbett bis Trigonum (Blase) bestrahlen, ggf. mit paraaortalen LK.

Primäre RT bei Nierenzellkarzinom bzw. postop. nach Nephrektomie: Nierenloge mit 2–3 cm Sicherheitsabstand und Paraaortalregion. Narbe, wenn möglich, mitbestrahlen, ggf. mit Elektronen, da Narbenrezidive beschrieben sind [Stein, Radiother Oncol, 1992].

12.6 Besonderheiten

- 1% Spontanremissionen der Metastasen bei Nephrektomie (anekdotisch).
- Ggf. IORT (s.o.) [Eble, Strahlenther Onkol, 1998].
- Teilweise Langzeitüberleber nach OP von solitären Metastasen in Lunge/ZNS (s.o.).
- Keine adjuvante Systemtherapie mit erwiesener Wirksamkeit. Dies ist auch unwahrscheinlich, da auch bei metastasiertem Karzinom das Ansprechen auf medikamentöse Therapien wie Immuntherapie (10–20% Ansprechen, 5% Langzeitremission, s.o.), oder ChT (Vinblastin 10% Ansprechen) gering ist.
- Bestrahlungsinduzierte Nephropathie: Hypertonie, Ödeme, Proteinurie, Anämie, Urämie. Tritt als akute

Nebenwirkung 6–12 Monate post-RT auf. Chronische Manifestation wie Glomerulonephritis mit Atrophie der Tubuli und Gefäßverengung.

- TD 5/5 23 Gy, TD 50/5 28 Gy. Bestrahlung der halben Niere mit 20–45 Gy mit geringem vollständigem Nephropathierisiko behaftet, allerdings GFR um bis zu 25 % reduziert.
- **Cave** bei RT nach oder simultan zu ChT: Cisplatin innerhalb der letzten 3 Monate vor RT ist kritisch, außerdem problematisch: Ifosfamid, Mitomycin C, MTX, Nitrosoharnstoff.
- Randomisierte Studien: Zytoreduktive Nephrektomie beim Nierenzellkarzinom vor Immuntherapie verlängert signifikant das Überleben [Flanigan, NEJM, 2001].

KAPITEL

13 Urothelkarzinom/ Harnblasenkarzinom

13.1 Allgemeines

Vorkommen

95 % der Urothelkarzinome finden sich in der Blase, bevorzugt seitlich und dorsal. *Altersgipfel:* 70 Jahre, nur 1 % der Tumoren bei Patienten < 45 Jahren. *Inz.:* $18/10^5$, 2–3 % aller malignen Tumoren, Inzidenz : Mortalität 5,4 : 1, spiegelt den hohen Anteil an Frühstadien wider. Männer : Frauen 3 : 1 (längere Urinverweilzeit bei Männern).

Risikofaktoren

- Berufskrankheit (Anilin [Arylamine], Gummi),
- Rauchen (relatives Risiko 2–10),
- Phenacetinabusus (relatives Risiko 2, gering protektiver Effekt anderer nicht-steroidaler Analgetika),
- Bilharziose (Plattenepithelkarzinom),
- Cyclophosphamid (relatives Risiko 9),
- RT Becken (relatives Risiko 2).

Wohl protektiver Effekt durch hohe Trinkmenge und Vitamin C.

Mikrosatelliteninstabilitäten wurden beobachtet, aber bisher keine Mutationen in den bekannten Mismatch-Repair-Genen nachgewiesen.

Lokalisation

Lokalisation seitlich und dorsal bei 80 % der Patienten, im Trigonum bei 20 %.

Insgesamt sind 30 % multifokal.

75 % sind bei Diagnosestellung organbeschränkt, 19 % sind regional ausgedehnt.

Ausbreitung

Ab T2 sind > 10 % der Patienten LK-pos., v.a. LK am N. obturatorius + iliakal extern (70 %), selten paravesikal + präsakral (15 %).

3 % sind primär fernmetastasiert: Dann beträgt die 5-JÜ 5 % und das mediane Überleben 6–9 Monate.

60–80 % sind oberflächliche Tumoren und durch wiederholte Tumorresektion beherrschbar (Ta, Tis, T1).

30–40 % stellen eine Indikation für die RT dar, davon sind 20 % tief infiltrierende Karzinome (T2–4). Bei den 80 % oberflächlichen Tumoren beschränkt sich die RT-Indikation auf GIII und Multifokalität.

Prognose

Prognostisch ungünstig:

- Höheres Stadium im Rezidivfall (25 %),
- assoziiertes Tis,
- LK+,
- R1-/R2-Resektion bzw. eingeschränkte Resektionsradikalität der TUR vor RT,
- Hydronephrose,
- hohe BSG,
- Alter > 70 Jahre,
- reduzierter Karnofsky-Index (< 70 %),
- niedriger Hb ungünstig für RT, daher korrigieren.

Keine Relevanz: Onkogenexpression, Lymph-/Blutgefäßeinbrüche.

13.2 Histologie

- 95 % Urothelkarzinome (= Übergangszellkarzinom = Transitionalzellkarzinom).

- < 5 % Plattenepithelkarzinome (geringfügig schlechtere Prognose, aber gleiche Therapiestrategie wie Urothelkarzinom).
- < 1 % Adenokarzinome (schlechte Prognose, nur OP), Sonderform Urachuskarzinom (sehr selten), Sarkome (Therapie wie in Kap. 21 beschrieben).

13.3 Staging

Zystoskopische Biopsien unterschätzen das pathologische Staging in 30–50 % der Fälle [Cummings, Urol Clin North Am, 1992].

Primärtumor

- **Ta:** Nicht-invasives papilläres Karzinom (meist solitär, mit Vorläuferdysplasien).
- **Tis:** Tumor in situ („flat tumor" selten allein, tritt meist als zu T1 assoziiertes Tis oder Rezidiv auf, dann schlechtere Prognose).
- **T1:** Invasiv, infiltriert Lamina propria; 15 % LK pos.
- **T2:** Muskelinvasiv:
  - A: Infiltriert innere Hälfte der Muskulatur; 30 % LK pos.
  - B: Infiltriert äußere Hälfte der Muskulatur; > 40 % LK pos.
- **T3:** Infiltriert perivesikales Fettgewebe; > 50 % LK pos.
  - A: Mikroskopisch.
  - B: Makroskopisch.
- **T4:** Organinfiltrierend:
  - A: Prostata, Uterus, Vagina.
  - B: Becken- oder Bauchwand.

Lymphknoten

Regionäre LK: Kaudal der Bifurkation der A. iliaca communis.

- **N1:** Solitärer regionärer LK ≤ 2 cm, Lateralität ohne Bedeutung.
- **N2:** Solitärer regionärer LK 2–5 cm oder multiple regionäre LK bis 5 cm.
- **N3:** Solitärer und multiple LK > 5 cm.

LK-Status ist prognostisch signifikant über alle Stadien: **N0** ca. **69 %** 5-JÜ, **N+** ca. **30 %** (N1 45 % 5-JÜ, N2–3 10 % 5-JÜ) [Stein, JCO, 2001].

Paraaortale LK entsprechen M1.

Grading

GI–GIII (WHO) oder I–IV (Broder, aber kaum noch gebräuchlich).

13.4 Therapierichtlinien

Primär: Immer Zystoskopie und PE, am besten als transurethrale Resektion (TUR, TURB), ggf. Bladder Mapping. CT Becken bei allen invasiven Tumoren.

Radikale Zystektomie wird meist mit LK-Resektion durchgeführt, therapeutischer Effekt ist nicht eindeutig nachgewiesen, jedoch verbesserten sich die Ergebnisse seit Einführung der LK-Resektion.

Positive LK schließen kurativen Ansatz nicht aus.

Grading spielt v.a. bei nicht-invasiven, weniger bei muskelinvasiven Tumoren eine Rolle.

Basierend auf den initialen Studien von Housset [JCO, 1993], Shipley [JAMA, 1987] und Sauer [IJROBP, 1990], in denen nach als präop. geplanter RChT mit Cisplatin/5-FU zu 100 % komplette Remissionen gesehen wurden, wurde die primäre RChT nach möglichst radikaler TUR als Alternative zur Zystektomie etabliert (Review bei [Rödel, JCO, 2006]).

Oberflächliche Manifestation

30–80 % dieser oberflächlichen Tumoren rezidivieren. Patienten, die 3 Monate nach TUR rezidivfrei sind, bleiben zu 80 % rezidivfrei. Die Patienten, die in diesem Zeitraum rezidivieren, tun dies meist noch öfter. Aus diesem Grund wurde versucht, die Rezidivrate durch immunologische Ansätze (Bacille Calmette-Guerin, BCG) oder durch intravesikale ChT zu reduzieren. BCG scheint in 5 von 6 randomisierten Studien insbesondere bei Tumoren höheren Risikos (insbesondere Tis) gegenüber ChT von Vorteil zu sein. Nur BCG führt in randomisierten Studien zu einer geringeren Progressionsrate und zu besserem Überleben im Vergleich zu keiner adjuvanten Therapie, z. B. [Herr, JCO, 1995].

Ta GI/II, T1 GI

TUR und Follow-up.

Evtl. intravesikale Therapie, 80–95 % 5-JÜ, Progression max. 5–20 %. Bei L1 V1 allerdings 30 % Progression. Maximal 15 % Metastasen.

- Ta: BCG bei häufigen Rezidiven.
- T1: Niedrige Schwelle für Zystektomie.

Ta GIII, primäres Tis, T1GII

TUR + intravesikale Therapie (BCG [Nebenwirkung: Selten manifeste Tuberkulose], Mitomycin C, Adriamycin [Nebenwirkung: 20–30% Chemozystitis]): 5-JÜ 65–80%.

- *Tis:* Begleitet bis zu 40% die papillären Karzinome, ist Hochrisikoerkrankung, hat per definitionem ein hohes Grading, 20% haben im Zystektomiepräparat invasiven Anteil. Tis geht unbehandelt meist (50–80%) in invasives Karzinom über (5% metastasieren). Eher BCG als ChT für intravesikale Therapie anstreben (s.o.).
- Bei *Rezidiv:* Zystektomie oder TUR + RT (RChT).

T1 GIII, sekundäres/assoziiertes oder diffuses Tis, Mehrfachrezidive

(Evtl. partielle) **Zystektomie** + pelvine Lymphonodektomie.

Alternativ **TUR + RT (RChT)**, da 100% Rezidivquote nach TUR. 5-JÜ 60%. Die trimodale Therapie mit TUR und RChT bringt im Vergleich zur TUR mit BCG und primären Zystektomie mindestens äquivalente Ergebnisse bei höherer Chance für Blasenerhalt. Allerdings niedriger Evidenzlevel (Serien eines Einzelzentrums [Weiss, JCO, 2006] und Übersicht bei [Rödel, JCO, 2006]).

Muskelinvasion

T2, T3a

Obere Blasenanteile: Ggf. partielle Zystektomie (strenge Selektion).

Sonst (bis T4a): **Radikale Zystektomie** + iliakale Lymphonodektomie sowie Entfernung von Prostata/Samenblasen bzw. Zervix/Uterus/Ovarien, ggf. auch der vorderen Vaginalwand und Anlage einer Ersatzblase. Nur bei Blasenhals-/Urethrabefall stattdessen katheterisierbares Reservoir (Ileumconduit).

Alternativ für alle T2–4

TUR + RChT: Selbst bei T2-N0-Patienten nach „R0-TUR" adjuvante RChT, bringt deutliche Verbesserung der Prognose [Dunst, IJROPB, 1994].

Metastatische Erkrankung

Chemosensitiver Tumor. Cisplatin ist das aktivste Medikament, dennoch unter Monotherapie nur 12% Ansprechen.

Sonstige aktive Agenzien: Paclitaxel, Gemcitabin (**cave:** nicht zusammen mit RT), 5-FU. Mit diesen Medikamenten aber zu wenig Erfahrungen bei RChT.

Standardkombination: MTX/Vinblastin/Adriamycin/Cisplatin (**MVAC**), besser als Monotherapie mit Cisplatin und Cisplatin/Cyclophosphamid/Doxorubicin (CisCA) [Loehrer, JCO, 1992]. Anderes populäres Schema: Cyclophosphamid/MTX/Vinblastin (CMV). Kein randomisierter Vergleich mit MVAC, wird jedoch als äquivalent eingeschätzt.

Insgesamt jedoch enttäuschende Ergebnisse: CR mit MVAC 13%, 5-JÜ < 5%, kurze Remissionszeiten, Toxizität hoch.

Mittlerweile in Phase I/II gute Ergebnisse mit Gemcitabin und Paclitaxel.

Plattenepithel- und Adenokarzinome sind kaum chemosensibel. Für Plattenepithelkarzinome Therapieversuch mit Vincristin, Etoposid, Ifosfamid oder Doxorubicin.

Ggf. lokal palliative RT bei symptomatischem Primärtumor. Wenn ChT verabreicht wird, dann RT primär nicht nötig, da u.U. Ansprechen des Primärtumors. Bei Progress z.B. 10–12 Gy/3 Gy ED oder 50 Gy/2 Gy ED, kleinvolumig auf Blase und ggf. auf vergrößerte LK.

Paraaortaler Befall: Inkurabel, medianes Überleben 1 Jahr. RT in palliativer Indikation.

Karzinom von Nierenbecken/Ureter

Max. 5% der Urothelkarzinome.

Therapie:

- Gut differenzierte Tumoren: Segmentresektion und End-zu-End-Anastomose.
- Schlecht differenzierte Tumoren: Nephroureterektomie.

13.5 Radiotherapie

Indikation

Blasentumor

Prä- und postop. Radiotherapie

Nach radikaler *Zystektomie* kein Benefit, *hohe Komplikationsrate* mit bis zu 30 % Dünndarmstenosen, wenn mehr als 50 Gy postop. appliziert wurden [Shipley, J Urol, 1985; Kantoff, in: Holland, Bladder Cancer, 1997].

Die Situation stellt sich ähnlich wie bei den Bronchialkarzinomen dar: T2 GI–II haben auch ohne adjuvante Therapie eine gute Prognose, während Patienten mit T4 N+ primär an Fernmetastasen sterben und daher nicht von einer lokalen Therapie profitieren. Ein Benefit durch adjuvante Therapie kann daher nur für T2 GIII bzw. T3a/b N0 erwartet werden.

Potenzielle Indikation daher lediglich bei R1/R2 nach versuchter radikaler Zystektomie, wobei die Datenlage spärlich ist. **Keine postop. RT-Indikation bei N+.** Wenn RT durchgeführt wird, dann max. 40 – 45 Gy auf Neoblase, ggf. Boost bis zu 50 – 55 Gy auf makroskopischen Rest. Evtl. auch Vorteil für adjuvante RT bei T3-/T4-Tumoren in Bilharziose-Blase.

Durch präop. RT allenfalls Benefit für Untergruppen (evtl. T3/T4 in kanadischer Studie [Coppin/Gospodarowisz, JCO, 1996] oder auch bei [Smith, J Urol, 1997]).

Alleinige Radiotherapie vs. Zystektomie

Keine randomisierte Studie, die dieser Frage nachgeht, aber *4 randomisierte Studien* präop. RT + OP vs. alleinige RT [Sell (DAVECA), Scand J Urol Nephrol, 1991; Horwich, Eur J Canc, 1995; Miller, Cancer, 1977; sowie unveröffentlichte Daten der National Bladder Cancer Group] und eine kontrollierte Studie [Bloom, Br J Urol, 1982], die Äquivalenz zeigten.

Dennoch ist nach vorherrschender Meinung die alleinige RT der Zystektomie unterlegen. Ähnlich der Situation bei der Prostata besteht aber stagingbedingt (zystoskopisch/bioptisch vs. pathologisch) ein Bias gegen die RT.

Alternative: Kombination Blasenteilresektion/Brachytherapie/Teletherapie [Van der Werf-Messing, IJROBP, 1983].

Adjuvante und neoadjuvante Chemotherapie

Die meisten Studien zur adjuvanten ChT hatten eine zu niedrige Power oder methodische Probleme [Sternberg, Sem Oncol, 1996; ABCOC, Cochrane Database, 2000]. Präop. ChT mit MVAC: In SWOG 8710 Vorteil gegenüber Kontrollarm [Milikan, JCO, 2001; Grossman, NEJM, 2003], jedoch kontrovers diskutiert (Ergebnisse des Kontrollarms schlecht). Darüber hinaus stehen die Ergebnisse einer EORTC-Studie aus. Die adjuvante ChT nach radikaler Zystektomie soll den Erfolg der lokalen Maßnahme konsolidieren. Randomisierte Phase-III-Prüfungen zeigen für bestimmte Subgruppen (N1) einen Vorteil der adjuvanten ChT. Aufgrund kleiner Fallzahlen wird der Stellenwert der adjuvanten ChT jedoch kontrovers bewertet und sie sollte nur im Rahmen klinischer Studien durchgeführt werden.

Eine Metaanalyse [Advanced bladder cancer Metaanalysis, Lancet, 2003] zeigte einen kleinen, aber signifikanten Überlebensvorteil für eine neoadjuvante ChT vor Zystektomie. Darüber hinaus zeigte dies auch eine weitere aktuelle Metaanalyse [Herr, Jurol, 2007], sodass die neoadjuvante ChT bei Fehlen von Kontraindikationen empfohlen werden kann.

Definitive Radiochemotherapie nach TUR

Übersicht bei [Rödel, JCO, 2006].

Allgemeine Therapiesequenz: Radikale zystoskopische Resektion/Induktions-ChT/RChT. Radikalität der TUR ist wichtigster prognostischer Faktor (5-JÜ: 80 % nach R0-TUR vs. 53 % nach R1-TUR in Erlanger Serie). Dies wird auch impliziert durch eine günstigere Prognose für Tumoren < 5 cm. RT 4 – 6 Wochen nach TUR beginnen (je weniger radikal die TUR desto früher).

Problem: Aggressives Schema, nur bei gutem AZ durchführbar.

Relative Kontraindikation: Hydronephrose, bei Korrektur durch Schienung RChT möglich.

Ergebnisse: Keine randomisierten Studien, allerdings signifikant verbesserte lokale Kontrolle in kleiner kanadischer Studie (präop. oder definitive RT vs. RChT [Coppin/Gospodarowisz, JCO, 1996]). In kleineren Serien vergleichbar mit radikaler Zystektomie, prinzipiell 70 – 80 % Organerhalt bei den Überlebenden [Shipley (RTOG 89-03), JCO, 1998, IJROBP 1997; Dunst, IJROBP, 1994; Sauer, IJROBP, 1998; Tester (RTOG 88-02), JCO, 1996]. Insgesamt waren diese Daten jedoch noch unbefriedigend. Gesamt-4-JÜ mit intakter Blase 26 % [Tester (RTOG), JCO, 1996]. Jüngste Daten aus Erlangen [Rödel, JCO, 2002] mit 5-FU und Cisplatin ergeben ein besseres 5-JÜ mit intakter Blase von 42 %, Studie allerdings nicht randomisiert. Die Daten sind aber vergleichbar mit aktuellen operativen Serien [Stein, JCO, 2001; Dalbagni, J Urol, 2001]]. RTOG 97-06: 74 % CR, aber schlechte Verträglichkeit (nur 45 % beendeten 3 Zyklen MVC) [Hagan, IJROBP, 2003].

Fragwürdige Ergebnisse der Phase-I-/-II-RTOG 95-06: TUR Blase + Cisplatin/5-FU + split course akzelerierte RT mit 2 × 3 Gy (!)/d: Trotz formal guten Überlebens (3-JÜ mit intakter Blase 66 %) frühe Rezidive bei 9/20 (!) der Patienten mit CR [Kaufman, Oncologist, 2000]. Daher wird dieses Schema gegenwärtig nicht weiterverfolgt, sondern nur das hyperfraktionierte Schema gemäß RTOG 97-06 (s. u.).

Mögliche Indikationen für TUR + kombinierte RChT (4–6 Wochen nach TUR) sind also:
- Alle T2–T4,
- T1 mit Risikofaktor (T1 GIII, R1/R2 nach TUR, Rezidivtumor > 5 cm, assoziierter Tis),
- nicht Ta, Tis, T1 GI–II,
- evtl. nach R2-Zystektomie.

Bei persistierendem Tumor nach RChT kann Salvage-Zystektomie ohne wesentlich erhöhte Morbidität durchgeführt werden [Douglas, Semin Oncol, 1996; Bochner, J Urol, 1998].

Gegenwärtige Studien untersuchten weitere ChT-Agenzien wie Mitomycin (BC 2001 in Großbritannien) oder Taxane (RTOG 9906 mit initial guten Ergebnissen [Kaufman, ProcASCO, 2005]) oder die Kombination von RChT und biologischen Agenzien wie Herceptin (RTOG 0524).

Ureter

Adjuvante RT allenfalls bei hochgradigen/fortgeschrittenen Tumoren (periureterale/perirenale/peripelvine Extension), dann retrospektiv Reduktion der Lokalrezidiv-Rate im Vergleich zu alleiniger OP von 46 % auf 11 % (5-JÜ 27 % vs. 17 %) [Brookland, J Urol, 1985].

Technik

Blasentumoren

Primäre Radiotherapie

Zielvolumen: Ganze Blase + Tumorausläufer (denn 20–30 % sind multifokal) + regionäre LK bis auf Höhe der Aortenbifurkation (obwohl kein sicherer Benefit, daher nicht bei internistischen Risikofaktoren wie Mehrfach-OP, Kolitis oder hohem Alter).

Dosierung: 5 × 1,8 Gy. 4er-Box auf pelvine LK, **45 Gy**, dann Blasen-Boost (ganze Blase oder tumortragender Bezirk) bis **54 Gy** bei **R0**, bis **60 Gy** bei **R1/2** (dies aber nicht auf ganze Blase). Boost auf makroskopisch vergrößerte regionäre LK bis 55–60 Gy. 50 Gy sollten für mikroskopischen Befall reichen. Vorteile durch hyperfraktionierte oder normofraktionierte Dosiserhöhung sind nicht zweifelsfrei nachgewiesen, obwohl eine Metaanalyse dies nahelegt [Stuschke, IJROBP, 1997]. Hypofraktionierte oder akzelerierte Schemata sollten insbesondere zusammen mit ChT vermieden werden [Roedel, JCO, 2006].

Feldgrenzen:
- Superior: L4/5 oder L5/S1.
- Lateral: Linea terminalis + 2 cm.
- Inferior:
  - Männer: Unterkante Tuber ischiadicum wegen prostatischer Harnröhre.
  - Frauen: Unterkante Foramina obturatoria.
- Anterior: 2 cm vor Blase (also deutlich vor Symphyse, Block über Dünndarm).
- Dorsal: Inklusive vordere Hälfte von L5/S1, da dort LK der A. iliaca communis. Block über Rektumhinterwand platzieren.

Simultane Chemotherapie

Sollte prinzipiell bei kurativer Intention verabreicht werden.

- **Erlanger Schema:** Cisplatin 5 × 25 mg/m^2 30 Minuten vor RT in Woche 1 und 5, ED 1,8 Gy, GD 55,4–59,8 Gy. Kontrolle 6–8 Wochen nach Ende der RT, bei Residualtumor Zystektomie.
  Alternativ: Carboplatin 5 × 60–70 mg/m^2, Effektivität unklar.
  Aktuelles Schema: Cisplatin 5 × 20 mg/m^2 30 Minuten vor RT in Woche 1 und 5, zusätzlich 5-FU 600 mg/m^2 als continuous infusion über 120 h in Wochen 1 und

5, ED 1,8 Gy, GD 55,4–59,8 Gy, damit bisher im Vergleich die besten Ergebnisse.
- **Bostoner Schema (RTOG):** Cisplatin 70 mg/m² alle 3 Wochen, insgesamt 3-mal (hochemetogen). Kontrolle nach 40 Gy. Bei CR RT bis max. 64 Gy (inklusive Boost, hohe Dosis nur auf Teil der Blase), ansonsten Zystektomie.
  Wenn paraaortale LK im CT pos., diese bis 45 Gy mitbestrahlen.

Uretertumoren

Zielvolumen: Gesamter Ureter, paraaortale und ipsilateral iliakale LK. Bei proximal und distal gelegenen Tumoren ggf. auch nur RT des entsprechenden Teilvolumens.
Dosis: 45 Gy + 5,4 Gy Boost auf Tumorbett. Falls mit paralleler Cisplatin-ChT: 40 Gy + 5 Gy auf Tumorbett.

13.6 Ergebnisse

Zystektomie

Insgesamt **60%** 5-JÜ und **43%** 10-JÜ. 80% Kontinenz-, 40% Potenzerhalt.

Stadienbezogenes 5-JÜ: pTa/pTis **84%**, pT1 **74%**, pT2 60–75% (**72%**), pT3 25–50% (pT3a **58%**, pT3b **38%**), T4 0–33% (T4a **33%**) (fettgedruckte Prozentzahlen: Aktuelle Referenzarbeit [Stein (Gruppe um Skinner), JCO, 2001]. In diesem Kollektiv sogar R2-/M1-Tumoren ausgeschlossen, die jedoch in einer RT-Serie bestrahlt und ausgewertet worden wären. Unter Einschluss dieser Tumoren in der Stein-Serie nur **42%** 5-JÜ.)

Alleinige Radiotherapie

10% (T3) bis 20% (T2) schlechter als OP. 40–50% CR, lokale Tumorkontrolle in ca. 25% ohne und ca. 60% mit Kombination mit vorheriger TUR.

Radiochemotherapie

Bei T2–4 50–60% 5-JÜ, 42% 10-JÜ [Rödel, JCO, 2006], bis zu 50–70% lokale Kontrolle mit intakter Blase. Für die Untergruppe **T2–3 N0 R0** sogar **88%** 5-JÜ [Dunst, IJROBP, 1994]. Die besten Ergebnisse in der Erlanger Serie wurden mit Cisplatin/5-FU erzielt (s. o.).

Bei Rezidiv oder Persistenz nach simultaner RChT: Salvage-Zystektomie. Wenn max. 60 Gy auf die gesamte Blase gegeben werden (ED max. 2 Gy), muss max. 1% der Patienten zystektomiert werden. Dennoch sollten möglichst max. 50 Gy auf die gesamte Blase gegeben werden, da ansonsten 8–40% Grad-III-/-IV-Nebenwirkungen. Wohl keine Reduktion der Toleranzdosen durch parallele Cisplatingabe. 40% 5-JÜ nach Salvage-Zystektomie [z. B. Wallace & Bloom, Brit J Urol, 1976].

13.7 Nachsorge

Bei Blasenerhalt konsequent lebenslang zystoskopische Kontrollen, da im Gegensatz zum Rezidiv nach Radikal-OP eine kurative Chance bei Rezidiv in der erhaltenen Blase besteht.

Zystoskopie 6–8 Wochen nach RT mit Kontroll-TUR (außer wenn keine Therapiekonsequenz, wie z. B. bei inoperablem T4-Tumoren ohne wesentliche Response oder bei hohem Alter), dann vierteljährlich für 2 Jahre, dann halbjährlich.

Bei Ta/Tis: TUR + intravesikale ChT.

Bei persistierendem Ta/Tis und invasivem Resttumor: Zystektomie.

13.8 Besonderheiten

CAVE
Adenokarzinome sind radioresistent, daher immer OP!

Bei Makrohämaturie Spülkatheter, damit keine Tamponade durch Koagel entsteht. Bei erhöhter Miktionsfrequenz Spasmolytika (Buscopan® oder Novaminsulfon).

Harnwegsinfekte antibiotisch therapieren.

Simultane RChT (Erlangen): Statt Cisplatin Carboplatin bei Herz- oder Niereninsuffizienz. Zur Monotherapie mit 5-FU liegen insgesamt weniger Daten vor, ist aber mögliche Alternative bei Kontraindikationen für Cisplatin.

Cisplatin wirkt supraadditiv, wenn es weniger als 24 Stunden vor RT appliziert wird, wird aber noch Tage bis Wochen im Urin nachgewiesen.

Urothel zeigt langsamen Turnover; daher Akutreaktionen oft erst nach Ende der RT. Im Anschluss daran kommt dann eine zweite, chronische Welle der Nebenwirkungen (Fibrose, Fistelung, Kontraktur, Atrophie). Radiozystitis in 50 % der Fälle, chronische Zystitis in 5 %, zystektomiepflichtige Schrumpfblase selten, gelegentlich als Kombinationsschaden mit ChT mit einer Inzidenz von ca. 2 %.

Wirksame ChT: MCV (MTX, Cisplatin, Vinblastin), MVAC (MTX, Vinblastin, Adriamycin, Cisplatin).

Pelvine LK: Da kein sicherer Benefit durch RT, sollten diese bei Begleiterkrankung (M. Crohn, Kolitis) nicht mitbestrahlt werden.

KAPITEL

14 Hodentumoren

14.1 Allgemeines

Vorkommen

Altersgipfel: Nichtseminom 25 Jahre, Seminom 35 Jahre, häufigster Tumor bei Männern zwischen 20 und 40 Jahren. *Inz.:* 2–8/10^5, am höchsten in Dänemark, insgesamt steigend (Verdopplung alle 20 Jahre).

Risikofaktoren

- Maldescensus testis,
- kontralateraler Hodentumor,
- Hodentumor bei erstgradig Verwandten,
- Kryptorchismus (dann 5- bis 40-mal häufiger, auch 23 % Cis-Risiko für kontralateralen Hoden [meist diffus verteilt]),
- testikuläre Feminisierung (allgemein besteht ein erhöhtes Risiko in High-FSH-Situationen).

Ausbreitung

Lymphogene, paraaortale Metastasierung vom rechten Hoden ausgehend auch zu 20 % nach links, linksseitige Tumoren metastasieren selten nach rechts. Am häufigsten befallene Region zwischen BWK 11 und LWK 4 mit Schwerpunkt bei L1–3.

Linksseitige LK-Metastasen sitzen tendenziell höher (auch oberhalb der Nierengefäße). 5 % der Patienten haben eine Gynäkomastie (Hormone).

Diagnostik

Tumormarker

- **AFP** (α-Fetoprotein, aus Dottersackanteilen) bei 70 % der Nichtseminome, **nie** bei Seminom, (HWZ < 7 Tage),
- **β-HCG** (β-Untereinheit des humanen Choriongonadotropins) bei 65 % der Nichtseminome, bei 10 % der Seminome (Synzytiothrophoblastzellen), keine schlechtere Prognose der HCG-pos. Seminome. (HWZ < 3 Tage).

LDH bei 60 %, NSE bei 73 %, PLAP (plazentare alkalische Phosphatase) bei 76 % der Seminome erhöht.

Apparative Diagnostik

CT des Retroperitoneums (30 % falsch pos. od. falsch neg. Befunde, gegenüber Lymphographie 17 % falsch neg. Befunde [van Kampen, Strahlenther Onkol, 1993]).

Ggf. in Low-stage-Seminom Lymphographie, wenn CT-Aussage nicht eindeutig (zur Festlegung der Dosis [prophylaktisch vs. manifeste LK]). Wird jedoch vom Konsensus (s. u.) nicht gefordert.

Prognostische Faktoren

LDH, HCG und AFP vor Behandlung, Lokalisation des Primärtumors (mediastinal vs. Testis und Retroperitoneum), Vorliegen nichtpulmonaler Metastasen.

Entsprechend dieser Faktoren Eingruppierung in Prognosegruppen *good, intermediate, poor.*

Dabei gilt: Alle Seminome sind good risk (Ausnahme: nichtpulmonale viszerale Filiae), alle mediastinalen Nichtseminome sind poor risk.

14.2 Histologie

- Maligne Keimzelltumoren (97 %):
  - Seminom (sind nie poor risk): 35 %.
  - Embryonales Karzinom: 20 %.

- Teratokarzinom (Mischung aus embryonalen Zellen + Teratom): 24 %.
- Teratom: 9 %.
- Chorionkarzinom.
- Dottersacktumoren (yolk sack).
- Mischtumoren: 40 %.
- Stromatumoren (Leydig-Zell-Tumoren, Sertoli-Tumoren [benigne, werden operiert]): 1 %.
- Lymphome: 2 %.

CAVE
Mischtumoren aus Seminom und Nichtseminom werden entsprechend dem nichtseminomatösen Anteil klassifiziert und behandelt!

Nichtseminome zeigen eine häufigere Disseminierung in Retroperitoneum und Lunge.

Untergruppen der Seminome:
- Spermatozytäres (2,5 % der Tumoren, bei älteren Männern, eher günstiger),
- klassisches (95 %),
- β-HCG-positives (synzytiotrophoblastische Riesenzellen),
- anaplastisches (2 %, prognostisch nicht ungünstiger als klassisches).

14.3 Staging

Nach UICC 1997.

Royal Marsden Classification (RMC) und Lugano-Modifikation nicht mehr verwenden!

Primärtumor

- **Tis:** Intratubulärer Tumor.
- **T1:** Tumor in Hoden und Nebenhoden ohne lymphovaskuläre Invasion. Infiltration der Tunica albuginea, aber nicht der Tunica vaginalis.
- **T2:** Wie T1 mit Invasion der Tunica vaginalis oder lymphovaskulärer Invasion.
- **T3:** Infiltration des Samenstrangs.
- **T4:** Infiltration des Skrotums.

Lymphknoten (retroperitoneal)

- **N1:** LK < 2 cm, Gesamtpaket < 5 cm.
- **N2:** LK 2 – 5 cm.
- **N3:** LK > 5 cm.

Metastasen

- **M1a:** Nichtregionäre LK- oder Lungenmetastasen.
- **M1b:** Nichtpulmonale viszerale Metastasen.

Serumtumormarker

S0–S3, je nach LDH, HCG und AFP.

Staging

UICC-Stadien

Grobe Einteilung:
- **I:** Auf Hoden beschränkt (T1 – 4), 89 % der Tumoren (nach Deutscher Seminomstudie).
- **II:** Retroperitoneale LK:
  - *Nonbulky disease*
    A = N1: < 2 cm, 7,4 % der Tumoren.
    B = N2: 2 – 5 cm.
  - *Bulky disease*
    C = N3: > 5 cm.
- **III:** Nichtregionäre LK und Fernmetastasen.

Die weitere Feineinteilung der Stadien wird zusätzlich zu T, N und M durch die Serumtumormarker (S0–S3) (s. o.) festgelegt.

Die klinischen Stadien I sowie IIA/IIB gelten als „frühe Stadien".

Stadium I ist dabei durch ein negatives CT von Thorax und Abdomen sowie normale oder nach OP normalisierte AFP- und HCG-Werte definiert.

IGCCCG-Stadien

Bei metastasierter Erkrankung werden im Allgemeinen die Prognosegruppen der IGCCCG verwendet („gute Prognose", „intermediäre Prognose", „schlechte Prognose").

14.4 Therapie

Immer *inguinale* Orchiektomie (nie transskrotal, auch keine transskrotale Biopsie, da dies zur Eröffnung neuer Kompartimente führt). Resektion des Samenstrangs bis zum Retroperitoneum. Wegen Risiko der kontralateralen testikulären intraepithelialen Neoplasie (TIN) bei bestimmten Konstellationen intraoperative Biopsie des kontralateralen Hodens empfohlen (Details s. „TIN").

14.4.1 Nichtseminom

Klinisches Stadium I ohne Risikofaktoren (lymphovaskuläre Invasion)

20–30% der Patienten weisen retroperitoneale LK auf. Daher 2 Optionen mit gleicher Prognose:

- Nervenschonende RPLND (= retroperitoneale Lymphknotendissektion, 90–94% Ejakulationserhalt, 100% Überleben).
- Beobachtung („wait and see", 97% Überleben, 20% Rezidive, bei praktisch allen Salvage möglich. **Nicht** bei lymphovaskulärer Invasion, da dann 60% Rezidive auftreten [Freedman (MRC-Studie), Lancet, 1987]).
- „Blind" 2-mal BEP, wenn keine RPLND gewünscht und „wait and see" wegen Complicance-Problemen nicht möglich.

Kontrollen bei Beobachtung: Monatlich Rö-Thorax, 3-monatlich CT für 1 Jahr, dann 4-monatlich für 2 Jahre. Tendenz geht gegenwärtig durch verbesserte Bildgebung für die Niedrigrisikosituation zur Beobachtung.

Mediane Zeit bis zum Rezidiv: 5 Monate [Sojani, J Urol, 1998].

Klinisches Stadium I mit Risikofaktoren und höher

Prinzip: ChT und ab Stadium II Resektion aller Residuen, wenn Remission induziert wird und Tumormarker sinken. Wenn dies nicht erreicht wird, Salvage. Wesentliche verwendete Chemotherapeutika: Cisplatin und Etoposid (PE) oder zusätzlich Bleomycin (klassisches BEP-Schema), alternativ zusätzlich Ifosfamid (PEI, äquivalent zu BEP).

Stadium I mit Risikofaktoren

Bei Gefäßinvasion, d.h. Risiko für Mikrometastasen, existieren folgende Alternativen: Entweder adjuvante ChT ohne RPLND oder primäre RPLND und dann adjuvante ChT, falls ein Stadium II detektiert wird. Für die RPLND spricht nur, dass damit auch ein matures Teratom entdeckt und entfernt wird. Dieser Nutzen ist jedoch gering, *die Tendenz geht daher zur primären adjuvanten ChT.*

Therapie mit 2 Zyklen $BE_{500}P$ (höhere, „amerikanische" Etoposiddosierung gegenüber dem „europäischen" E_{360}), dann auch ohne RPLND nur 2% Rezidive. LK-Ektomie bei Rezidiven (96% Überleben).

Stadien IIA/IIB

- Retroperitoneale LK-Ektomie, aber dennoch 50% Rezidivrisiko. Daher zusätzlich 2-mal BEP oder „wait and see" mit BEP im Rezidiv. Bisher kein Unterschied zwischen diesen Konzepten nachgewiesen [Williams, NEJM, 1987]. Auf jeden Fall 2-mal BEP bei Risikofaktoren (> 6 befallene LK, alle LK > 2 cm, extranodale Ausdehnung).
- 3-mal BEP und LK-Ektomie bei Residuen, dann immer noch 95–99% Überleben.

Stadien IIC/III/IV

Genereller Standard: 3-mal BEP (91% Remissionen), LK-Ektomie bei bildgebenden Residuen, und **nur** – aber **immer** – dann!

- **Good risk:** 3 Zyklen $BE_{500}P$ sind für good risk äquivalent und weniger toxisch als 4 Zyklen [de Wit, JCO, 2001]. 4 Zyklen $E_{500}P$ sind wahrscheinlich äquivalent (basierend auf dem MSKCC-Vergleich von $E_{500}P$ mit einem anderen bleomycinhaltigen Schema [Bosl, JCO, 1988]), wenn dies auch kontrovers diskutiert wird: Denn wenn nur $E_{360}P$ verwendet wird, ist $BE_{360}P$ eindeutig überlegen [de Wit, JCO, 1997] und weniger toxisch als 3 Zyklen $BE_{500}P$. Eine französische randomisierte Studie, mit allerdings sehr kleiner Fallzahl, vergleicht direkt das MSKCC-PE-Protokoll mit dem Indiana-BEP-Protokoll: Bis jetzt zeigt sich kein Unterschied zwischen den Armen [Culine, ProcASCO, 1999]. Des Weiteren hat sich jetzt herausgestellt, dass 4-mal PE_{360} sicher nicht genügen (!), denn das Indiana-Schema mit 3-mal $BE_{500}P$ ist im randomisierten Vergleich besser als das europäische 4-mal $BE_{360}P$ [Toner, Lancet, 2001]. **Carboplatin ist Cisplatin unterlegen** [Bajorin (MSKCC), JCO, 1993; Horwich (EORTC), JCO, 1997], daher **Standardtherapie** gegenwärtig **3 Zyklen $BE_{500}P$** oder bei Lungenproblemen Verzicht auf Bleomycin, dann **4 Zyklen PE_{500}**.
- **Intermediate/poor risk:** 4 Zyklen BEP sind besser als BVP [Williams (Indiana), NEJM,1987], eine erhöhte Platindosis bringt keine Vorteile und konventionell dosiertes Ifosfamid/Cisplatin/Etoposid ist nicht besser als BEP, aber toxischer [Nichols, JCO, 1998]. Daher Standardtherapie **4 Zyklen BEP**, wobei damit bei poor risk auch nur 50% kontrolliert werden. Diese Patienten daher bevorzugt in Studien einbringen (s.u.).

LK-Ektomie nach ChT kann in etwa 20 % nervenschonend durchgeführt werden. Bei diesen Patienten wird dann zu 75 % die Ejakulation erhalten.

Gegenwärtig wird untersucht: Hochdosis-ChT mit Stammzellrescue vs. BEP für intermediate/poor risk. Ergebnisse insbesondere für poor risk unbefriedigend, daher Hochdosis-ChT bei advanced disease. 4-mal BEP oder Hochdosis-PEI ergeben 10–60 % Heilung. In retrospektiven Auswertungen scheint Hochdosis-PEI besser (insbesonders deutsches sequenzielles Protokoll [Bokemeyer, JCO, 1999]), daher gegenwärtig EORTC-Studie (30974), die deutsches sequenzielles HD-PEI-Regime untersucht. Vorläufige Ergebnisse einer Intergroupstudie waren jedoch negativ [Bajorin, ProcASCO, 2006].

Rezidive: Hochdosistherapie; bisher unklar, ob im 1. od. 2. Rezidiv. In Deutschland gegenwärtig randomisierte Studie zwischen 1-mal PEI/3-mal Hochdosis-Carboplatin/Etoposid und 3-mal PEI/1-mal Hochdosis-Carboplatin/Etoposid/Cyclophosphamid. Bei Rezidiv nach Salvage ggf. „desperation surgery", v.a. bei solitären retroperitonealen Metastasen.

Weitere Therapie abhängig vom Ergebnis der Post-ChT-Resektion:

- Matures Teratom (muss wegen Potenzial zur malignen Entartung vollständig entfernt werden) oder Nekrose: Keine weitere Therapie.
- Komplett exzidierter vitaler Tumor: 2 Zyklen BEP.
- Unvollständig exzidierter vitaler Tumor: Salvage.

14.4.2 Seminom

Stadium I

Risiko für retroperitoneale LK: 15–20 %, für iliakale 2 %. Auch in sehr gut selektionierten Niedrigrisikokollektiven ca. 5 % Rezidive [z.B. Aparicio, JCO, 2005].

Aufgrund der geringen Morbidität daher Indikation zur adjuvanten Therapie (20 Gy Th11–L5 oder 1 Zyklus Carboplatin AUC7; s.u.), obwohl Beobachtung prinzipiell möglich, aber angesichts der geringen Toxizität der adjuvanten Therapien nicht Standard.

Stadium II

- **Nonbulky (A + B):** Standardtherapie *retroperitoneale und ipsilateral iliakale LK-RT (IIA:30 Gy, IIB: 36 Gy)*. Prophylaktische mediastinale und supraklavikuläre RT unnötig [Thomas, IJROBP, 1982].
- **Bulky (C):** 60 % Rezidive bei RT, daher Standardtherapie 4 Zyklen PE oder 3 Zyklen BEP.

Stadium III (M1)

Standardtherapie 4 Zyklen PE bzw. 3 Zyklen BEP (good risk) oder 4 Zyklen BEP (intermediate risk).

Post-ChT-Resektion

Wenn überhaupt, dann nur für Residuen > 3 cm, da dann 25 % Risiko eines vitalen Tumors in den Residuen [Herr (MSKCC), J Urol, 1997]. Wenn keine OP möglich: Observation, bei Progress, ggf. Biopsie und direkt Salvage. Restbefunde > 3 cm, die FDG-PET-positiv sind, sind stark verdächtig auf vitalen Restbefund (Europäischer Konsensus; Annals of Oncology 2004).

14.4.3 Salvage

Nach Radiotherapie Cisplatin-basierte ChT wie beim fortgeschrittenen Seminom (z.B. 3-mal BEP).

Bei Seminomen und Nichtseminomen nach ChT als Salvage 4-mal PEI oder 4-mal VIP oder 4-mal VeIP oder 4-mal TIP (Paclitaxel, Ifosfamid, Cisplatin), wobei mit TIP in einzelnen Gruppen > 50 % Ansprechen gefunden wurde. Kein sicherer Benefit durch Hochdosis-ChT.

3rd line: Paclitaxel-Gemcitabin, Gemcitabin-Oxaliplatin, Paclitaxel-Gemcitabin-Cisplatin.

Salvage-OP residueller Tumormassen 4–6 Wochen nach Normalisierung der Tumormarker (oder Low-level-Plateau). „Desperation surgery" bei steigenden Tumormarkern nach Salvage-ChT nur bei fehlender Möglichkeit einer weiteren ChT und wenn Resektion aller sichtbaren Tumormanifestationen möglich erscheint.

14.5 Radiotherapie

Indikation

Auf Basis der Deutschen Seminomstudie [Schmidberger & Bamberg Strahlenther Onkol 1995; Souchon, Strahlenther Onkol, 2000, 1999; Classen, JCO 2003 und Br J Cancer, 2004] und der MRC Trials [Jones, JCO, 2005; Oliver, Lancet, 2005].

Seminom

Stadium I

Paraaortale RT: Altes Konzept nach deutscher Seminomstudie Th11–L4, 26 Gy, 95–98 % Heilung. Auf dem Boden des MRC-TE18 Trials (s.u, [Jones, JCO, 2005]) aktuelles Konzept: Th11–L5 (!), 20 Gy (Hodenkapsel notwendig). Da nur 2 % Rezidive iliakal auftreten, kann man sich auf paraaortale RT beschränken.

Chemotherapie: 1 Zyklus Carboplatin AUC7 auf dem Boden der MRC-TE19/EORTC-Studie (s. u. [Oliver, Lancet, 2005]). Berichtet wurden 95,9 % Rezidivfreiheit 3 Jahre nach Bestrahlung (30 Gy oder 20 Gy) vs. 94,8 % nach 1 Zyklus Carboplatin. Carboplatin wird auch noch in der ARO-Studie geprüft (s. u.). Die Ergebnisse basieren noch auf relativ kurzer Nachbeobachtungszeit, daher erscheint diese Alternative möglich. Es besteht gegenwärtig noch keine Veranlassung, vom Standard paraaortale RT abzuweichen.

„Wait and see“ (Metaanalyse der Wait-and-see-Studien): 19–24 % Rezidive nach 30–47 Monaten, insbesondere bei Tumoren > 4 cm und Invasion des Rete testis [Warde, Urol Clin North AM, 1998]. Mit Poly-ChT heilbar, aber schwieriger.

CAVE

Spätrezidive (meist kein verlässlicher Serummarker), mindestens 5 Jahre Follow-up, Compliance, bei manifestem Rezidiv intensivere Therapie notwendig als bei prophylaktischer RT, daher wait and see beim Seminom weitgehend verlassen.

Stadium II

RT ist der ChT in den Stadien IIA/IIB überlegen. Bestrahlungsvolumen: „Hockeystick“ von BWK 11 bis Pfannendach. Hodenkapsel notwendig.

Dosierung:

- **IIA:** 30 Gy, Feldbreite an Querfortsätze angepasst (9,4 % Rezidive in der Royal-Marsden-Serie).
- **IIB:** 36 Gy, Feldbreite an Lymphome angepasst (18,2 % Rezidive in der Royal-Marsden-Serie).
  Ergebnisse bez. der Rezidive in der deutschen Seminomstudie etwas günstiger (IIA 5% Rezidive, IIB 11 % Rezidive [Bamberg, Eur J Canc, 1999]).
  Die Indikation einer zusätzlichen ChT wird gegenwärtig geprüft.
  Zwar lokoregionärer Benefit, aber hohe Toxizität von mediastinaler RT. In aktueller retrospektiver Studie wohl Benefit durch **supra-RT** bei geringer Toxizität für Stadium IIA bis Stadium IIC [Zagars, IJROBP, 2001].
- **IIC:** Früher Indikation zur RT, allerdings 39 % Rezidive oder Metastasen bei alleiniger RT, daher mittlerweile wie in höheren Stadien Indikation zur ChT (4-mal PE oder 3-mal BEP). Falls doch alleinige RT gewählt wird, sind sehr ausgedehnte Felder notwendig.

Stadien > IIC

Primäre ChT, da Rezidivrate 20–30 % (BEP, alternativ VIP – Vinblastin, Ifosfamid, Carboplatin), zusätzlich ggf. RT mit 30 Gy. Restlymphome < 3 cm sind meist fibrös, > 3 cm meist vital, dann OP (oder ggf. 30 Gy RT, wobei Benefit nicht gesichert ist [Duchesne, Eur J Canc, 1997]). **Carboplatin wohl weniger effektiv als Cisplatin**, wenn auch – im Gegensatz zu nichtseminomatösen Tumoren – dies nicht gesichert ist. 4-mal PEI jedoch besser als 4-mal Carboplatin mono [Clemm, ProcASCO, 2000].

Standardtherapie: 4-mal PE oder 3-mal BEP (good risk) oder 4-mal BEP (intermediate risk).

Unklare Datenlage bez. einer eventuellen skrotalen RT bei versehentlicher skrotaler OP, daher bei jungen Patienten mit Kinderwunsch ggf. auf skrotale RT verzichten. Wird auch vom Konsensus nicht empfohlen, da die Rezidivraten in dieser Region auch bei skrotaler OP/Infiltration recht gering sind.

Testikuläre intraepitheliale Neoplasie (TIN)

< 1 % in der Normalbevölkerung, 0,5 % in der Bevölkerung mit gestörter Fertilität, 3 % bei Maldeszensus.

Generell beträgt die Inzidenz 5 % im kontralateralen Hoden bei Tumorpatienten sowie in kryptorchiden Hoden. Allerdings beträgt sie 20 % bei Tumoren aufgrund von Maldeszensus, 34 % bei Hodenvolumen < 12 ml und Patienten < 30 Jahre, daher zumindest bei dieser Konstellation Biopsie des kontralateralen Hodens bei Tumorpatienten. Führt in 50 % nach 5 Jahren und zu 70 % nach 7 Jahren zu invasivem Karzinom.

Daher **Therapie:** Aktuelle Empfehlung der European Germ Cell Consensus Group: 20 Gy (Schmoll, Ann Oncol, 2004). In der Folge entsteht ein Sertoli-Cell-Only-Syndrom: Tumor + Keimzellen verschwinden, Sertoli-Zellen bleiben erhalten, Testosteron i.S. sinkt leicht, Gonadotropine i.S. steigen leicht. Bei 20 Gy ist bei 25% der Patienten eine Hormonsubstitution nötig, daher Bestrebungen zur Dosisreduktion. Die dänische Studie [Petersen, JCO, 2002] hat gezeigt, dass die **Senkung der Dosis < 16 Gy** mit **Rezidiven** einhergeht. Mit der Dosissenkung war eigentlich beabsichtigt, die Testosteronproduktion besser zu schützen. Allerdings zeigte sich im Dosisbereich von 14 - 20 Gy keine Dosisabhängigkeit der Testosteronproduktion, sodass diese Motivation zur Dosissenkung hinfällig ist. Ähnliche vorläufige Ergebnisse zeigt die Deutsche Studie (Rezidiv bei 16 Gy) [Classen, JCO, 2002 und Br J Cancer, 2003]. Alternative: Cisplatin (etwas schlechter wegen Spätrezidiven, da 20% TIN-Persistenz nach ChT; daher sollte nach ChT eine Biopsie durchgeführt werden, bei Persistenz der TIN dann RT). Bei Entdeckung einer TIN im Rahmen der Fertilitätsabklärung keine RT, sondern OP.

Nichtseminom

Häufig systemische Metastasen, daher hat die ChT die adjuvante paraaortale RT verdrängt, die zur Sanierung auch höhere Dosen (ca. 40 Gy im Stadium I) benötigt als beim Seminom.

RT spielt eine Rolle gegenwärtig nur bei ZNS- oder Wirbelkörpermetastasen, dann parallel zur ChT.

Allerdings ist die Rolle der OP und RT bei *Hirnfiliae* nicht geklärt, möglicherweise reicht ChT, möglicherweise ist Residuenresektion indiziert.

Gegenwärtig am ehesten als Standard akzeptiert: Parallele oder sequenzielle RChT, 36 - 40 Gy Ganzhirn-RT und ggf. 9 Gy Boost auf das Tumorbett.

Technik

Feldobergrenze an Oberkante Th11.

In der Regel keine Hodenkapsel bei paraaortaler RT in alter Technik bis einschließlich L4 notwendig (Hodendosis nur 0,2 Gy). Hodenkapsel notwendig, wenn iliakal bestrahlt wird, da sonst bei 83% der Patienten irreversible Azoospermie [Hanson, Radiother Oncol, 1990]. Bei paraaortaler Bestrahlung bis L5 (aktueller Standard) ist die Dosis am Hoden grenzwertig, es sollte daher eine Hodenkapsel verwendet werden.

Feldbreite: Entlang der Querfortsätze inkl. Nierenhilus der betroffenen Seite (ca. 10 cm Feldbreite, breiter am Nierenhilus). Bei iliakaler RT Querfortsatz LWK 4 bis Pfannendacherker, kaudo-medial Ausblockung von Blasen- und Darmanteilen, mediale Grenze daher von Querfortsatz LWK 4 bis ca. 1,5 cm ipsilateral paramedian auf Höhe Pfannendacherker. Hodenkapsel sollte in Primärstrahlrichtung ca. 2 - 2,5 cm, zum Körper hin (da hier keine Primärstrahlung, sondern nur Streustrahlung) 1 - 1,5 cm Bleiäquivalent aufweisen.

14.6 Ergebnisse

Modell eines heilbaren Tumors, insgesamt 94% Heilung.

- Stadium I: Krankheitsfreies Überleben (DFS) 97 - 99%, 10-Jahres-Gesamtüberlebensrate 99 - 100%.
- Stadien IIA/IIB: DFS 90 - 95%, 10-Jahres-Gesamtüberlebensrate 95 - 97%.
- Stadium IIC: 80% Gesamtüberleben.
- Stadien III/IV: 60 - 70% Gesamtüberleben.

14.7 Nebenwirkungen/ Aufklärung

Nebenwirkungen der Radiotherapie

- **Gastrointestinale Nebenwirkungen:** 46% Übelkeit, 8% Erbrechen, 11% erhöhte Stuhlfrequenz, 3% Durchfall.
- **Spätkomplikationen:** 0 - 1%.
- **Azoospermie:** Bei > 1 Gy fraktioniert inkomplette Erholung der Spermiogenese; bei > 1,5 Gy fraktioniert irreversible Azoospermie (irreversible Azoospermie nach Einmaldosis von 6 Gy, Hoden daher empfindlicher für fraktionierte als für Einzeit-RT). Mit Irreversibilität muss gerechnet werden, wenn sich 2 Jahre nach RT keine Spermien finden. Bei 1 - 1,5 Gy reversible Azoospermie. Mit Hodenkapsel beträgt die Hodendosis bei iliakaler RT 1,6% der Gesamtdosis im Zentralstrahl. Bei iliakaler RT ohne Hodenkapsel dagegen 83% Azoospermie. Bei paraaortaler RT keine Hodenkapsel notwendig, außerdem haben 50 - 60% der Patienten schon vor RT eine verminderte Spermiogenese.
- **Sekundärtumor:** Risiko 2- bis 3-mal erhöht bei Patienten mit Seminom (auch ohne RT).

Nebenwirkungen der ChT: Leydig-Zell-Insuffizienz/erhöhtes FSH bei 65 %, Raynaud-Phänomen/Hörschädigung/Polyneuropathie bei ca. 20 %. Leukämierisiko 0,5–2 %, abhängig von Etoposiddosis.

14.8 Besonderheiten

- Spätrezidive beim Seminom auch nach > 10 Jahren (lange Nachsorge notwendig, die ersten 2 Jahre vierteljährlich, bis zum 5. Jahr alle 6 Monate, immer mit Rö-Thorax und Sonographie, 1-mal jährlich mit CT Abdomen/Thorax; ab 5. Jahr jährlich, lebenslang). Bei Nichtseminomen kommen Rezidive meist innerhalb von 3 Jahren vor. Sonographie des kontralateralen Hodens zum Ausschluss eines Tumors auf Boden einer TIN.
- Deutsche Seminomstudie: 2,8 % Rezidive im Stadium I (n = 491).
- MRC-TE18/EORTC trial: 5-Jahres-Rezidivfreiheit bei 97 % (30 Gy) vs. 96,4 % (20 Gy).
- AFP kommt aus Dottersackanteilen, daher nicht in Seminomen, β-HCG aus Trophoblastenanteilen, daher auch bei Seminom möglich.
- Leydig-Zellen sind bei Kindern radiosensibler als bei Erwachsenen (umgekehrt wie beim Ovar).
- „Kein genetisches Risiko“ durch Seminom-RT.
- Bis auf das spermatozytäre Seminom entwickeln sich alle Keimzelltumoren des Hodens über die Testikuläre Intraepitheliale Neoplasie (TIN).
- Prophylaxe in Risikosituation: Bei Pendelhoden Orchidopexie vor dem 10. Lebensjahr anstreben, sonst keine Risikoreduktion.

Aktuelle Studien

- **TIN:**
  ARO 97-02: TIN in Einzelhoden oder doppelseitig, keine vorausgegangene Tumorenukleation mit TIN im Tumorbett. Dosissenkungsstudie, minimale wirksame Dosis nach vorläufigen Ergebnissen (s. o.) voraussichtlich ca. 18 Gy [Classen, JCO, 2002 und Br J Cancer, 2003].
- **RT im Stadium I vs. Carboplatin:**
  - *MRC-TE 19 Studie:* Gleichwertigkeit von 20/30 Gy vs. 1-mal Carboplatin AUC7 (vorläufige Ergebnisse s. o.). Nach Carboplatin Rezidive paraaortal, nach Bestrahlung iliakal. Weitere Dosissteigerung von Carboplatin geplant.
  - *ARO 96-01:* Alleinige RT mit 26 Gy in 2 Wochen oder 30 Gy, wenn Therapie > 3 Wochen vs. 2-mal Carboplatin 400 mg/m^2 an Tag 1 und 29.

KAPITEL

15 Prostatakarzinom

15.1 Allgemeines

Vorkommen

Altersgipfel: International 66 Jahre, in Deutschland 71–72 Jahre, *Inz.:* (klinisches Karzinom) $60/10^5$, Inzidenz bei Patienten < 50 Jahre Rarität, bei Patienten > 50 Jahre: 1/100, bei Patienten > 70 Jahre 1/8, besonders hoch bei Afroamerikanern, gering bei Asiaten. In USA und mittlerweile wohl auch in Deutschland zweithäufigste tumorbedingte Todesursache nach dem Bronchialkarzinom (Mortalität $20-30/10^5$, d.h. > 30 % der Erkrankten sterben am Tumor. Mortalität liegt hinter der des Bronchialkarzinoms, vor der von Kolon- und Magenkarzinom). Inzidenz steigend (steigende Lebenserwartung, aber auch am Anfang der 1990er-Jahre deutliche Zunahme der festgestellten Karzinome durch Einführung des PSA-Tests). Zusammenfassend gilt: 42 % der Männer bekommen ein Prostatakarzinom, 9,5 % aller Männer erkranken manifest daran, 2,9 % aller Männer sterben daran.

Ausprägungen

- Latentes Prostatakarzinom: Autopsiebefund, 10 % im 50. Lebensjahr, 80 % im 80. Lebensjahr.
- Okkultes Prostatakarzinom: Metastasen ohne Primärtumor.
- Inzidenzielles Prostatakarzinom: T1, Zufallsbefund bei der transurethralen Resektion wegen benigner Prostatahyperplasie (BPH), klinisch stumm.
- Klinisch manifestes Prostatakarzinom: T2–4.

Risikofaktoren

Hormoneller Einfluss → es gibt kein Prostatakarzinom bei Kastraten.

Genetischer Einfluss bei 9–26 % der Patienten, bei Erkrankung von Vater oder/und Bruder 2- bzw. 5fach erhöhtes Risiko. 9 % aller Prostatakarzinome (40 % der genetisch bedingten) sind durch erbliche Mutationen z. B. im HPC-Gen (Chromosom 1) bedingt.

Einfluss von Vasektomie und BPH nicht sicher.

Migrationsstudien haben ergeben, dass 25 Jahre nach Migration eine teilweise, aber nicht völlige Angleichung des Erkrankungsrisikos der Migranten an die Umgebungsbevölkerung zu beobachten ist.

Anatomie

- Periphere Zone: 75 % des Gewebes.
- Konische Zentralzone: 25 % des Gewebes.
- Transitionszone: 5–10 % des Gewebes, meist Ursprung der benignen Hyperplasie.
- Anteriore fibromuskuläre Zone.

Unvollständige Kapsel. Posterior Denonvillier-Faszie, daher selten Rektuminfiltration (< 10 % beim metastasierten Karzinom). Nach ventrokranial keine wesentliche Barriere, daher häufiger Harnblaseninfiltration (40 % beim metastasierten Karzinom).

70–95 % der Karzinome entwickeln sich aus peripherer Zone, bis zu 25 % aus Transitionszone, nur 5 % aus Zentralzone. 60–80 % der Tumoren sind multilokulär [Jewett, J Urol, 1980].

Vorsorge und Prophylaxe

Digital-rektale Untersuchung (DRE) + PSA jährlich ab 50. Lebensjahr, für Risikogruppen ab 40. Lebensjahr.

Vorläufige Daten zweier großer randomisierter Screening-Studien (Europa: ERSPC [De Vries, Eur Urol, 2007]; USA: PLCO [Andriole, JNCL, 2005]) lassen einen Überlebensgewinn durch Screening vermuten.

Dies können jedoch erst die endgültigen Ergebnisse bestätigen, da bisher auch eine randomisierte Studie in Quebec und eine kleinere prospektive Studie in Tirol negativ waren.

Eine erste Prophylaxestudie, der Prostate Cancer Prevention Trial [Thompson, NEJM, 2003], mit Finasteride brachte ein zwiespältiges Ergebnis: Geringere Inzidenz an Karzinomen, aber größerer Anteil an höhergradigen Tumoren. Es existiert daher gegenwärtig keine akzeptierte Prophylaxe.

Prognostische Faktoren allgemein

Grading, Serum-PSA, Patientenalter, Komorbidität, klinisches Stadium.

Nach Prostatektomie: Gleason-Score und Resttumor-Status, wobei dem Gleason-Score evtl. die größere Bedeutung zukommt.

Ausbreitung

Lymphknoten

LK-Stationen: Periprostatisch, obturatorisch intern iliakal, extern iliakal, paraaortal, präsakral; 90 % Befall obturatorisch und/oder extern iliakal, 7 % präsakral, isolierter Befall der Nodi lymphatici iliaci communes selten (Daten z. B. erhoben im Rahmen der erweiterten LK-Dissektion [Heidenreich, J Urol, 2002]).

Regionäre LK (N1): Beckenlymphknoten unterhalb der Bifurkation der A. iliaca communis.

Klinisches Stadium und LK-Positivität: In den 1970er-Jahren (vor PSA-Screening) zeigten Patienten mit T2 in 20 - 40 % Metastasen, Patienten mit T3 in 40 - 55 %. Aktuell (mit PSA-Screening): Von den Patienten mit T1 haben 2 - 6 % Metastasen, von den Patienten mit T2 10 %, von den Patienten mit T3 30 % (insgesamt stark unterschiedliche Zahlen wegen Unsicherheit des klinischen Stagings).

Grading und LK-Positivität (für T1-/T2-Tumoren): Patienten mit GI (Gleason 2 - 3) zeigen in 3,4 % LK-Metastasen, Patienten mit GII (Gleason 4 - 6) in 7 %, Patienten mit GIII (Gleason ≥ 7) in 22 - 38,6 % [Zincke, Urology, 1987].

> **Faustregel:**
> Wahrscheinlichkeit für Metastasierung/Mortalität nach 10 Jahren: T1 G1: 8 %/4 %, T1 - 2 GIII: 74 %/66 %.

Samenblasenbefall

- Klinisches Stadium T3, Gleason ≥ 7 oder PSA > 10 ng/ml: **21 - 56 %**.
- Klinisches Stadium T1 - 2, Gleason < 7 und PSA < 10 ng/ml: < **10 %**.

Samenblasenbefall zieht eine schlechte Prognose nach sich. Wenn Samenblasen befallen sind, sind nach 5 Jahren nur 25 - 45 % der Patienten progressionsfrei.

Lokalisation der Kapselpenetration bei positiven Absetzungsrändern

- Apex 45 % (d. h. kaudal),
- Blasenhals und anteriorer Absetzungsrand jeweils 30 %,
- basal 17,5 %,
- lateral 10 %,
- rektal 0 %

[Voges, Hab. Schrift, 1992].

Fernmetastasen

T1 - 2 entwickeln in 20 %, T3 in 40 %, N+ in > 65 % Fernmetastasen, jeweils noch stark abhängig vom Grading.

Knochenmetastasen finden sich am häufigsten im lumbosakralen Übergang wegen des speziellen venösen Abflusses vom Beckenplexus dorthin.

Ansonsten: Lungenmetastasen finden sich bei jedem zweiten, Lebermetastasen bei jedem dritten Patienten mit Metastasen.

Atypische Histologien metastasieren häufiger als gewöhnliche Adenokarzinome.

Prognose

Bei N+ prinzipiell noch kurativer Ansatz möglich (60 - 90 % 5-JÜ), obwohl letztlich doch 60 - 75 % innerhalb von 5 Jahren Fernmetastasen entwickeln [z. B. Zelefsky, IJROBP, 1989]. Dennoch 20 - 50 % 10-JÜ.

Bei neg. LK in der Folge nur 20 % Fernmetastasen und daher 90 % 10-JÜ. 2,2 % metastasieren ausschließlich lymphatisch.

15.2 Prostataspezifisches Antigen (PSA)

Serinprotease, dient der Verflüssigung des Samens, wird in malignen und benignen Prostatazellen produziert, nahezu prostataspezifisch (geringe Mengen in Pankreas, Speicheldrüsen). Nicht tumorspezifisch, erhöht bei BPH, Prostatitis, Prostatamassage, transrektalem Ultraschall (TRUS), transurethraler Resektion der Prostata (TURP), selten auch nach rektaler Untersuchung.

PSA-Spiegel sind hormonabhängig, ein Abfall bedeutet daher nicht zwangsläufig einen Tumorrückgang.

20-30% der Prostatakarzinome treten bei serologisch PSA-neg. Patienten auf (definiert als PSA < 4 ng/ml), wobei aber nur maximal 10% (je nach verwendetem Antikörper) immunhistochemisch PSA-neg. sind.

DRE + PSA-Bestimmung resultieren in einer Erhöhung des Anteils organbegrenzter Tumoren (64% vs. 48%) gegenüber alleiniger DRE.

Normalwerte sind altersabhängig (Alter 40–49 Jahre: 0,0–2,5 ng/ml; 50–59 Jahre: 0,0–3,5 ng/ml; 60–69 Jahre: 0,0–4,5 ng/ml; 70–79 Jahre: 0,0–6,5 ng/ml). Mittlerer Normalwert: 4 ng/ml, HWZ 2,2 Tage.
Daher: Wenn 6 Monate post-RT PSA noch ≥ 4 ng/ml, besteht Rezidivverdacht (erhärtet sich in 90% der Fälle).
Beim Karzinom ist freies PSA niedriger als bei BPH (Ratio freies/gebundenes PSA erhöht → positive predictive value). PSA density und velocity bringen keine zusätzliche Information.

- PSA < 2 ng/ml: 0,2% der Patienten entwickeln ein Karzinom → Kontrollen alle 2 Jahre genügen.
- PSA < 4 ng/ml: 4% der Patienten entwickeln ein Karzinom → jährliche Kontrollen.
- PSA 2,5–10 ng/ml: Graubereich, Wahrscheinlichkeit für Prostatakarzinom 20–27%.
- PSA > 10 ng/ml: Organüberschreitende Erkrankung in > 50% der Fälle.
- PSA > 15 ng/ml: LK pos. und M1 häufig.
- PSA > 20 ng/ml: Poor risk disease.

Neuere Daten aus dem Prostate Cancer Prevention Trial (ca. 2000 Patienten, die im Screening-Zeitraum nie ein PSA > 4 ng/ml hatten, wurden elektiv biopsiert [Thompson, NEJM, 2004]) legen allerdings höhere Zahlen (25% bei PSA 3–4 ng/ml) nahe. Die klinische Bedeutung dieser Daten ist jedoch unklar.

PSA und Samenblasenbefall

[Partin, J Urol, 1993], größtes Kollektiv, aber auch Arbeiten von Mark, Oesterling u.a. (Tab. 15.1).

Tab. 15.1 Samenblasenbefall in Abhängigkeit vom PSA-Spiegel

PSA (ng/ml)	% Patienten mit Samenblasenbefall
< 4	0
4–20	11
> 20–50	27
> 50	73

Alternative zu Partin-Tables: Diaz-Formel [Diaz, IJROBP, 1994].

Wahrscheinlichkeit für Samenblasenbefall = PSA + (Gleason - 6) × 10.

PSA und LK (Tab. 15.2)

Tab. 15.2 LK-Befall in Abhängigkeit vom PSA-Spiegel [Partin, J Urol, 1993]

PSA (ng/ml)	% Patienten mit LK-Befall
< 4	0
4–20	10
> 20	40

Bei PSA < 7 ng/ml, Gleason ≤ 7 und fehlendem Hinweis auf Samenblaseninvasion im TRUS/MRT liegt das LK-Risiko bei < 2%, daher kann man in diesem Fall auf LK-Dissektion verzichten.

Alternativ zu Partin-Tabellen: Roach-Formel [Roach, IJROBP, 1993]:

Wahrscheinlichkeit für Lymphknotenbefall = $^2/_3$ PSA + (Gleason - 6) × 10.

PSA und Knochenszintigramm (Tab. 15.3)

Tab. 15.3 Positive Befunde im Knochenszintigramm in Abhängigkeit vom PSA-Spiegel [Chybroweski et al., J Urol, 1991; Oesterling et al., JAMA, 1993]

PSA (ng/ml)	% Patienten mit pos. Befunden im Szintigramm
< 4	0
4–15	1
15–20	2–5
40	20
80	40
300	80

Unterhalb eines PSA von 10 ng/ml besteht ein extrem geringes Knochenmetastasenrisiko, ein Knochenszintigramm ist dann eigentlich nicht nötig.

PSA und 5 Jahre rezidivfreies Überleben

PSA < 10 ng/ml 93 %, PSA > 10 ng/ml 71 %.

PSA-Verlauf unter Therapie

- **PSA-Nadir nach RT:** RT reduziert PSA bei nichttumorösen Prostatae lediglich um 50 % (von 1,1 auf 0,6 ng/ml). PSA-Nadir wird nach RT im Allgemeinen nach 18 Monaten erreicht. PSA sollte nach 6 Monaten < 1 ng/ml liegen (wird der Wert nicht erreicht, wird in 50 % ein Progress innerhalb von 30 Monaten beobachtet). Alter ASTRO Consensus für biochemisches Therapieversagen von 1997 (3 konsekutiv ansteigende Werte oberhalb des Nadirs bzw. oberhalb von 0,5 ng/ml) ist überholt. Neuer „Phoenix Consensus" berücksichtigt auch den besseren Verlauf nach kurzfristiger Hormontherapie: Biochemisches Rezidiv nach RT bei PSA-Anstieg > 2 ng/ml über PSA-Nadir [Roach, IJROBP, 2006]. Während der RT ist zunächst ein Anstieg wegen Azinuszelltod in bis zu 50 % der Patienten zu verzeichnen, v.a. bei initial niedrigem PSA.
- **PSA-Nadir nach OP:** PSA sollte nach 6 Monaten << 0,1 ng/ml liegen (mehr oder weniger um 0 im Rahmen von Schwankungen der Messungenauigkeit). Ansonsten spricht man von biochemical failure (mögliche Ursache: Metastasen, verbliebener Tumor, verbliebenes normales Prostatagewebe).
- **PSA-Anstieg (Geschwindigkeit):** Ein Anstieg von < 0,75 ng/ml/Jahr deutet auf ein Lokalrezidiv, ein Anstieg von > 0,75 ng/ml/Jahr auf Fernmetastasen hin [Partin, Urology, 1994]. Dies konnte aber von anderen Gruppen nicht nachvollzogen werden.

15.3 Histologie

Methodik: Um bei einer TUR ein eventuelles Inzidentalom richtig klassifizieren zu können, sollten bei der TUR mindestens 60 % des resezierten Gewebes (bis 30 g) eingebettet werden.

Gewöhnliche Adenokarzinome aus peripher azinösen Drüsen machen 95 % aus. Davon sind jeweils ca. 50 % uniform und 50 % pluriform.

Einteilung

Vorschlag des pathologisch-urologischen Arbeitskreises

In Deutschland, z.B. [Dhom, Verh Dtsch Ges Pathol, 1981].

Grading nach ungünstigstem Anteil ≥ 1/3 der Probe,

- **GI:** Hoch differenziert, geringe Kernatypie.
- **GII:** Wenig differenziert, mäßige Atypie.
- **GIII:** Kribriformes oder solides oder trabekuläres oder prostatic duct oder muzinöses Karzinom (alles gewöhnliche Adenokarzinome, allerdings mit starker Atypie und schlechter Prognose).

Ungewöhnliche Histologie (selten, < 10 %):

- Transitionalzellkarzinom,
- Plattenepithelkarzinom,
- Adenokarzinom mit neuroendokriner Differenzierung,
- Sarkome (0,1 %, hier von gewisser Relevanz: Rhabdomyosarkome bei Kindern [ChT/OP/RT]).

Selten Prostatametastasen anderer Tumoren (bei 1 % aller an Tumoren verstorbenen Männer).

UICC 1987 (Europa)

- **G I:** Hoch differenziert.
- **G II:** Mittelgradig differenziert.
- **G III:** Schlecht differenziert.

Gleason-Score (USA)

- 0–4: Well differentiated.
- 5–7: Moderately differentiated.
- 8–10: Anaplastic.

„Pathologic features of primary and secondary patterns of the tumor“ (d.h. jeweils 0–5 Punkte für die beiden am häufigsten auftretenden Wachstumsmuster innerhalb des Gewebes), Muster sollte wenigstens 5% des Gesamttumors ausmachen. 40–50% sind uniform (d.h. gleicher Score für beide Muster). Das häufigste Muster wird in der „Addition“ zuerst genannt, z.B. GS7 (3+4). Der Gleason-Score ist grundsätzlich zweistufig in 2–6 (gute Prognose) und 7–10 (schlechte Prognose) trennbar. Aufgrund der deutlich schlechteren Prognose von Gleason 7 vs. Gleason 6 wird Gleason 7 teilweise auch als „mäßig nieder differenziert“ bezeichnet. Die Gruppe mit Gleason 7 ist sehr heterogen, hier wird auch häufig zwischen (3+4) und (4+3) unterschieden, da Letztere wohl aggressiver ist [Koddhami, BJU, 2004].

2/3 der Patienten werden mit Gleason 5–7 diagnostiziert.

Das TNM-Stadium korreliert grob mit dem Gleason-Score, aber im Bereich 5–7, in dem sich 75% der Patienten befinden, nicht mit genügender Auflösung.

15.4 Staging

UICC/AJCC 6. Aufl., 2002 (Europa) bzw. AUA (American Urologic Association, Jewett & Whitmore).

Nicht 1 : 1 zu übersetzen, hier wird die ungefähre Korrelation wiedergegeben (Tab. 15.4).

Primärtumor

Tabelle 15.4 zeigt die Klassifikation des Primärtumors.

CAVE

T1-Tumoren können auch kapselüberschreitend sein! Es gibt per definitionem kein pathologisches T1-Stadium, da immer ungenügend Gewebe vorhanden ist, um die „höchste“ T-Kategorie zu erfassen. Wenn in der Biopsie allerdings extraprostatisches Tumorgewebe mit erfasst ist, spricht man von einem pT3-Tumor.

Lymphknoten

N1 (nach UICC/AJCC) bzw. D1 (nach AUA): Regionäre LK-Metastasen (unterhalb der Bifurkation der A. iliaca communis).

Tab. 15.4 Primärtumor – Staging (UICC/AJCC. 6. Aufl. 2002)

Klassifizierung		Charakteristika
UICC/AJCC	AUA	
T0		
T1	**A**	**Mikroskopischer Tumor (inzidenziell, nicht tastbar oder sichtbar)**
• T1a	• A1	Weniger als 5% des z.B. bei TUR gewonnenen Gewebes
• T1b	• A2	Mehr als 5% des bei TUR gewonnenen Gewebes
• T1c	• A2	Kein palpabler Tumor, Nadelbiopsie wegen erhöhtem PSA (kann aus beiden Lappen sein)
Klassifizierung T1a–c als pT1a–c nicht zulässig		
T2	**B**	**Tumor auf Prostata begrenzt**
• T2a	• B1	• Max. die Hälfte eines Prostatalappens betroffen
• T2b	• B1	• Mehr als die Hälfte eines Lappens betroffen, aber nicht beide Lappen
• T2c	• B2	• Beide Lappen befallen
T3	**C**	**Kapseldurchbruch (Apex- oder Kapsel*infiltration* sind T2)**
• T3a	• C1	• Unilateral oder bilateral extrakapsuläre Ausbreitung
• T3b	• C2	• Ausbreitung in die Samenblase
T4	**C2**	**Infiltration der Nachbarorgane (andere als Samenblase)**

Metastasen

Metastasen nach AUA: D2.

Nach UICC/AJCC:
- M1a: Nicht-regionäre LK.
- M1b: Knochen.
- M1c: Andere.

15.5 Diagnostik und Therapie

> Klinische Früherkennung wird ab dem 45. Lebensjahr von der Krankenkasse übernommen. Zusatzuntersuchungen wie transrektaler Ultraschall (TRUS) und Bestimmung des PSA müssen als individuelle Gesundheitsleistungen (IgeL) selbst getragen werden.

15.5.1 Diagnostik

Palpation

Tumoren sind ab ca. 7 mm tastbar. Die klinische Understaging-Rate beträgt 30–60%. 50% der klinischen T2-Tumoren sind pT3, während 20% der klinischen T3-Tumoren pT2 sind.

Transrektaler Ultraschall (TRUS)

Identifikation der Kapselüberschreitung nur zu 60% korrekt (Sensitivität also 60%), für Samenblaseninfiltration ebenfalls nur 60–80% (Spezifität 80%).

Die Biopsie sollte als Mapping- bzw. Sextantenbiopsie nach Stamey durchgeführt werden.

Schnittbilddiagnostik

- **MRT:**
  - Vor oder 4–6 Wochen nach Biopsie durchführen.
  - *Lokalbefund*: Maßgebliche Sequenz für Darstellung der zonalen Architektur: T2. Darin periphere Zone hell, Tumor dunkel. Nachweisgrenze: 3–7 mm.
  - Das Staging ist lediglich in 50–60% der Fälle bei Verwendung der Körperspule korrekt, mit Endorektalspule lassen sich bis zu 80% korrektes Staging erreichen.
  - Sensitivität für Kapselüberschreitung ca. 80%.
  - Sensitivität für Samenblaseninfiltration 90%, Spezifität 90%.
  - *LK-Staging*: CT und MR haben wegen häufiger Mikrometastasierung bei Verwendung eines cutoff > 1,5 cm bzw. bei Vorliegen des Merkmals „kleinere asymmetrisch gruppierte LK“ nur eine Sensitivität von 54%.
  - MRT mit magnetischen Nanopartikeln ergaben in einer Arbeit eine Sensitivität und Spezifität von > 90% für die Detektion von LK-Metastasen [Harisinghani, NEJM, 2003; Heesackers, Radiology, 2006]. Die Methode konnte sich bisher jedoch aufgrund der nicht frei verfügbaren Nanopartikel nicht durchsetzen.
  - Beim Rezidiv: Schnittbildverfahren selten wegweisend.
  - Cholin-PET hat Auflösung, die zur Detektion von minimal ca. 5 mm durchmessenden LK reicht. In einzelnen Arbeiten Sensitivität und Spezifität von 80% bzw. 96% in der präop. LK-Diagnostik [De - Jong, J Nucl Med, 2003].
- **TUR/PE:**
  70% der T1c-Tumoren sind organbegrenzt, 30% organüberschreitend (ähnliche Zahlen wie bei klinischen T2-Tumoren). Nur 6% der T1c-Tumoren werden durch radikale Therapie überbehandelt, daher prinzipiell Therapieindikation gegeben.
- **Staging-Lymphadenektomie (LAE):**
  Offene und laparoskopische LAE sind gleichwertig. Bei günstiger prognostischer Konstellation verzichtbar.

15.5.2 Therapieübersicht

Frühe Stadien

T1a N0 M0 G < 4

Abwartende Haltung möglich, nur 10–20% Progress in 10 Jahren, nur 2% sterben letztendlich am Prostatakarzinom [Epstein, J Urol, 1986; Johann, Lancet, 1989]. Bei Beobachtungszeiten > 10 Jahren jedoch auch hier mehr Progresse. Lebenserwartung eines 70-Jährigen: 12 Jahre → Entscheidungsgrauzone bei 70–75 Jahren. **Überwachung** mit jährlicher digital-rektaler Untersuchung + PSA.

T1a N0 M0 G ≥ 4

In dieser Gruppe sterben unbehandelt 50 % der Patienten am Prostatakarzinom, wenn Lebenserwartung > 5 Jahre. Mit Behandlung beträgt die 15-JÜ 70–90 % [Elder, Cancer, 1985], daher **Behandlung wie T1b.**

T1b–T2 N0 M0

Die Sondergruppe der T1c-Tumoren ist meist höhergradig differenziert und verhält sich wie ein T1b.

In der Gruppe der klinischen T1b- bis T2-Tumoren finden sich zu 20–30 % pos. LK, außerdem sind 30–50 % organüberschreitend (also pathologisch T3). Daher wird die diagnostische Beckenlaparotomie empfohlen, bei neg. Befund die **radikale Prostatektomie.** Keine der Studien zur neoadjuvanten Hormontherapie vor OP zeigte einen Vorteil, die neoadjuvante ChT wird noch von der CALGB geprüft. Es gibt also keine Indikation zu neoadjuvanten/adjuvanten medikamentösen Therapien vor oder nach OP.

Indikation zur **postop.** RT bei diesen Tumoren bei R+, PSA-Persistenz oder Samenblasenbefall. **Orchiektomie/LHRH-Analoga** bei N+.

Alternativ: **Definitive RT** (auf jeden Fall bei inoperablen Patienten und OP-Verweigerern, mittlerweile als valide Alternative zur OP anerkannt). Es gibt nur eine randomisierte Studie über den Vergleich OP vs. RT für organbeschränkte Erkrankung, die einen Vorteil für die OP ergab (s. Kap. 15.8 [Paulson, J Urol., 1982]), die aber methodisch aus heutiger Sicht defizitär ist. Insgesamt ist daher wohl bei gleichen Ausgangsvoraussetzungen von vergleichbaren Ergebnissen auszugehen (s. u.).

Fortgeschrittene Tumoren

Tumoren im fortgeschrittenen Stadium rezidivieren nach Monotherapie zu 30–50 % lokal. Daher sind multimodale Ansätze zu verfolgen. Bei Patienten > 75 Jahre mit niedrigem Gleason-Score kann „wait and see" erwogen werden.

T3/T4 N0 M0

Gegenwärtige Empfehlung: **Definitive RT + Hormontherapie (prä-RT und simultan oder simultan und post-RT).**

Adjuvante/neoadjuvante Hormontherapie verlängert das symptomfreie Überleben, reduziert bei neoadjuvantem Einsatz das RT-Volumen [Pilepich, Urology, 1995; Forman, Cancer Invest, 1995] und verlängert auch potenziell das Gesamtüberleben [Bolla, Lancet, 2002]. (Aktuelle Ergebnisse: s. Kap. 15.8). Prinzipiell gibt es 2 Konzepte: long vs. short term hormones (d. h. mit RT beginnen und für 2 Jahre fortsetzen vs. 3 Monate vor RT beginnen und insgesamt ca. 9 Monate applizieren).

Radikale Prostatektomie möglich, wenn Kapsel infiltriert, aber nicht durchbrochen ist; die Sinnhaftigkeit ist dann aber fraglich.

Postop. RT bei R+ und postop. PSA-Persistenz. Bei T4 ist der Erfolg der lokalen Therapie zweifelhaft.

N+

Gegenwärtige Empfehlung: **Definitive RT + Hormontherapie.**

Insgesamt kontrovers, 5-JÜ in dieser Gruppe 60–95 %, die meisten Patienten sterben aber letztendlich am Prostatakarzinom. OP [Kongrad, JAMA, 1997] und RT [Smith, J Urol, 1994; Paulson, J Urol, 1992] verbessern jeweils lokale Kontrolle und krankheitsfreies Überleben, ein Einfluss auf das Gesamtüberleben ist jedoch bisher nicht gesichert. RT-Indikation lokoregionär lässt sich aber aus der Tatsache ableiten, dass 50 % der hormonresistenten Progresse nach alleiniger Hormontherapie im Becken stattfinden. Der Beginn der Hormontherapie bei Diagnosestellung („früh") scheint dem Zuwarten bis zum Progress („spät") überlegen zu sein [MRC, Br J Urol, 1997].

Postoperative Radiotherapie

Bei **massiver Organüberschreitung, R+, PSA-Persistenz oder Samenblasenbefall.** Dosierung: 60 Gy auf Prostataloge, dann 50–70 % 5-JÜ, Rezidivrate von 30 auf 5 % in 9 Jahren reduziert. Immer nur kleinvolumige RT wegen potenzieller Komplikationen.

Postop. Bestrahlung bei T3, R+ oder PSA-Persistenz zzt. von urologischer Seite noch umstritten, da zwar biochemisches rezidivfreies Überleben mit Bestrahlung in Studien durchgängig besser, eine Überlegenheit im Gesamtüberleben der frühen Bestrahlung gegenüber einer Bestrahlung im Rezidivfall nicht erwiesen ist (s. u., z. B. Zwischenanalyse der

- ARO 96-2 [Wiegel, ASCO Proceedings, 2005],
- EORTC 22911 [Bolla, Lancet, 2005],
- SWOG [Thompson, JAMA, 2006]).

M1

Hormontherapie

- *1st line:* LHRH-Analoga, äquivalent zur Orchiektomie [Vogelzang, Urology, 1995]:
  - Kein Vorteil durch totale Androgenblockade [PCTCG, Lancet, 1995].
  - Resistenz tritt meist nach 15 – 18 Monaten auf.
- *2nd line*: Antiandrogene, obwohl Nutzen nicht gesichert.
- *3rd line*: ChT:
  Docetaxel/Prednison ist dem alten Standard Mitoxantron/Prednison überlegen [Tannock, NEJM, 2004]. Auch die Kombination Docetaxel/Estramustin ist Mitoxantron/Prednison überlegen, aber auch toxischer [Petrylak, NEJM, 2004]. Docetaxel gilt daher jetzt als Standard bei hormonrefraktärem metastasiertem Prostatakarzinom.

Sonderformen der RT

- Neutronen: Lokal fortgeschrittene Tumoren Stadien C/D [RTOG, Russell IJROBP 1994, Laramore, IJROBP 1985] (s. Kap. 15.9).
- Spickung: Gute Ergebnisse für T1/T2, die auf einen Lappen begrenzt sind mit Gleason < 7 und PSA < 10 ng/ml. Bei fortgeschritteneren Tumoren schlechtere Ergebnisse. Ab T3 ist EBRT besser [D'Amico, JAMA, 1998] (s. Kap. 15.9).

15.6 Radiotherapie

Technik

RT frühestens 4 Wochen nach TURP bzw. OP. Kontinenz sollte weitestgehend wieder hergestellt sein.

Konventionell

Prinzipiell sollte eine RT der Prostata heute dreidimensional auf CT-Basis geplant werden. Die früher nach Simulatorplanung gewählten Feldgrenzen können jedoch Anhalt für die orientierende Überprüfung von Simulationsaufnahmen/DRR dienen.

Beckenwand einschließen (Obturatorius-LK), Zielvolumen umfasst prinzipiell Prostata + 1,5 cm, daraus resultiert eine Feldgröße von mindestens ca. 9 × 9 cm (8 × 8 cm sind zu wenig).

Feldgrenzen:

- Superior: Azetabulumdach (**Cave:** Korrelation mit CT, da Samenblasen in 25 % höher reichen).
- Inferior: Tuber ischiadicum (**Cave:** Reicht nicht immer aus, manchmal aber auch zu viel → retrogrades Zysturethrogramm, prostatische Harnröhre + 1,5 cm).
- Lateral: Inklusive Foramina obturatoria und Linea terminalis.
- Anterior: Symphysenmitte.
- Posterior: Rektummitte (Kontrastmittelfüllung) bzw. Lot von S 3 auf Anus.

CT-basiert/3D

Feldgrenzen:

Auf Basis von Lagerungsdaten (z. B. [Rudat, Radiother Oncol, 1994; Hurkmans, Radiother Oncol, 2001]):

- Lateral: 8 mm Rand um Prostata.
- Longitudinal und sagittal: 1 cm.
- Inferior: Präziseste inferiore Landmarke bei 3-D-Planung: Penisbulbus [Cox, IJROBP, 1994].

Cave auch: Bis zu 1 cm ap und longitudinale Abweichung durch unterschiedliche Rektumfüllung. Planungs-CT ggf. wiederholen, wenn Rektum extrem dilatiert.

Therapie mit/ohne elektive RT pelviner LK

Detaillierte Diskussion s. u.

Synoptisch: In RTOG 77-06 [Asbell, IJROBP, 1988] prospektiv randomisiert bei Tumoren der Stadien A2/B (T2-Tumoren) kein Benefit für pelvine RT. Paraaortale RT ist ohnehin obsolet [RTOG 75-06, Paulson, J Urol, 1983]. Retrospektive Analysen [Bagshaw, Perez, IJROBP, 1993] legten in der Folge einen Benefit für 45 – 50 Gy pelvine RT für **T3Nx** nahe. Eine prospektive RTOG-Studie zeigte schließlich einen Vorteil von neoadjuvanter Hormontherapie, Bestrahlung des pelvinen Lymphabflusses und anschließendem Prostata-Boost bei LK-Risiko > 15 % [Roach, JCO, 2003], s. u.

Besser: Pelvine Lymphadenektomie für Staging (kein therapeutischer Einfluss).

Feldgrenzen:

Promontorium bis Unterkante Sitzbeine bzw. Peniswurzel. Ventral Iliaka-externa-Gruppe, dorsal präsakrale LK (s. Kap. 15.1, „Ausbreitung, Lymphknoten“).

Evtl. kann die Entscheidung zum Einschluss der perirektalen/präsakralen LK in Zukunft auf der Basis von Sentinel-Untersuchungen getroffen werden. Dies ist gegenwärtig Gegenstand von Studien [Ganswindt, BMC Cancer, 2005].

Dosis

Primärtumor

- Historisch nach Empfehlungen von Perez, kann nach heutigen Gesichtspunkten wohl als zu niedrig angesehen werden: T1/2 ca. 65 Gy, T3 ca. 70 Gy, M1 60–65 Gy (lokal palliativ), postop. 60 Gy (90 % rezidivfreies Überleben nach 5 Jahren), bei R2 65–68 Gy, Samenblasen adjuvant bis 56 Gy, bei Befall bis 64–66 Gy (s.a. Dosisabhängigkeit in Kap. 15.8). Diese Dosen sind, wie sich in zahlreichen Serien gezeigt hat, hinsichtlich einer Heilung klar zu niedrig [Dieckmann, Strahlenther Onkol, 2006; Swanson, IJROBP, 2004].
- Heutige Empfehlungen: Absolute Mindestdosis für die primäre RT: 70 Gy Tumordosis. Außerhalb von Studien möglichst 70–75 Gy applizieren unter Respektierung der Toleranzdosen (s. u.).

Pelvine Lymphabflusswege

Elektiv 45 Gy/1,8 Gy ED; bei N+ 50,4 Gy/1,8 Gy ED unter Dünndarmschonung.

Knochenmetastasen

S.u. „Palliative Therapie“.

15.7 Hormontherapie

Kombinierte RT und Hormontherapie bei *nicht metastasierter* Erkrankung: s. o. bzw. Kap. 15.8.

Ein *metastasiertes Karzinom* führt bei 80 % der Patienten letztendlich zum Tod, bei einem medianen Überleben von ca. 30 Monaten [Denis (EORTC Studie 30853), Europ Urol, 1998]. Bei symptomatischen Patienten ist die Hormontherapie selbstverständlich, aber auch bei asymptomatischen Patienten scheint nach neuerer Auswertung der VA-Studie ein Überlebensvorteil bei früher Hormontherapie zu bestehen.

Die Hormontherapie erreicht ca. 80 % Ansprechen im Mittel für 18–24 Monate, 6–8 Wochen bis zum vollen Wirkungseintritt, klinische Remissionen bei 80 % der Patienten.

Die **medikamentöse Kastration** (Östrogene, Superagonisten, Orchiektomie) senkt den Testosteronspiegel auf 10 % (90 % Testosteron kommt aus Hoden, 10 % aus Nebennieren. Orchiektomie bringt Überlebensvorteil nach 10 Jahren).

Östrogene (z. B. Diethylstilbestrol, DES) haben kardiovaskuläre Nebenwirkungen, senken die hypophysäre LH-Sekretion und damit sekundär den Testosteronspiegel, werden kaum noch eingesetzt.

Antiandrogene

- *Nicht-steroidal:* Flutamid (Fugerel®), Bicalutamid (Casodex®) hemmen die 5α-Reduktase und senken damit die Dihydrotestosteronbildung. Sie hemmen die zelluläre Aufnahme von Androgenen an der Prostata und haben daher *erhöhte* Testosteronwerte zur Folge. Leberwerte überwachen!
- *Steroidal:* Cyproteronacetat, führt zu *erniedrigten* Testosteronwerten.

Vorgehen: Orchiektomie. Wenn nicht gewünscht: LHRH-Analoga (+ Flutamid zu Beginn – am besten 1 Woche vor LHRH-Analogagabe für 1–4 Wochen, zur Not auch am gleichen Tag beginnend, wegen zunächst erhöhter Hormonausschüttung [Maximum nach 3 Tagen], insbesondere bei Harnverhalt und Rückenmarkkompression). Nutzen der maximalen Androgenblockade (MAB) fraglich. Wenn überhaupt ein Nutzen besteht, dann möglicherweise Vorteil für minimal metastatic disease mit günstigen Prognosefaktoren [EORTC 30853; Intergroup 0105; Review bei Prostate Cancer Trialists' Collaborative Group, Lancet, 2000].

Unter den behandelten Patienten kommt es zu 30 % Progress in 1 Jahr, dann Umstellung auf MAB, wenn bisher Monotherapie. Vorübergehend Antiandrogen absetzen, wenn bisher MAB durchgeführt wurde (dadurch nochmals 10–30 % Response). Schließlich 2nd-line-Hormontherapie, z. B. DES (Turisteron®) bzw. ChT, z. B. Docetaxel (signifikantes Ansprechen bei > 40 % [Tannock, NEJM, 2004]) oder Estramustinphosphat (Estrazyt®). Da mit Turisteron® und Estrazyt® ca. 15–19 % Ansprechen erreicht werden, ist eine taxanhaltige ChT gegenwärtig Mittel der Wahl.

Experimentelle Protokolle mit Kombinationen von Estrazyt® und Docetaxel zeigen Ansprechraten von

> 60 % [Böhmer, Anticancer Res, 2005]. Weitere Ergebnisse bleiben abzuwarten. Eine ChT sollte insbesondere bei jungen Patienten mit schlechter Prognose erwogen werden.

Ultima Ratio: Dexamethason 1 - 2 mg Dauertherapie (15 - 20 % Ansprechen).

Prophylaktische Mammabestrahlung vor Beginn der Hormontherapie z. B. 8 × 8 cm , 4 - 5 × 3 Gy, 1 × 10 Gy. Zu 80 % Verhinderung der Gynäkomastie, die sonst in 65 % der Fälle auftritt (sowohl bei Östrogenen als auch bei reinen Antiandrogenen wie Flutamid, Cyproteronacetat etc., auch bei Casodex® [Bicatulamid] in 20 % der Fälle). Hormone erst 2 - 4 Tage nach RT beginnen, zur Not auch gleichzeitig. Bei späterem Beginn werden nur noch die Beschwerden gelindert und das weitere Wachstum gebremst, nicht aber die schon gebildete Schwellung zurückgebildet. Alternativ kann auch Tamoxifen gegeben werden [Kommentar bei Thönnessen & Wenz JCO 2005].

15.8 Ergebnisse

Beobachtung vs. Behandlung

Retrospektiv zeigt sich ein klarer Vorteil in der lokalen Kontrolle durch RT gegenüber „Watchful Waiting" und für schlecht differenzierte Tumoren auch im Überleben [z. B. Zietman (MGH), IJROBP, 1995]. Die VA Study [Graversen, Urology, 1990] zeigte keinen Unterschied, war aber zu klein und hatte damit eine zu niedrige Power. Beobachtung daher nach wie vor nur für low volume/low grade bei älteren Männern empfohlen [Albertsen, JAMA, 1995]. Metaanalyse zu diesem Thema: [Chodak, NEJM, 1994]. Gegenwärtig Versuch der endgültigen Klärung dieser Frage durch die *PIVOT-Studie* [Wilt, Oncol. Hunt, 1997] (nach 3 Jahren bisher 400 von geplanten 1000 Patienten rekrutiert). Eine ähnliche, zunächst mit 5-Jahres-Ergebnissen publizierte skandinavische Studie [Holmberg, NEJM, 2002], die 695 Patienten mit einem mittleren Alter von 65 Jahren mit T1b- und T2-Tumoren zwischen Beobachtung und Prostatektomie randomisierte, ergab bei einem medianen Follow-up von 6,2 Jahren 8,9 % karzinomspezifische Mortalität bei Beobachtung und 4,6 % bei OP. Während in der ersten Publikation kein Unterschied im Gesamtüberleben detektierbar war und sich auch der Unterschied in der karzinomspezifischen Mortalität erst nach 5 Jahren manifestierte, wurde nach 10 Jahren auch der Unterschied im Gesamtüberleben signifikant, die Unterschiede in der lokalen Kontrolle und der Metastasierungsrate waren so groß, dass längerfristig ein noch klarerer Effekt auf das Überleben zu erwarten ist [Bill-Axelson, NEJM, 2005]. Die subjektive Lebensqualität war in beiden Gruppen gleich mit Unterschieden bez. der spezifischen Beschwerden (mehr erektile Dysfunktionen und Inkontinenz in der OP-Gruppe, mehr Harnabflussstörungen in der Beobachtungsgruppe) [Steineck, NEJM, 2002].

Prinzipiell gilt: Lokale Tumorkontrolle scheint in signifikant weniger Metastasen zu resultieren (relatives Risiko für Filiae nach Lokalrezidiv = 4 [Fuks IJROBP 1991] bzw. 70 % vs. 40 % Metastasen mit besserem krankheitsspezifischem Überleben [Zagars, Cancer, 1991]) und in signifikant längerem Überleben [Hanks IJROBP 1989; Kwan IJROBP, 2004; Williams, IJROBP, 2004].

Außerdem gilt: Für Gleason < 4 sind alle Therapieverfahren inklusive „Wachtful Waiting" sehr gut, für Gleason > 8 oder T3 sind alle Verfahren ähnlich schlecht und „Watchful Waiting" verbietet sich auf jeden Fall. Ein neueres Konzept ist die sog. „delayed surgical intervention", die bei kleinen Low-grade-Tumoren ähnliche Ergebnisse bringt wie die sofortige OP [Warlick, JNCI, 2006].

Radiotherapie vs. Operation

Nur eine randomisierte Studie (Stadien I–II) [Paulson, J Urol, 1982, aktualisierte Auswertung NCI Monogr. 1988]. Eine aktuellere Studie wurde wegen mangelnder Rekrutierung geschlossen [Zietman, Sem Rad Oncol, 1993]. In der Paulson-Studie wurde ein Vorteil für die OP postuliert, die Studie litt aber unter starken methodischen Problemen (z. B. keine PSA- oder sonstige Risikostratifizierung, daher 60 % upstaging postop., zahlreiche Patienten erhielten nicht die vorgesehene Behandlung). Neuere retrospektive Untersuchungen [RTOG, Asbell, IJROBP, 1989; Bagshaw, J Urol, 1994; Powell, IJROBP,1997; Keyser, IJROBP, 1997; D'Amico, IJROBP, 1997; Kupelian, JCO, 2002] ergeben konsistent: Patienten mit chirurgischem Staging bzw. risikostratifizierte (PSA < 10 ng/ml) Patienten haben nach RT in den Stadien T1 - 2 (organlimitiert, neg. pelvine LK,

PSA < 10 ng/ml) vergleichbare Überlebensraten und sogar vergleichbare PSA-Kontrollraten (76%) wie Patienten nach radikaler Prostatektomie im Kurzzeitverlauf (5 Jahre). In einer Metaanalyse ergab sich ein evtl. Langzeitvorteil der OP [Adolfsson, Cancer Surv, 1995] gegenüber konventioneller Therapie in moderater Dosierung. Bei höherer Dosierung – wie mittlerweile üblich – und PSA-Stratifizierung dürfte auch von längerfristiger Äquivalenz ausgegangen werden können, wie die aktuelle Arbeit von [Kupelian, JCO, 2002] mit einem medianen Follow-up von ca. 50 Monaten belegt. Sie konnte in einer Single-Center-Serie bez. des progressionsfreien Überlebens nach 8 Jahren noch eine Äquivalenz zwischen primärer OP und RT nachweisen.

Die im Folgenden aufgeführten Daten stammen von Behandlungsserien der 1970er-Jahre [Bagshaw 1990, Hanks1993, Perez 1993, Shipley 1988 etc.] und sind daher nur noch eingeschränkt gültig, insbesondere T2-Tumoren dürften bei Dosiseskalation heute besser abschneiden:

- **T1/2:**
  - **OP:** 80% 5-JÜ, **80%** 10-JÜ.
  - **RT:** 80% 5-JÜ, **60%** 10-JÜ, 40% 15-JÜ.
- **T1a–c:** 80–100% 5-JÜ, 65–95% 10-JÜ.
- **T2:** 50–70% 5-JÜ, T2 40–50% 10-JÜ.
- **T3/4 N0:**
  - **OP: 40–60%** 10-JÜ.
  - **RT:** 60% 5-JÜ, **40%** 10-JÜ, 30% 15-JÜ.
- **Tx N+:**
  - **RT:** 45% 5-JÜ, 20% 10-JÜ.

d.h.:

- 20–25% der Patienten mit organbegrenztem Stadium erleiden nach Prostatektomie einen Progress! Langzeitdaten nach nervschonender OP existieren noch nicht!
- Die 10-JÜ nach Strahlentherapie sind mit *konventioneller* RT wohl 10–20% schlechter als nach OP. Daten zum längerfristigen Überleben nach *dosiseskalierter* RT liegen noch nicht in größerem Umfang vor, erste Publikationen ([Kupelian, JCO, 2002 und IJROBP, 2004]; außerdem Daten der Prostate Cancer Outcomes Study [Potosky, JNCI, 2004]) lassen aber bei korrekter Patientenselektion ein nahezu äquivalentes Überleben der Patienten nach allen Behandlungsmodalitäten (Brachytherapie, externe Strahlentherapie, OP) erwarten.

Biochemische Rezidivrate

- Nach **perkutaner Bestrahlung** von lokal begrenzten Karzinomen in konventioneller Dosierung insgesamt 50%, stadienadaptiert jeweils biochemische Kontrollrate 10–20% niedriger als Überleben in obiger Aufzählung. Einfluss aufs Überleben unklar.
- Nach **dosiseskalierter** RT: Nach 5 Jahren
  - für favourable risk (T1/T2, PSA < 10 ng/ml, Gleason < 7) 10% Rezidive,
  - für intermediate risk (1 Parameter nicht erfüllt) 30%,
  - für unfavourable risk (2 Parameter nicht erfüllt) 50% [Zelefsky, J Urol, 2001].

Es existieren allerdings unterschiedliche Definitionen für niedriges, intermediäres und hohes Risiko.

- **Abhängigkeit vom prätherapeutischen PSA:** PSA < 4 ng/ml: 5% biochemische Rezidivrate, 4–10 ng/ml: 20%, 10–30 ng/ml: 60%, > 30 ng/ml: 80%.

Es scheint eine Dosis-Wirkungs-Beziehung zu bestehen (für T3-Tumoren fast 40% Lokalrezidive bei < 60 Gy, reduziert auf 12% bei > 70 Gy [Hanks, IJROBP; 1988 und 2002; Perez, JROBP, 1986 und 1993]. Daraus resultierte die **stadienadaptierte Dosierungsempfehlung** von Perez (s.o.): 60–64 Gy im Stadium T1a, 65–70 Gy für T1b–T2, 70–72 Gy im Stadium T3. Da im Dosisbereich um 70 Gy jedoch nach neueren Studien auch noch eine Dosis-Wirkungs-Beziehung für die PSA-Kontrolle bei T2-Tumoren festzustellen ist [z.B. Hanks, IJROBP, 1997], profitieren wohl auch T2-Tumoren von höheren Dosen. Detaillierte Diskussion der Dosiseskalation: s. Kap. 15.9. Man schätzt, dass das PSA-Limit für eine effektive langfristig erreichbare biochemische Kontrolle durch konventionell dosierte RT bei 8 ng/ml liegt [Lattanzi, IJROBP, 1997].

Radikale Prostatektomie

Insgesamt 5–30% Lokalrezidive. Problematik: Die Ergebnisse in den meisten Krankenhäusern sind deutlich schlechter als in den Hauptzentren [Murphy, J Urol, 1994]. Beidseitige Nervenbündelschonung ist heute aufgrund der hohen Rezidivraten obsolet. Häufigkeit der extrakapsulären Ausdehnung bei klinisch organbegrenztem Tumor liegt bei 30–50%. Rezidivrate bei Organüberschreitung bzw. ohne Organüberschreitung 50% vs. 13%. Rezidivrate bei neg. Absetzungsrändern nach mindestens 5 Jahren 20%, bei pos. Absetzungsrändern ca. 50 % [Voges, Habil.schr., 1992; Epstein, Am J Surg Pathol, 1990]. Operativ induzierte peritumorale Nekrose verhindert möglicherweise noch höhere Raten bei pos. Rändern. Resektionsminimalabstand hat keinen gesicherten Einfluss [Epstein, J Urol, 1997].

Bei Samenblaseninfiltration 40–70 % Rezidive (da meist gleichzeitig Kapselüberschreitung an der Basis). Daraus erklären sich die Indikationen zur postop. RT. Ab Gleason = 7 progressionsfreies 10-JÜ < 50 %, daher stellt dies einen möglichen cut off für die Indikation zur adjuvanten Therapie dar.

Postoperative Radiotherapie

Sofortige Radiotherapie

Bisher keine randomisierten Studien. Aus retrospektiven Daten lässt sich eine Reduktion der Rezidivrate von 20–40 % auf 0–20 % für pT3/4 bei pos. und wahrscheinlich auch neg. Schnitträndern erreichen [Perez, Semin Radiat Oncol, 1993; Morgan (Mayo), Urology, 1993], also Reduktion der Rezidivrate um 20 Prozentpunkte. Beispiel für entsprechende retrospektive Studie: [Paulson, J Urol, 1990] 67 % vs. 30 % 5-Jahres-PSA-Kontrolle mit und ohne postop. RT, da bei T2a/B1 18 % und bei T2b/B2 50–60 % positive Schnittränder vorliegen. Außerdem wurde die Lokalrezidiv-Rate bei Samenblasenbefall von 30 % auf 5 % gesenkt. Ein Überlebensvorteil ließ sich jedoch nicht feststellen, wohl wegen häufiger konsekutiver Metastasierung (Mikrometastasen bereits bei Diagnose). Überlebensvorteile durch postop. RT konnten bisher in keiner Studie nachgewiesen werden. Diese Frage wird gegenwärtig im Rahmen von SWOG-, EORTC- und ARO-Studien für pT3 pN0 bzw. Nx überprüft (randomisiert zwischen „wait and see" und 60[-64] Gy sofortiger RT). **ARO 96-2:** Bei T3–T4a, pN0, R0–1 und präop. Hormontherapie für alle Patienten werden 60 Gy postop. RT vs. „wait and see" verglichen. Verbessertes rezidivfreies Überleben bei sofortiger Bestrahlung in der Zwischenauswertung, bisher kein Überlebensvorteil [Wiegel, Proc-ASCO, 2005]. **EORTC 22911:** T0–3 N0 M0 mit R+ oder Kapselinvasion oder Samenblasenbefall bisher besseres rezidivfreies Überleben durch sofortige Bestrahlung, kein Überlebensvorteil [Bolla, Lancet, 2005]. **SWOG** [Thompson, JAMA, 2006]: T3 N0 M0: Prinzipiell gleiches Ergebnis wie in den beiden anderen Studien.

Radiotherapie bei ansteigendem oder persistierendem PSA nach Prostatektomie

In dieser Situation führt RT, abhängig von bestimmten prognostischen Faktoren, zu 20–60 % (im Mittel ca. 50 %) kompletten PSA-Remissionen nach median 25–40 Monaten [z. B. Morris, IJROBP, 1997; Katz, JCO, 2003]. Bei 25 % bleibt das PSA auch 5 Jahre nach RT im Normalbereich. Optimale Ergebnisse bei PSA < 2,5 ng/ml (50 % erreichen PSA-Normalbereich) vs. > 2,5 ng/ml (nur 8 % erreichen Normalbereich) → Abwarten ist nicht gerechtfertigt. Neuere Analysen legen sogar einen niedrigeren cut off nahe (z. B. 0,6 ng/ml [Stephenson, JAMA, 2004]). Kein Vorteil im Überleben dokumentiert, aber bei 25–35 % der Patienten besteht wohl prinzipiell eine kurative Chance. Gegenwärtig ist **ARO 2001-01** aktiv: Vergleich RT vs. Hormontherapie beim PSA-Anstieg nach Prostatektomie.

- Manifestes histologisch gesichertes Rezidiv: Klinische Kontrollrate von 50–80 % nach 10 Jahren. Retrospektiv RT + Hormontherapie besser als alleinige Hormontherapie bez. lokaler Kontrolle und krankheitsfreiem Überleben. Kein Vorteil für Gesamtüberleben nachgewiesen (5-JÜ 50–75 %) [Anscher, IJROBP, 1989]. Gegenwärtig keine randomisierten Studien.
- Optimale Dosis: 60–70 Gy. Ca. 66 Gy für PSA-Anstieg, 66–70 Gy für histologisch gesichertes Rezidiv. 60 Gy sind unproblematisch, ab 65 Gy muss mit höheren Nebenwirkungsraten als bei primärer Therapie gerechnet werden.

Elektive Radiotherapie der Lymphabflusswege (T2b–T4, N0/x)

- Es liegen keine randomisierten Studien für T3/4-Tumoren vor. Retrospektive Daten weisen auf eine geringere Rezidivrate im bestrahlten Lymphabflussgebiet und besseres tumorspezifisches Überleben nach elektiver RT mit oder ohne Hormontherapie hin [Perez, IJROBP, 1996], insbesondere für T3-Tumoren.
- Die paraaortale Bestrahlung bringt keinen Gewinn gegenüber der alleinig pelvinen RT für T3–4-Tumoren [RTOG 75-06, Paulson, J Urol, 1983] und ist damit endgültig obsolet.
- Wenn auch RTOG 77-06 [Asbell, IJROBP, 1988] keinen Nutzen der pelvinen RT bei T2-Tumoren zeigte, so kann dies aufgrund von multiplen Designproblemen nicht mehr gelten. RTOG 9413 prüfte bei LK-

Risiko > 15% nach der Roach-Formel (s.o.) mit 4-armigem Design neoadjuvante/simultane Hormontherapie vs. adjuvante Hormontherapie mit Bestrahlung der Prostata +/- Lymphabflusswege: Rezidivfreies Überleben nach 4 Jahren signifikant besser mit pelviner Bestrahlung als alleinige Prostata-RT (54% vs. 47%). Bestes Ergebnis bei Kombination von neoadjuvanter Hormontherapie, Bestrahlung der Lymphabflusswege (50,4 Gy) und Prostata-Boost (19,8 Gy) [Roach, JCO, 2003]. Eine Reduktion der Beckenfelder auf ein sog. „Mini-Pelvis"-Feld (< 11 x 11 cm) ging mit einer schlechteren Kontrollrate einher [Roach, IJROBP, 2006]. Gemeinhin kann ab einer LK-Befallswahrscheinlichkeit von 15-20% die elektive LK-RT erwogen werden, wenn keine LK-Dissektion durchgeführt wird. Es muss dann jedoch das gesamte pelvine Lymphabflussgebiet (s.o.) behandelt werden.

N+

- Für selektionierte Patientengruppen ergibt die radikale Prostatektomie mit früher Hormontherapie gute Ergebnisse (60-70% tumorspezifische 5-JÜ) → therapeutische Intervention möglicherweise lohnend [Myers (Mayo-Serie), J Urol, 1992].
- Ähnliche Ergebnisse sind mit RT + Hormontherapie erzielbar [z.B. Mayo-Serie, Cheng, Urology, 1993]. Retrospektive Daten mehrerer Studien zeigen dabei eine Überlegenheit der Kombination gegenüber den Einzelmodalitäten (tumorspezifisches 5- und 10-JÜ nach RT und Hormontherapie 84% und 54% vs. 66% und 39% nach alleiniger Hormontherapie). Dies gilt **sogar** für Hormontherapie + alleinige Prostata-RT (nicht Becken, also vergleichbar mit operativer Mayo-Serie) bei Patienten mit mittels Laparoskopie mikroskopischem Staging N1. Die alleinige Hormontherapie hatte kaum kuratives Potenzial. Bei solchen Patienten also **auf jeden Fall zumindest Prostata-RT**, da LK-Kontrolle in beiden Armen gleich, aber Lokalrezidiv- und Fernmetastasenrate unterschiedlich [Zagars, Urology, 2001]. RTOG 85-31 (s. Kap. 15.7) zeigte für eine Subgruppe den Vorteil der Kombinationstherapie gegenüber alleiniger RT [Lawton, JCO, 2005]. Gegenwärtige Empfehlung: Eher kombinierte RT + Hormontherapie.
- Da bisher auch zu diesem Thema keine randomisierten Daten vorliegen, wurde der Versuch der Klärung durch **ARO 95-3** gemacht (Studie geschlossen, Ergebnisse ausstehend). Vergleichbare RTOG-Studie (96-08) wurde bereits nach 13 Monaten wieder geschlossen.

Metastasiertes Prostatakarzinom

Medianes Überleben 30 Monate, weiteres s. Kap. 15.7.

15.9 Neue Trends

3-D-Konformationsbestrahlung und IMRT

Retrospektiv hatten z.B. nur 27% vs. 55% der Patienten akute Miktions- und rektale Folgen [z.B. Hanks, IJROBP, 1995] bei konformaler vs. konventioneller Bestrahlung. Bisher existieren 2 randomisierte Studien, eine zeigt keinen Unterschied, ist aber methodisch völlig indiskutabel, die andere [Dearnaley, Lancet, 1999] zeigte eine Reduktion der Rektumtoxizität. Die intensitätsmodulierte Strahlentherapie (IMRT) ist eine Modalität, mit der bei Verwendung von Photonen gegenwärtig die beste Konformalität zu erreichen ist und die damit bei gleicher Nebenwirkungswahrscheinlichkeit die Applikation noch höherer Dosen als mit herkömmlicher 3-D-Konformationsbestrahlung erlaubt [Zelefsky, J Urology, 2001 und 2006].

Interstitielle Therapie

- Permanente Implantate für die LDR-Brachytherapie: Jod-125, Gold-198 und Palladium-103 (geringere Energie und höhere Dosisleistung als Jod [0,2 Gy/h]). Am weitesten verbreitet: Jod, mit 27 KeV niedrige Energie, günstig im Strahlenschutz. HWZ 60 Tage. Applizierte Dosen: 160-220 Gy (meist **140-160 Gy MPD** [mean peripheral dose] für Jod, 115 Gy für Palladium).
  Ergebnisse: **Bis T2a, Gleason-Score < 7 und PSA < 10 ng/ml vergleichbar mit der perkutanen RT und OP** (s.u.), ab T2b und bei undifferenzierten Tumoren unterlegen.
  Daher **Konsensusindikation [Strahlenther Onkol, 2002]:**
  Maximal Tumorstadium T2a (1 Lappen befallen) *und* Gleason-Score < 7 *und* PSA < 10 ng/ml.
  Probleme insbesondere der retropubischen interstitiellen Therapie: Inhomogene Dosisverteilung mit

unterdosierten Arealen, niedrige Dosisleistung (0,07 Gy/h, problematisch für schnell proliferierende Tumoren), Seedverlust (bei 90 % der Patienten transurethrale Seedabgänge, bis zu 30 % Seeds in Lungenstrombahn [klinisch irrelevant], Verlust im Mittel 8 % [Sommerkamp/Wannenmacher, IJROBP, 1988]). Lokale Kontrolle (bei retropubischer Technik) über alle Stadien 60 %, wenn > 140 Gy appliziert wurden und 20 %, wenn < 140 Gy appliziert wurden [Fuks, IJROBP, 1991]. Aufgrund dieser ernüchternden Ergebnisse wurde die Methode zunächst wieder verlassen, als die Teletherapie verbessert wurde. Erneutes Interesse erwachte mit Aufkommen des transrektalen Ultraschalls (TRUS). Mit dessen Hilfe ist über ein Template ein genaues Platzieren von 50 – 150 Seeds (im Median 100, je nach Prostatagröße) möglich. Dabei – wenn möglich – periurethrale Zone aussparen. Dorsale Seeds 1 – 2 mm innerhalb der Kapsel platzieren, da Zielvolumen 2 – 5 mm über die Prostata hinausgeht, da auch bei der empfohlenen Selektion der Tumoren in einem geringen Prozentsatz extracapsular extension vorliegt. Lediglich Einschluss der proximalen Samenblasenteile. Mit reduzierter Dosis (**85 – 120 Gy MPD**) auch **mit Teletherapie (45 Gy)** zu kombinieren [Sylvester, IJROBP, 2003]. Dieses Konzept wird seit 2003 auch im Rahmen der RTOG 0232 bei ausgewählten Intermediate-risk-Patienten gegen alleinige Brachytherapie geprüft.

- Relative Kontraindikationen: Stattgehabte TUR (< 2 Monate vorher), Größe > 50 cm^3.
- Temporäre Strahler für die HDR-Brachytherapie: Hauptsächlich Iridium-192. Als Boost-Bestrahlung bei fortgeschrittenen T2- und bei T3-Tumoren: 2 – 3 × 9 Gy plus 45 Gy (T2) bzw. 50,4 Gy (T3) perkutan. Keine höheren Dosen als 10 – 12 Gy an der Prostatakapsel.

Applikationstechnik generell:
Über Template mit Wasservorlauf um Ultraschallkopf. Zunächst rechts, links und dorsal der Urethra eine Nadel platzieren, dann weitere Nadeln entlang der Außenkontur unter Aussparung der 12-Uhr-Position. Dann ein weiterer Ring innen um die Urethra mit 1 cm Abstand zwischen den Nadeln. Damit ca. 18 – 20 Nadeln. Dann Ablassen des Wasserbolus, um Rektum von Prostata zu distanzieren.

Insgesamt: Permanente Implantate sind eine effektive Therapie für gut bis mäßig differenzierte T1-/T2-Tumoren mit niedrigem PSA. Bei diesen Tumoren wird mit 160 Gy eine hohe PSA-progressionsfreie Überlebensrate erreicht (ca. 87 % bei T1–T2b, PSA < 10 ng/ml, Gleason 2 – 6 nach 10 Jahren, jedoch nur 46 % für PSA > 20 ng/ml). Auch die Überlebensdaten sind bei Respektierung der Selektionskriterien exzellent (keine am Prostatakarzinom verstorbenen Patienten) [Blasko (Seattle), J Urol, 1995; Grimm/Blasko, IJROBP, 2001; Batterman, Radiother Oncol, 2004]. Die alleinige Brachytherapie von fortgeschrittenen Tumoren ist insuffizient. Temporäre Strahler eignen sich besonders als Boost bei fortgeschrittenen Tumoren in Kombination mit perkutaner Therapie. Retrospektive Analysen ergaben gleichwertige Tumorkontrolle bei perkutaner Bestrahlung ab 72 Gy, permanenten Jodseeds, einer Kombination aus beidem und radikaler Prostatektomie bei T1/T2-Tumoren [Kupelian, IJROBP, 2004; Potters, Radiother Oncol, 2004].

Dosiseskalation

Die Daten von Hanks [IJROBP,1997] und die retrospektiven Daten des MDACC [Pollack, IJROBP, 1997] legen eine Dosis-Wirkungs-Beziehung um und oberhalb von 70 Gy nahe, wobei hauptsächlich Tumoren mit PSA > 10 ng/ml profitieren, was auch gestützt wird durch [Fukunage-Johnson/Sandler, IJROBP, 1997]. In der Serie der Cleveland Clinic ergab sich allerdings eine klare Dosis-Wirkungs-Beziehung für Low-risk-Tumoren um 70 Gy herum (T1/2, PSA < 10 ng/ml, Gleason ≤ 6; 95 % vs. 77 % biochemisches progressionsfreies Überleben für > 72 Gy vs. < 72 Gy) [Kupelian, IJROBP, 2001und 2004], aber nicht mehr oberhalb, da dafür keine Daten existieren. Auch wurde über eine bessere lokale Kontrolle durch Protonen-Boost am MGH bis 76 Gy [Shipley, IJROBP, 1995] für schlecht differenzierte Tumoren berichtet, es fand sich jedoch kein Einfluss auf das Überleben; außerdem war die Nebenwirkungsrate erhöht. Ergebnisse einer weiteren Dosiseskalationsstudie mit Photonen bis 83 Gy hyperfraktioniert (PSA überwiegend > 20 ng/ml [Forman, IJROBP, 1996]) stehen aus (vorläufig: 59 % lokal kontrolliert nach median 20 Monaten). Bez. mittelfristig neg. Biopsien als Endpunkt scheinen für eine messbare Verbesserung mindestens 79 Gy nötig zu sein (Reduktion der pos. Biopsierate von 50 auf 10 %, auch für T1-/T2-Tumoren) [Zelefsky (MSKCC), Semin Radiat Oncol, 1998]. Die letzten Daten aus der MSKCC-Gruppe [Zelefsky, J Urology, 2001] ergaben ebenfalls ein PSA-progressionsfreies 5-JÜ von 77% vs. 90% für favourable disease (T1/T2 und PSA <10 ng/ml und Gleason < 6), 50% vs. 70% für intermediate und 21% vs. 47% für unfavourable disease bei Dosisstufen von entweder < 70 Gy oder > 75 Gy.

Wesentlich war die erste randomisierte Studie: [Pollack (M.D. Anderson), JCO, 2000]: Für Patienten mit prätherapeutischem PSA > 10 ng/ml resultiert aus einer Dosiserhöhung von 70 auf 78 Gy eine Erhöhung der PSA-progressfreien 6-JÜ von 48% auf 75%. Den größten Benefit hatten Patienten mit balanciertem Risiko, also **T1/T2 mit PSA > 10 ng/ml.** T1/2 Tumoren mit PSA < 10 ng/ml profitierten bei dieser Studie nicht von der höheren Dosis.

Ähnliche Ergebnisse brachte die randomisierte niederländische Studie, die für T1b–4-Tumoren, stratifiziert nach verschiedenen Parametern, zwischen 68 und 78 Gy randomisierte, auch wenn sich bisher kein signifikanter Vorteil im Gesamtüberleben detektieren ließ [Peeter, JCO, 2006]. Es waren kaum Patienten mit niedrigem Risiko eingeschlossen. Außerdem ließ die niedrige Patientenzahl keine Subgruppenanalyse zu. In dieser Studie mit konformaler 3-D-Bestrahlungstechnik zeigte sich kein Unterschied in der Nebenwirkungsrate. Dies deckt sich mit den letzten Ergebnissen des MSKCC, wo nach wie vor nach Dosiseskalation mit IMRT auf 81 Gy keine Erhöhung der Spätnebenwirkungen gesehen wurde [Zelefsky, J Urology, 2006]. Eine weitere ähnliche randomisierte US-Studie (Massachussetts General Hospital [Zietman, JAMA, 2005], 70 vs. 79 Gy) deutete in der ersten Veröffentlichung in die gleiche Richtung. Eine französische Studie (GETUG, 70 vs. 80 Gy [Beckendorf, IJROBP, 2004]) wies bisher nur die prinzipielle Durchführbarkeit der Therapie ohne exzessive Toxizität nach, detaillierte Daten stehen noch aus.

Quintessenz:

- Der Vorteil der Dosiseskalation ist wohl für Favourable-risk-Tumoren gering, aber vorhanden, am größten für intermediäre Stadien (z. B. T1/T2 mit PSA > 10 ng/ml). Die Rektumdosis sollte 70 bis max. 75 Gy auf geringem Rektumvolumen nicht überschreiten. Bei Dosiseskalation > 80 Gy wurden enge dorsale Margins verwendet, d. h. effektive maximale Rektumdosis wahrscheinlich kaum > 75 Gy.
- Die Kombination Dosiseskalation + adjuvante/neoadjuvante Hormontherapie wurde bisher nicht explizit exploriert, in der niederländischen und in der MSKCC-Serie war die Kombinationstherapie aber erlaubt! Dieser Ansatz empfiehlt sich sicherlich für lokal fortgeschrittene Tumoren.

Neuere Daten sprechen für ein niedriges α/β des Prostatakarzinoms mit möglichem Benefit durch Hypofraktionierung [Brenner, IJROBP, 2002; Fowler, IJROBP, 2002]. Eine moderate Hypofraktionierung brachte 88% rezidivfreies Überleben für intermediate risk nach 70 Gy IMRT in 2,5-Gy-ED [Kupelian, IJROBP, 2005]. Ein ähnliches Konzept untersucht das Fox Chase Cancer Center (76 Gy/2 Gy vs. 70,2 Gy/2,7 Gy). Eine australische Phase-III-Studie mit unterdosiertem konventionellem Therapiearm zeigte allerdings keinen Vorteil für eine Hypofraktionierung [Yeoh, IJROBP, 2006]. Gleiches gilt für eine ähnliche kanadische Studie, in der 939 Patienten mit T1/T2-Tumoren eingeschlossen wurden und mit 66 Gy in 33 Fraktionen über 45 Tage vs. 52,5 Gy in 20 Fraktionen über 28 Tage behandelt wurden. Hier war die biologische Dosis im hypofraktionierten Arm zu niedrig, sodass die Ergebnisse noch schlechter als im ohnehin schon schlechten konventionellen Arm waren [Lukka, JCO, 2005]. Einen Vorteil der Hypofraktionierung überprüft derzeit auch die RTOG (04-15): 41 × 1,8 Gy vs. 28 × 2,5 Gy.

Teilchenstrahlung

- **Neutronen:** Potenzielle Vorteile in biologischer Wirksamkeit, daher Studien auf Äquivalenz der Dosis am Normalgewebe ausgelegt. Primär keine Dosiseskalation angestrebt. 2 größere Studien: RTOG 7704 (T3/4 und N+) war eine Mixed-beam-Studie, wobei auch pelvine Lymphabflusswege bestrahlt wurden und auch diese in Mixed-beam-Technik. In letzter Auswertung wurde diese Studie veröffentlicht durch [Laramore, Am J Clin Oncol, 1993]. Ergebnisse: Auch nach 10 Jahren verbesserte lokale Kontrolle und verbessertes Gesamtüberleben. Nebenwirkungen gegenüber Photonen nur gering erhöht. 2. Studie ist die NTCWG-Studie [Russel, IJ-ROBP, 1994]. In dieser Studie wurde lediglich eine lokale Bestrahlung durchgeführt. Eingeschlossen wurden große T2, T3/4, und N+. Kein mixed beam, sondern reine Photonen (70 Gy) vs. reine Neutronen (20,4 Gy). Ergebnisse: Lokale Kontrolle verbessert, kein Überlebensgewinn, Nebenwirkungsrate wegen schlechter Maschinencharakteristiken stark erhöht. Bei einer Metaauswertung verfügbarer Partikeltherapiedaten bei der Behandlung des Prostatakarzinoms ergab sich oberhalb von 24 Gy Neutronen zum Zeitpunkt der Auswertung eine Nebenwirkungsrate von 33%, die sich nach 10 Jahren auf 50% erhöhen dürfte. Daher gelten 20 Gy Neutronen als Maximaldosis für Normalgewebe. In Clatterbridge wurde 1991 die Therapie von Beckentumoren wegen erhöhter Mortalität abgebrochen [Errington, BMJ, 1991].

- **Protonen:** Vorteile in der Dosisverteilung gegenüber Photonen (konformer, steilere Gradienten), daher Studien primär auf Dosiseskalation ausgelegt. Zahlreiche anekdotische Berichte, eine randomisierte Studie aus der prä-PSA-Ära [Shipley (MGH), IJ-ROBP, 1995]: Es wurden T3/T4-Tumoren untersucht, zunächst wurden 50-Gy-Photonen über eine Box-Technik appliziert, dann wurden weitere 16,8-Gy-Photonen oder 25,2-Gy-Protonen über ein perineales Feld appliziert. Ergebnisse: Tendenziell bessere, aber nicht signifikant bessere Ergebnisse des Protonen-Boosts bez. lokaler Kontrolle, wobei insbesondere die wenig differenzierten Tumoren zu profitieren schienen. Kein Überlebensvorteil. Durch die limitierte Technik mit einem perinealen Feld waren die Nebenwirkungen am Rektum erhöht, da ca. 50% der Rektumvorderwand zwischen 70 und 75 Gy erhielten. Die erste klinische Anlage mit Gantry (ermöglicht günstigere Dosisverteilungen) wurde in Loma Linda in Betrieb genommen. Bei aktuarischer Berechnung wurden bisher 97% lokale Kontrolle für T1/T2 und 82% für T3/4 nach 4 Jahren berichtet [Slater, Urology, 1999; Schulte, Strahlenther Onkol, 2000; Slater, IJROBP, 2004]. Bisher kein randomisierter Vergleich mit dosiseskalierten Photonen.
- **Schwere Ionen:** Japanische Daten mit sehr inhomogenem Patientenkollektiv und Dosiseskalation von 54 GyE (GyE = (Photonen) Gy-Äquivalent) auf 72 GyE. 5 Jahre biochemisch rezidivfreies Überleben: 82% mit einer Rektum-/Blasentoxizität Grad 3 von 6% [Akakura, Prostate, 2004]. Aktuell läuft in Heidelberg eine Studie zur IMRT mit Kohlenstoffionen-Boost bei Intermediate-risk-Tumoren.

> **Quintessenz:**
> Vorteil der Neutronenbestrahlung nicht einwandfrei gesichert, bisher gesehene Vorteile nur im Vergleich zu konventionell dosierter RT. Vorteil gegenüber modernen Photonenverfahren fraglich. Teilweise hohe Nebenwirkungsrate, mit modernen Maschinen allerdings geringer. Ergebnisse des klinischen Einsatzes moderner Maschinen müssen abgewartet werden. Vorläufige Protonenergebnisse sind in etwa im Bereich der konventionell dosiseskalierten Photonenverfahren, ein randomisierter Vergleich fehlt bisher.

Neoadjuvante/adjuvante Hormontherapie

Grundlage neoadjuvante Hormontherapie

Bei Hormontherapie vor OP von T3-Tumoren lässt sich eine Volumenreduktion sowie eine geringere Anzahl positiver Schnittränder erreichen [Soloway, J Urol, 1995], wobei der Einfluss auf das Gesamtüberleben unklar, die 5-Jahres-PSA-freie Überlebensrate jedoch mit 73% historisch erfreulich hoch ist (inklusive LK-Dissektion). Pollack et al. [IJROBP, 1995] fanden in retrospektiver Auswertung einen positiven Effekt der neoadjuvanten Hormontherapie auf die lokale Kontrolle in Zusammenhang mit der RT von organbegrenzten Hochrisikotumoren. Als Konsequenz daraus wurde die RTOG-Studie 86-10 aufgelegt, wenn auch vorher 4 randomisierte Studien keinen Effekt gezeigt hatten, die aber alle ein schlechtes Design hatten.

Studien

1. Neoadjuvante Hormontherapie

RTOG 86-10: Maximale Androgenblockade (MAB, Goserelin und Flutamid) für 2 Monate vor und während der RT (45 Gy Beckenradiatio für N0 und Einschluss paraaortal für N+, anschließend Prostata-Boost) in Kombination mit RT für T2b (damals T2c) bis T4 M0 (70% T3–4, 91% N0) [Pilepich, Urology, 1995; Shipley Astro 1997; Letzte Auswertungen: Pilepich, IJROBP, 2001; Shipley, IJROBP, 2002].

Ergebnisse bisher: Geringere Metastasierung, bessere lokale Kontrolle, besseres krankheitsfreies Überleben. Gesamtüberleben bisher lediglich für Patienten mit **niedrigem** Gleason-Score (2–6), v.a. mit bulky disease (T3) besser. Patienten mit Gleason 7–10 scheinen auch in den anderen Endpunkten nicht wesentlich zu profitieren [Roach (RTOG-Metaanalyse), IJROBP, 2000]. Die Effektivität einer evtl. Salvage-Hormontherapie wird durch die neoadjuvante Hormontherapie nicht beeinflusst [Shipley, IJROBP, 2002].

Eine australische Studie ergab einen positiven Einfluss der Länge der neoadjuvanten und synchronen Hormontherapie (6 Monate > 3 Monate > keine Hormontherapie) bei lokal fortgeschrittenen Tumoren. Bestrahlungsdosis allerdings nur 66 Gy [Denham, Lancet Oncol, 2005].

2. Alternativer Ansatz: Adjuvante Hormontherapie

RTOG 85-31: T3/T4-N+/N0-Tumoren wurden mit primärer RT und operierte T3-Tumoren mit Risikofaktoren mit postop. RT behandelt. LHRH wurde in der letzten RT-Woche begonnen und bis zum Progress weitergeführt oder beim Progress begonnen. RT: Becken mit 45 Gy + 20–25 Gy Prostata-Boost. Signifikante Unterschiede in allen Endpunkten außer Gesamtüberleben. In diesem Punkt allerdings Vorteil für Tumoren mit **hohem** Gleason-Score (8–10) [Lawton, IJROBP, 1997 und 2001; Pilepich, JCO, 1997; Roach (RTOG-Metaan.), IJROBP, 2000; Horwitz, IJROBP, 2001].

Bolla (EORTC 22863) [NEJM, 1997; Lancet, 2002]: Therapie mit Zoladex® (Goserelin) als Monatsdepot über 3 Jahre, Beginn mit RT (Cyproteronacetat kurz vorneweg) beim lokal fortgeschrittenen Prostatakarzinom (T1/2 GIII N0/X, T3/4 N0, 50 Gy Becken + 20 Gy Boost +/- adjuvant Zoladex® [ab Tag 1 der RT für 3 Jahre]). Ergebnis in der neuesten Auswertung [Bolla, Lancet, 2002]: Verbessertes krankheitsfreies Überleben (DFS), 5-Jahres-Gesamtüberleben und krankheitsspezifisches Überleben (74% vs. 40% 5-J-DFS, 78% vs. 62% 5-JÜ, 94% vs. 79% krankheitsspezifisches Überleben). Die kumulative lokoregionäre Rezidivrate nach 5 Jahren betrug 16% im alleinigen RT-Arm und 2% im kombinierten Arm. Zu bemerken ist dazu auch, dass sehr rigide Rezidivkriterien angelegt wurden (viele elektive Biopsien, steigendes PSA ohne Nachweis von Fernmetastasen wurde als Rezidiv gewertet). Auch die Inzidenz an Fernmetastasen nach 5 Jahren war signifikant reduziert (10% vs. 29%).

RTOG 92-02: Für lokal fortgeschrittene Tumoren mit neoadjuvanter Hormontherapie/simultaner RT/Hormontherapie +/- adjuvanter Hormontherapie über 2 Jahre zeigte diese Studie über alle Gleason-Scores einen signifikanten Vorteil der zusätzlichen adjuvanten Hormontherapie (GS 8–10: rezidivfreies Überleben [RFÜ]: 42% vs. 19%, GS 2–7 RFÜ 49% vs. 32%) [Hanks, JCO, 2004].

Casodex®-Trial [Wirth, Urology, 2001; Tyrell, Radiother Oncol, 2005; McLeod, BJU International, 2005]: Randomisierte Studie über alle Stadien und Therapiemodalitäten (auch „Watchful Waiting“) mit adjuvanter Therapie mit Casodex® über zunächst 5 Jahre. Nach einem medianen Beobachtungszeitraum von 5 Jahren signifikant besseres rezidivfreies Überleben für lokal fortgeschrittene Prostatakarzinome (T3/4 oder N+) durch adjuvantes Bicalutamid (150 mg) adjuvant zur RT, aber nicht bei den lokalisierten Stadien (T1/2, N0).

Bleibende Fragestellungen

- Dauer der neoadjuvanten Therapie ist nicht abschließend geklärt.
  Australische Studie sieht Vorteile bei 6 Monaten neoadjuvanter Therapie gegenüber 3 Monaten (hier allerdings sehr hoher Anteil an Hochrisikopatienten) [Denham, Lancet Oncol, 2005]. RTOG 99-10 prüft auf die Dauer der neoadjuvanten Hormontherapie (2004 geschlossen, Ergebnisse ausstehend).
- Dauer der adjuvanten Therapie (RTOG 85-31: Bis zum Progress; EORTC 22863: 3 Jahre) ist ebenfalls fraglich. Auch eine 6-monatige adjuvante Therapie bringt einen Überlebensvorteil in einer randomisierten Studie [D'Amico, JAMA, 2004]; EROTC 22961 prüft 6 Monate vs. Langzeit-adjuvante Therapie in lokal fortgeschrittenen Tumoren und wird diese Frage abschließend beantworten.
- Bringt die Kombination von preirradiation cytoreduction (durch neoadjuvante Hormontherapie) und dauernder adjuvanter Therapie mehr beim fortgeschrittenen Prostatakarzinom als der eine *oder* der andere Ansatz?
  RTOG 92-02 vergleicht den experimentellen Arm aus RTOG 86-10 (neoadjuvante Androgensuppression über 3–4 Monate) mit der Kombination Neoadjuvanz/Adjuvanz und zeigt einen Vorteil durch zusätzliche adjuvante Zoladex®-Gabe für 2 Jahre (s.o.). Erste Ergebnisse [Astro, 2001]: Volumenabnahme bis 40%, niedrigere Normalgewebstoxizität nach Radiatio durch geringeres Bestrahlungsvolumen erwar-

tet. Medianer Follow-up 2,6 Jahre, Lokalrezidiv-Rate gesenkt. In diese Richtung weist auch eine randomisierte Studie aus Quebec: RT vs. RT + 3 Monate neoadjuvante Androgensuppression vs. RT + 3 Monate neoadjuvante Androgensuppression + 6 Monate adjuvante Androgensuppression. Positive Rebiopsieraten nach 2 Jahren: 65 % vs. 28 % vs. 8 % Rezidive. Weitere Daten müssen bez. dieses Ansatzes abgewartet werden.

- Falls man nicht beide Ansätze verfolgt: Ist der kurzzeitige neoadjuvante (MAB 2 Monate vor und während der RT) oder der kurzzeitige adjuvante (MAB 4 Monate post-RT) der bessere Ansatz für das fortgeschrittene Prostatakarzinom?
  RTOG 94-13 legt den Vorteil einer kurzen neoadjuvanten gegenüber einer kurzen adjuvanten Therapie nahe [Roach, JCO, 2004].
- Ist der neoadjuvante Ansatz auch für die frühen Stadien vorteilhaft?
  Dies wird durch RTOG 94-08 geprüft (quasi identisch mit RTOG 86-10, aber nur Patienten mit Stadien < T2b [T2c nach alter Klassifikation] und mit PSA < 20 ng/ml werden eingeschlossen).
- Wie viel bringt die zusätzliche Hormontherapie bei Dosiseskalation, da alle Studien mit deutlich geringerer Dosis durchgeführt wurden?
  Neuere Daten zeigen, dass die Hormontherapie kein Ersatz für Dosiseskalation ist [Nguyen, IJROBP, 2003]. Ob bei Kombination mit RT-Dosen ab 75 Gy also noch signifikante Vorteile der Hormontherapie zum Tragen kommen, ist unklar.

Quintessenz daher bisher:
Die Stellung der alleinigen neoadjuvanten Therapie, evtl. für Low-grade-Tumoren, ist noch nicht geklärt, ebenso wie die Stellung der evtl. zusätzlichen neoadjuvanten Therapie in Kombination mit einer adjuvanten.

Praktisches Vorgehen:
Bei lokal fortgeschrittenen Tumoren oder Patienten mit Harnabflussstörungen erscheint auch bei niedrigen Gleason-Score eine *neoadjuvante* Hormontherapie über 2–3 Monate und parallel zur Bestrahlung sinnvoll.

Adjuvante Hormontherapie kann zzt. für Tumoren > T2b, Gleason-Score > 7 oder PSA > 10 ng/ml auch außerhalb von Studien empfohlen werden. Die Dauer der adjuvanten Therapie, z. B. 6 Monate vs. 3 Jahre, sollte angesichts der nicht unerheblichen Nebenwirkungen und der prinzipiellen Wirksamkeit sowohl einer 6-monatigen als auch einer 3-jährigen Therapie bis zur endgültigen Klärung (EORTC 22961) auch von der Verträglichkeit abhängig gemacht werden.

Intermittierende Hormontherapie

Prinzip: Hormontherapie bis zum Erreichen des PSA-Nadirs, dann Pause bis zum PSA-Anstieg, dann erneute Hormontherapie. Prinzip erfolgreich im Tierversuch. Es gibt einige Berichte über die Durchführbarkeit bei Menschen [Rambeaud, Eur Urol, 1999], jedoch keine Daten zur Effizienz. Wird gegenwärtig in einer Phase-II-Studie der EORTC, in Phase III der SWOG-Studie 9436 (Int 0162) und den EORTC Studien 30985 und 30991 geprüft.

Vorläufige Daten einer Phase-III-Studie (intermittierende totale Hormonablation vs. kontinuierliche Hormontherapie) ergaben bei Patienten, deren PSA auf unter 4 ng/ml bzw. um 80 % des Ausgangswertes gefallen waren, keinen Nachteil in Mortalitätsrate oder aggressiverer Progression durch die intermittierende Hormonablation bei insgesamt höherer Lebensqualität [Da Silva, PRC. ASCO, 2006]. Zwei deutsche Studien (Studienleiter Weissbach und Altwein) untersuchen diese Fragestellung.

Nerve sparing Operation [Walsh NCI Monogr, 1988]

Autonomer Nerv zum Schwellkörper wird lateral an der Prostata erhalten, aber daher hier Risiko für R+ (8 %). Nebenwirkungsrate jedoch deutlich geringer mit 30–60 % Impotenz (gegenüber 100 % nach radikaler Prostatektomie). Zum Vergleich 20–30 % Impotenz nach RT bei Patienten < 60 Jahre (30–50 % bei Patienten > 60 Jahre). Hierfür gibt es keine Langzeitdaten betreffs rezidivfreiem Überlebens!

15.10 Nebenwirkungen/ Aufklärung

Akute Nebenwirkungen

- Zystourethritis, Dysurie, Nykturie bei 30% der Patienten (typischerweise ab der 3-4. Woche der RT). Therapie: Spasmolytika, Trinkmenge erhöhen, Infektionen behandeln.
- Diarrhö bei 10-20% (Therapie: Imodium, Kaolina, Pektin).
- Proktitis/Blutung bei 20-30%.
- Epitheliolysen bei 3-5% (Therapie mit desinfizierenden Farbstoffen).

Späte Nebenwirkungen

Radiotherapie

Rektumkomplikationen: 2% Kolostomie, 26% Proktitis Grad 2 (intermittierende rektale Blutungen, typischerweise 3-18 Monate nach RT). Prinzipiell: Steiler Anstieg der rektalen Nebenwirkungen bei Belastung der Rektumvorderwand > 70 Gy (von < 10% bei < 70 Gy auf > 30% bei > 75 Gy). Daher nicht mehr als 75 Gy auf nicht mehr als 30% der Rektumwand, dann wohl < 20% Risiko. Es existieren jedoch unterschiedliche Angaben je nach Gruppe (Pollack oder Zelefsky). Relativ sicher dürfte folgende Verschreibung sein: Nicht mehr als 70 Gy auf nicht mehr als 30% der Rektumwand. Therapie der Proktitis: Lokale Kortikoide, ggf. Laserung bei Blutungen. Häufig durch vermehrten Stuhldrang Hämorrhoidalbeschwerden während der Bestrahlung. Eine prophylaktische Wirkung von Sucralfat hinsichtlich Rektumspätnebenwirkungen konnte in einer zwar suboptimal angelegten, aber immerhin randomisierten Studie nicht nachgewiesen werden [Kneebone, IJROBP, 2004]

Weitere Nebenwirkungen: 10-15% Urethralstriktur, 5% Inkontinenz (v.a. Dranginkontinenz) gegenüber 15% bei OP (Prostate Cancer Outcomes Study [Potosky, JNCI, 2004]), 10% chronische Zystitis (50% der Inzidenz der Rektumkomplikationen, außerdem späteres Auftreten als Rektumkomplikationen). Verdoppelte Inzidenz von Harnröhrenstenose/Inkontinenz nach TUR vs. PE vor folgender RT. Keine Erhöhung der Nebenwirkungsrate durch LK-Dissektion.

Einschränkung der Sexualfunktion bei 20-30% der Patienten nach 1 Jahr, bei 40-70% nach 5 Jahren. Rate der völligen Impotenz niedriger (s.o.). Die Ursache der radiogenen Impotenz ist dabei nicht klar. Daten hinsichtlich der Zielorgane sind widersprüchlich, wesentlich dürften die Schädigungen des Penisbulbus, sekundär auch des Nervenbündels, insbesondere bei Dosen > 70 Gy sein [Wernicke, IJROBP, 2004].

Ca. 1,8-2,4 Gy Hodendosis → nach einer Prostata-RT besteht mit höchster Wahrscheinlichkeit Sterilität.

Reduktion zumindest der rektalen Nebenwirkungen durch intensitätsmodulierte Strahlentherapie (IMRT): Nach 86 Gy 5% Inzidenz an Grad-2-Rektumtoxizität und 20% Grad-2-Harnwegstoxizität.

Operation

Übersicht bei [Begg, NEJM, 2002]: 0-2% Mortalität (Mittelwert 0,5%). Insgesamt bei ca. 30% der Patienten urologische Spätkomplikationen. Bei 6-10% Blasenhalsstenose, bei 5% Abszess, bei 10% Infektion, bei 10-40% Inkontinenz (je nach Definition der Inkontinenz, v.a. Stressinkontinenz). Auch in großen Zentren 20%. Bei Patienten > 70 Jahre deutlich höhere Inkontinenzraten. Radikale Prostatektomie führt zu 100% Impotenz, unilateral nerve sparing operation zieht minimal 30%, aber auch bis zu 60% funktionelle Impotenz nach sich: Durch Viagra® wohl Verbesserung der Ergebnisse.

Operation + Radiotherapie

10-20% Beinödeme, 12-15% Inkontinenz.

15.11 Besonderheiten

- **Intraepitheliale Prostataneoplasie (PIN):**
  - Leicht- bis mittelgradige: Überwachung ohne diagnostischen oder therapeutischen Handlungsbedarf.
  - Hochgradige: Mehrmalige kurzfristige bioptische Kontrolle, da 85% Koinzidenz mit Karzinom.
- Medianes Überleben bei Prostatakarzinom mit **Knochenmetastasen:** 3 Jahre (zum Vergleich: Mammakarzinom 2 Jahre).
- **TURP** erhöht möglicherweise Metastasenfrequenz (umstritten, aber denkbar).

- **Bei einseitiger TEP:** Global ca. 2 % weniger Dosis am Zielvolumen, jedoch zusätzlich lokale Spitzen bis 5–10 % oberhalb der eigentlich geplanten Dosis.
- Bis 18 Monate nach RT noch pos. Biopsie möglich (bis zu 61 % [Freiha/Bagshaw, Prostate, 1984]), ohne dass Rezidiv zwingend folgt.

KAPITEL

16 Ovarialkarzinom

16.1 Allgemeines

Vorkommen

Inz.: $23/10^5$. *Altersgipfel:* 70 Jahre, meist > 50 Jahre. Gynäkologischer Tumor mit höchster Letalität (> 50 % über alle Stadien, d. h. Mortalität $14{,}5/10^5$), mehr Todesfälle als Zervix- und Endometriumkarzinom zusammen.

Risikofaktoren

Echt familiäres Ovarialkarzinom (< 5 %) meist mit BRCA-1-Mutation assoziiert (dann 40 % lifetime risk), seltener und mit geringerer Penetranz bei BRCA-2-Mutation. In dieser Situation nach abgeschlossener Familienplanung prophylaktische Salpingooophorektomie empfohlen.

Relatives Risiko sinkt mit zunehmender Geburtenzahl (incessant ovulation hypothesis).

Tumormarker: CA 125, nur nützlich im Follow-up, da 50 % der Frühstadien neg. für CA 125 sind.

Prognostische Faktoren

- Grading (I–III): Beste Prognose: Stadium I GI (> 90 % 5-JÜ). Grading beeinflusst auch das Rezidivrisiko nach Erreichen von CR (50 % für Grad III, niedriger für I/II). Andererseits sind leider 70 % aller Stadium-III-/-IV-Tumoren GIII.
- Für fortgeschrittene Erkrankung: Residualbefund nach OP (früher wurde angenommen, dass die sog. „optimal residual disease" [kein Restbefund > 1 cm] ein relevantes Ziel sei, mittlerweile ist jedoch das Erreichen makroskopisch vollständiger Resektion die relevante Größe [s. u.]).
- p53, Her2-neu und MDR-Status sind von geringer Bedeutung.

16.2 Histologie

Die funktionellen Einheiten des Ovars sind im Wesentlichen die Follikel, wobei die Granulosazellen um die Follikel herum Östrogen und Progesteron produzieren.

- 90 % der Tumoren sind epithelialer Herkunft (Ausgang: Keimepithel, auch Deckepithel oder Müller-Gang-Epithel genannt), meist Adenokarzinom. Folgende Subtypen des Adenokarzinoms sind beschrieben:
  - Seröses Karzinom,
  - muzinöses Karzinom,
  - Cystadenokarzinom,
  - klarzelliges Karzinom (mit schlechter Prognose),
  - undifferenziertes Karzinom.
- (Keimstrang-)Stromatumoren
  - Granulosazellkarzinom,
  - Thekazellkarzinom.
- Ovarialsarkome.
- Keimzelltumoren
  - Dysgerminom,
  - Teratom (maligne/benigne),
  - Chorionkarzinom.
- Metastasen (z. B. sog. „Krukenberg-Tumoren", ausgehend vom Magen).
- Sonderfall: Epitheliale Tumoren mit niedrigem malignen Potenzial, sog. „Borderline-Tumoren" (gute Prognose auch in fortgeschrittenen Stadien, weniger radikales Vorgehen als bei sonstigen Karzinomen).

16.3 Staging

Tabelle 16.1 zeigt das Staging nach TNM, nach FIGO sowie Inzidenz und 5-JÜ der einzelnen Stadien. Nur bei 20–30% der Patientinnen ist die Erkrankung auf das kleine Becken begrenzt (FIGO I–II).

16.4 Therapie

Stromatumoren und Ovarialsarkome

OP, ansonsten unklare Strategie.

Keimzelltumoren

- **Dysgerminome** werden wie Seminome behandelt.
- **Nicht-Dysgerminome** (meist Teratome) werden wie Nichtseminome behandelt.

Adenokarzinom

Generell Unterscheidung der Früh- (I–IIA) von Spätstadien. Prinzipiell bei jedem Stadium ausgedehnte Staging-OP mit Hysterektomie, Peritoneallavage, Netzresektion, Peritonealbiopsien und retroperitonealer (pelviner und paraaortaler) LK-Resektion, da schon im Stadium I > 15% LK-Metastasen. Bei fortgeschrittenem Tumor makroskopisch vollständige Tumormassenreduktion anstreben (Ergebnisse der OVAR-3 der AG-Ovar [Du Bois, JNCI, 2003]).

- **Stadien IA/B, GI:** Resektion (> 90% Heilung), **einzige Stadien, bei denen sicher auf eine ChT verzichtet werden kann.** Im Stadium IA kann ggf. auf paraaortale LK-Resektion verzichtet werden, ggf. bei IA und evtl. auch bei IC organerhaltendes Vorgehen möglich (5–7% Rezidive), wobei immer eine Untersuchung der Bauchhöhle als Staging-OP empfohlen und teilweise nach erfülltem Kinderwunsch die Entfernung des inneren Genitales angeraten werden. Die Wertigkeit der ChT bei Ruptur (IC) ohne pos. Peritonealzytologie ist unklar und strittig [Sevelda, Cancer, 1990].
- **Übrige Stadien I, II:** OP und obligat mindestens 4 Zyklen (allgemein akzeptiert 6 Zyklen) platinhaltige ChT [z.B. Trimbos, JNCI, 2003]. Es liegen keine randomisierten Daten Platin-Monotherapie gegen Kombinationstherapie vor.

Tab. 16.1 Staging, Inzidenz und 5-JÜ bei Ovarialkarzinom

TNM-Klass.	FIGO	Inz.	Charakteristika	5-JÜ
T1	**I**	15%	• Auf Ovar beschränkt	80%
• T1a	• IA		• Ein Ovar betroffen, Kapsel intakt, keine malignen Zellen in Peritonealflüssigkeit	
• T1b	• IB		• Beide Ovarien betroffen, Kapsel intakt, keine malignen Zellen in Peritonealflüssigkeit	
• T1c	• IC		• Kapseldurchbruch oder Tumor an Oberfläche oder maligne Zellen in Peritonealflüssigkeit	
T2	**II**	8%	• Ausdehnung auf das Becken	45%
• T2a	• IIA		• Ausdehnung auf Uterus, Tuben, keine malignen Zellen in Peritonealflüssigkeit	
• T2b	• IiC		• Ausdehnung auf andere Beckenorgane, keine malignen Zellen in Peritonealflüssigkeit	
• T2c	• IIC		• Ausbreitung im Becken (IIA/IIB) plus maligne Zellen in Peritonealflüssigkeit (in Spülflüssigkeit)	
T3	**III**	65%	Peritonealkarzinose	25%
• T3a	• IIIa		• Mikroskopisch jenseits des kleinen Beckens	
• T3b	• IIIB		• Makroskopisch ≤ 2 cm jenseits des Beckens	
• T3c und/oder N1	• IIIC		• Makroskopisch > 2 cm jenseits des Beckens und/oder regionäre LK-Metastasen	
M1	**IV**	12%	**Fernmetastasen** (ausschließlich Peritonealmetastasen)	5%

- **Stadien III/IV:** OP und obligat mindestens 6 Zyklen Kombinations-ChT. Früher Cyclophosphamid/Cisplatin, dann auf der Basis von Studie 111 der Gynecologic Oncology Group (GOG) [McQuire, NEJM, 1996] ChT mit Cisplatin/Paclitaxel, da bez. des krankheitsfreiem (DFS) und des Gesamtüberlebens überlegen. Kombinationstherapien sind jedoch toxisch und es liegen keine randomisierten Daten gegen Platinmonotherapie vor. Cisplatin ist äquivalent durch Carboplatin zu ersetzen [du Bois (AGO-OVAR 3), JNCI, 2003]; Ozols (GOG 158), Proc Asco, 1999; Ozols, Semin Oncol, 2000]; Carboplatin ist aber deutlich weniger toxisch [Greimel, JCO, 2006]. Bisher keine Daten pro Therapieverlängerung (> 6 Zyklen), Dosiseskalation mit oder ohne Stammzellrescue oder Hinzufügung weiterer Zytostatika außerhalb klinischer Studien (alle bisherigen Studien waren negativ, z. B. kein Vorteil von zusätzlich Epirubicin zu Carboplatin/Paclitaxel [du Bois, JCO, 2006]).

Die intraperitoneale ChT-Gabe hat aufgrund der hohen Toxizität – trotz der kontrovers diskutierten Ergebnisse der GOG 172 [Armstrong, NEJM, 2006] – gegenwärtig. außerhalb von Studien keinen Stellenwert [Ozols, Gynecol Oncol, 2006].

Die klassische Second-look-OP wird nicht mehr routinemäßig durchgeführt, da kein Vorteil nachgewiesen werden konnte [Ozols, Int J Gynecol Cancer, 2000].

Bei Rezidiv nach > 1 Jahr ist die Re-OP sinnvoll, bei Rezidiv < 1 Jahr infolge infauster Prognose nicht.

Ansprechen auf ChT: 70–80 %, aber meist Rezidiv (30 % in Frühstadien, 70 % in Spätstadien).

2nd line: Bei langem therapiefreiem Intervall (> 6 Monate, ca. ⅔ der Rezidive) wieder platinhaltige Kombinationstherapie (besser als Monotherapie): Taxol/Carboplatin [ICON/AGO, Lancet, 2003] oder Gemcitabin/Carboplatin [Pfisterer, JCO, 2006]. Bei Kontraindikation gegen Kombinationstherapie Platinmonotherapie. Wenn operativ das Erreichen von Tumorfreiheit möglich erscheint, dann auf Basis der Daten der retrospektiven DESKTOP-Evaluation ggf. Re-OP [Harter, Curr Opin Oncol, 2005].

Platinresistenter Tumor (fehlendes Ansprechen oder frühes Rezidiv < 6 Monate, ca. ⅓ der Rezidive): Nicht kreuzresistente ChT, d. h. Topotecan oder Etoposid oder liposomales Doxorubicin oder Gemcitabin oder Ifosfamid. Bevorzugt Einbringen in Studien.

Palliation: Tamoxifen (10–15 % Ansprechen), RT im Sinne eines abdominellen Bades oder als lokale RT.

16.5 Radiotherapie

Indikation

Die Ganzabdomen-RT wurde früher in gleicher Indikation wie heute die ChT eingesetzt, d. h. bei > Stadium I GI. Therapiealgorithmus war in etwa wie folgt:

- **IA:** Keine RT, OP (+ adjuvante ChT [6-mal Cisplatin +/– Cyclophosphamid] für Grad-III-Tumoren), dann Second-look-OP und ggf. Beobachtung oder 2nd-line-ChT, z. B. Taxol, insgesamt 80 % 5-Jahres-DFS, 90 % 5-JÜ.
- **IB/C:** OP + abdominelles Bad (25–30 Gy, zusätzlich 20 Gy auf Becken), meist jedoch nur cisplatinhaltige ChT.
- **II:** Abdominelles Bad, alternativ nach ChT (Cisplatin) nur RT Becken (45–50 Gy).
- **III:** RT erst nach Second-look-OP; wenn noch Reste vorhanden sind (allerdings ist RT nur bei bis zu 2 cm großen Resten sinnvoll).

Auch bei Dysgerminomen wurde die RT von Becken und paraaortalen Lymphabflusswegen durchgeführt. **Gegenwärtig wird die RT** jedoch **für keine der Indikationen routinemäßig durchgeführt**, sondern nur noch in **palliativen** Indikationen (Ganzabdomen [meist problematisch bei Vor-ChT] bzw. **lokale RT** zusammen mit 2nd-line-ChT).

Es gibt keine randomisierte Studie, die abdominelles Bad vs. ChT vergleicht. Wegen der fehlenden systemischen Wirkung des abdominellen Bades wird die RT jedoch praktisch nur noch palliativ eingesetzt.

Ein primär kombiniertes Vorgehen OP/ChT/Ganzabdomen-RT ist zwar unter Studienbedingungen wirksam, geht jedoch mit einer sehr hohen Dünndarmtoxizität einher [Petit, Gynecol Oncol, 2006]. Eine lokale RT bei inoperablen makroskopischen Tumormanifestationen in der Primärsituation bei ansonsten vollständiger OP wäre zwar sinnvoll und denkbar; diese Situation kommt aber praktisch nicht vor. Eventuell kann bei Reduktion der Nebenwirkungen durch IMRT die Ganzabdomenbestrahlung mit differenzierter Dosisapplikation in der Rezidivsituation wieder an Bedeutung gewinnen. Der Einsatz statt 2nd-line-ChT ist jedoch – auch nach platinhaltiger ChT – prinzipiell möglich und scheint trotz der o.g. Einschränkungen (Toxizität) nach vorausgegangener ChT aufgrund der Datenlage ggf. auch gerechtfertigt (quasi äquivalent) [Tinger, IJROBP, 2001].

Technik

Abdominelles Bad

Feldgrenzen und Dosierung:
Zwerchfell bis Unterkante der Foramina obturatoria. Laterale Bauchwandblöcke. Dosis: 25–30 Gy (5-mal 1,0–1,5 Gy), dorsale Nierenblöcke ab 12 Gy, ventrale und dorsale Leberblöcke ab 25 Gy.

Becken-Boost

Im Anschluss an das abdominelle Bad bis zu einer resultierenden Dosis von 45–50 Gy.

Feldgrenzen:
- Superior: L5/S1.
- Inferior: Foramina obturatoria.
- Lateral: Linea terminalis + 2 cm.

„Treat all tumor to low dose is better than not treat parts of it at all".

16.6 Nachsorge

CA 125 zeigt bei 80 % bis zu 12 Monaten vorher ein Rezidiv an.

16.7 Besonderheiten

Ovartoleranz

- Präpubertär 20 Gy,
- bis 20 Jahre 12 Gy,
- bis 40 Jahre 5–10 Gy,
- > 40 Jahre 4–4,5 Gy (bei Überschreiten der Toleranz Funktionsverlust/Sterilität, Amenorrhö [je nach Alter]).

Merksatz für Alter/Toleranzdosis für endokrine Funktion: 12(J)/20(Gy) – 20/12–40/6

Daher früher: Radiokastration/Radiomenolyse mit 10–15 Gy in 4–5 Fraktionen.

Um bei nichttherapeutischer Radiomenolyse Osteoporose zu verhindern, Hormonsubstitution (Östrogene Tag 1–25 und Progesteron Tag 15–25).

Aktuelle Studien

- **AGO-OVAR 11/ICON 7:** Randomisierter Vergleich von Carboplatin/Paclitaxel und Bevacizumab vs. Carboplatin/Paclitaxel in der Primärtherapie.
- **AGO-OVAR 10/ABA-01:** Randomisierte Studie mit Abagovomab als Erhaltungstherapie bei Patientinnen mit epithelialem Ovarialkarzinom und kompletter Remission nach erfolgter Primärchemotherapie.
- **AGO-OVAR 15:** Randomisierte Phase-II-Studie zum Vergleich von Paclitaxel/Carboplatin und Lonafarnib vs. Paclitaxel/Carboplatin in der Primärchemotherapie von Patientinnen mit einem epithelialen Ovarialkarzinom FIGO Stadium IIB–IV.
- **CALYPSO (CAeLYx in Platinum-Sensitive Ovarian Cancer):** Randomisierter Vergleich Carboplatin/Taxol vs. Carboplatin/Caelyx.
- **AGO-OVAR OP.2:** Prospektive Evaluation der Indikation zur OP beim platinsensitiven Rezidiv.
- **HIDOC-ICE:** Evaluation der Hochdosis-ChT.

Verschiedene weitere Studien der AGO-Ovar in der Rezidivsituation mit neuen Agenzien (Details unter http://www.ago-ovar.de).

KAPITEL

17 Korpuskarzinom

17.1 Allgemeines

Vorkommen

Altersgipfel: 60 Jahre, 75 % postmenopausal, nur 5 % im reproduktiven Alter < 40 Jahre. *Inz.:* 15–30/10^5. Häufigster gynäkologischer Tumor im Westen (weltweit jedoch Zervixkarzinom).

Risikofaktoren

- Unbalancierte Östrogenstimulation (bis Ende der 1970er-Jahre Standard, relatives Risiko 4–8), wird reduziert durch gleichzeitige Gestagengabe (dann Schutz),
- Tamoxifen (relatives Risiko 6, daher Tamoxifen bei Mammakarzinom max. 5 Jahre geben),
- Nullipara,
- Adipositas (relatives Risiko 3–10),
- späte Menopause,
- Diabetes mellitus (relatives Risiko 3–8, nur zusammen mit Übergewicht),
- Stein-Leventhal-Syndrom (anovulatorische Zyklen durch polyzystische Ovarien).

Diagnostik

Symptom: Vaginale Blutung.

Ausbreitung

Diskontinuierliche Ausbreitung in distales Vaginadrittel möglich (Skip-Metastasen).

LK-Stationen: Zunächst pelvin (hypogastrisch, obturatorisch, um A. iliaca externa + communis), aber auch direkte Metastasierung in paraaortale LK bei Fundus- und Tubenwinkeltumoren über die A.-ovarica-Lymphbahn möglich. **Cave:** Inguinale LK via Ligamentum rotundum möglich.

Bei Erstdiagnose sind 75 % der Patientinnen im Stadium I (< 10 % LK+), ca. 15 % im Stadium II (36 % LK+), < 10 % im Stadium III und 5 % im Stadium IV. Ein primäres Stadium M1 liegt bei ca. 2 % der Patientinnen vor.

Grading und Staging nehmen mit zunehmendem Alter zu.

17.2 Histologie

- 90 % endometriales Adenokarzinom,
- 10 % kleinzelliges Karzinom,
- selten Sarkome (aggressiv).

Subklassen des endometrialen Adenokarzinoms:

- Typisches endometrioides Karzinom (90 %),
- muzinöses Karzinom,
- gemischtes Karzinom (z. B. mit gutartigen squamoiden Anteilen → Adenoakanthom),
- *selten, gute Prognose:* Sekretorisches Karzinom.

Subtypen des aggressiven Adenokarzinoms:

- Adenosquamöses Karzinom (maligne squamoide Anteile),
- Klarzellkarzinom,
- serös-papilläres Adenokarzinom.

Obwohl ungesichert, wird meist eine adjuvante Therapie bei den Subtypen des aggressiven Adenokarzinoms empfohlen.

Benigne squamoide differenzierte Anteile (Adenoakanthom) haben keine schlechtere Prognose.

Sehr selten: Reine Plattenepithel- (0,1 %) und undifferenzierte Karzinome (1,6 %).

17.3 Grading

- **G1:** Gut differenziertes Karzinom.
- **G2:** Mittel differenziertes Karzinom.
- **G3:** Schlecht differenziertes Karzinom.

17.4 Staging

FIGO (alt von 1971, neu von 1988).

Tabelle 17.1 zeigt die einzelnen Stadien des Korpuskarzinoms.

FIGO Stadien sind prognostisch relevant.

5-JÜ

Nach FIGO-Stadien:
- Stadium I: 80 %.
- Stadium II: 70 %.
- Stadium III: 25 %.
- Stadium IV: 5 %.

Nach Infiltrationstiefe [Abeler, Int J Gynecol Oncol, 1992]:
- Nur Endometrium: 90 %.
- Innere Myometriumhälfte: 85 %.
- Äußere Myometriumhälfte: 61 %.
- Serosa: 48 %.

Infiltrationstiefe und Wahrscheinlichkeit des Befalls pelviner/paraaortaler LK [Creasman, Cancer, 1987; Morrow, Gynecol Oncol, 1991]:
- Endometrium alleine: < **1 %**.
- Myometriuminfiltration: Innere Hälfte: **5–10 %**, äußere Hälfte: > **20 %**.

Detaillierte Aufschlüsselung:

Infiltrationstiefe	GI	GII	GIII
Nur Endometrium	0 %	3 %	0 %
Inneres Drittel des Myometriums	3 %	5 %	9 %
Mittleres Drittel des Myometriums	0 %	9 %	4 %
Äußeres Drittel des Myometriums	11 %	19 %	34 %

17.5 Therapierichtlinien

Generell

Abdominelle Hysterektomie + bilaterale Adnexektomie Resektion der Parametrien bei Zervixbefall (Wert-

Tab. 17.1 Klassifikation des Korpuskarzinoms nach TNM und FIGO

TNM	FIGO	Charakteristika
Tis	**0**	
• **T1**	**I**	**Tumor auf Korpus begrenzt**
• T1a	• IA	• Endometrium
• T1b	• IB	• Maximal Myometriummitte
• T1c	• IC	• Über Myometriummitte hinaus
T2	**II**	**Ausbreitung auf Zervix**
• T2a	• IIA	• Schleimhaut (endozervikaler Drüsenbefall)
• T2b	• IIB	• Invasion des Zervixstromas
T3 N0/1	**III**	**Ausbreitung im kleinen Becken (ohne Blase, Rektum)**
• T3a	• IIIA	• Infiltriert Serosa und/oder Adnexe und/oder Parametrien oder Peritonealkarzinose bzw. pos. Peritoneumzytologie
• T3b	• IIIB	• Vaginalbefall/-metastasen
• N1	• IIIC	• Pelvine und/oder paraaortale LK
T4	**IVA**	**Infiltriert Rektum, Blase**
M1	**IVB**	**Fernmetastasen inklusive intraabdominelle (außer paraaortale) oder inguinale LK, ausgenommen Metastasen in Vagina, Beckenserosa oder Adnexen**

heim-OP [Webb, Gyn Oncol, 2000]). Im Gegensatz zum Zervixkarzinom ist die primäre RT als Kombination aus Brachy- und Teletherapie der OP klar unterlegen und sollte daher nur bei Inoperabilität eingesetzt werden.

Zusätzlich pelvines + paraaortales LK-Sampling (außer bei GI mit Infiltration bis maximal innere Myometriumhälfte [also außer Stadien Ia/b GI]), insbesondere immer bei Befall der äußeren Myometriumhälfte, Zervixbefall, Adnexmetastasen und seröser/klarzelliger/adenosquamöser oder undifferenzierter Histologie.

Adjuvante Therapie

RT postop. wegen *vaginaler Rezidive* (generell ca. 10 %) und bei Risiko für *pelvinen LK-Befall* (je nach Risikofaktoren).

Generell werden die **frühen Stadien (I/II)** und die **fortgeschrittenen Stadien (III/IV)** getrennt betrachtet. **Auf Basis von retrospektiven Serien gilt die Indikation zur postop. pelvinen RT als gesichert für extrauterinen Befall** (Stadien III/IV). Randomisierte Studien, die OP +/– pelvine RT vergleichen existieren jedoch nicht.

Die GOG 94 untersuchte darüber hinaus bei immer noch nicht zufriedenstellenden Ergebnissen in einer Phase-II-Studie die Ganzabdomen-RT mit Boost auf das Becken und ggf. die paraaortalen LK in den Stadien III/IV [Sutton, Gynecol Oncol, 2005]. Die Ergebnisse wurden positiv gewertet. Es schloss sich der randomisierte Vergleich dieses Konzepts mit einer ChT mit Cisplatin/Doxorubicin an [Randall, JCO, 2006]. Der ChT-Arm schnitt besser ab. Allerdings waren untypisch viele papillär-seröse Karzinome vertreten, die als radioresistent gelten. Das optimale Vorgehen in den Stadien III/IV ist also weiterhin unklar.

Für die Stadien I/II ist die Indikation noch unklarer. Der GOG-Trial [Roberts, Gynecol Oncol, 1998] ergab keinen Unterschied im Gesamtüberleben für adjuvante RT in den Stadien IB, IC und okkultem Stadium II. Allerdings fand sich ein verbessertes krankheitsfreies 2-JÜ (Rezidive waren aber empfindlich auf Salvage). Außerdem war nur ein geringer Anteil an GIII-Tumoren in der Serie vertreten. In der randomisierten PORTEC-Studie [Creutzberg, Lancet, 2000] wurde die Lokalrezidiv-Rate von 14 auf 4% gesenkt, die Toxizität war jedoch relativ hoch, insbesondere wenn keine Box-Technik angewendet wurde [Creutzberg, IJROBP, 2001]. Ein Überlebensvorteil konnte für das Gesamtkollektiv nicht festgestellt werden. In beiden Studien waren jedoch die Hochrisikopatientinnen mit Frühstadien, die am ehesten von einer adjuvanten Therapie profitieren, unterrepräsentiert. Zwei weitere Studien, die prinzipiell diese Frage hätten klären können, verliefen letztlich suboptimal: Der NCI-Canada-Trial, der randomisiert OP +/– pelvine RT bei frühen Stadien vergleicht, wurde wegen mangelnder Rekrutierung geschlossen. Der PORTEC-2-Trial, der in der gleichen Situation alleinige vaginale Brachytherapie mit pelviner RT vergleicht, schließt explizit Hochrisikopatientinnen aus, ein vollständiges chirurgisches Staging wird nicht durchgeführt.

Daher minimal anerkannte Indikation für adjuvante Therapie mit pelviner RT mit 40–45 Gy oder ggf. ChT:

- Bei **lokalisiertem** Korpuskarzinom bei Hochrisikozelltyp (s.o.) oder anderen Risikofaktoren (Infiltration der äußeren Myometriumhälfte, Gefäßeinbruch). In den deutschen Leitlinien wird inzwischen die Indikation zur pelvinen Bestrahlung auch vom Ausmaß des Lymphknoten-Samplings abhängig gemacht. Sollte bei einer Risikokonstellation (s.o.) nach einer ausgiebigen Lymphknotenentnahme (d.h. 15 pelvine und 10 paraaortale LK) eine pN0-Situation vorhanden sein, kann auch bei pT1/pT2-Tumoren auf die perkutane pelvine Bestrahlung verzichtet werden (AWMF Leitlinie; 6/06), [Straughn, Gynecol Oncol, 2002]. Bei geringem LK-Risiko aber praktisch immer (Ausnahmen s.u.) zumindest vaginale Brachytherapie.
- Bei **fortgeschrittenem** Korpuskarzinom praktisch immer adjuvante Therapie, genaue Modalitäten unklar, Optionen s.u.

Adjuvante Therapie detailliert

- **FIGO I, FIGO II (okkult):**
  - IA/G1: Keine adjuvante Therapie.
  - Bei Hochrisikohistologie (s.o.) postop. RT.
  - **Bei Befall der äußeren Myometriumhälfte (also ab Stadium IC), bei Grad II und III schon ab Myometriuminfiltration > 1/3 (also ab Stadium IB) adjuvante Therapie.**
  - Bei Gefäßeinbruch oder nicht-klinischem Zervixbefall postop. RT.

17

- Für Stadium **IB/G1** ohne Risikofaktoren und ggf. auch für okkultes Stadium II ggf. nur **Brachytherapie** der Vaginalmanschette, um wenigstens das Rezidivrisiko dort zu senken.

- **FIGO II (klinisch):** Bei kleinen Tumoren im Stadium IIB **postop. pelvine RT**, ggf. nur vaginale Brachytherapie.
  Sonderfall große Tumoren im angloamerikanischen Sprachraum: *Präop. pelvine RT* und extrafasziale Hysterektomie, alternativ radikale Hysterektomie (Wertheim-Meigs).
- **FIGO III (Serosa- oder Adnex-Beteiligung): Postop. pelvine RT** (50–80 % Heilungen).
- **FIGO III (pos. Peritonealzytologie)** und **FIGO IV (optimal reseziert** [Resttumoren < 2 cm]): **Postop. pelvine RT** (eher selten) oder abdominelles Bad oder ChT oder P-32. Mit abdominellem Bad in einzelnen Zentren bis zu 50 % 5-JÜ [Martinez, IJROBP, 1989]. In einer Studie der GOG wurden nur 33 % 5-JÜ registriert, bei allerdings erträglicher Toxizität. Gegenwärtig randomisierte Studie, die abdominelles Bad vs. ChT für optimal reseziertes, fortgeschrittene Korpuskarzinom vergleicht.
- **FIGO IV (nicht optimal reseziert)**: Primäre RT. Bei M1 nur palliative Therapie.
- **Manifester pelviner und paraaortaler LK-Befall:** Insgesamt ungünstig, 3-JÜ nur 30 %.
  - Pelvine LK: Pelvine RT. Falls LK um A. iliaca communis pos., dann ggf. mit Einschluss der paraaortalen LK.
  - Paraaortale LK: Pelvine und paraaortale RT, jedoch kaum kontrollierbar.

Therapie lokoregionärer Rezidive

Kleine Rezidive, im Bereich der Vaginalmanschette: EBRT und vaginale Brachytherapie.

Zentrale Rezidive: Exenteration bei Vorbelastung. Wenig Erfahrung mit diesem Vorgehen, jedoch Langzeitüberleben möglich.

Palliation

Progesteron (Megestrolacetat) bewirkt 9–40 % Ansprechen (8 % CR, 9 % PR), Tamoxifen nur 22 %. Insgesamt bessere Wirkung bei GI/II, ER-pos., PR-pos.

ChT: Besseres Ansprechen auf die Kombination Cisplatin/Doxorubicin im Vergleich zu Doxorubicin allein, aber nur 10 % progressfreies 2-JÜ [Thigpen (GOG), ProcASCO, 1993]. Gegenwärtig Vergleich Doxorubicin/Cisplatin mit Doxorubicin/Taxol (GOG 163) auf der Basis einer GOG-Phase-II-Studie [Fleming, JCO, 2001]. Bisher keine Überlegenheit von Doxorubicin/Taxol [Fleming, ProcAsco, 2000].

17.6 Radiotherapie

Indikation und Dosierung

FIGO I, II, III

Primär OP anstreben (abdominelle Hysterektomie und Adnexektomie).

Alternativ: Primäre RT bei Inoperabilität:

- **FIGO I ohne Risikofaktoren** (Details bez. Risikofaktoren s. u., „Lymphknoten adjuvant"): Nur intrakavitär, (LDR 50–70 Gy in 2–3 Fraktionen. HDR ED ≤ 8 Gy [1-mal/Wo] bis zu einer Gesamtdosis von 40 Gy bis maximal 48 Gy, Details s. u., „Technik").
- **FIGO I mit Risikofaktoren, FIGO II + III:** Intrakavitär und zusätzlich perkutan (40–50 Gy), da bei FIGO II bereits 25–50 % pelvine LK pos. sind. Ggf. zentraler Block (je nach Blasen- bzw. Rektumdosis) (Ausnahme „echtes" pN0 bei FIGO I/II; s. o.).
  Mögliches Schema *(die biologische Äquivalenzdosis bezogen auf fraktionierte RT mit 2 Gy ist dabei jeweils kursiv in Klammern angegeben, auch in Bezug auf die aus der Therapie des Zervixkarzinoms bekannten Punkte A und B, um die Dosis an den Risikoorganen abschätzen zu können):*
  - **30,6 Gy** perkutan.
  - Dann **4 × 10 Gy** (1-mal/Wo) auf 5 mm Tiefe intrauterine HDR-Brachytherapie (entspricht ca. 4 × 7 Gy in Punkt A [*äquivalent zu 39,7 für* α/β *= 10 und 56 Gy für* $\alpha/\beta = 3$], und ca. 4 × 1,8 Gy in Punkt B).
  - Dann **20 Gy** auf die Parametrien mit Mittelblock.

Gesamtdosis in 5 mm Wandtiefe 70,6 Gy (≈ *97,2 Gy*), in Punkt A 58,6 Gy (≈ *86,6 Gy*) und auf die Becken-LK ca. 52–57 Gy *(physikalisch = biologisch effektiv).*

Lymphknoten adjuvant

Im Stadium I bei tiefer myometraner Infiltration > 1/3 **(Stadium IB)** (nach Dobbs immer, nach Perez nur bei

GII/III) oder bei Infiltration > ½ (**Stadium IC**) (auch bei GI nach Scherer): RT mit 40 Gy Becken + 10 Gy Parametrien. Immer durchführen bei **Hochrisikohistologie** (s.o.).

Immer pelvine RT bei **FIGO II + III,** bei IIIA auch ggf. abdominelles Bad und Becken-Boost oder P-32 intraperitoneal. **Paraaortale RT nur bei Befall** der entsprechenden LK, Dosis 45 Gy. Bei R1-/R2-Situation lokaler Boost.

Ausnahme bei FIGO I/II und pN0 (25 untersuchte Lymphknoten; s.o.).

Intravaginal

- **Colpostat,** auch im Stadium **IB/GI** (wenn keine EBRT nötig), z.B. **HDR 3×5-7 Gy** (5-6 mm von Oberfläche [Scherer]) oder **LDR 1×30 Gy** (Dobbs), da vaginale Metastasen von 12-15% auf 1-2% reduziert werden [Graham, Surg Gynecol Obstetr, 1971; Weiss, Gyn Oncol, 1998]. Bei **GI und FIGO IA** kann u.U. auf die vaginale RT **verzichtet** werden (Empfehlung nach Dobbs. Nach Sack und Thesen: nicht verzichten).
  Keine intravaginale RT notwendig, wenn **Scheidenmanschette** bei OP mitentfernt.
- Wenn zusätzlich EBRT, dann Indikation zur zusätzlichen intravaginalen Brachytherapie fraglich; mögliches Vorgehen jedoch **1×5 bis 7,5** (7,5 Gy sind Maximaldosis für HDR) **bis 10 Gy** (LDR) dosiert auf 5 mm Schleimhauttiefe. Wenn EBRT > 45 Gy dosiert wird, auf intravaginale Therapie verzichten bzw. Vagina bei EBRT ab 45 Gy ausblocken und intravaginale Therapie auf 5 Gy beschränken. Länge der Vagina ausmessen und wegen Empfindlichkeit des distalen Drittels Dosis kranial konzentrieren.

FIGO IV

Keine OP, primäre RT im Stadium IVA, bei IVB nur palliative Therapie bei Blutung oder Schmerzen.

Technik

Intrakavitäre RT: Packmethode, Heyman-Kapseln (so viele Kapseln wie möglich einführen, damit Tumor abgeflacht wird, dennoch ist die Dosimetrie unsicher). Wurde historisch mit Radium durchgeführt, heute Afterloading. Alternative z.B. Zweikanalsonden (Tandem) mit Enden in den Tubenwinkeln oder Fletcher-Suit-Applikator. Nur in Ausnahmefällen 1-Kanal-Applikator nehmen.

Klassische **LDR-Dosierung: 50-70 Gy,** daher **HDR-Dosis 40-45 Gy** (max. 6×8 Gy = 48 Gy, s.o.).

Referenz

Beim **Tandem** wird als Referenz meist **Punkt** μ (2 cm unterhalb der Applikatorspitze und 2 cm lateral der Applikatorachse) gewählt.

Beim **Heyman-Packing** Referierung der **Dosis, die das Myometrium** umschließt (also ca. in **0,5-1 cm Gewebstiefe).**

Applikationsmethode

In PDA, Dilatation der Portio (Hegar 12); Kürettage (Entfernung der oberflächlichen Tumoranteile), Platzierung der Applikatoren, Vaginaltamponade, ED 8 Gy bei HDR in 1 cm Abstand (nicht überschreiten wegen Komplikationen. Applikation 1-mal/Wo). GD z.B. 48 Gy, Kontrollabrasio nach 3 Monaten, ggf. Wiederholung.

EBRT

4er-Box, kann notfalls auch ap/pa mit hohen Energien durchgeführt werden.

Feldgrenzen:
- Superior: Inklusive LK an A. iliaca communis, d.h. Oberkante LWK 5.
- Inferior: Mindestens bis zur Hälfte der Vagina.
- Lateral: Linea terminalis + 1,5-2 cm.
- Posterior: Sakrummitte wegen präsakralen LK, dann Analschutz.
- Ventral: Einschluss der Iliaca-communis- und -externa-LK.

Kolpostatenbestrahlung bei ebenfalls notwendiger EBRT eher **früher** durchführen wegen schwierigerer Applikation, wenn radiogene Nebenwirkungen eingesetzt haben.

17.7 Ergebnisse

5-JÜ gesamt: 75%.

Alleinige RT schlechter als OP + RT (Tab. 17.2).

Tab. 17.2 Vergleich der Ergebnisse von RT vs. OP und RT bei Korpuskarzinomen

FIGO-Stadium	Inzidenz (%)	5-JÜ bei primärer RT (%)	5-JÜ bei OP + RT (%)
I	72	70	85
II	14	55	75
III	9	36	50
IV	5	16	

Aber: Überwiegend alte Patientinnen; dadurch beeinflussen auch interkurrente Todesursachen das Überleben!

5-JÜ in Abhängigkeit vom Grading:

- **GI:** 70 %.
- **GII:** 60 %.
- **GIII:** 30 %.

17.8 Nebenwirkungen/ Aufklärung

Als Nebenwirkungen können bei adjuvanter und primärer RT selten auftreten:

- Wundheilungsstörungen (v.a. bei adipösen Patientinnen),
- Enteritis,
- Proktitis (3 %),
- Fisteln (< 1 %),
- Lymphödem,
- Blasenschäden,
- Schenkelhalsschwächung,
- ggf. Vaginalfibrose,
- selten vaginale Nekrosen (< 1 %).

17.9 Besonderheiten

- 70 % aller Rezidive treten innerhalb von 2 Jahren auf, daher initial engmaschige Nachsorge.
- Tumormarker: CA 125, CA 19-9, CEA.
- **Uterussarkome:** Sarkome schneiden schlechter ab als Karzinome, bei Sarkomen wird prinzipiell unabhängig vom Stadium die postop. RT mit 55 – 60 Gy (so weit möglich) empfohlen (Ausnahme: R0-resezierte [Leiomyo-]Sarkome im Stadium I). Review bei [Manchul, IJROBP, 1994; Echt, Cancer, 1990; Brooks (SEER Daten), Gynecol Oncol , 2004].
- **Karzinosarkome:** Hohe Fernmetastasenrate (> 60 %) und geringes 5-JÜ (schon im Stadium I < 50 %). Auch hohe Lokalrezidiv-Rate von 25 – 50 %, die wohl über alle Stadien gleich ist und nur vom nuclear grade beeinflusst wird [Gerszten, Gynecol Oncol, 1998]. Bisher kein Nachweis eines Überlebensvorteils durch adjuvante ChT [Omura, JCO, 1985]. Keine randomisierten Daten zur adjuvanten RT, aber in retrospektiver Serie [Gerszten, Gynecol Oncol, 1998] wurde eine Reduktion der Lokalrezidiv-Rate von 55 auf 3 % berichtet, mit nicht-signifikantem Überlebensvorteil. Obwohl auch gegensätzliche Daten existieren, gilt daher die Empfehlung zur **obligaten postop. RT mit 45 – 50 Gy im Becken**, ggf. mit intravaginaler Brachytherapie. Moderate Aktivität von Taxol (20 % Ansprechen).

KAPITEL

18 Zervixkarzinom

18.1 Allgemeines

Vorkommen

Altersgipfel: 50 Jahre, *Inz.:* $10/10^5$, wegen Vorsorge fallend. Weltweit häufigster gynäkologischer Tumor, in Industrieländern zweithäufigster nach Korpuskarzinom, vierthäufigster Tumor der Frau (nach Mammakarzinom, kolorektalen Tumoren und Endometriumkarzinom). Im Mittel liegen 10 Jahre Latenz zwischen Carcinoma in situ und invasivem Karzinom.

In den letzten 15 Jahren 50 % Reduktion der invasiven Karzinome bei gleichzeitigem Anstieg der nichtinvasiven Neubildungen. 60 % der Tumoren sind bei Diagnosestellung im Stadium I.

Risikofaktoren

- Sexualverhalten,
- Infektion mit HPV 16, 18, 31, 33, HSV II,
- Rauchen.

Prophylaxe

Der Impfstoff Gardasil ist seit 2006 in Deutschland zugelassen und wendet sich gegen die HPV-Typen 6, 11, 16 und 18, die insgesamt etwa 70 % aller Gebärmutterhalskarzinome auslösen und (HPV 6 und 11) 90 % der Genitalwarzen verursachen. In 4 Phase-II- und -III-Studien konnte im Beobachtungszeitraum (5 Jahre) bei Frauen zwischen 16 und 26 Jahren, die bisher keinen Kontakt mit diesen Viren hatten, zu 100 % das Auftreten von Zervixkarzinomen verhindert werden. In einer anderen Studie (Future II) konnte auch eine Protektion gegenüber Vaginal- und Vulvakarzinomen nachgewiesen werden. Darüber hinaus ist auch eine Protektion gegenüber Analkarzinomen (gleiche Genese) zu erwarten. Die Zulassung eines zweiten Impfstoffs (Cervarix) wird für 2007 erwartet.

Metastasierung

Am häufigsten befallene LK-Stationen: Parazervikal, obturatorisch, iliakal extern + hypogastrisch.

Zusammenhang zwischen FIGO-Stadium und Befall pelviner LK

- **IA1:** 1 % pos. LK.
- **IA2:** 5–8 % pos. LK.
- **IB/IIA:** 11–14 % pos. LK.
- **IIB:** 20–30 % pos. LK.
- **III:** 40–50 % pos. LK.

Paraaortale LK

Faustregel:
Ohne pelvinen Befall finden sich max. 10 % paraaortale LK, bei befallenen pelvinen LK sind zu 30 % auch die paraaortalen befallen.

Zusammenhang zwischen FIGO-Stadium und Befall paraaortaler LK

- **I/IIA:** 3 % pos. paraaortale LK.
- **IIB/III:** 13 % pos. paraaortale LK.

Inguinale LK

Erhöhte Wahrscheinlichkeit bei Befall des unteren Vaginadrittels und des äußeren Genitales, aber auch bei Fundustumor über Ligamentum rotundum.

Prognostische Faktoren

- N-Status (N+ hat gegenüber N0 ca. 20–30 % schlechteres 5-JÜ).
  Prognostische Faktoren bei N0:
  - Tumorgröße,
  - histologische Faktoren (G3/Lymphangiosis),
  - histologischer Typ (Adenokarzinom ungünstig),
- Alter (< 35 Jahre und > 65 Jahre ungünstig),
- DNA-Index,
- FIGO-Stadium,
- Rauchen (Radioresistenz?),
- Anämie (Hb ist prognostischer Faktor [Evans, Radiology, 1965; Dunst, IJROBP, 1999]. Niedriger Hb und damit zusammenhängende schlechte Prognose sind ggf. durch Transfusionen [Evans, Radiology, 1965; Bush, Br J Cancer, 1978; Grogan, Cancer, 1999, Kapp, IJROBP, 2002] oder EPO korrigierbar [Dusenbery, IJROBP, 1994]),
- pO_2 [Höckel, Sem Radiat, Oncol, 1996],
- appliziertes LDR-Gesamtdosisäquivalent am Primärtumor (< 80 vs. > 80 Gy),
- Gesamtbehandlungszeit bei primärer RT (möglichst < 70 Tage).

18.2 Histologie

- 90 % Plattenepithelkarzinome am Übergang Plattenepithel zu Zylinderepithel (bei jungen Patientinnen eher ektozervikal, bei älteren eher endozervikal),
- 5–8 % Adeno-/adenosquamöse Karzinome (10–15 % schlechtere Prognose durch etwas höhere Stadien bei Diagnosestellung, hat jedoch keinen Einfluss auf Therapieentscheidung),
- Dysplasie und Cis = CIN (zervikale intraepitheliale Neoplasie, CIN I–III).

Papanicolaou-Klassifikation

- **I:** Normal.
- **II:** Entzündlich, degenerativ, metaplastisch.
- **III:** Schwer entzündlich, Dysplasie, Cis oder invasives Karzinom nicht sicher auszuschließen.
- **IIID:** Dysplasie.
- **IVA:** Schwere Dysplasie.
- **IVB:** Invasives Karzinom nicht sicher auszuschließen.
- **V:** Invasives Karzinom.

Tab. 18.1 Klassifikation des Zervixkarzinoms nach TNM und FIGO

TNM	FIGO	Charakteristika
Tis	**0**	
T1	**I**	**Auf Uterus begrenzt**
T1a	IA	Präklinisch invasives Karzinom
	• IA_1	• Minimale mikroskopische Stromainvasion (< 3 mm tief, < 7 mm breit)
	• IA_2	• Invasion > 3 mm, aber < 5 mm tief, < 7 mm breit
T1b	IB	Klinisch oder präklinisch größer als IA_2
	• IB1	• < 4 cm
	• IB2	• > 4 cm
T2	**II**	**Jenseits des Uterus,** nicht bis Beckenwand, nicht bis unteres Drittel der Vagina
	• IIA	• Ohne Infiltration des Parametriums, d. h. obere Vagina infiltriert
	• IIB	• Mit Infiltration des Parametriums
T3	**III**	**Bis Beckenwand** oder unteres Drittel der Vagina oder Hydronephrose oder stumme Niere
	• IIA	• Unteres Drittel der Vagina, nicht Beckenwand
	• IIB	• Bis Beckenwand oder Hydronephrose oder stumme Niere
T4	**IV**	**Außerhalb des Beckens**
	• IVA	Schleimhaut der Blase, Rektum, über das kleine Becken hinaus
M1	**• IVB**	**Fernmetastasen**

Ab Stadium III je nach HPV-Status und ab IVA sicher Konisation notwendig.

18.3 Staging

Es werden die Staging-Systeme der UICC und der Fédération Internationale de Gynécologie et d'Obstétrique (FIGO) verwendet.

Klinisches Staging: Berücksichtigt LK-Status nicht.

Breite Streuung der Stadienverteilung in verschiedenen Institutionen.

Chirurgisches Staging für Studien empfohlen.

Primärtumor

Tabelle 18.1 zeigt die TNM-Klassifikation im Vergleich zur FIGO-Klassifikation.

Lymphknoten

- **N0:** Keine regionären LK (nach Sampling von ≥ 10 LK).
- **N1:** Regionäre LK.

Grading

- **GI:** Gut differenziert.
- **GII:** Mäßig differenziert.
- **GIII:** Schlecht differenziert.
- **GIV:** Undifferenziert.

18.4 Therapierichtlinien

Zusammenfassung

Richtlinien nach Stadien

Generell gilt beim Zervixkarzinom im Gegensatz zum Korpuskarzinom, dass über alle Stadien die OP und die primäre RT (heute meist als RChT durchgeführt) in etwa äquivalent sind. Der folgende Algorithmus gibt daher die generellen Therapieempfehlungen in Deutschland wieder:

- **CIN/IA:** Meist **Konisation.**
- **IB/IIA:** Meist **OP.** Primäre **RT möglich,** bei Tumor < 4 cm RChT wohl nicht unbedingt nötig. Bei OP und pathologisch nachgewiesenen **Risikofaktoren** allerdings postop. **RChT.**
- **IIB:** Kontrovers, in Deutschland meist **OP (in USA meist RT/RChT).** Bei Risikofaktoren postop. **RChT. Primäre RChT** möglich.
- **III/IV: Primäre RChT.**

Indikationen zur adjuvanten/neoadjuvanten Therapie

Im Wesentlichen legen zwei Arbeiten die Indikation zur adjuvanten Therapie nahe:

- [Sedlis (GOG), Gynecol Oncol, 1998], in der das krankheitsfreie Überleben durch postop. Radiatio gesenkt wurde, wenn auch das Überleben bisher nicht beeinflusst wurde.
- [Peters, JCO, 2000], in der die Überlegenheit der adjuvanten RChT gegenüber der adjuvanten RT gezeigt wurde.

Auf dieser Basis gelten die Einschlusskriterien der Peters-Studie gegenwärtig als Indikation für eine adjuvante Therapie, die als RChT durchgeführt werden sollte [Dunst, Strahlenther Onkol, 2001]. Daher:

- **Postop. RChT: Gegenwärtig weitgehend akzeptierte Indikation für IA_2, IB und IIA** mit pos. pelvinen LK und/oder mikroskopisch pos. Parametrien und/oder R1/R2-Situation auf der Basis der Arbeit von [Peters, JCO, 2000]. Wohl auch indiziert für N0 mit Risikofaktoren (Tumorgröße > 5 cm, Stromainvasion > 10 mm, Lymph-/Gefäßeinbruch, close margin [< 3 mm], Adenokarzinom), jedoch bisher diesbezüglich keine randomisierte Studie.
- **Neoadjuvante/adjuvante ChT:** Kein Vorteil, neoadjuvant sogar u.U. von Nachteil (10 randomisierte Studien, siehe insbesondere [Shueng, IJROBP, 1998]), wenn auch eine aktuellere Studie eine Äquivalenz von neoadjuvanter ChT und OP verglichen mit primärer RT zeigte [Benedetti-Panici, JCO, 2002]. Diese Aussage gilt aber nur eingeschränkt (s.u. „Studien zur adjuvanten Therapie bzw. kombinierten Radiochemotherapie").

> Generell gilt: Die Kombination von OP und postop. RT hat die schlechtesten Nebenwirkungsraten [Landoni, Lancet, 1997], sollte daher vermieden werden!

Details

Carcinoma in situ

Abdominelle Hysterektomie (HE) +/- kleine Scheidenmanschette (6 Wochen nach diagnostischer Konisation), bei Kinderwunsch und CIN I/II und HPV-neg. Status ggf. Konisation, Laser, Kryotherapie, allerdings nur mit engem Follow-up.

RT bei OP-Verweigerern, medizinisch inoperablen Patientinnen und multifokalem Befall. Nur Brachytherapie, Dosierung: GD 45 Gy am Punkt A, Details s. u.

FIGO IA

- **IA_1 ohne Risikofaktoren:** *Konisation* (bei Kinderwunsch) oder extrafasziale Hysterektomie ohne LK-Resektion (LK-Risiko ohne Risikofaktoren beträgt 1 %), *ggf. alleinige Brachytherapie (60 - 75 Gy LDR an Punkt A).*
- **IA_1 mit Risikofaktoren** und **IA_2** (Lymph-/Gefäßeinbruch): *Radikale Hysterektomie mit LK-Resektion* oder postop. RT bzw. bevorzugt RChT (da LK-Risiko mit > 5 % relativ hoch ist).

FIGO IB

OP äquivalent zur primären RT [Landoni, Lancet, 1997], jedoch bevorzugt **OP** in Stadium **IB.**

- **IB_1 (kleiner Tumor, < 4 cm):** *Radikale Hysterektomie (Wertheim-Meigs) mit LK-Resektion*, bei N1 plus RT bzw. bevorzugt RChT. Bei Adenokarzinom und auch bei jungen Frauen eher OP (Ovarialerhalt in 50 - 60 %, keine Vaginalschrumpfung, bei OP eventuell Verlagerung der Ovarien und Clipmarkierung für postop. RT möglich). Bei kleinen IB_1 (< 2 cm) evtl. Trachealektomie (organerhaltende OP) möglich [Dargent, Cancer, 2000]. Oder: *primäre RT* (pelvin 40 - 50 Gy, hauptsächlich für laterale Beckenwand und Parametrien, dann Brachytherapie), LDR (50 - 60 cGy/h, 3tägig stationär) oder HDR (2 - 3 Gy/min, 3 - 5 Applikationen, jeweils eine wöchentlich). Ob die RT als RChT durchgeführt werden sollte, ist für dieses Stadium noch nicht geklärt.
- **IB_2** (große, fassförmige Tumoren (bulky stage IB, > 4 cm): *Primäre RChT* (pelvin und Brachytherapie), ggf. gefolgt von *adjuvanter Hysterektomie und* paraaortalem LK-Sampling (USA), obwohl Vorteil der adjuvanten Hysterektomie nicht belegt ist (reduzierte Lokalrezidiv-Rate, aber kein Überlebensunterschied) [Keys, American Radium Society, 1997]. Anderer Ansatz:
  Europa: Präop. Brachytherapie, radikale Hysterektomie und Lymphadenektomie.

FIGO IIA

OP, wenn lediglich geringer Vaginalbefall vorliegt, alternativ *definitive RChT.*

Die RT ist äquivalent zur OP [Landoni, Lancet, 1997]. Dies ist auch für die RChT anzunehmen, jedoch wird im Allgemeinen in Deutschland (im Gegensatz zu den USA) die **OP** - wenn möglich - bevorzugt.

FIGO IIB

Gerade noch Radikal-OP möglich (in Deutschland) oder *primäre, definitive RChT* (in USA), da sowieso 30 % LK pos. sind und damit postop. RT ohnehin notwendig wäre, was generell möglichst vermieden werden sollte (s. o., wegen Nebenwirkungen möglichst nur eine Modalität anwenden).

FIGO III/IV

Primäre RChT, bei IVA ggf. pelvine Exenteration, da relative Kontraindikation gegen Brachytherapie.

ChT: Platin, Ifosfamid. Ansprechen 30 - 40 %, ChT insgesamt notwendig, da zzt. 30 % extrapelvines Versagen.

Studien zur adjuvanten Therapie bzw. kombinierten Radiochemotherapie

> In allen bisher untersuchten Situationen wird durch RChT vs. RT das Gesamtüberleben um 10 - 15 % verbessert (Review bei [Green, Lancet, 2001])! Daher sollte nach allgemeinen Empfehlungen sowohl die primäre RT als auch die adjuvante RT jeweils als RChT durchgeführt werden [Dunst, Strahlenther Onkol, 2001].

Dabei wirkt die ChT in erster Linie durch Verbesserung der lokalen Kontrolle, nur gering durch Kontrolle der Fernmetastasen. Allerdings **cave:** Auch hier sind wieder einmal die Kontrollarme der US-Studien schlechter als vergleichbare deutsche Daten. Außerdem war die hämatologische und Darmtoxizität erhöht. **Cave** zusätzlich: Toxizität beim Kombinationsansatz möglicherweise in Europa (HDR vs. LDR) höher.

- Radikale Hysterektormie + LK-Dissektion + **adjuvante RT** (51 Gy, 30 Fraktionen) besser als Hysterektomie und LK-Dissektion alleine (bez. krankheitsfreiem Überleben, Gesamtüberleben steht aus, allerdings hohe Toxizität) bei Stadium IB N0 mit Risikofaktoren (großer Tumor, Stromabefall, Lymph-/Gefäßeinbruch) [Sedlis (GOG), Gynecol Oncol, 1998].
- **Primäre RChT** für Stadien IB–IVA (Cisplatin alleine, 45 Gy Becken extern, 1×35 Gy LDR oder 3×8 Gy HDR Brachytherapie an Punkt A). Tendenz zugunsten der RChT, aber kein signifikanter Unterschied für die rekrutierte Patientenzahl [Pearcey (NCI Canada), JCO, 2002]. Relativ kurze Gesamtbehandlungszeit, daher evtl. stärkerer Hb-Abfall, was die Effizienz möglicherweise reduzierte. Auch unklarer Einfluss des fehlenden chirurgischen Stagings paraaortal.
- **Primäre RChT** (75 Gy Punkt A, 55 Gy Punkt B, 45 Gy Becken) mit Cisplatin + adjuvante Hysterektomie für LK-neg. Patientinnen im Stadium **IB > 4 cm** besser als RT + adjuvante Hysterektomie alleine, sowohl bez. krankheitsfreiem 4-JÜ als auch bez. Gesamtüberleben [Keys (GOG), NEJM, 1999]. (Das Konzept der adjuvanten Hysterektomie nach RT oder RChT basiert auf unveröffentlichten Beobachtungen der GOG, dass dieses Vorgehen die Rate an pelvinen Rezidiven gegenüber einer alleinigen RT senken konnte. Dieses Vorgehen wurde in Europa nie verfolgt.)
- **Primäre RChT** (5-FU/Cisplatin, 80 Gy Punkt A, 55 Gy Punkt B) für Stadium **IIB (> 5 cm) bis IVA** (ohne RT paraaortaler LK) besser als RT alleine [Morris, NEJM, 1999].
- **Primäre RChT** (85 Gy Punkt A, ca. 70 Gy Punkt B, 40 Gy Becken) für Stadien **IIB, III, IVA** mit **Cisplatin** alleine weniger toxisch und genauso gut wie **Cisplatin/5-FU/Hydroxyharnstoff** und besser als **Hydroxyharnstoff** alleine [Rose, NEJM, 1999] →

Rationale für RChT mit Cisplatin Mono!

- Radikale Hysterektomie + **adjuvante RChT** (5-FU/Cisplatin, 50 Gy Becken, 45 Gy paraaortal bei befallenen hochiliakalen LK) vs. radikale Hysterektomie + adjuvante RT alleine für Stadien IA2, IB und IIA mit pos. pelvinen LK und/oder mikroskopisch pos. Parametrien und/oder pos. Schnitträndern [Peters, JCO, 2000] →

Rationale für adjuvante RChT: Einzige adjuvante Studie bisher; daher muss in der adjuvanten Situation streng genommen dieses Schema verwendet werden! Es gibt bisher keinen systematischen Vergleich Cisplatin vs. Cisplatin/5-FU und die Toxizität der Kombinationstherapie ist hoch, daher erscheint die alleinige Gabe von Cisplatin bei Plattenepithelkarzinomen vertretbar.

- Auf der Basis einer 4-armigen randomisierten Studie in den Stadien IIB–IVA [Lorvidhaya, IJROBP, 2003] ist auch der Einsatz von Mitomycin C und oralen 5-FU prodrug möglich. Die Ergebnisse waren den bisherigen mit Cisplatin hinsichtlich Kontrolle und Toxizität vergleichbar, die simultane RChT war der alleinig adjuvanten ChT nach RT überlegen.
- **Achtung: Präoperative ChT + OP** war in einer italienischen Studie der alleinigen RT überlegen [Benedetti-Panici, JCO, 2002]. Allerdings war die alleinige RT in dieser Studie wenig radikal. Es ist daher anzunehmen, dass eine radikale RT oder aber eine primäre kombinierte RChT der Kombinationstherapie mindestens ebenbürtig sind.
- Hb ist ein wichtiger Prognosefaktor beim radiotherapierten Zervixkarzinom [Dunst, IJROBP, 2003]. Auf dieser Basis läuft gegenwärtig eine Interventionsstudie, ob mittels Gabe von EPO die Prognose des bestrahlten Zervixkarzinoms verbessert wird.

Chemotherapie

Definitive Radiochemotherapie

40 mg/m^2/d Cisplatin, 1-mal wöchentlich über 6 Wochen.

Adjuvante Radiochemotherapie

Empfehlung nach [Dunst, Strahlenther Onkol, 2001]: Jeweils in Woche 1 und 5 der RT an Tag 1–5 20 mg/m^2/d Cisplatin und kontinuierlich 5-FU 4000 mg/m^2/120 h. Entspricht aber nicht dem Original-Peters-Schema.

Das wäre: 1×70 mg/m²/d Bolus-Cisplatin an Tag 1 und 5-FU 4000 mg/m² über 96 h alle 3 Wochen, insgesamt 4 Zyklen, wobei der 1. und der 2. Zyklus parallel zur RT gegeben werden.

Ob nun 5-FU in der adjuvanten Situation notwendig ist, ist noch nicht untersucht, bei Adenokarzinomen könnte 5-FU aber evtl. wichtig sein!

Es gibt keinen systematischen Vergleich Cisplatin/Carboplatin, allerdings scheint Carboplatin in der metastasierten Situation weniger effektiv als Cisplatin, die gleichzeitige Anwendung von Carboplatin (Hämatotoxizität!) und großvolumiger Beckenbestrahlung dürfte problematisch sein!

CAVE

Bei HDR-Brachytherapie keine ChT an Brachytherapie-Tagen.

Metastasiertes Karzinom

Solitäre Lungenmetastasen: OP. Ansonsten unbefriedigend, palliative ChT mit Cisplatin als Monotherapie oder in Kombination. Ansprechrate 10–40%, aber nur < 10% CR. Einzelne Metastasen können palliativ bestrahlt werden (z. B. 10-mal 3 Gy).

Rezidive

Kleine zentrale Rezidive bis 2–3 cm ohne vorherige RT: Definitive RT, resultiert in 40% 5-JÜ.

Rezidiv nach RT: Ggf. Exenteration, aber auch dann selbst bei LK-neg. Patientinnen nur ca. 30% 5-JÜ.

18.5 Radiotherapie

Indikationen

- **FIGO IA:** Alleinige Brachytherapie (60–75 Gy LDR) äquivalent zu Hysterektomie (pos. LK in < 1% der Fälle).
- **FIGO IB/IIA:**
  - < 4 cm: **RChT** als hochdosierte Brachytherapie + Teletherapie (EBRT) der LK (11–14% der Patientinnen sind LK-pos.).
  - > 4–5 cm (sog. barrel shaped tumors): Entweder **primäre RChT** oder **präop. RChT** + OP: 50 Gy LK, 55 Gy Tumor, Hysterektomie 4–6 Wochen post-RT.

    Präop. RT etwas günstiger als postop. RT (macht ca. 15% im 5-JÜ aus).
- **FIGO IIB/III:** Primäre **RChT** (EBRT und Brachytherapie).
- **Paraaortale LK:** Bei nachgewiesenem Befall bis 2 cm (asymptomatisch) noch kurativer Ansatz [Singh, IJROBP, 2005] durch simultane RChT, aber meist parallel bereits Fernmetastasen.

  Studien zur prophylaktischen RT der paraaortalen LK: EORTC (441 Patientinnen [Haie, Radiother Oncol, 1988]) ohne Benefit, jedoch mit mehr Komplikationen). RTOG 7920 (330 Patientinnen [Rotman, JAMA, 1995]), 10% besseres Überleben, 5-mal mehr Komplikationen. Hyperfraktionierte Kombination mit ChT (normal dosiert) hatte unakzeptabel hohe Toxizität [Grigsby, IJROBP, 2001].

  Akzeptierte Indikationen: Manifester Befall oder LK-Befall oberhalb der Kommunisgabel. **Cave** ChT. Paraaortale RT bei RChT nicht zeitgleich mit pelviner, aber auch als RChT durchführen.
- **Postop. RT:** Kontrovers wegen Nebenwirkungen, nicht generell indiziert bei Stadium IB oder N0. Mögliche Indikation: **Keine LK-Dissektion, N1, Parametrieninfiltration, N0 mit Risikofaktoren** (Tumorgröße **> 5 cm, Stromainvasion > 10 mm** od. > ⅓ des Stromas, **Lymph-/Gefäßeinbruch, parametrane Infiltration, close margin** (< 3 mm), **R+, Adeno-/adenosquamöses Karzinom, hohes Grading** (30% Lokalrezidiv-Rate).

  Zur postop. RT liegt, wie oben diskutiert, eine randomisierte Studie vor (46 Gy postop. ohne Brachytherapie) mit signifikanter Reduktion der Lokalrezidiv-Rate um 44%. Überlebensdaten sind noch nicht matur, im Follow-up existieren Imbalancen (mehr lost to follow up im RT-Arm), außerdem wurde eine erhöhte Nebenwirkungsrate beschrieben [Sedlis (GOG 92), Gynecol Oncol, 1999].

  Bei **IA_2, IB und IIA** mit pos. pelvinen LK und/oder mikroskopisch pos. Parametrien und/oder R+-Situation sollte die postop. Therapie sicher als **RChT** durchgeführt werden, was sicherlich **auch für die anderen Indikationen gerechtfertigt** ist (s. o.) [Peters, JCO, 2000]. Einzig bewiesene Kombination (weil einzig getestete) Cisplatin/5-FU.

- Bei knappen Resektionsrändern im Bereich des Scheidenstumpfes ohne sonstige Risikofaktoren ggf. nur Brachytherapie wie bei Korpuskarzinom.
- Bei knappen Resektionsrändern im Bereich des Scheidenstumpfes mit sonstigen Risikofaktoren zusätzliche Brachytherapie wie bei Korpuskarzinom.
- **Rezidiv:** Selten Scheidenstumpf-Rezidive, dann bei genügender zeitlicher Latenz Re-RT mit ca. 40 Gy Teletherapie bzw. kleinvolumiger Brachytherapie bis 60 Gy möglich. Volldosierte RChT bei isolierten, asymptomatischen paraaortalen LK-Rezidiven [Singh, IJROBP, 2005].

Technik

- Mehr Teletherapie (External Beam Radiotherapy [EBRT]) bei größeren Tumoren oder höheren Stadien.
- EBRT vor Brachytherapie (randomisierte Untersuchung [Paterson, Clin Radiol, 1962]).
- Mindestens 2-mal Brachytherapie (≤ 8 Gy Punkt A) an EBRT-freien Tagen, frühestens 2 – 3 Wochen nach Beginn der EBRT. Tumordurchmesser sollte möglichst auf < 4 cm geschrumpft sein, die Schleimhauttoxizität durch EBRT sollte jedoch noch gering sein.
- Parazentral 70 – 85 Gy anstreben.
- Dosierung auf Beckenwand 45 – 50 Gy, bei Befall 60 – 65 Gy.
- Mittelblock (MB) am Ende der EBRT parallel zur Brachytherapie.
- In der postop. Situation Becken-RT mit 46 Gy [Sedlis, s. o.] bis 50 Gy [Peters, s. o.], **cave:** Dünndarmtoxizität.

Teletherapie (EBRT) Becken

- 4er-Box oder ap/pa, Rückenlage oder Bauchlage, Lochbrett (Haut weniger verschieblich über Sakrum), volle Blase verlagert Dünndarm. Bevorzugt CT-gestützte 3-D-Planung, um individueller Geometrie von Primärtumor und Lymphabfluss gerecht zu werden.
  Feldgrenzen:
  - Superior: LWK 5/S1 (IB/IIA) bzw. LWK 4/5 (IIB, III, IV, s. u.); wenn LK um A. iliaca communis pos. sind, dann LWK 3/4.
  - Inferior: Unterkante Foramen obturatorium (bei vaginalem Befall Tumor + 2 cm).
  - Lateral: Linea terminalis + mindestens 2 cm (bei Befall des unteren Vaginadrittels inklusive inguinaler LK).
  - Anterior: Symphysenvorderkante (bei Ausdehnung des Tumors nach vorne Feldgrenze 2 cm vor Symphyse legen) + kleiner Dünndarmblock.
  - Posterior: Rektummitte (Lot von S2/3), bei großen Tumoren, Rektuminfiltration, Infiltration des Lig. sacrouterinum bzw. bei manifesten pararektalen LK inklusive Sakrum. Analblock.
- Parametraner Boost, wenn Brachytherapie durchgeführt werden soll: ap/pa mit Mittelblock.
  Feldgrenzen:
  - Superior: Iliosakralfugen-Unterkante.
  - Inferior: Unterkante Foramen obturatorium.
  - Lateral: Linea terminalis + 1 cm (IIB) bzw. 2 cm (IIIB).
  - Medial: Mittelblock (Breite 4 – 5 cm [klassischerweise Anpassung auf die Isodose, die durch Punkt A geht bzw. auf die 50 %-Isodose der Brachytherapie, je nach Dosisverteilung der Brachytherapie]) bis Unterkante Iliosakralfuge. Mittelblock erst spät bei Infiltration des Lig. sacrouterinum einsetzen.
- Paraaortalbestrahlung:
  Feldgrenzen:
  - Superior/inferior: BWK 12/LWK 1 bis LWK 4/5.
  - Lateral: Seitliche Feldgrenzen 2 cm lateral vom Wirbelkörper bzw. entlang der Querfortsätze.
  - Anterior/posterior: Von 2 – 3 cm vor der Wirbelsäulevorderkante bis Wirbelkörpermitte.

CAVE
Gap zum Beckenfeld wegen potenzieller Überschneidung im Darmbereich!

Brachytherapie

1913 erste Radiumeinlagen durch Döderlein, dann Entwicklung der Stockholmer Methode, 1919 Etablierung des Pariser-Systems, 1938 Manchester-System.

Dosierung nach ICRU Report 38 von 1985 und gemäß DIN 6827-3.

Isotope mit verschiedenen Dosisraten werden verwendet, diese unterscheiden sich stark in der biologischen Wirkung und erfordern daher unterschiedliche Applikationsmodi:

- **Low Dose Rate (LDR): 0,4 – 0,8 Gy/h,** Cs-137 (früher Ra-226), 2 Fraktionen, Abstand 10 Tage.
- **High Dose Rate (HDR) > 0,2 Gy/min,** d. h. > 12 Gy/h, Ir-192, 10 – 15 min./Applikation (Vorteil gegenüber LDR: geringere Gefahr des Verrutschens, Dosisoptimierung bei schrittbewegter Quelle), 4 – 7 Applikationen á 5 – 8 Gy (Nachteil gegenüber LDR: geplante Bestrahlungsgeometrie muss öfter reproduziert werden), u.U. mehrfache Narkose notwendig. Alternativ Einbringung einer Zervixhülse, dann sind mehrere Applikationen unproblematischer.
- **Spezialtechnik: Pulsed Dose Rate (PDR).** Hier handelt es sich um eine gepulste HDR-Bestrahlung mit Pulsen von 0,5 Gy, einmal pro Stunde. Die biologische Wirkung der PDR-Therapie ist bei gleichen Nominaldosen etwa vergleichbar der LDR-Bestrahlung. PDR verbindet damit die biologische Charakteristik von LDR mit deutlich erleichterter Pflegearbeit, da die Strahlung nur einmal kurz pro Stunde aktiviert wird und die Patientin dazwischen zugänglich ist.

Als Faustregel gilt: Im typischen LDR-Bereich mit 0,5 Gy/h sind die kontinuierlich applizierten Nominal-Dosen in etwa biologisch äquivalent zu den applizierten Nominal-Dosen einer konventionellen Fraktionierung mit 2 Gy/d. Dies gilt bei höheren Dosisleistungen nicht mehr!
Da die HDR-Dosisleistung dem 100fachen der Radiumdosisleistung entspricht, ist die HDR-Dosis relativ 1,3- bis 1,6-mal wirksamer als LDR, da die Zellen nicht mehr wie bei LDR den subletalen Strahlenschaden reparieren können. Daher ist im Allgemeinen die applizierte HDR-Dosis 0,5- bis 0,6-mal die applizierte LDR-Dosis!
Ausnahme; PDR (gepulste HDR-Bestrahlung): Bei Pulsen von 0,5 Gy/h sind die nominalen PDR-Summendosen äquivalent zur nominalen LDR-Dosis.

Historische Entwicklung der Brachytherapie und der Dosimetriesysteme

Da zurzeit der Entwicklung der Brachytherapie keine rechnergestützte dreidimensionale Bestrahlungsplanung zur Verfügung stand, wurden unterschiedliche Dosimetriesysteme entwickelt, die durch Anwendung fester geometrisch definierter Applikationssysteme bei Einhaltung dieser Vorschriften die einfache Bestimmung der räumlichen Dosisverteilung aus der verwendeten Geometrie und Primäraktivität der Strahler für die LDR-Brachytherapie ermöglichten. Dazu gehörten die Pariser-Technik (Regaud), die Manchester-Technik (Tod, Paterson, Raumausnutzungsmethode) sowie die Stockholm-Technik (Forsett, Heymann, Raumanpassungsmethode).

Heute setzt sich aufgrund der kürzeren Behandlungszeit mehr die HDR-Afterloading-Brachytherapie durch. Verschiedene Applikatoren, wie z. B. Mehrweg-Applikatoren, teilweise mit Abschirmungen, sowie Ring- bzw. Zylinder-Stift-Applikatoren, werden verwendet. Der Einsatz einer Zervixhülse unter Narkose bei der ersten Brachytherapie ermöglicht dann die weiteren Brachytherapien ohne Vollnarkose.

Charakteristika der verschiedenen Systeme in der gynäkologischen Brachytherapie:

- **Pariser-Technik:** Quelle rechts und links vaginal, jeweils laterokranial und intrauterine Quelle.
- **Manchester-Technik:** Verwendung zweier spreizbarer Ovoide für das Scheidengewölbe ursprünglich zur Dosiserhöhung an der Beckenwand wegen Orthovolttechnik, keine RT der restlichen Vagina. Problem: HDR mit Ovoiden kann Dosisspitzen in der Blase erzeugen; zudem gibt es heute durch die Megavolttherapie kein Problem mit der Tiefendosis. Bei Verwendung von Ovoiden gilt: Immer größtmögliche Ovoide benutzen.
- **Essener-Methode:** Zylinder-Stift-Applikator, Dosierung nach Risikoorganen, nicht nach Rezidivrisiko. Der Abstand Rektummukosa zu Applikator beträgt ca. 2 cm bei intakter Zervix (daher entspricht die Dosis dort auch der an Punkt A bei symmetrischer Applikation). Eine Belastung von 5 ml Rektummukosa mit 3 × 6,5 – 7 Gy in wöchentlichen Abständen ist tolerabel (+ 36 Gy Teletherapie-Box ergibt nämlich eine resultierende Gesamtdosis am Rektum von ca. 60 Gy). Bei Tumorbefall der Zervix oder Infektion kann der Abstand zum Rektum u.U. geringer sein, daher ggf. Dosisreduktion notwendig.

Angestrebte Tumordosis **80 Gy,** maximal tolerable Blasen-/Rektumdosis **< 60 – 70 Gy.**

Zielvolumen der Brachytherapie: Zervix, benachbartes Korpus, kraniale Vagina, Parametrien.

Risikoorgane der Brachytherapie: Sigma, Rektum, Zäkum, Dünndarm, Blase, Ureter, Urethra, kaudale Vagina.

Die Dosierung wurde früher gemäß ICRU 38 vorgenommen, aber die Dosis an Risikoorganen wurde auf diese Weise unterschätzt. Daher wird diese Methode heute eigentlich nicht mehr benutzt.

Verbreitet ist die Dosierung nach Referenzpunkten A + B (Manchester, Tod + Meredith 1938) und VA 1 - 5 (Rotte 1980):

Punkt A repräsentiert die **Tumor-Minimaldosis** in der **Parazervikalregion,** Ureterdosis (ursprünglicher Zweck von Punkt A) und außerdem die *Rektum-/Blasenmaximaldosis* bei Essener Methode. Lokalisation: 2 cm kranial und 2 cm lateral der Portio (Abstand Septum zur Blase 5 - 20 mm, zum Rektum 10 - 16 mm).

Punkt B: Lokalisation: 5 cm lateral der Mittellinie bzw. 3 cm lateral von Punkt A. Gibt die Dosis an der **Beckenwand** und *mittlere Belastung der Risikoorgane* wieder.

Wenn Uterus verkippt, wandert Punkt A mit, wohingegen Punkt B von der Körpermitte aus gemessen wird und daher relativ zur Beckenwand stabil bleibt. Bis zu 20 % der Brachytherapie-Dosis von Punkt A kommen an der Beckenwand an.

Bei einer **Dosis von 7 Gy/Fraktion in Punkt A** beträgt die **Dosis in Punkt B etwa 2 Gy/Fraktion** → Im Bereich der meisten Normalgewebe herrscht also konventionelle Fraktionierung. Wird mit einem Zylinder-Stift-Applikator gearbeitet, dann ist im **vaginalen Anteil** die Dosierung so zu wählen, dass **5 Gy in 5 mm Gewebstiefe** ankommen (d.h. bei 3-Wege-Applikator 5 mm vor der Applikatoroberfläche; bei Ring-Stift-System ist durch Packung die Vaginalschleimhaut weiter distanziert, prinzipiell gilt aber das Gleiche).

Messsonde in Rektum und Blase einbringen, im Rektum maximal 40 - 60 % der Maximaldosis.

Generell gilt: Bei simultaner ChT tendenziell geringere ED und mehr Fraktionen wählen (z.B. 6 × 6 Gy statt 5 × 7 Gy).

Dosierung exemplarisch

- **IB_1, IIA, IIB (< 4 cm):**
  Die **Brachytherapie-Dosis** (HDR) sollte **35 - 45 Gy** in 5 - 6 Fraktionen (ED an Punkt A ca. 7 Gy) betragen! Früher (und in USA): 2 × 20 Gy LDR, wohl angesichts o.g. Faktors zwischen LDR und HDR weniger radikal.
  Beispiel: 4er-Box 20 Gy, dann ap/pa mit Mittelblock (MB) 20 Gy, parallel zur Bestrahlung mit Mittelblock (1-mal/Wo, jeweils zur Wochenmitte) 5 × 7,5 Gy Brachytherapie (= 37,5 Gy an Punkt A, entspricht 5 × 1,6 Gy = 8 Gy an Punkt B).
  Gesamtdosis daher ca. **57 Gy** nominal (biologisch 75 Gy) an **Punkt A** sowie **ca. 45 - 50 Gy** (physikalisch = biolologisch) an **Punkt B.**

An Brachytherapietagen keine EBRT!

- IB_2 und IIB (> 4 cm), IIIA, IIIB
  Die **Brachytherapie-Dosis** (HDR) sollte **20 - 30 Gy** in 3 - 4 Fraktionen (ED an Punkt A ca. 7 Gy) betragen.
  Beispiel: 40 Gy perkutan, dann ap/pa mit MB („Parametrien-Boost") 10 Gy (also bis 50 Gy, wenn Parametrien nicht befallen) bzw. 20 Gy (also bis 60 Gy bei Befall der Parametrien), parallel zum Parametrien-Boost (1-mal/Wo, jeweils Wochenmitte) 3 × 7,5 Gy Brachytherapie an Punkt A (= 22,5 Gy an Punkt A, entspricht 3 × 1,6 bzw. GD 4,8 Gy an Punkt B).
  Gesamtdosis daher ca. **62 Gy** (biologisch 75 Gy) an **Punkt A** und **55 bzw. 65 Gy** (physikalisch = biologisch) an **Punkt B.**

An Brachytherapietagen keine EBRT!

- **Postop. RT nach Wertheim-Meigs-OP:** 50,4 Gy, Box bis L5, bei Vaginalbefall (R1) 1 × 7,5 Gy mit Kolpostat (Dosierung auf 5 mm Entfernung von Applikatoroberfläche) ergibt ca. 65 Gy biologisch äquivalente Dosis am Scheidenstumpf.
- **Präop. RT bei IB_2:** 50,4 Gy, Box bis L5, anschließend 1 × 5 Gy (Punkt A) intrazervikale Brachytherapie ergibt ca. 57 Gy biologisch äquivalente Dosis am Tumor und ca. 52 Gy im Bereich der LK-Stationen.

18.6 Ergebnisse

Primäre RT: FIGO-Stadien I/IIA 82 % 5-JÜ, Stadien IIB/III 56 % 5-JÜ.

Alleinige OP: FIGO-Stadien I/IIA 85–93% 5-JÜ (aber mehr pelvine Rezidive, daher Rationale für postop. RChT in Hochrisikosituation, detaillierte Diskussion s. o.)

5-JÜ

- **IA:** 95–100%.
- **IB:** 70–80%.
- **IIA:** 60–70%.
- **IIB:** 60–65%.
- **IIIB:** 25–48%.
- **IVA:** 18–34%.

Alleinige EBRT ergibt 2/3 der Überlebensraten von EBRT in Kombination mit Brachytherapie.

Prognose sehr schlecht bei HIV-Assoziation.

18.7 Nebenwirkungen/ Aufklärung

Potenzielle Komplikationen: 2% Perforationen, 25% Fieber, Diarrhö.

Ansonsten Bauchkrämpfe, Proktitis, Zystourethritis, Hämaturie, Vaginitis (Spülung mit 1 : 5 $H_2O_2 : H_2O$, Östrogencreme), Rektumstenose, Ulkus, Darmverschluss, chronische Zystitis, Inkontinenz, Urethralstriktur, Vaginalstenose, Beinödem, Fistelung, Dyspareunie (30%), Störung der Hormonproduktion/Ovarfunktion.

Inzidenz der Spätfolgen:

- Stadien FIGO I/IIA: 3–5%.
- Stadien FIGO IIB/III 10–15%.

18.8 Besonderheiten

- Bez. des Becken-Zielvolumens ist kontrovers, ob die Oberkante bei L5/S1 oder L4/5 liegen sollte. Prozedere z. B.: LK um A. iliaca communis aus CT bestimmen, bei höherem Stadium (z. B. ab IIB) LWK 5 mit einschließen. Ähnlicher Ansatz [Greer, Gynecol Oncol, 1990]: 87% der iliakal externen + hypogastrischen LK liegen höher als Promontorium, daher nur bis Stadium IB LWK 5/S1 als Oberkante, sonst LWK 4/LWK 5. Wenn LK um A. iliaca communis sicher mitbestrahlt werden sollen, dann bis LWK 3/ LWK 4 einschließen.
- Neue **Studie der ARO (95-2)**: Hyperfraktioniert-akzelerierte RT, um akzelerierte Repopulierung zu kompensieren (Zervix biologisch ähnlich wie HNO). Vorgehen: Bauchlage, Lochbrett, Zervixhülse.
  Standardarm: 39,6 Gy 4er-Box, 10,8 Gy ap/pa + Mittelblock, 4 × 6 Gy Brachytherapie (ergeben 63,6 Gy an Punkt A [physikalisch, aber mit Faktor 1,6 für Brachytherapie ergibt dies biologisch 78 Gy] und 66,4 Gy an Punkt B).
  Genauer Ablauf: 22 × 1,8 Gy Box, Brachytherapie, 4 × 1,8 Gy ap/pa und Mittelblock, Brachytherapie, 2 × 1,8 Gy ap/pa auf Parametrien, dann Brachytherapie, dann 3 × 1,8 Gy auf Parametrien, dann Brachytherapie.
  Concomittant boost: 27 Gy 4er-Box, 25,2 Gy ap/pa + Mittelblock, 6 × 4 Gy Brachytherapie, 10,8 Gy concomittant boost ergibt 65,8 bzw. 77,2 Gy an Punkt A, 67,2 Gy an Punkt B.
  Genauer Ablauf: Woche 1–3: 15 × 1,8 Gy Box + 9 × 1,2 Gy concomittant boost (3-mal/Wo).
  Woche 4–6: 14 × 1,8 Gy ap/pa + Mittelblock + 6 × 4 Gy Brachytherapie (2-mal/Wo).
- **Studie der AGO**: OP +/- postop. RT in Stadien IB-IIB mit hohem Rezidivrisiko (z. B. L1, V1, G3, Adenokarzinom, Tumor > 4 cm etc.).
- **ARO 98-4:** Primäre RT +/- Retinoide und Interferon.
- **RTOG C-128:** RChT +/- Coxib.
- **RTOG C-116:** RChT +/- Amifostin.
- **EORTC 55994**: Vergleich präop. ChT mit primärer RChT in Stadien Ib2 und II.
- **MARCH (Deutschland), GOG 0191 (USA) und CanNCIC-CX4 (Kanada):** RChT +/- EPO.
- ChT bei Metastasen: Cisplatin-Monotherapie oder Cisplatin/Ifosfamid (GOG) führt zu 20% CR.
- Kleinzelliges Karzinom: Behandlung wie Lunge (SCLC), häufig LK pos. (50–65%) und M+, daher 2- bis 3-mal ChT (Cyclophosphamid, Adriamycin, Vincristin), dann RT entsprechend FIGO-Stadium, ggf. prophylaktische Ganzhirn-RT.
- Mittelblock bevorzugt mit abgestuftem Rand zur Anpassung an Dosisabfall von Brachytherapie verwenden.
- Zervixkarzinom und Schwangerschaft: Konisation möglich, aber 20% Blutungen, 20% Aborte, 20% Frühgeburten. Alternativ Punch-Biopsie (weniger

invasiv, weniger zuverlässig). Im letzten Trimenon vorgezogene Sectio, z.B. 34.–35. Schwangerschaftswoche, vorher besser Abbruch und schnelle Therapie.

- Nach pelviner RT seltener Mammakarzinom wegen Ovarialablation [Storm (Danish Cancer Registry), Cancer, 1988].
- Nach Brachytherapie alleine mehr Leukämien als nach Brachytherapie + EBRT (Erklärungsansatz: Geringere Dosis am Knochenmark, daher mehr Mutationen, Zelltod seltener).
- Einfluss der Gesamtbehandlungszeit auf das Ergebnis: 1 % Verlust von Tumorkontrolle pro Tag, um den sich die Therapie jenseits von 30 Tagen Gesamtbehandlungsdauer noch verlängert.
- Lokale Kontrolle wesentlich für Überleben, kaum suffiziente Salvage möglich, maximal 20 % 5-JÜ bei Rezidiv.
- Bei **Blutungen** ist die Brachytherapie nur sinnvoll und indiziert, wenn es sich um eine kapilläre Blutung handelt, bei arteriellen Blutungen wird Leck u.U. eher größer.
- HDR scheint bei entsprechender Dosiswahl (s.o.) in den Ergebnissen in etwa äquivalent zu LDR zu sein, evtl. mit Ausnahme bei bulky tumors (Stadium III).

KAPITEL

19 Vaginalkarzinom

19.1 Allgemeines

Vorkommen

Altersgipfel: 50–70 Jahre. *Inz.:* Selten, macht nur 1–2% der gynäkologischen Tumoren aus, meist im oberen Vaginadrittel lokalisiert.

Prophylaxe

Der Impfstoff Gardasil ist seit 2006 in Deutschland zugelassen und wendet sich gegen die HPV-Typen 6, 11, 16 und 18, die insgesamt etwa 70% aller Gebärmutterhalskarzinome auslösen und (HPV 6 und 11) 90% der Genitalwarzen verursachen. Neben der im Beobachtungszeitraum vollständigen Prävention von Zervixkarzinomen konnte in einer anderen Studie (Future II) auch eine Protektion gegenüber Vaginal- und Vulvakarzinome nachgewiesen werden.

Metastasierung

Tumoren im oberen Vaginadrittel metastasieren bevorzugt in pelvine LK, Tumoren des unteren Vaginadrittels bevorzugt in inguinale LK.

19.2 Histologie

- 90% Plattenepithelkarzinome,
- 10% Adenokarzinome und Melanome.

19.3 Staging

Tabelle 19.1 zeigt das Staging nach TNM und FIGO. **N1:** Metastasen in Leisten-LK oder Beckenlymphknoten.

LK-Inzidenz:

- **Pelvin:** Stadium I 14%, Stadium II 32%, vaginaler Vollbefall 67%.
- **Inguinal:** Bei Lage im oberen und mittleren Drittel 0%, im unteren Drittel 38%.

19.4 Therapie

Frühstadium: OP

Alleinige OP nur für sehr kleine Tumoren (< 1 cm) des **Stadiums I** portionah im oberen Vaginadrittel oder

Tab. 19.1 Staging

TNM	FIGO	Charakteristika
Tis	0	Carcinoma in situ
T1	I	Begrenzt auf Vaginalwand
T2	II	Befall von Paravaginalgewebe, aber keine Ausdehnung auf Beckenwand
T3	III	Tumor erreicht Beckenwand
T4 oder M1	IV IVA IVB	Außerhalb des Beckens, Befall von Blase oder Rektum Organbefall außerhalb des Beckens per continuitatem Fernmetastasen

evtl. für sehr weit distal gelegene Tumoren (umfasst dann Hysterektomie/Vaginektomie und pelvine LK-Dissektion). Evtl. postoperative Therapie dann analog zu den Kriterien beim Zervixkarzinom.

Ggf. bei oberflächlichen, exophytischen Tumoren und Kinderwunsch nur lokale OP ohne RT. Insbesondere beim klarzelligen Karzinomen der jungen Frau im Stadium I und bei nichtepithelialen Tumoren wegen deren geringer Strahlensensibilität keine Indikation für postop. RT.

Alternative im Frühstadium und Standard in fortgeschrittenem Stadium: Radiotherapie

Primäre RT, entweder als alleinige Brachytherapie im Stadium I, insbesondere für Tumoren der mittleren Vagina oder als kombinierte Brachytherapie/EBRT in fortgeschrittenen Stadien.

19.5 Radiotherapie

Vorgehen

Stadium I

Alleinige Brachytherapie für nichtinfiltrierende Tumoren < 0,5 cm: 8×6,2 Gy, 2-mal/Wo = 49,6 Gy (biologisch ≈ 67 bzw. 92 Gy für $\alpha/\beta = 10$ bzw. 3).

Ansonsten *Standardtherapie* für dickere Läsionen und generell ab **Stadium II**: Kombination von **Brachytherapie** (4×5 Gy bis 6×6 Gy/5 mm) + **EBRT** (ap/pa bzw. bevorzugt Box unter Einschluss der pelvinen und – bei Befall des mittleren und unteren Vaginadrittels – inguinalen LK). Stückelung Brachytherapie/EBRT wie bei Zervix, also z.B. EBRT 44 Gy (davon 20 mit Mittelblock).

Mittelblock so anpassen, dass am Tumor (also in 5 mm Wandtiefe) rechnerisch 60–70 Gy ankommen.

Stadium II

- **20 Gy EBRT Becken** (ggf. + Leisten),
- parallel 2-mal/Wo 6 Gy **Brachytherapie, insgesamt 6×6 Gy** = 36 Gy (≈ 48 Gy bzw. 65 Gy biologisch für $\alpha/\beta = 10$ bzw. 3),
- **EBRT der Parametrien** (ggf. + Leisten) mit weiteren **23,4 Gy.**

Daher Becken-LK-Dosis 49 Gy (Gesamtdosis in 5 mm Wandtiefe [55,8 Gy] äquivalent zu 68 bzw. 85 Gy für $\alpha/\beta = 10$ bzw. 3).

Stadium III

- **36 Gy EBRT Becken** (ggf. + Leisten),
- parallel 2-mal/Wo 5 Gy **Brachytherapie, insgesamt 5×5 Gy** = 25 Gy (≈ 31 bzw. 40 Gy biologisch für $\alpha/\beta = 10$ bzw. 3),
- **EBRT der Parametrien** (ggf. + Leisten) mit weiteren **18 Gy** (freie Parametrien) bzw. **27 Gy** (befallene Parametrien).

Daher Becken-LK-Dosis 59 bzw. 63 Gy, Gesamtdosis in 5 mm Wandtiefe (61 Gy) äquivalent zu 67 bzw. 76 Gy für $\alpha/\beta = 10$ bzw. 3.

Zielvolumen EBRT

Das Zielvolumen ist im Wesentlichen analog zum Zervixkarzinom. Zusätzlich müssen bei Tumoren im unteren Drittel die Leisten mit eingeschlossen werden. Die paraaortalen LK werden nur bei manifestem Befall miterfasst.

- Kranial: Oberkante LWK 5.
- Kaudal: Vulva, ggf. (bei kaudalem Tumorsitz) Leisten und hochfemoral (dann nach kaudal bis 5 cm unter Trochanter minor).
- Ventral: Symphyse. Bei Tumorausdehnung nach ventral vordere Feldgrenze 1–2 cm vor Symphyse.
- Dorsal: Spina ischiadica, entspricht etwa dem hinteren Scheidengewölbe. Bei Tumorausdehnung nach hinten 1–2 cm weiter nach dorsal.
- Lateral: 1–2 cm außerhalb des knöchernen Beckeneingangs. Wenn Leisten zusätzlich erfasst werden sollen, dann Grenze mittleres/äußeres Leistendrittel (Pfannendacherker/Mitte Femur, medial Hautstreifen stehen lassen).

Beckenlymphknoten

Für Becken-LK gilt: Mindestens 45–50 Gy, bei Befall 55–60 Gy.

Generell gilt im Stadium III: Auf N0-Leisten mindestens 54 Gy, auf N1-Leisten 63 Gy (ggf. mit Elektronen aufsättigen).

Fortgeschrittene Erkrankung (Stad. III/IV)

Meist nur EBRT oder ggf. interstitieller Boost, da intrakavitäre Applikatoren nicht platzierbar sind.

19.6 Ergebnisse

5-JÜ bei primärer RT beträgt für
- FIGO I 70 %,
- FIGO II 45 %,
- FIGO III 25 %,
- FIGO IV < 20 %.

Bei Lokalisation im oberen Vaginadrittel sind die Ergebnisse günstiger als bei kaudalen Lokalisationen.

19.7 Nebenwirkungen/Aufklärung

Nebenwirkungen/potenzielle Komplikationen: Vaginalfibrose/Vaginalstenose (Dilatation zur Prophylaxe), Darmschäden, Blasenschäden.

CAVE

Toleranzgefälle der Vaginalschleimhaut von kranial nach kaudal! Kranial ist je nach Autor die Applikation von 75 bis >100 Gy (2 Gy Tageseinzeldosis bzw. LDR) möglich, kaudal maximal 60–80 Gy (ebenfalls konventionell fraktioniert bzw. LDR). Für HDR müssen diese Daten umgerechnet werden (s. Kap. 18). Faustregel für die anzustrebende Tumordosis unter konventioneller Fraktionierung bzw. LDR-Bedingungen im oberen/mittleren/unteren Drittel: 80 Gy/70 Gy/60 Gy.

KAPITEL

20 Vulvakarzinom

20.1 Allgemeines

Vorkommen

Altersgipfel: > 60 Jahre, *Inz.:* 0,5/10^5. 4 % der gynäkologischen Tumoren.

Risikofaktoren

- Geschlechtskrankheiten,
- HSV-Infektion,
- Condyloma acuminatum,
- HPV-Infektion.

Prophylaxe

Der Impfstoff Gardasil ist seit 2006 in Deutschland zugelassen und wendet sich gegen die HPV-Typen 6, 11, 16 und 18, die insgesamt etwa 70 % aller Gebärmutterhalskarzinome auslösen und (HPV 6 und 11) 90 % der Genitalwarzen verursachen. Neben der im Beobachtungszeitraum vollständigen Prävention von Zervixkarzinomen konnte in einer anderen Studie (Future II) auch eine Protektion gegenüber Vaginal- und Vulvakarzinomen nachgewiesen werden.

Lokalisation

- 70 % Labien,
- 15 % Klitoris.

Metastasierung

Relativ häufiger LK-Befall. Zunächst Befall von LK-Station inguinofemoral superfizial, dann inguinofemoral tief. Meist nur ipsilateraler, seltener kontralateraler Befall. Bei klitoralem Sitz jedoch häufig bilateraler Befall.

Bei klinischer Negativität werden im Verlauf 35 % positiv. Nur 60 % sind histologisch pos., wenn sie klinisch palpabel sind, daher sind bis zu 40 % klinisch falsch positiv. Insgesamt werden bei Erstdiagnose > 30 % pos. LK diagnostiziert.

Bei unilateral befallenen Leisten-LK ist in 15 – 20 % mit pos. iliakalen/obturatorischen LK zu rechnen, bei bilateralem Leistenbefall in 50 %! Unterhalb 1 mm Infiltrationstiefe werden praktisch keine LK-Metastasen beobachtet, ab 1 mm besteht ein reales Risiko und bei mehr als 3 mm Infiltrationstiefe ist bereits von einem hohen Risiko eines LK-Befalls auszugehen (ca. 30 %).

20.2 Histologie

90 % Plattenepithelkarzinome, ansonsten Melanome, Adenokarzinome der Bartholinischen Drüsen, Sarkome.

20.3 Staging

Primärtumor (TNM)

- **T1:** Tumor < 2 cm und auf Vulva und/oder Perineum begrenzt (10 % LK+):
  - T1a: Stromainvasion ≤ 1 mm.
  - T1b: Stromainvasion > 1 mm.
- **T2:** Tumor > 2 cm und auf Vulva und/oder Perineum begrenzt (30 % LK+).
- **T3:** Befall von Urethra, Vagina oder Anus (50 % LK+).

- **T4:** Befall von Blase, Rektum, oberem Urethraanteil sowie Knochenfixierung.

Lymphknoten

- **N1:** Unilaterale regionäre LK.
- **N2:** Bilaterale regionäre LK.

Fernmetastasen

M1: Fernmetastasen (dazu zählen auch pelvine LK-Metastasen).

FIGO-Stadien

- **Stadium 0:** Carcinoma in situ.
- **Stadium I:** T1 N0:
  - **A:** Stromainvasion ≤ 1 mm.
  - **B:** Stromainvasion > 1 mm.
- **Stadium II:** T2 N0; Befall von Vulva/Perineum > 2 cm, keine LK.
- **Stadium III:** T3 N0, T1/2/3 N1; Befall von unterer Urethra, Vagina und Anus *oder* unilaterale LK.
- **Stadium IV:**
  - **A:** Alle N2, alle T4; Befall von oberer Urethra, Blase, Rektum, Beckenknochen *und/oder* bilaterale LK.
  - **B:** M1 inklusive pelvine LK.

20.4 Therapie

T1a (Primärtumor ≤ 1 mm)

Wide excision, keine LK-Dissektion, da nur 1 % pos. LK.

T1b (Primärtumor > 1 mm)/T2

- Historisch totale Vulvektomie mit LK-Dissektion.
- Heute eher individualisiertes Vorgehen mit wide excision/partieller Vulvektomie (2 cm Sicherheitsabstand) +/– ipsilaterale inguinale LK-Dissektion, bei Befall auch kontralaterale LK-Dissektion. Bei klitoralem Sitz immer bilaterale LK-Dissektion. Ausdehnung der LK-Dissektion unklar (nur oberflächlich oder auch tiefe femorale?). Bei Primärtumor > 4 cm auch pelvine LK-Dissektion indiziert.

T3/T4

- Historisch radikale Vulvovaginektomie mit Stomaanlage.
- Aktuell: Präop. RT +/– ChT (5-FU/Cisplatin/Mitomycin) und limited resection (GOG-Studie [Moore, IJROBP, 1998], noch nicht vollständig ausgewertet, hohe CR-Rate nach präop. RChT mit 5-FU und 47,6 Gy).
- Stellenwert der postoperativen simultanen RChT unklar, wird (z. B. als Cisplatin-Monotherapie) bei Hochrisikosituation empfohlen. Einzeldosis dann ≤ 1,8 Gy.

20.5 Radiotherapie

Indikationen

RT indiziert bei close margin, R+, LK+ und wenn bei > 1 mm Infiltrationstiefe nur wide excision ohne LK-Dissektion durchgeführt wurde.

Der Vorteil der pelvinen RT gegenüber der alleinigen pelvinen LK-Dissektion wurde in GOG 37 nachgewiesen [Homesley, Obstet Gynecol, 1986]. In dieser Studie war die Vulva nicht Teil des Zielvolumens. Bei geringem Risiko für ein Lokalrezidiv (Margin > 1 cm, keine lymphovaskuläre Invasion) kann theoretisch auf die RT der Vulva verzichtet werden. Diese Situation kommt jedoch selten vor, daher ist die Vulva meist Teil des Zielvolumens.

Bei T3/T4 präop. RT bzw. RChT (s. Kap. 20.4).

Technik

Frog-leg-Position.

Mögliches radiotherapeutisches Vorgehen:

Das Zielvolumen umfasst normalerweise Vulva, distales Scheidendrittel, inguinale Lymphknoten und Iliaca-externa-LK.

Wenn bei inguinaler LK-Dissektion nur oberflächliche LK befallen waren, dann RT nur inguinal, keine RT des Beckens (zentraler Beckenblock, s. u.).

Bei Befall der tiefen inguinalen LK ggf. auf Beckenblock verzichten, wenn keine iliakale LK-Resektion durchgeführt wurde.

Zunächst 50 % der Dosis ap/pa auf Becken (Promontorium bis Vulva/Damm/Leisten/femoral [Bolus über Vulva + LK, wenn diese vergrößert], lateral 1 – 2 cm außerhalb des Beckeneingangs und Grenze mittleres/äußeres Leistendrittel. Gewichtung der Felder ggf. ap : pa = 2 : 1). Zentraler Block, der 1 cm oberhalb der Symphyse beginnt und bis zur oberen Feldgrenze reicht.

Dann: 50 % mit Elektronen, Boost auf Vulva und inguinale LK (**cave:** LK-Tiefe, analog zum Analkarzinom). Sicherer ist daher die Applikation der gesamten Dosis über Photonenfelder analog zur RT des Analkarzinoms.

Resultierende Dosis daher: Postoperativ 45 – 50 Gy (mit Bolus). Bei primärer RT oder makroskopischem Rest + 10 – 15 Gy Boost.

20.6 Ergebnisse

5-JÜ in
- Stadium I 92 %,
- Stadium II 88 %,
- Stadium III 70 %,
- Stadium IV 25 %,
- im Schnitt 70 %.

5-JÜ 93 % vs. 25 % bei LK-neg. vs. LK-pos. [Homesley, Obstet Gynecol, 1986].

Inzidenz von Lymphödem nach LK-Resektion: 60 %.

20

KAPITEL

21 Weichteilsarkome

21.1 Allgemeines

Vorkommen

Altersgipfel: Keiner, homogen über alle Dekaden verteilt, allenfalls leichte Betonung der 5. Dekade. *Inz.:* 2/10^5, 1 % der Tumoren bei Erwachsenen, 15 % der kindlichen Tumoren, Männer : Frauen 1 : 1.

Risikofaktoren

- Vinylchlorid,
- Arsen,
- Radiatio (v.a. für malignes fibröses Histiozytom),
- Syndrome: v.-Recklinghausen-Syndrom, Basalzell-nävus, Werner-Syndrom, Gardner-Syndrom, Li-Fraumeni-Syndrom, tuberöse Sklerose, familiäre adenomatöse Polyposis (FAP), Retinoblastom.

Lokalisation

- > 50 % Extremitäten (43 % untere, 16 % obere Extremität),
- 35 % viszeral/retroperitoneal (dort 50 % Lokalrezidiv-Rate)/Rumpf,
- 5 % Kopf/Hals,
- 3 % thorakal.

Häufigste Lokalisation insgesamt: Oberschenkel.

Metastasierung

Insgesamt sind 90 % der Tumoren bei Diagnose lokalisiert. Langfristig beträgt die Metastasierungswahrscheinlichkeit jedoch > 50 % für höhergradige, < 15 % für niedergradige Tumoren. Nur in 5 % sind LK befallen (v.a. bei **Rhabdomyosarkom [RMS], Synovial-**, Angio- und Epitheloidzellsarkom).

70–80 % der Fernmetastasen sitzen in der Lunge, daher bei GI/II mindestens Rö-Thorax, bei GIII/IV CT des Thorax.

Ausnahme: Bei Liposarkomen findet sich in 60 % die erste M1-Station außerhalb der Lunge.

Pos. LK haben die gleiche oder eine schlechtere Prognose als Lungen-Fernmetastasen.

Prognosefaktoren

- Grading,
- Größe des Primärtumors,
- Vorliegen von Metastasen,
- Tiefe (mit oder ohne Faszienbeteiligung).

Weitaus am wichtigsten: Grading, bestimmt im Wesentlichen die Prognose.

Wesentliche Unterscheidung dabei:

- Grad I + II: Niedergradig (< 15 % Metastasen).
- Grad III + IV: Höhergradig (> 50 % Metastasen).

5-JÜ: Kleine niedergradige Sarkome: 90 %, große hochgradige: 50 %, metastasierte Tumoren: 5 %.

Für Extremitäten-Sarkome spielt die Histologie prognostisch keine Rolle.

p53+ geht mit schlechterer, bcl-2 mit besserer Prognose einher, hat aber untergeordnete Bedeutung.

Osteosarkome

Häufigster primärer Knochentumor. 3,5 % der kindlichen Tumoren. *Altersgipfel:* 2. Dekade. Manifestation in Epiphysen um das Knie herum. Therapie: Nach Protokoll COSS 96 (ChT–OP–ChT, keine RT) bzw. EURAMOS. Resektion von Lungenmetastasen nach ChT. Heilungsrate 60 %. S. Kap. 22.

Ewing-Sarkome

Therapie in der Vergangenheit nach den Protokollen IESS, UK-ET, CESS bzw. EICESS 92. Aktuelles Protokoll: Euro-Ewing. S. Kap. 30.

Kindliche Weichteilsarkome

Therapie nach den CWS-Protokollen. Aktuell CWS 2002. 50–60% Heilung. S. Kap. 30.

21.2 Histologie

- Malignes fibröses Histiozytom: 35%, häufigstes Extremitäten-Weichteilsarkom.
- Liposarkom: 30%, häufigstes retroperitoneales Weichteilsarkom.
- Synovialsarkom: 10%, meist bei Patienten < 35 Jahren, per definitionem immer GIII.
- Neurosarkom (10%).
- Seltener mit zusammen 25%: Leiomyosarkom (vornehmlich Uterus, oft Grad III/IV, daher schlechtere Prognose. Gastrointestinale Leiomyosarkome sind extrem therapierefraktär, daher in Studien einbringen), Fibro-, Angio-, Rhabdomyosarkom (alveolär und embryonal [häufigstes kindliches Weichteilsarkom]), epitheloides, alveoläres Sarkom und malignes Hämangioendotheliom.
- Selten: Multifokales Angiosarkom nach Lymphadenektomie/RT wegen Mammakarzinom und hierdurch assoziiertem chronischem Lymphödem (Stewart-Treves-Syndrom).

Hohes Lokalrezidiv- und Metastasierungsrisiko bei Fibrosarkomen und malignen Nervenscheidentumoren.

21.3 Staging

21.3.1 Historisch nach UICC 1987/1992

Primärtumor

- **T1:** Tumor < 5 cm.
- **T2:** Tumor > 5 cm.

Differenzierung

- **G1:** Hoch differenziert.
- **G2:** Mäßig differenziert.
- **G3:** Undifferenziert.

Nach alter Klassifikation: GI niedrigmaligne, GII/III hochmaligne.

Stadieneinteilung

- **Stadium IA:** T1 G1.
- **Stadium IB:** T2 G2.
- **Stadium IIA:** T1 G2.
- **Stadium IIB:** T2 G2.
- **Stadium IIIA:** T1 G3.
- **Stadium IIIB:** T2 G3.
- **Stadium IVA:** N+.
- **Stadium IVB:** M1.

21.3.2 Aktuell nach AJCC 1997/UICC 2002

Primärtumor

- **T1:** Tumor ≤ 5 cm.
- **T2:** Tumor > 5 cm.

Ausdehnung

- **a:** Oberflächlich.
- **b:** Tief.

Differenzierung

- **G1:** Gut differenziert.
- **G2:** Mäßig differenziert.
- **G3:** Schlecht differenziert.
- **G4:** Undifferenziert.

Nach neuer Klassifikation: G1/G2 niedrigmaligne, G3/4 hochmaligne.

Stadieneinteilung

- **Stadium IA:** T1a/b G1/2.
- **Stadium IB:** T2a/b G1/2.
- **Stadium IIA:** T1a/b G3/4.
- **Stadium IIB:** T2a G3/4.
- **Stadium III:** T2b G3/4.
- **Stadium IV:** N+, M1.

21.4 Therapierichtlinien

Prinzipiell existieren drei Optionen für die lokale Therapie von Weichteilsarkomen:

- Die Amputation,
- die radikale organerhaltende alleinige Operation, meist mit starker Funktionseinschränkung (Kompartmentresektion),
- die weite Exzision (wide excision) des Tumors mit anschließender Strahlentherapie, dadurch weitgehender Funktionserhalt.

Prinzipiell zeigten Ende der 1980er-Jahre schon mehrere retrospektive Serien, und dann auch randomisierte Studien, dass zum einen die RT die Lokalrezidiv-Raten bei alleiniger wide excision senken konnte und dass zum anderen die Ergebnisse quo ad vitam mit radikaler Chirurgie (Kompartmentresektion oder Amputation) dem organerhaltenden Vorgehen in etwa äquivalent waren [Rosenberg, Ann Surg, 1982; Yang, JCO, 1998; Pisters, JCO, 1996]. Wann immer möglich, ist daher heute das organerhaltende Vorgehen Standard.

Nach Feinnadelbiopsie oder Inzisionsbiopsie (immer longitudinal) immer Biopsieweg bei definitiver OP mit exzidieren.

Ein ausführlicher Therapiealgorithmus adaptiert an den Lokalbefund findet sich z. B. bei [Hoos, Chirurg, 2000].

Operation

Definitive OP: Bei intraläsionaler oder marginaler Resektion immer Nachresektion anstreben, da sonst 90–100 % Lokalrezidive, bei wide excision (nach Enneking) nur 50 %, bei Kompartmentresektion 7–28 % Lokalrezidive.

> Gegenwärtige Standardtherapie: Wide excision mit minimalem Sicherheitsabstand von 2 cm mit adjuvanter postop. RT. Keine LK-Dissektion notwendig, außer wenn LK klinisch vergrößert. Resektion des vollständigen Kompartments wird kaum noch durchgeführt. Bei radikaler Kompartmentresektion ist ein Vorteil der adjuvanten RT nicht nachgewiesen und RT wohl nicht nötig, da Ergebnisse der radikalen Resektion (Kompartment oder Amputation) in etwa der Kombination wide excision + RT entsprechen.

Notwendigkeit der R0-Resektion

Bei 2 cm Tumordurchmesser = 4 ml = 4×10^8 Zellen ergeben sich bei (65–)80 Gy 90 % lokale Kontrolle.

Bei 5 cm Tumordurchmesser = 100 ml = 10^{10} Zellen ergeben sich nur noch 50 % lokale Kontrolle.

Bei R0-Resektion bleiben ca. 10^{4-6} Zellen übrig, daher sind mit 60–66 Gy ca. 80 % lokale Kontrolle erzielbar.

Eine OP mit 99 % Tumorreduktion (100 ml auf 1 ml) ist nicht sinnvoll, da dann noch 10^8 Zellen übrig sind, sodass eine Dosis von weit mehr als 70 Gy nötig wäre, mit entsprechend hohem Komplikationsrisiko. Erst wenn R0-Resektion durchgeführt ist, reichen 60–66 Gy aus.

Chemotherapie

Allgemein

Wesentlich in **jedem** Stadium des **Rhabdomyosarkoms.** Aktivste Agenzien: Doxorubicin und Ifosfamid (jeweils 15–40 % [im Mittel 20 %] Ansprechen), Ifosfamid besser als Cyclophosphamid [Bramwell (EORTC), JCO, 1987]. Etwas geringere Aktivität: DTIC (15–20 %), Vincristin.

Verwendete Kombinations-ChT: CyVADIC, MAID, AI, AD. Während die Ansprechraten höher für die aggressiven Schemata (MAID; AI) als für CyVADIC und AD sind, unterscheidet sich das Überleben nicht, teils wegen höherer Toxizität. Dennoch werden heute meist die aggressiven Schemata, insbesondere AI verwendet, da hier die beiden einzeln aktivsten Substanzen kombiniert werden und deren Dosis nicht zugunsten weniger aktiver Substanzen reduziert wird.

Adjuvante Chemotherapie

Angewandt bei **hochgradigen** Tumoren. Mit Ausnahme einer italienischen randomisierten Studie [Frustaci/Picci, JCO, 2001] hat keine Serie eines der aggressiven Schemata verwandt. Meist wurden IIIB-Tumoren (nach alter Klassifikation) rekrutiert (*hochgradig, groß*). Lediglich die o.g. Studie konnte einen signifikanten Überlebensvorteil (krankheitsfreies und Gesamtüberleben) nach ChT zeigen. Die Studie wurde bei signifikantem Überlebensunterschied vorzeitig geschlossen. Die meisten anderen Studien waren aber trendmäßig positiv (z. B. EORTC [Bramwell, JCO, 1995]). Der Vorteil

21

der aggressiveren Schemata ist noch nicht gezeigt (z.B. EORTC-Studie [Santoro, JCO, 1995], kein Vorteil von CyVADIC vs. Doxorubicin + Ifosfamid vs. Doxorubicin alleine). Eine Metaanalyse bestätigte dies [Tierney, Br J Canc, 1995 bzw. Sarcoma Metaan. Coll, Lancet, 1997]. Das krankheitsfreie Überleben war signifikant verbessert, das Gesamtüberleben jedoch nur trendmäßig, *am meisten scheinen IIB-Tumoren der alten Klassifikation zu profitieren,* insbesondere mit hoher S-Phase.

Gegenwärtig untersuchen die EORTC (62931) und das NCI die adjuvante ChT mit Doxorubicin/Ifosfamid vs. keine adjuvante ChT.

Neoadjuvante Chemotherapie

Standard für **Osteosarkome, Ewing-Sarkome und pädiatrische Rhabdomyosarkome.**

Experimentell für Erwachsenen-Weichteilsarkome, *v.a. bei sehr großen, hochgradigen Tumoren, um organerhaltende OP möglich zu machen.* Die großen Serien von UCLA und MDACC zeigen exzellente lokale Kontrolle (2% Lokalrezidive) und gutes Überleben (bis zu 85%). Keine randomisierten Daten.

Palliative Chemotherapie

ChT alleine bei metastatischem Weichteilsarkom ist nur für Rhabdomyosarkome potenziell kurativ (20–30% Langzeitüberlebende schon mit konventionellen Schemata, potenziell noch besser für Hochdosis mit Stammzell-Rescue [Boulad, JCO, 1998]).

Bei den übrigen Weichteilsarkomen ist kein Einfluss der ChT auf das Überleben nachgewiesen.

Meistverwendetes Agens zur Palliation: Doxorubicin 60–90 mg/m^2 alle 3–4 Wochen oder Ifosfamid 9 g/m^2 alle 3–4 Wochen. Synovialsarkome sind besonders empfindlich gegen Ifosfamid. Bei Doxorubicin- und Ifosfamid-Resistenz kaum Aussicht auf erfolgreiche 2nd-line-Therapie.

Therapie bei Rezidiv

Re-Resektion, ggf. mit RT, falls nicht bei primärer Behandlung bestrahlt.

Therapie bei Lungenmetastasen

Bei 50% der Patienten einzige Lokalisation. Wenn R0-Resektion möglich und keine extrathorakalen Metastasen vorliegen, Resektion.

21.5 Radiotherapie

Indikation

> Bisher kein Nachweis einer Überlebensverlängerung durch adjuvante RT, jedoch konsistent Reduzierung der Lokalrezidiv-Rate. Problem: Die meisten Daten sind Single-Center-Erfahrungen und damit potenziell mit einem Bias belastet. *Keine RT* notwendig für weit exzidierte, kleine oberflächliche niedergradige (T1-G1-)Tumoren mit reichlich umgebendem Normalgewebe. *Ansonsten adjuvante RT* (entweder Brachytherapie mit intraoperativer Applikatorplatzierung und/oder Tele-RT für alle Tumoren). Der Trend in aktuellen Studien geht zur neoadjuvanten kombinierten RChT. Auch multizentrisch werden in Phase II der postop. adjuvanten Therapie mindestens vergleichbare Ergebnisse erzielt bei verbesserter Resektabilität und reduzierter Spättoxizität. Insgesamt ist die Indikation zur adjuvanten/neoadjuvanten (R)ChT jedoch noch nicht gesichert und die Toxizität zumindest der (neo)adjuvanten ChT ist hoch.

- **Präop. RT:** In alten Studien kein Vorteil prä- vs. postop. RT für Tumoren < 15 cm. Es existiert wohl ein Vorteil angesichts 78% vs. 61% lokaler Kontrolle für prä- vs. postop. RT bei Tumoren > 15 cm. Daher in diesem Fall 50 Gy präop. + 15 Gy Brachy-/intraop./postop. RT bei Kontamination oder R1-/R2-Situation [Tepper und Suit, Cancer, 1985].
  Aktuell [O'Sullivan, Lancet, 2002]: 50–70 Gy (> 50 Gy nur bei R1 in Form eines postop. Boosts) neoadjuvant besser als 66–70 Gy adjuvant bei Extremitätensarkomen hinsichtlich lokaler Kontrolle und Spättoxizitität [O'Sullivan Lancet 2002, Davis JCO 2002, Radiother Oncol, 2005].
- **Präop. RChT:** Gute Ergebnisse für präop. RT kombiniert mit ChT für große, höhergradige Tumoren [Eilber, Hem/Onc Clin N Amer, 1995]. Aktuelle Untersuchungen zeigen bei großen hochgradigen Hochrisikotumoren vielversprechende Ansätze mit MAID-ChT und 2×22 Gy split course im historischen Vergleich [DeLaney, IJROBP, 2003; Kraybill JCO 2006 (RTOG 9514, multizentrische Phase II)] sowie nach 50 Gy + Doxorubicin [Pisters, JCO, 2004] in Phase-I-Studie des MDACC, allerdings um den Preis einer sehr hohen Toxizität.

Intraop. Brachytherapie: Reduziert Rezidivrate für hochgradige Tumoren, nicht für niedergradige, kein Überlebensvorteil [Pisters (MSKCC), JCO, 1996].

Intraop. Tele-RT: [Gunderson, Cancer, 1982], außerdem randomisierte NCI-Studie bei retroperitonealen Sarkomen [Sindelar, Arch Surg, 1993] mit höherer Lokalkontrolle, aber auch mehr Nebenwirkungen.

Postop. RT: [Yang (NCI), JCO, 1998], randomisiert prospektive Studie: Adjuvante RT reduziert Lokalrezidiv-Rate für nieder- und höhergradige Tumoren. Wie immer konnte jedoch kein Überlebensvorteil nachgewiesen werden. Nichtrandomisierte neuere Daten konnten allerdings für vollständig resezierte hochgradige Tumoren < 5 cm *keinen* Benefit nachweisen, aufgrund eines potenziellen Selektionsbias sollte dies jedoch mit Vorsicht zur Kenntnis genommen werden [Alektiar, JCO, 2002].

Primäre RT: Möglichst zu vermeiden, da selbst bei Dosen von 70 - 80 Gy nur 30 % langfristige Kontrolle erreicht werden.

Technik

RT ca. 3 Wochen nach OP beginnen.

Zielvolumen:
RT des gesamten Kompartments meist nicht möglich, daher zunächst (bis 50 Gy) Primärtumor + 5 cm (niedergradig) bzw. 8 cm (höhergradig) in Längsrichtung bzw. 2 - 3 cm Seite und Tiefe, ggf. mit nur 1 cm Abstand über Faszien/Knochen/interossäre Membranen hinaus, inklusive Narbe und Drainagen sowie ggf. (OP-Bericht!) verletzten anderen Kompartimenten.

Bei gelenknahen Tumoren 1 cm zur gesunden Seite hin über Gelenkspalt hinaus. Mindestens Hautstreifen von 1/5, möglichst 1/3 der Zirkumferenz stehen lassen, um Lymphödem zu verhindern. Wenn dies nicht möglich ist, eher Amputation erwägen. Auch wenn möglich, nicht vollen Querschnitt eines nicht befallenen Knochens bis zur vollen Dosis belasten. Auch möglichst Schonung von Strukturen, die wiederholten Traumata ausgesetzt sind (Achillessehne, prätibiale und Präolekranon-Haut). Knie zählt immer als extrakompartimentaler Sitz.

Anschließend Primärtumor + 2 cm bis 60 - 66 Gy (max. 70 - 72 Gy bei R1/R2 auf kleines Volumen, wenn keine Nachresektion möglich, oder alternativ intraop. RT [typischerweise 15 Gy] auf diesen Bereich). Keine elektive RT der Lymphabflusswege, evtl. bei manifestem Befall Ausräumung und postop. RT.

Bei retroperitonealen Sarkomen ist die postop. RT mit > 50 Gy schwierig, daher präop. RT erwägen, da Tumor die Normalgewebe nach außen verlagert. Intraop. RT möglicherweise von Vorteil (s. dort).

Zielvolumen/Dosis: Mindestens 5 cm Sicherheitsabstand. Postop. 50 - 60 Gy, primär 60 - 65 Gy. Intraabdominell 36 - 50 Gy.

21.6 Ergebnisse

Mit postop. RT nach marginaler Resektion 10 - 28 % Lokalrezidive (90 - 100 % ohne RT), bei R0 7 - 13 % (50 % ohne RT), bei radikaler Resektion ohne RT bis 33 % [Harrisson (MSKCC Brachytherapie-Serie, OP-Arm), IJROBP, 1993].

[Rosenberg, Ann Surg, 1982; Yang, Sem Oncol, 1989]: Vergleich von Amputation vs. wide excision + RT, resultiert nach 9 Jahren Follow-up in 6 % vs. 19 % Lokalrezidiven (nicht signifikant), einem krankheitsfreien Überleben von 63 % vs. 71 % (nicht signifikant) und einem Überleben von 70 % vs. 71 % (nicht signifikant), daher Amputation obsolet.

21.7 Nebenwirkungen/Aufklärung

- Lymphödem, insbesondere wenn gesamte Zirkumferenz mit > 40 Gy belastet wird,
- Hornhautnekrosen des Fußes, wenn mit > 30 Gy belastet.

21.8 Nachsorge

Patienten mit hochgradigen Tumoren: 3-monatliche Nachsorge mit Rö-Thorax für 3 Jahre, danach halbjährlich für weitere 2 Jahre, dann jährlich.

21.9 Besonderheiten

- **Rezidive:** Kombinationstherapie (OP, Brachytherapie, intraop. RT) kann nochmals 50–70% langfristige Kontrolle erreichen.
- **Lungenmetastasen:** Resektion bei Primärtumor-Kontrolle und Fehlen anderer Filiae ermöglicht 5-JÜ von 26%. Falls keine vorherige ChT im Rahmen der Primärtherapie oder falls therapiefreies Intervall von mehreren Jahren ggf. mit adjuvanter ChT behandeln.
- **Desmoide:** Aggressive Fibromatosen; lokal aggressiv, keine Fernmetastasen, assoziiert mit Gardner-Syndrom (besondere Ausprägung der familiären adenomatösen Polyposis [FAP]). Führen in nur 8% zum Tod.
  Therapie: Wenn operabel, primär immer OP. Bei R0- und ggf. auch R1-Situation abwarten, da Rezidivrate nur ca. 50% beträgt. Meistens aber besteht R2-Situation, daher beträgt die Rezidivrate insgesamt nach OP 60–80%. Bei postop. RT Senkung der Rezidivraten auf 10–30% (Ergebnisse nicht randomisierter Studien).

Klare RT-Indikationen:
- Inoperabler Tumor,
- R2-Resektion,
- R1 und close margin bei Rezidiv-OP.
  Auch bei primärer RT mit 56–60 Gy Rezidivraten nur 30% sowie 80% krankheitsfreies Überleben. Rezidive meist am Feldrand.

Metaanalyse von [Kirschner/Sauer, Strahlenther Onkol, 1993]: RT verbessert Lokalkontrolle um 17% bei R0-Resektion, deutlich mehr bei R1-/R2-Resektionen. Ergebnisse bei [Schultz-Ertner, Strahlenther Onkol, 2002]: 70% lokale Kontrolle bei OP + RT von R1-resezierten Desmoiden. Ähnliche Ergebnisse (OP + RT oder RT alleine erreichen overall bessere Ergebnisse als alleinige OP mit konsekutiver R1- bzw. sogar R0-Situation) in aktueller Metaanalyse [Nuyttens, Cancer, 2000].

Systemische Therapie als Alternative und in 2nd line, aber mit insgesamt geringerem Stellenwert: Tamoxifen, Indometacin, ggf. Doxorubicin-haltige ChT. Vielversprechend aber noch nicht validiert: IFN-α [Leithner, J Surg Oncol, 2000].

Auch bei primärer RT mit 56–60 Gy Rezidivraten nur 30% sowie 80% krankheitsfreies Überleben. Rezidive meist am Feldrand.

KAPITEL

22 Knochensarkome

22.1 Allgemeines

Vorkommen

Altersgipfel: Osteosarkom 15–25 Jahre, Chondrosarkom 60 Jahre, Ewing-Sarkom 10–20 Jahre. *Inz.: Osteosarkom* häufigster primärer Knochentumor, 3,5 % der kindlichen Tumoren $0{,}15/10^5$, übrige Verteilung s. u. Männer : Frauen für alle Entitäten 1,4–1,8 : 1.

Risikofaktoren

- *Osteosarkom:*
  - M. Paget des Knochens,
  - Strahlung,
  - Li-Fraumeni-Syndrom (p53-Mutation),
  - Retinoblastom.
- *Chondrosarkom:*
  - Multiple hereditäre Exostosen,
  - multiple Enchondrome (M. Ollier).

Lokalisation

- **Osteosarkom:** Hauptsächlich an Metaphysen der unteren Extremität, meistens um das Knie herum.
- **Chondrosarkom:** Meist im Achsenskelett (Becken, Wirbelsäule, Femur und Humerus).
- **Ewing-Sarkom:** Meist im Beckengürtel und in der unteren Extremität, im Gegensatz zu den anderen Histologien oft in flachen Knochen und Diaphysen.

Prognose

Grading ≈ Prognose.

22.2 Histologie

Am häufigsten: Osteosarkom (50 %), Chondrosarkom (25 %), Ewing-Sarkom (15 %).

Selten: Malignes fibröses Histiozytom (MFH), Fibrosarkom und Leiomyosarkom des Knochens.

22.3 Staging

Nach UICC 2002. In der Neufassung der TNM-Klassifikation haben sich wesentliche Veränderungen ergeben.

Primärtumor

Ausdehnung:
- **T1:** Tumor ≤ 8 cm in größter Ausdehnung.
- **T2:** Tumor > 8 cm in größter Ausdehnung.
- **T3:** Diskontinuierliche Ausbreitung im primär befallenen Knochen.

Differenzierung:
- **G1:** Hoch differenziert.
- **G2:** Mäßig differenziert.
- **G3:** Schlecht differenziert.
- **G4:** Undifferenziert.

Diese Einteilung ist formal gültig. Es gibt aber kaum „niedergradige" Osteosarkome, sodass sie von untergeordneter Bedeutung ist. Ewing-Tumoren sind per definitionem Grad 4.

Lymphknotenbefall

- **N0:** Keine regionären LK.
- **N1:** Regionäre LK.

Fernmetastasen

- **M0:** Keine Fernmetastasen.
- **M1:** Fernmetastasen:
  - M1a: Lungenmetastasen.
  - M1b: Andere Fernmetastasen.

Stadien

Es gibt kein allgemein akzeptiertes Stadiensystem für Osteosarkome. Lokal wird teilweise das postop. Enneking-Schema angewendet. Im Wesentlichen wird aber die **lokal begrenzte** von der **metastatischen** Erkrankung unterschieden. Metastasen in andere Knochen haben dabei eine sehr schlechte Prognose. Ob sich das ebenfalls neu formulierte TNM-System der klinischen Stadien durchsetzt, bleibt abzuwarten. Das histologische Ansprechen des Tumors nach präop. ChT wird nach den Salzer-Kuntschik-Kriterien beurteilt.

22.4 Therapierichtlinien

Osteosarkom: Therapie: nach COSS 96 (Sequenz ChT–OP–ChT, normalerweise keine RT, Ausnahmen s. u.). Resektion von Lungenmetastasen nach ChT. Heilungsrate 60 %. Nachfolgestudie seit 2004: EURAMOS 1 (s. u.).

Ewing-Sarkom: Therapie in der Vergangenheit nach IESS, UK-ET, CESS, EICESS 92 bzw. aktuell Euro-Ewing 99.

Lokaltherapie

Nach Feinnadelbiopsie oder Inzisionsbiopsie (immer longitudinal) immer Biopsieweg bei definitiver OP mitexzidieren.

Definitive OP: Keine intraläsionale oder marginale Resektion, Lokalrezidive sind meist auch mit Metastasen vergesellschaftet.

Gegenwärtige **Standardtherapie:** Wide excision mit Weichteilmanschette. Radikale OP mit Entfernung des ganzen Knochens nur bei intraossären „Skip-Metastasen" oder massivem Befall des ganzen Knochens.

Ewing-Sarkom: Bei Befall von Knochen, auf die nicht verzichtet werden kann: Primäre RT. Keine LK-Dissektion notwendig, außer wenn LK klinisch vergrößert.

Die meisten Low-grade-Läsionen werden mit lokaler Therapie allein kontrolliert, die meisten hochgradigen Läsionen haben jedoch mikro- oder makroskopische Metastasen.

Chemotherapie

Osteosarkom

- **Aktive Substanzen:** Doxorubicin, MTX, Cisplatin, Carboplatin (weniger als Cisplatin), Ifosfamid.
- **Landmark-Trials für Osteosarkome:**
  - Mayo-Studie [Edmonson, JCO, 1984], aufgrund inadäquater MTX-Dosen kein Vorteil durch ChT.
  - Multi-Institutional Osteosarcoma Study [Link, NEJM, 1986]: Krankheitsfreies 6-JÜ 11 % ohne vs. 61 % mit ChT.
  - UCLA [Eilber, JCO, 1987]: Benefit durch präop. RChT.

Nach diesen Studien: ChT ist Standard für Osteosarkome. Bez. der Frage präop. vs. postop. liegen keine randomisierten Daten vor, allen Phase-II-Studien zufolge scheinen diese Modi aber äquivalent zu sein.

Daher ist folgendes Schema gegenwärtig Basis der Studien: Präop. ChT mit 2 oder 3 der o.g. wirksamen Medikamente, dann OP. Für ChT-Responder Fortsetzung der primären ChT, für Non-Responder Wechsel auf anderes Schema.

- **Metastasierte Erkrankung:**
  - Extrathorakale Metastasen oder pulmonale mit ansonsten schlechter Prognose: Palliative Therapie.
  - Pulmonale Metastasen mit ansonsten guter Prognose: Kurative Therapie mit Metastasektomie und ChT, dann immer noch 20–30 % Heilungen.
- **Hochdosistherapie:**
  Bisher kein Vorteil nachgewiesen.

Ewing-Sarkom (s.a. Kap. 30)

- **Aktive Substanzen:** Ifosfamid, Etoposid, Vincristin, Doxorubicin, Cyclophosphamid, Actinomycin.
- **Landmark-Trials für Ewing-Sarkom:**
  - *IESS I* (1973–1978): 60 % der Patienten mit nicht-metastasierten/nicht-pelvinen Primärtumoren sind mit Vincristin/Actinomycin/Cyclophosphamid/Doxorubicin heilbar.
  - *IESS II* (1978–1982): Studienziel war Dosisintensivierung. Erreicht wurden 68 % Heilung bei nicht-

metastasierten Tumoren, 57 % Heilung bei pelvinen Tumoren.
- *IESS III* (1988–1993): Ifosfamid/Etoposid zusätzlich, krankheitsfreies 3-JÜ inklusive pelvine Tumoren 68 %.
- *IESS IV:* 5 drug regimen aus IESS III konventionell vs. dosiseskaliert. Standardsequenz: 3 Monate ChT, dann Lokaltherapie (OP oder RT), dann Fortsetzung der ChT.
- UK-ET 1 und 2: ChT mit VAIA ist VACA überlegen.
- CESS 81: Hohe Lokalrezidiv-Raten für Tumoren > 100 ml, wenn VACA und moderate RT-Dosen verwendet wurden. Daher wurde in der folgenden Studie CESS 86 für Tumoren > 100 ml die Therapie intensiviert.
- CESS 86: Durch Verwendung von VAIA und hohen RT-Dosen (60 Gy) bei Tumoren > 100 ml konnte auch bei diesen Hochrisikopatienten jetzt ein 10-JÜ von 66 % erreicht werden. Außerdem wurde die Gleichwertigkeit von primärer RT und OP einerseits sowie konventioneller und hyperfraktionierter RT andererseits festgestellt.

- **Metastasierte Erkrankung:** 25 % der Patienten können mit konventioneller ChT geheilt werden. Kein definitiver Überlebensvorteil durch Hochdosistherapie mit Stammzellrescue [Ladenstein, Ann Oncol, 1993].

Chondrosarkom und Chordom

Diese Tumoren sind nicht chemosensitiv (s.a. Kap. 31).

Malignes fibröses Histiozytom, Fibrosarkom und Leiomyosarkom des Knochens

Werden im Allgemeinen wie Osteosarkome und nicht wie deren Weichteilgegenstücke behandelt.

22.5 Radiotherapie

Indikation

- **Osteo- und Chondrosarkome:**
  - Als *palliative* Therapie,
  - als Primärtherapie evtl. bei *inoperablen* Manifestationen im *Achsenskelett,*
  - bisher zusätzlich zur OP bei *Teilresektion (R1, R2, close margin)*, wenn keine Nachresektion möglich war; jedoch kein entsprechendes Vorgehen mehr in den aktuellen Protokollen (s. u. und s.a. Kap. 30).
- **Ewing-Sarkom**
  RT gleichwertige Alternative zur OP für nicht verzichtbare Knochen, wird nach 3 Monaten ChT zwischengeschaltet, dann Fortsetzung der ChT (Details s. EICESS/Euro-Ewing-Protokoll [unten] und s.a. Kap. 30).

Schemata

EURAMOS 1

Als amerikanisch-europäische Studie Nachfolger von COSS 96 für Osteosarkome. Stellenwert der RT wie im COSS-Protokoll (primär inoperable Tumoren, absehbar nur R+ operable Tumoren oder R+ -Situation nach OP). Das Protokoll basiert auf MTX, Adriamycin und Cisplatin (MAP). Nach der MAP-Induktions-ChT erfolgt die operative Entfernung des Tumors. Abhängig vom histologischen Ansprechen des Tumors nach den Salzer-Kuntschik-Kriterien werden die Patienten einem Therapiearm für gute oder einem für schlechte ChT-Response zugeteilt. Die Patienten mit gutem Therapieansprechen werden anschließend für eine MAP-Therapie mit oder ohne Interferon randomisiert. Die Patienten mit schlechtem Ansprechen auf die Induktions-ChT werden für MAP vs. zusätzliche Etoposid oder Ifosfamid (MAPIE) randomisiert.

EURO-B.O.S.S

Für Patienten über 40 Jahren (bis 65 Jahre) ist seit 2004 ein eigenes Therapieprotokoll vorgesehen (EURO-B.O.S.S-Protokoll), in das neben Patienten mit Osteosarkomen auch Patienten mit „ähnlichen“ Knochensarkomen (MFH, Leiomyosarkom, dedifferenziertes Chondrosarkom, Angiosarkom, Fibrosarkom) aufgenommen werden. Die Therapie umfasst analog zum COSS-Protokoll die Medikamente MTX, Adriamycin, Cisplatin und Ifosfamid. Für die postop. Stratifizierung ist das Therapieansprechen von Bedeutung, hier werden aber > 50 % bzw. < 50 % vitale Tumorzellen als Entscheidungsgrundlage für die ChT genommen.

Dabei gibt es einen rein postop. ChT-Arm für die Patienten, die primär operiert wurden. Für die Patienten, die noch nicht operiert wurden, wird analog zum EURAMOS-Protokoll eine präop. ChT durchgeführt, abhängig vom Ansprechen (> oder < 50 % vitale Tumorzellen) wird dann zwischen zwei ChT-Armen ausgewählt.

EICESS 92

European Intergroup Cooperative Ewing's Sarcoma Study, aktiviert 7/92.

- **Basis:** UK-ET- und CESS-Studien.
- **Ziel:** Überlebensverbesserung für Hochrisikopatienten durch zusätzlich VP16 sowie Toxizitätsreduktion für Standardrisikopatienten durch Ersatz von Ifosfamid durch Cyclophosphamid.
- **ChT:** 14-mal VACA, VAIA oder EVAIA (zusätzlich Etoposid).
- **Lokaltherapie** richtet sich nach Ansprechen des Tumors nach 2 Zyklen ChT: good vs. poor response (< 10 % vs. > 10 % vitales Tumorgewebe).
  - OP mit Kompartmentresektion oder
  - intrakompartmentale OP +/– postop. RT (bei R2 mit 55 Gy, bei close margin mit 55 Gy, bei close margin + good chemoresponse mit 45 Gy, bei wide resection mit 45 Gy, bei wide resection + good chemoresponse keine RT); Indikation hängt demnach vom Resektionsgrad nach Enneking ab. Randomisierung zwischen Hyperfraktionierung und konventioneller Fraktionierung wie CESS 86 oder
  - präop. RT (bei schlechter Chemoresponse, wird immer hyperfraktioniert mit 44,8 Gy durchgeführt) oder
  - alleinige RT, Randomisierung zwischen Hyperfraktionierung und konventioneller Fraktionierung wie CESS 86. Im Arm mit Hyperfraktionierung zweite Serie dann mit 32 Gy (GD 54,6 Gy).
- **Zielvolumen:** Nicht zwangsläufig ganzes Kompartment, sondern prätherapeutische Tumorausdehnung + 3–5 cm bei Extremitätentumor, 2–3 cm bei stammnaher Lokalisation. Bei Infiltration der Markhöhle/skip lesions ganzen Knochen einschließen, bei alleiniger RT Boost auf Tumorrest + 2 cm nach ChT.
- **Ganzlungenbestrahlung:** Im Hochrisikoarm, wenn pulmonale Metastasen vorhanden (*auch bei CR nach ChT, Unterschied zum Nephroblastom!*). Bei PR nach ChT ggf. OP vor RT. Dosis: 15 Gy (Patienten < 14 Jahre) bzw. 18 Gy (Patienten > 14 Jahre), Fraktionierung 5 × 1,5 Gy. 45 % Gesamtüberleben, allerdings keine Lungen-RT durchführen, wenn Ganzkörperbestrahlung geplant ist.
- **Erste Ergebnisse:**
  - Negative prognostische Faktoren: Tumorvolumen (Inoperabilität), pelvine Tumorlokalisation (krankheitsfreies Überleben 32 %).
  - Krankheitsfreies 3-JÜ bei lokalisiertem Tumoren **66 %**, bei primären Lungen-/Pleurametastasen **43 %**, bei anderen M1-Lokalisationen **29 %**.
  - Aber: **67 % Grad-IV**-Toxizität, bisher 6 Sekundärmalignome.

Euro-Ewing 99

Unabhängig von den vorhandenen Risikofaktoren werden im Rahmen des Euro-Ewing-99-Protokolls zunächst 6 Therapiezyklen mit Vincristin, Ifosfamid, Doxorubicin und Etoposid (VIDE) durchgeführt. Hieran schließt sich die lokale Tumorbehandlung, meist in Form einer OP, an. Die Konsolidierungstherapie erfolgt entsprechend den individuellen Risikofaktoren (das histopathologische Tumoransprechen bei resektablen Tumoren [gut: < 10 % viable Zellen; ungenügend: ≥ 10 % viable Tumorzellen], das Tumorvolumen [< vs. ≥ 200 ml]).

Dementsprechend werden die Patienten nach diesen Risikofaktoren in unterschiedliche Therapiearme gruppiert. Für drei Risikogruppen wird randomisiert:

- *Gruppe 1*: Patienten mit lokalisiertem Tumorbefall und günstigem Risikoprofil (Therapiearm R1) erhalten eine Fortsetzung der Therapie im Standardarm VAI oder im Therapiearm VAC.
- *Gruppe 2:* Patienten mit lokalisiertem Tumorbefall und ungünstigem Risikoprofil erhalten eine Fortsetzung im Standardarm VAI oder eine Hochdosistherapie (Bu-Mel) mit anschließender autologer Stammzellretransfusion.
- *Gruppe 3:* Patienten mit initial pulmonaler Metastasierung erhalten eine Fortsetzung mit der Standardtherapie VAI oder eine Hochdosistherapie (Bu-Mel) mit anschließender autologer Stammzellretransfusion.

Ein weiteres Studienziel besteht in der Entwicklung neuer Therapiestrategien für Hochrisikopatienten mit primär extrapulmonaler Metastasierung. Eine Phase-

II-Studie ermittelt, ob eine vorgeschaltete Therapie aus 2 Zyklen Irinotecan eine Verbesserung in der Behandlung der Patienten erbringt.

Ziel: Verbessertes Überleben, risikoadaptierte Therapie auf Basis der o.g. Risikofaktoren.

ChT: VIDE für alle Patienten, dann Randomisation abhängig von Risikofaktoren.

RT: Indikation im Prinzip wie EICESS-92: Kleine Tumoren, technische Irresektabilität, unzureichende Tumorregression auf präop. ChT, postop. adjuvant, postop. additiv nach inkompletter Resektion, palliativ.

Wenn irgend möglich, immer hyperfraktionierte RT als split course, 10 × 1,6 Gy/Wo, Pause von 7 – 12 Tagen. Wenn allerdings ZNS-Strukturen im Bestrahlungsareal liegen (z. B. Rückenmark), sollte stets eine konventionelle Fraktionierung erfolgen.

Im konventionellen VAI-+-Lungenbestrahlungsarm ist bei primärer Lungenmetastasierung auch nach einer kompletten Remission eine Lungenbestrahlung über ap/pa-Felder bis 15 Gy (< 14 Jahre) oder 18 Gy vorgesehen. Fraktionsdosis beträgt 1,5 Gy bzw. 1,25 Gy bei Hyperfraktionierung. Gleiches gilt für eine Hemithoraxbestrahlung bei pleuraler Infiltration. Keine Lungenbestrahlung nach Busulfan-Therapie!

Dosen:
- Präop. RT: 54,4 Gy.
- Intraläsionale OP: 54,4 Gy.
- Marginale OP mit schlechter histologischer Response (≥ 10 % residuale Tumorzellen): 54,4 Gy.
- Marginale OP mit guter histologischer Response (< 10 % residuale Tumorzellen): 44,8 Gy.
- Wide resection mit schlechter histologischer Response (≥ 10 % residuale Tumorzellen): 44,8 Gy je nach nationalen guidelines.
- Definitive RT: 44,8 Gy und Boost bis mindestens 54,4 Gy, u.U. bis 64 Gy.

22.6 Nachsorge

Patienten mit hochgradigen Tumoren: 3-monatliche Nachsorge mit Rö-Thorax für 3 Jahre, danach halbjährlich für weitere 2 Jahre, dann jährlich.

KAPITEL

23 ZNS-Tumoren

23.1 Allgemeines

Vorkommen

Altersgipfel: 1. sowie 6.–7. Dekade. *Inz.:* $10/10^5$, bei Erwachsenen 1 % aller Tumoren, bei Kindern 20 % aller Tumoren (zweithäufigste nach Leukämien, meist infratentoriell). Glioblastoma multiforme (GBM) und Meningeome sind die häufigsten Hirntumoren insgesamt.

Prognose

Prognose der malignen ZNS-Tumoren insgesamt: 20 % 5-JÜ.

Anatomie

Notabene: Hirnmaße: anterior-posterior 16 cm, transversal 14 cm, superior-inferior 12 cm.

Wesentlicher Orientierungspunkt: Glandula pinealis befindet sich 1 cm posterior und 3 cm superior vom Meatus acusticus externus.

23.2 Histologie

WHO-Klassifikation [Kleihues, IARC Press, 2000]

- Neuroepithelial (Astrozytom, Glioblastoma multiforme, Xanthoastrozytom).
- Oligodendroglial (Oligodendrogliom, anaplastisches Oligodendrogliom).
- Ependymal (Ependymom).
- Gemischt (Oligoastrozytom).
- Plexustumoren (Plexuspapillom, -karzinom).
- Unklar, neuroepithelial (Astroblastom, Gliomatosis cerebri).
- Neuronal/neuronal-glial (Gangliozytom, Neurozytom, Gangliogliom, Ästhesioneuroblastom).
- Epiphyse (Pineozytom, -blastom).
- Embryonal (Neuroblastom, primitiver neuroektodermaler Tumor [PNET], Medulloblastom).
- Nerven (Schwannom, Neurofibrom).
- Meningothelial (Meningeom).
- Mesenchymal (Lipom, Hämangioperizytom, Sarkome, maligne familiäre Histiozytose).
- Unklar (Hämangioblastom).
- Lymphome.
- Keimzelltumoren (Germinom, Dottersackkarzinom, Chorionkarzinom, Embryonalzellkarzinom, Teratome, Teratokarzinome).

Grading

Grad I–IV.

23.3 Staging

In der 5. Auflage der TNM-Klassifikation von 1997 wurden die TNM-Stadien für Hirntumoren wegen mangelnder prognostischer Bedeutung gestrichen. Es existieren noch einige andere T-Klassifikationen, z. B. für Gliome nach Karim oder für Medulloblastome nach Chang, jedoch ebenfalls ohne gesicherte Bedeutung.

23.4 Meningeome

23.4.1 Allgemeines

Vorkommen

Inz.: 6/10^5, machen 20 % der primären intrakraniellen Tumoren aus. 8 % sind maligne. *Männer : Frauen* 1 : 2, maligne Meningeome sind jedoch häufiger bei Männern als bei Frauen. Multiple Meningeome werden bei 2 % der Patienten beobachtet (zu 90 % Frauen).

Ätiologie

Meist idiopathisch, selten mit Neurofibromatose Typ 2 vergesellschaftet. Fast alle Meningeome haben Östrogenrezeptoren, 50 % auch Progesteronrezeptoren. Vielleicht daher oft rasches, symptomatisches Wachstum während der Schwangerschaft (wird aber kontrovers diskutiert) → Überwachung während der Schwangerschaft. Weder für ChT noch für Antiprogesterontherapie ist allerdings ein Benefit nachgewiesen.

Klinik

Bei 40 % der Patienten treten Anfälle auf (v.a. bei Konvexitätsmeningeomen). Bei Schädelbasismeningeomen Symptome je nach Lokalisation (Optikusschädigung, Augenmuskellähmungen etc.).

23.4.2 Therapie

Benigne Meningeome

> 50 % der Tumoren sind an der Schädelbasis lokalisiert. Bei kompletter Resektion inklusive Dura und hyperostotischem Knochen werden 90 % Tumorkontrolle erreicht, daher keine Indikation zur RT [McCutcheon, J Neurooncol, 1996; Mirimanoff, J Neurosurg, 1985], auch wenn in manchen Serien Rezidivraten bis 20 % nach 15 Jahren berichtet werden. Komplette Entfernung mit mikrochirurgischen Mitteln auch in der mittleren Schädelgrube möglich, ohne Folgen nicht möglich im Sinus cavernosus und in den hinteren ⅔ des Sinus sagittalis (dort keine Ligation möglich). Komplikationen bei mikrochirurgischem Vorgehen [Grumme, 1995]: Letalität meist < 2 – 5 %, bei suprasellären und Klivustumoren jedoch höher (Letalität dann 6,1 %, hier Nachblutungen bei 8,2 % der Patienten, neurologische Verschlechterung bei 10,2 %).

Postoperative Radiotherapie

Benefit gegenüber alleiniger OP bei subtotaler Resektion wurde in zahlreichen retrospektiven Studien nachgewiesen [Graholm (Royal Marsden), IJROBP, 1990; Barbaro, Neurosurg, 1987; Taylor, IJROBP, 1988; Goldsmith, J Neurosurg, 1994; Miralbell, J Neurooncol, 1992; Condra, IJROBP, 1997]. Lange Nachbeobachtungszeiten sind nötig, da die Volumenverdopplungszeit im Mittel 8 Jahre beträgt [Jung, Neurosurgery, 2000].

R+-Situation ohne postop. RT: 30 – 60 % (teils sogar 80 %) Rezidive innerhalb von 5 Jahren (vs. 7 % nach 5 Jahren, 32 % nach 15 Jahren bei primärer R0-Resektion). Medianes krankheitsfreies Überleben beträgt 4 Jahre [z. B. Mirimanoff, J Neurosurg, 1985; Stafford, Mayo Clin Proc, 1998].

OP + RT (50 – 54 Gy): Reduktion auf 15 – 30 % Rezidive bei R+, 5-JÜ von 50 % auf 80 % erhöht [Barbaro, Neurosurg, 1987; Taylor IJROBP 1988]. Aber: Wie oben bereits angedeutet, nur retrospektive Daten, keine randomisierten Studien. Dabei scheint bei R+-Resektion die sofortige RT äquivalent zur RT erst bei Progress zu sein [Solan, IJROBP, 1985]. Seit 2004 wird der Benefit der adjuvanten RT mit fraktionierter oder einzeitiger Bestrahlung im Rahmen der EORTC 26021 überprüft.

Zielvolumen: Bei präziser Fixierung des Patienten reichen 2 – 3 mm Sicherheitsabstand zum Hirnparenchym aus, bei Fixierung mit geringerer Präzision sollten ca. 5 mm gewählt werden. Häufig wird eine rasenartige Ausbreitung lateral entlang der Dura beobachtet (sog. „dural tails"). Die Relevanz dieses Phänomens wird kontrovers diskutiert, da histologisch dort meist keine Meningeomzellen nachgewiesen werden und ein Vorteil des Einschlusses dieser Region bisher nicht eindeutig nachgewiesen wurde [DiBiase, IJROBP, 2004; Rogers, IJROBP, 2005]. Wenn keine wesentliche Morbiditätserhöhung zu erwarten ist, kann der dural tail eingeschlossen werden. Insbesondere bei Schädelbasismeningeomen sollte der Sicherheitsabstand nach kaudal (v.a. im Bereich der Neuroforamina) ebenfalls mit mindestens 10 mm großzügig gewählt werden, da oft eine Infiltration und ein Durchbrechen der Schädelbasis entlang nervaler Strukturen beobachtet wird. Die fettunterdrückte MRT bringt hier Vorteile für die Definition des Zielvolumens.

Primäre Radiotherapie bei größeren inoperablen Meningeomen

Einzeit: Bis 3 cm Größe tolerable Nebenwirkungen, 90% mehrjährige Kontrolle; bei Größe > 3 cm Nebenwirkungen zu hoch, noch keine Langzeitergebnisse [Engenhart, IJROBP, 1989; Kondziolka, J Neurosurg, 1999; Pollock, IJROBP, 2003; Flickinger, IJROBP, 2003].

Fraktionierte RT (meist mit Dosen um 57,6 Gy in ED von 1,8 Gy, Dosis sollte in jedem Fall > 52 Gy sein [Goldsmith, J Neurosurg, 1994]):

- [Condra, IJROBP, 1997]: 80% lokale Kontrolle nach 10 Jahren.
- [Debus (Heidelberger Daten), JCO, 2001; Milker-Zabel, Strahlentherapie, 2006]: Lokale Kontrolle nach median 3 Jahren und 6,5 Jahren 100%, progressfreies Überleben nach 5 und 10 Jahren > 95%. Volumenreduktion um > 50% bei 14%. Bei 1,6% klinisch signifikante Nebenwirkungen (Literatur: 3,6% bis max. 12% [Goldsmith, 1994; Miralbell, 1992]).

Maligne Meningeome

50-100% Rezidive auch nach R0-Resektion, daher immer postop. RT. Technik wie bei malignen Gliomen mit 2-3 cm Sicherheitssaum sowie mindestens 60 Gy. Dann sind 40-50% 5-JÜ erreichbar. Wohl auch Dosis-Wirkungs-Beziehung bei > 60 Gy, daher z.B. 66 Gy anstreben [De Vries, Strahlenther Onkol, 1999].

Hormontherapie/ChT

In unkontrollierten Studien Wirkung von RU 486 beschrieben, aber geringe Fallzahl [Grunberg, J Neurosurg, 1991]. Daher keine allgemeine Empfehlung.

Bei malignen Meningeomen zeigte sich in einer größeren Studie kein Vorteil einer Poly-ChT nach RT gegenüber alleiniger RT [Chamberlain, J Neurosurg, 1996]. Darüber hinaus nur Einzelfallbeschreibungen über Besserungen oder Befundstabilisierungen. Daher keine allgemeine Indikation.

23.5 Astrozytome

23.5.1 Allgemeines

Vorkommen

Altersgipfel: 30-40 Jahre, bei pilozytischen Astrozytomen 15 Jahre. Niedergradige Gliome machen 30% aller Gliome und 12% aller Hirntumoren aus.

Prognose

Prognose von Oligoastrozytomen insgesamt etwas günstiger als reine (fibrilläre) Astrozytome.

Lokalisation

60% im Frontalhirn.
40-90% Verkalkungen.

23.5.2 Therapie

Astrozytom Grad I

OP, keine adjuvante Therapie. Wenn inoperabel oder bei progredienter, symptomatischer Erkrankung v.a. bei ausgedehntem Resttumor RT mit 50-55 Gy. Fast 90% langfristige „Heilung", selbst bei R+ beträgt die 10-JÜ 70-80%.

Astrozytom Grad II

Insgesamt malignisieren wohl 2/3 der Astrozytome Grad II, bei jüngeren Patienten findet dies seltener statt (30% nach 5 Jahren bei Patienten < 40 Jahre), bei älteren öfter. Prognose der Oligoastrozytome etwas besser (8-mal seltener Entartung) als die der reinen Astrozytome. Einfluss der RT auf Konversion unklar. In nicht randomisierten Serien haben vollständig resezierte Patienten (diagnostiziert aufgrund bildgebender Verfahren) bessere Prognose als R+-resezierte [z.B. Lote, JCO, 1998].

Gegenwärtig gilt:

- **Keine RT nach vollständiger Exstirpation.**
- Die Indikation zur RT nach R+-Resektion ist unklar.

RT (60 Gy) nach R+-Resektion verbessert die 5-/10-JÜ auf 45%/30% vs. 30%/20% nach OP ohne RT [Fazekas, IJROBP, 1977; Shaw, J Neurosurg, 1989; MacDonald, Sem Oncol, 1994].

Bei Patienten mit Oligodendrogliomen verlängert RT nach OP mit R+ das mediane Überleben von 23–60 auf 38–132 Monate [Wallner, J Neurorsurg, 1988]. Keine randomisierten Studien, nur retrospektive Analysen, daher meist erst RT bei Symptomen oder Progress.

EORTC-non-believer-Studie 22844 zeigte keine signifikante Differenz zwischen **45 vs. 59,4 Gy** [Karim, IJROBP, 1996], wohl aber Trend zugunsten der höheren Dosis.

RTOG-Studie untersuchte **64,8 vs. 50,4 Gy.** Es ergab sich eine etwas kürzere Überlebenszeit und höhere Radionekrosenfrequenz im Hochdosisarm [Shaw, JCO, 2002].

Andere Fragestellung: Early vs. delayed RT (bei Progress) nach OP (EORTC 22845). Bisher zeigt sich zwar eine Verlängerung des progressfreien Überlebens bzw. der time to progression, aber nicht des Gesamtüberlebens durch frühe RT [Karim, IJROBP, 2002 und Lancet, 2005].

Keine generelle Indikation zur ChT bei reinem Astrozytom Grad II. Niedergradige Oligodendrogliome sind zwar chemosensitiv (z.B. gegenüber PCV [Procarbazin/CCNU/Vincristin] und Temozolamide [Temodal®]), jedoch bisher kein nachgewiesener Überlebensvorteil durch adjuvante ChT. Diese Fragestellung wird für höhergradige Oligodendrogliome von der RTOG in Trial 94-02 untersucht (s.u.) und von der EORTC im Rahmen von Trial 26951. RTOG-Trial 98-02 untersucht für Hochrisikotumoren (auch fibrilläre Astrozytome) RT +/- PCV-ChT [Stieber, Curr Treat Options Oncol, 2001]. Die optimale Therapiesequenz aus OP/RT/ChT wird im Rahmen der NOA-4-Studie untersucht

Generell kann bei inoperablen oder grenzwertig operablen Tumoren (nah an eloquenten Arealen) ggf. zur Tumorverkleinerung oder bei inoperablen symptomatischen Tumoren primär ChT eingesetzt werden. Ebenso wie für Astrozytom Grad II relative RT-Indikation bei inkompletter Resektion oder symptomatischem Tumor. Ansprechraten: Temozolamide bei Oligodendrogliomen 53%, bei Astrozytomen 12%; PCV bei Oligodendrogliomen 50%, bei Astrozytomen 30%.

Tentatives Konzept

1. **Primäre RT** bei inoperablen symptomatischen Patienten. Diese können zumindest vorübergehend in einen asymptomatischen Zustand zurückversetzt werden [van Kampen, Radiology, 1996].
2. Bei Patienten > 40 Jahre, bei Tumoren > 6 cm, bei Mittellinienüberschreitung und bei neurologischer Symptomatik liegt unabhängig vom Resektionsgrad eine schlechtere Prognose vor. Bei diesen Patienten sollte die **sofortige postop. RT** erwogen werden [Pignatti, JCO, 2002]. Die sog. „Gemistozytische" Histologie ist eher höhergradigen Gliomen vergleichbar, daher RT selbst bei R0-Resektion, da sich diese Tumoren eher wie Glioblastome verhalten.

Bei Patienten < 40 Jahre angesichts geringerer Konversionsrate eher zuwarten.

Anaplastische Astrozytome (AA, Grad III)

1-JÜ insgesamt 60–70%, etwas bessere Prognose als bei Glioblastomen. Erhöhung des medianen Überlebens von 4–5 Monaten auf 27–36 Monate für anaplastische Astrozytome durch postop. RT. ACNU, BCNU, CCNU (Nimustin, Carmustin, Lomustin) erhöhen 3-JÜ signifikant, aber in absoluten Zahlen gering (s.u. unter Glioblastome).

Oligodendrogliome: +10% 10-JÜ durch RT postop. ChT s.u.

Hirnstammgliome

Sofort Kortison + ggf. Shunt.

Bei diffuser Ausbreitung im CT/MRT Zielvolumen: Ganzer Hirnstamm von Diencephalon bis C2 + ggf. Kleinhirnteile.

Bei fokalen Tumoren kleinvolumige RT möglich (2 cm margin). Dosis: 50–54 Gy (höchstens 60 Gy), 1,8 Gy ED. Meist In-field-Rezidive, daher Versuch mit Hyperfraktionierung bis 72 Gy [Shrieve, IJROBP, 1992]. Bisher kein Benefit, ebenso wenig durch ChT (z.B. Studie der Children's Cancer Study Group [CCSG], kindliche Hirnstammgliome). Medianes krankheitsfreies Überleben 9 Monate, 40% 2-JÜ.

23.5.3 Radiotherapie

Astrozytom Grad II

Zielvolumen: Präop. Hyperintensität in T2-gewichteten MRT + 2 cm. GD 54 Gy/1,8 Gy ED, basierend auf den retrospektiven Shaw-Daten, die höhere Effizienz für

54 Gy als für niedrigere Dosen postulieren. Wird durch EORTC 22844 und RTOG-Studie nicht bestätigt (s. o.), aber noch kurze Nachbeobachtungszeit.

Bis 3,5 cm Durchmesser des Tumors kann auch eine interstitielle Therapie (I-125, 60 Gy umschließend, 10 cGy/h auf Rand) mit vergleichbaren Ergebnissen durchgeführt werden [Kreth/Ostertag, Radiother Oncol, 1995].

Astrozytom Grad III

Klassisch: 60 Gy auf Ödem + 3 cm. Angesichts der neueren Untersuchungen (s. o.) genügt möglicherweise Kontrastmittelanreicherung + 3 cm. Bei großen Tumoren: Ödem + 2 - 3 cm bis 40 Gy, dann Kontrastmittelanreicherung + 2 cm bis 60 Gy.

23.6 Glioblastome

23.6.1 Allgemeines

Vorkommen

Anaplastische Astrozytome und Glioblastome sind die häufigsten Hirntumoren und machen 30 % der glialen Tumoren aus. 1-JÜ bei Glioblastoma multiforme klassischerweise ca. 30 - 40 %. Prognose bei Patienten > 60 Jahre schlechter als bei Patienten < 60 Jahre. Aktuelle Daten mit kombinierter RChT erreichen ca. 15 Monate Überleben, Publikationen mit aggressiver Rezidivtherapie bis zu 20 Monate.

Klinik und prognostische Faktoren

„Typischer" morgendlicher Kopfschmerz nur in 15 % der Fälle. Epileptische Anfälle nur in 30 %, sind prognostisch günstig. Auf Basis der Recursive Partitioning Analysis der RTOG [Curran, JNCI, 1993] konnten im Wesentlichen Allgemeinzustand, Alter und Histologie als prognostisch relevante Faktoren identifiziert werden. Auch das Ausmaß der Zytoreduktion scheint wesentlich zu sein.

23.6.2 Therapie

Antiödematöse Therapie mit Dexamethason 4 - 20 mg/d und/oder Glycerin DAB oral 85 %, 4 - 6 × 20 - 40 ml/d (gleiche Wirksamkeit wie i.v. Gabe [Tsuyusaki, Acta Neurochir, 1994]).

Möglichst **radikale OP** anstreben (prognostisch günstiger als bildgebend R+ [z. B. Wirtz, Neurol Res, 2000], denn makroskopische R+-Resektion ist kaum besser als alleinige Biopsie [Weber, J Nucl Med, 2001]). Verlängerung des medianen Überlebens durch postop. RT von 4 - 5 auf 9 - 12 Monate [z. B. Walker (BTSG), NEJM, 1980]. Kombinierte, postop. RChT mit Temozolamid erreicht ca. 14,5 Monate [Stupp, NEJM, 2005] und ist der alleinigen RT trotz möglichem späterem Crossover überlegen.

[Kelly, Mayo Clin Proc, 1987]: Serienbiopsie-Studie ergab Tumorzellausbreitung mindestens in der in T2-hyperintensen Zone im MRT. Allerdings finden sich nach OP und RT > 80 % der Rezidive innerhalb von 2 cm um das Tumorbett (Kontrastmittel-Aufnahme im CT) [Oppitz, Radiother Oncol, 1999; Aydin, Strahlentherapie, 2001], daher keine Ganzhirn-RT, sondern als Zielvolumen Ödem + 2 cm wählen [Halperin, IJROBP, 1988; Wallner, J Neurosurg, 1988]. Dosis-Wirkungs-Beziehung bis 60 Gy [Walker, IJROBP, 1979]. Auch bei höheren Dosen hauptsächlich lokale Rezidive, selbst bei 90 Gy [Chan, JCO, 2002], wobei hier auch möglicherweise einfach eine erhöhte Nekroserate beobachtet wurde (da die Nekrosen ein Rezidiv in der Bildgebung simulieren können). Kein Unterschied zwischen konventioneller und hyperfraktioniert-dosiseskalierter bzw. akzeleriert-hyperfraktionierter RT (z. B. 64,8 vs. 81,6 Gy) [Werner-Wasik (RTOG 8302), Cancer, 1996]. Akzeleriert-hyperfraktionierte RT daher nur wegen verkürzter Hospitalisierungszeit sinnvoll.

Beim Vergleich von 60 Gy vs. 60 Gy + 10 Gy Boost [Nelson (RTOG 7401), NCI Monogr, 1988] zeigt der Boost keinen Benefit. Ebenfalls kein Benefit durch Boost mit I-125 in randomisierter Studie NIH 87-01 [Selker, Neurosurgery, 2002]. Für die Radiochirurgie wurde auf der Basis von Phase-II-Studien initial ein Benefit postuliert [Löffler, JCO, 1992; Larson, IJROBP, 1996] (bei Glioblastomen, nicht bei Grad III), war aber wohl selektionsbedingt [Curran (RTOG 83-02), JCO, 1993]. Der Nutzen eines Radiochirurgie-Boosts wurde in RTOG Phase III (93-05) evaluiert, ein Nutzen konnte nicht nachgewiesen werden [Souhani, IJROBP, 2004]. Die entsprechende europäische Studie (EORTC 22972) ist wegen mangelnder Rekrutierung geschlossen.

Chemotherapie

Wirksame Chemotherapeutika z.B. BCNU (Carmustin), CCNU (Lomustin), PCNU (Nitrosoharnstoff), ACNU (Nimustin), Streptozotocin, Procarbazin, Temozolamide. Therapeutische Option v.a. für jüngere Patienten [RTOG/ECOG, Nelson, NCI Monogr, 1988]. Problem bei BCNU: Lungenfibrose bei kumulativer Dosis von ca. 1400 mg/m^2 (ca. 7 Zyklen).

Wesentliche Fakten zur ChT bei malignen Gliomen:

- In Einzelstudien wurde zunächst keine signifikante Verlängerung des medianen Überlebens durch adjuvante ChT für höhergradige Gliome nachgewiesen. Alle randomisierten Studien hatten jedoch kleine Patientenzahlen und differenzierten meist nicht zwischen anaplastischen Astrozytomen und Glioblastoma multiforme.
- Die NOA-01-Studie legte jedoch bereits mit einem medianen Überleben der Patienten mit Glioblastom von 16,2 Monaten und der Patienten mit anaplastischen Astrozyom von 60 Monaten nach adjuvantem ACNU/VM26 [NOA-01 Working Group, JCO, 2003] die Wirksamkeit dieses Protokolls nahe. Allerdings ist nicht klar, inwieweit VM26 für diesen Effekt wichtig ist, VM26 wurde außerdem 2006 vom Markt genommen.
- Endgültig durchsetzen konnte sich die RChT durch die EORTC 22981 [Stupp, NEJM, 2005]. Diese Studie untersuchte in Phase III prospektiv-randomisiert RT vs. RT + Temozolamid (75 mg/m^2/d, 1 h vor RT, über 6 Wochen, parallel 60 Gy, dann 6 Zyklen Temozolamid à 5 Tage alle 4 Wochen mit 200 mg/m^2/d, Zofran prophylaktisch). Hierbei ergab sich im RChT-Arm ein signifikanter Vorteil von 14,6 vs. 12,1 Monaten im Gesamtüberleben trotz Temozolamidbehandlung im Kontrollarm beim Rezidiv. Die simultane RChT mit Temozolamid gilt daher gegenwärtig als Standard bei Patienten mit Glioblastom in gutem AZ. Dabei scheinen insbesondere Patienten mit methyliertem MGMT-Promotor ein längeres Überleben unter Temozolamidtherapie aufzuweisen [Hegi, NEJM, 2005].

23.6.3 Radiotherapie

Klassisch: 60 Gy auf Ödem + 2 - 3 cm. Angesichts der neueren Untersuchungen (s. o.) genügt möglicherweise Kontrastmittelanreicherung + 2 - 3 cm. Bei großen Tumoren: Ödem + 2 - 3 cm bis 40 Gy, dann Kontrastmittelanreicherung + 2 cm bis 60 Gy.

23.6.4 Therapie des Glioblastomrezidivs

Stereotaktische Einzeit-Radiotherapie

Bei kleinem Rezidiv verlängert Einzeit-Boost das mediane Überleben um weitere 9 - 10 Monate [van Kampen, Strahlenther Onkol, 1997; Combs, SE Cancer, 2005], ebenso wie hypofraktionierte RT [Sheperd, IJROBP, 1997; Combs, SE JCO, 2005], wobei die maximale Verträglichkeit je nach Größe des Rezidivs bei 13 - 20 Gy (Einzeit) und 40 Gy (hypofraktioniert 5 Gy ED) [Shrieve, Neurosurgery, 1995; Sheperd, IJROBP, 1997] liegen dürfte. Bei 13 Gy Einzeit muss mit bis zu 22 % Nekrosen (je nach Behandlungsvolumen) gerechnet werden, die jedoch meist unproblematisch verlaufen [Shrieve, Neurosurgery, 1995].

Chemotherapie

Als ChT im Rezidivfall kann BCNU verabreicht werden, wenn es nicht während der Primärtherapie gegeben wurde. Ansonsten: Procarbazin, Dacarbazin, Temozolamid (Temodal®). Temodal® ist in Europa zugelassen für das rezidivierende Glioblastoma multiforme und das primäre anaplastische Astrozytom, in den USA für das rezidivierende anaplastische Astrozytom. Die Ergebnisse sind vergleichbar mit BCNU (13 Monate medianes Überleben). In der Zulassungsstudie (Phase-II-Studie, die nicht randomisiert Temodal® mit Procarbazin verglich) 35 % Ansprechen auf Temodal® für anaplastische Astrozytome und anaplastische Oligoastrozytome gleichermaßen. Progressionsfreies Überleben nach 6 Monaten 21 % vs. 8 % für Temodal® (200 mg/d, Tage 1 - 5, alle 4 Wochen) vs. Procarbazin. Beim anaplastischen Astrozytom war auch das Gesamtüberleben mit Temodal® signifikant besser als mit Procarbazin und auch die Lebensqualität war verbessert [Yung, JCO, 1999; Yung, Br J Cancer, 2000]. Beim Glioblastoma-multiforme-Rezidiv war zumindest die Lebensqualität verbessert.

Gliadel wafer (BCNU-imprägniertes Matrix-Implantat)

Verlängert Überleben gegenüber Placebo [Brem, Lancet, 1995], jedoch kein Vorteil gegenüber systemischer ChT bei hoher Nebenwirkungsrate [Westphal, Neurooncol, 2003].

Thalidomid

Nur enttäuschende 6% Response bei rezidivierenden hochgradigen Gliomen [Fine, JCO, 2000].

Small Molecules

Sowohl Erlotinib als auch Imatinib scheinen bei jeweils 10% von rezidivierten Glioblastomen ein klinisch relevantes Ansprechen zu erreichen [Reardon, JCO, 2005; Lassmann, NEJM, 2006]. Bei geeigneter Patientenselektion auf Basis molekulargenetischer Charakteristika können diese Agenzien die Ergebnisse voraussichtlich weiter verbessern.

Hypofraktionierte Radiotherapie/ primäre Chemotherapie bei älteren Patienten

Patienten > 65 Jahre können anscheinend auch mit einem hypofraktionierten akzelerierten Protokoll (40 Gy in 15 Fraktionen) zumindest bei auch sonst ungünstigen prognostischen Faktoren mit ähnlichem medianen Überleben wie nach konventioneller RT (60 Gy in 30 Fraktionen) behandelt werden (medianes Überleben 5,6 vs. 5,1 Monate in randomisierter Studie [z.B. Roa, JCO, 2004]).

Temozolamid (one week on/one week off) vs. RT in der Primärtherapie anaplastischer Astrozytome und Glioblastome bei älteren Patienten wird randomisiert von der NOA im Rahmen der Phase-III-Studie Methvsalem/NOA-08 untersucht.

23.7 Gliomatosis cerebri

23.7.1 Allgemeines

Charakteristika

Diffuses Wachstum astro- oder oligodendroglialer Zellen, histologisch meist von niedriger Malignität, jedoch dennoch Areale mit Nekrosen und anderen Kriterien hochmaligner Gliome.

Vorkommen

Meist ältere Erwachsene, selten Kinder.

Prognose

Mittleres Überleben nach Diagnose 10-34 Monate.

23.7.2 Therapie

Ganzhirn-RT + Boost mit resultierender Gesamtdosis von 46-60 Gy, ED 1,8 Gy (z.B. Ganzhirn-RT 45 Gy + 15 Gy Boost). Selten Remissionen. Anekdotisch Ansprechen auf ChT beschrieben. Stellenwert der Kombination mit Temozolamid bisher unklar.

23.8 Ependymome des Erwachsenen

23.8.1 Allgemeines

Die meisten Ependymome der Erwachsenen (< 5% der Hirntumoren) treten mit einem Altersgipfel von 30-40 Jahren auf, sind niedergradig und 2/3 befinden sich in der hinteren Schädelgrube.

23.8.2 Therapie

- Für die **niedergradigen (I/II) Ependymome** wird gegenwärtig im Allgemeinen auch bei makroskopisch vollständiger Resektion eine lokale postop. RT (Tumorbett + 2 cm) ohne Neuroachse mit 54 Gy empfohlen [Paulino, IJROBP, 2001], immer jedoch bei subtotaler Resektion. Am kontroversesten ist die

Therapie der vollständig resezierten Tumoren Grad I. In diesem Fall ist auch eine abwartende Haltung gerechtfertigt.

- Für **höhergradige (III/IV) Ependymome** ist die Datenlage völlig unklar. Früher wurde eine kraniospinale RT mit lokalem Boost empfohlen, obwohl diesbezüglich nichts gesichert war. Heute wird eher die lokale RT favorisiert, da die spinale Aussaat selten ist. Eine spinale Abklärung mit Liquorpunktion (LP) und MRT sollte bei diesen Tumoren vor RT erfolgen.

23.9 Seltene niedergradige Tumoren

23.9.1 Allgemeines

- **Gangliozytom:** Grad I, ausschließlich reife neoplastische neuronale Zellen (Ganglienzellen).
- **Gangliogliom:** Grad II, Ganglienzellen und gliale Zellen. Kommt in allen Altersgruppen vor, meist supratentoriell und im Temporallappen.
- **Xanthoastrozytom:** Grad II, relativ gutartiger astrozytärer Tumor, v.a. bei Kindern und Jugendlichen.
- **Neurozytom:** Meist niedergradig, bei kompletter Resektion keine weitere Therapie, bei subtotaler Resektion deutliche Reduktion der Lokalrezidive und nicht-signifikanter Überlebensvorteil durch postop. RT mit ≥ 54 Gy in retrospektiver Untersuchung [Rades, IJROBP, 2003].

23.9.2 Therapie

Keine adjuvante RT nach vollständiger OP. RT wie bei anderen Grad-I-/-II-Tumoren nur bei Resttumor, insbesondere bei nachgewiesenem Progress.

23.10 Plexustumoren

23.10.1 Allgemeines

Seltene Tumoren, 70 % treten innerhalb der ersten 2 Lebensjahre auf. Lumbalpunktion positiv in 0 % bei Papillom, jedoch in 30–40 % bei Karzinom.

23.10.2 Therapie

- **Plexuspapillom:** Zu 96 % R0-Resektion möglich. Keine RT. Wenn R+, dann Nachresektion.
- **Plexuskarzinom:** Geringe Inzidenz, daher wenig aussagekräftige Zahlen. In 64 % der Fälle kann R0-Resektion durchgeführt werden (sollte unbedingt angestrebt werden). Insgesamt 50 % 5-JÜ, wenn zumindest makroskopisch in sano operiert werden kann. Adjuvante Therapie wird kontrovers diskutiert. Bei Liquoraussaat sollte kraniospinale RT (CSI) durchgeführt werden. Liegt keine manifeste Aussaat vor, ist dies kontrovers. Auch die Stellung der adjuvanten ChT ist unklar. Ein vernünftiges Konzept ist sicherlich eine RT der erweiterten Tumorregion und eine adjuvante ChT bei lokalisiertem Tumor, zusätzlich CSI bei manifestem Liquorbefall [Chow, IJROBP, 1999].

23.11 Lymphome (primary CNS Lymphoma, PCNSL)

Siehe Kap. 27.

23.12 Pinealis-Tumoren

23.12.1 Allgemeines

Vorkommen

Altersgipfel: 20–30 Jahre.

Klinik

Klassische Symptomatik: Parinaud-Syndrom (vertikale Blickparese, dissoziierte Akkommodation [für Nähe, nicht für Licht]).

Arten

- **Keimzelltumoren:** 85 % der Pinealis-Tumoren. Meist mittelliniennah in der Pinealis-Region (50 %), seltener supraselIär (30 %) oder im 3. Ventrikel. Oft assoziiert mit suprasellären Tumoren (multiple midline tumors), spinale Aussaat in 57 % der Fälle.

Unterscheidung in sezernierende und nicht-sezernierende Keimzelltumoren:
- *Germinome:* Dysgerminom, Seminom; diese Tumoren sind „nicht-sezernierend" (im Wesentlichen bez. α-Fetoprotein [AFP]), eine Biopsie ist obligat.
- *NGGCT* (non-germinomatous germ cell tumors): Embryonales Karzinom, Dottersackkarzinom, Chorionkarzinom, matures/immatures Teratom; diese Tumoren sind „sezernierende" Keimzelltumoren, eine Biopsie ist nicht nötig.

- **Pineale Parenchymtumoren:** 14–30% der Tumoren. Davon 40% Pineozytome, 30% Pineoblastome.
- **Astrozytome.**

23.12.2 Therapie

Histologische Sicherung (stereotaktische Biopsie: Morbidität 1–4%, Letalität 1%), muss bei nicht-sezernierenden Tumoren durchgeführt werden, da die Differenzialdiagnosen bei nicht-sezernierenden Tumoren vielfältig sind. Die histologische Sicherung ist nicht unbedingt nötig bei sezernierenden Tumoren (bei entsprechendem Liquorbefund).

Weder bei Keimzelltumoren noch bei Pineoblastomen ist ein Vorteil einer OP nachgewiesen. Reife Teratome sollten allerdings reseziert werden.

Keimzelltumoren: Therapie nach MAKEI (GPOH), SIOP 96.

Germinome (GGCT = germinomatous germ cell tumor; NS-KZT = nicht-sezernierende Keimzelltumoren)

Primäre RT nach obligater Biopsie, prinzipiell mit alleiniger RT heilbar.

90% 5-JÜ, AFP immer neg., β-HCG meist neg. (kann pos. sein), radiosensitiv.

Radiotherapie:
- **USA:**
  - *LP neg.:* Limited-field-RT, da spinales Rezidiv bei initial neg. Spinal-Staging (LP, MR) nur < 10%. 30–36 Gy Whole-Ventricular-RT, Aufsättigen auf 50 Gy am Primärtumor.
  - *LP pos.:* Kraniospinale RT 30 Gy, Aufsättigung auf 50 Gy am Primärtumor, 80–90% 5-JÜ, 10–20% spinales Rezidiv.

Aber:
In europäischen Serien mit entsprechend limitiertem Zielvolumen ohne CSI teilweise zahlreiche Feldrandrezidive [Bouffet (SIOP), Br J Cancer 1999; Cefalo, Med Pediatr Oncol, 1995], daher eher zweifelhaftes Konzept.

- **Europa:** Immer kraniospinale RT. Siehe Makei-Studie (s.u.).

Nicht-Germinome (NGGCT = non-germinomatous germ cell tumor; S-KZT = sezernierende Keimzelltumoren)

Mit alleiniger RT nicht heilbar, da weniger radiosensitiv als Germinome, daher ChT + RT.

Merkmal: AFP pos., β-HCG pos.

Primäre ChT (2-mal PEI) + ggf. OP bei Residuen. Unklar, ob höheres Liquorrisiko als bei Germinomen, Stellung der kraniospinalen RT (CSI) daher unklar.

Gegenwärtig Evaluation im Rahmen von SIOP CNS GCT 96 nach folgendem Schema: Bei neg. LP RT mit 54 Gy lokal (5 × 1,5 Gy), bei pos. LP 30 Gy kraniospinale RT (5 × 1,5 Gy) + 24 Gy Boost auf Primärtumor (5 × 1,6 Gy). 2-JÜ dieser Kombination: 80%. Hohe Cisplatindosis wichtig (400 mg/m^2).

Entwicklung:
- Historische Entwicklung:
  - *Makei 83/86:* 36 Gy Neuroachse + 14 Gy Boost auf Tumorregion.
  - *Makei 89: 30* Gy Neuroachse + 15 Gy Boost auf Tumorregion.
  - Ergebnisse: Jeweils > 90% 5-JÜ, daher Toxizitätsreduktion avisiert.
- *SIOP CNS GCT 96:* Das Therapieprotokoll ist je nach Teilnehmerland unterschiedlich:
  - Germinome:
    - Deutschland und England: Alleinige RT der Neuro-Achse 24 Gy + 16 Gy Boost (5 × 1,6 Gy).
    - Italien und Frankreich: RChT: Carboplatin/Etoposid/Ifosfamid + 40 Gy auf die erweiterte Tumorregion.

- NGGCT:
  - Leptomeningeal-neg.: 4-mal PEI, RT Tumorregion (54 Gy) (s.o.).
  - Leptomeningeal-pos.: 4-mal PEI, CSI 30 Gy + 24 Gy Boost (s.o.).
- Ergebnisse bisher:
  - Germinome: Kraniospinale RT: Bisher 100% krankheitsfreies Überleben (DFS), lokale RT/ChT bisher 88% DFS durch Rezidive im Ventrikelsystem, daher im Nachfolgeprotokoll Bestrahlung des Ventrikelsystems geplant.
  - NGGCT: 81% DFS nach 11 Monaten, daher ähnlich gute Ergebnisse wie historisch mit kraniospinaler RT.

Teratom/Teratokarzinom

Wenn nach OP R0: Bei histologischem Grad 0-3 keine adjuvante Therapie.

Wenn nach OP R+: Bei histologischem Grad 0-1 RT, bei Grad 2-3 ChT (2 Zyklen PEI) + RT (50 Gy auf Primärtumor).

Bei pos. LP: 30 Gy CSI + 24 Gy Boost.

Pineozytome

Pineale Parenchymtumoren Grad I–III, werden wie niedergradige Astrozytome behandelt: Bei R0-Resektion abwarten, bei R1-/R2-Resektion postop. RT mit ≥ 54 Gy auf Primärtumor + 2 cm, insbesondere bei höherem Grading. 70-90% 5-JÜ, Grading ist wesentlicher Prognosefaktor [Fauchon, IJROBP, 2000; Lutterbach, Neurosurgery, 2002]. Rezidive treten auch spät (nach > 5 Jahren) auf, daher langfristige Überwachung.

Pineoblastome

Pinealer Parenchymtumor Grad IV, Variante von primitiven neuroektodermalen Tumoren (PNET), assoziiert mit Retinoblastom. 50% leptomeningeale Aussaat. Behandlung wie Medulloblastom in Anlehnung an HIT 2000: 40 Gy kraniospinale RT (CSI) hyperfraktioniert, 50 Gy Boost auf Metastasen, 68 Gy auf Primärtumor, ChT wie High-risk-Medulloblastome (d.h. u.U. Hochdosistherapie mit PBSCT). Der Benefit der ChT ist bisher nicht gesichert, wird jedoch adjuvant empfohlen. 50-60% 5-JÜ.

23.13 Akustikusneurinome

23.13.1 Allgemeines

Oft assoziiert mit Neurofibromatose Typ II, daher bei entsprechendem Verdacht diesbezügliche Abklärung anstreben. OP entweder extradural/transtemporal (durch HNO-Chirurgen, möglich bis 2,5 cm) oder subokzipital/intradural (> 2,5 cm, durch Neurochirurgie).

23.13.2 Therapie

Optionen

- **„Wait and see“:** Wachstumsgeschwindigkeit ca. 4 mm/Jahr. Lokale Kontrolle ohne Therapie nach 4 Jahren nur 24%. Bei 40% der Patienten müssen Salvage-RT/-OP durchgeführt werden. Hörerhalt nach 4 Jahren ähnlich wie nach primärer fraktionierter RT [Shirato, IJROBP, 1999].
- **Primäre OP:** 30-50% Erhalt von nützlichem Gehör, 20% befriedigendes Gehör. Bei großen Tumoren nahe 100% Hörverlust. 45% Fazialisfunktionsstörungen, 4% kompletter Fazialisausfall, 1,7% dauerhafter Fazialisausfall [Samii, Neurosurgery, 1997; Pollock, Neurosurg,1995].
- **Primäre RT:** 80% stable disease oder PR. Radiochirurgie (Einzeit-RT) wird kontrovers diskutiert, erst jetzt werden erste Serien mit längerer Beobachtungszeit (12 Jahre) reif [Kondziolka, NEJM, 2001]. Bei 12-20 Gy auf 50% Isodose (Gammaknife) lokale Tumorkontrolle 90%, Volumenabnahme ca. 30%, Trigeminus-/Fazialisschädigung bei 15-20% der Patienten, Hörerhalt („useful hearing“) bei 70% [Flickinger, 1996]. Empfohlene Dosis gegenwärtig 12-15 Gy auf 60-80% Isodose.
  Toleranzdosen bei Einzeit-RT: N. vestibulocochlearis/N. trigeminus 12 Gy, N. facialis 15 Gy, Hirnstamm < 8 Gy. Ein aktueller, nicht randomisierter Vergleich zwischen OP und Gammaknife-Einzeit-RT ergab (bei wiederum recht kurzer Nachbeobachtungszeit, wobei die Nachbeobachtungszeit für RT länger war als für OP) gleiche Kontrollraten für RT und OP, aber ein günstigeres Toxizitätsprofil für die RT [Karpinos, IJROBP, 2002].

Wohl geringfügig niedrigere lokale Kontrolle und Nebenwirkungsraten bei Einzeittherapie am Linac bei gleicher Nominaldosis, da historisch nicht auf die 50%, sondern auf die 60-80% (meist 80%) Isodose dosiert wird. Die dann verabreichten nominalen 14-16 Gy sind daher mit einer geringeren Nominaldosis am Gammaknife zu vergleichen. Wird de facto aber die gleiche Dosis verabreicht, sind die Kontroll- und Nebenwirkungsraten gleich [Suh, Int J Cancer, 2000].
Ebenfalls mit kurzer Beobachtungszeit: Fraktionierte stereotaktische RT mit 57,6 Gy, insbesondere für Akustikusneurinom > 2 cm. Im Rahmen der Beobachtungszeit vergleichbare Ergebnisse wie mit Einzeit-RT bei geringerer Toxizität. Lokale Kontrollrate 95% nach 5 Jahren. Größenreduktion bei 45% der Patienten, CR bei 4%. Hörerhalt bei prätherapeutisch vorhandenem Hörvermögen 85-95% nach 5 Jahren (100% bei Patienten ohne Neurofibromatose, 56% bei Patienten mit Neurofibromatose). 2% Fazialisparese, 4% Trigeminusneuralgie [Fuss, IJROBP, 2001; Ertner, Klinische Onkologie, 2000, Combs IJROBP, 2005].

- **Postop. RT:** Nach subtotaler Resektion 50-55 Gy/1,8 Gy ED. Bei „nahezu" vollständiger Resektion ist Zuwarten gerechtfertigt.
  Gleiche Dosierung wird für inkomplett resezierte Neurofibrome empfohlen.

23.14 Hypophysenadenome

23.14.1 Allgemeines

Inz.: (klinisch) $2/10^5$, 10% der intrakraniellen Tumoren, *80%* davon sind *hormonaktiv*, ca. *20%* sind *hormoninaktiv*. Es gibt keine Tumoren im Hypophysenhinterlappen. Der Hypophysenvorderlappen geht aus der Rathke-Tasche hervor, hat ein Pfortadersystem und steht unter hypothalamischer Kontrolle (via CRH, TRH, GH-RH, GH-RIH, FSH-RH, LHRH, PRH, PIH).

Hormonaktive Tumoren sezernieren ACTH, TSH, GH, FSH, LH oder Prolaktin. 50% Prolaktinome, 20% GH-sezernierend, 5% ACTH-sezernierend (Cushing), 20-25% nicht sezernierend. Gelegentlich Begleithyperprolaktinämie bei großen nicht-sezernierenden Tumoren.

23.14.2 Therapie

90% der Hypophysenadenome können ohne Schädelöffnung transsphenoidal operiert werden (Letalität < 1%). Nur bei großen, unregelmäßigen Tumoren transkranielle OP (Letalität > 5%). Bei Einbruch des Tumors in den Sinus cavernosus ist dieser nicht komplett operabel. OP ist indiziert bei sich akut verschlechternder Visusminderung und Apoplexieerscheinungen.

Therapie der verschiedenen Tumorarten

- **Mikroadenome** (< 1 cm): OP und RT führen zu dem gleichen Ergebnis, jedoch wird die RT normalerweise nicht eingesetzt.
- **Makroadenome:** Ein großer Teil der Makroadenome kann nicht komplett reseziert werden, es resultieren 50% Rezidive nach inkompletter Resektion. Daher bei Makroadenomen meist OP (insbesondere zur Optikusdekompression) + postop. RT bei R+-Resektion oder erhöhten Hormonspiegeln postop. oder invasivem Wachstum. Bei postop. Situation sigmoidale Dosis-Wirkungs-Beziehung: < 40 Gy → 30-70% lokale Kontrolle, 40-45 Gy → 89% lokale Kontrolle, > 45 Gy → 99% lokale Kontrolle. Daher 45-50 Gy GD in ED von 1,8 Gy (54 Gy, wenn Tumor > 2 cm). Bei kompletter Resektion RT nicht unmittelbar nötig. Reduktion der Rezidivrate durch postop. RT auf 16% gesenkt (abhängig von der Größe) [Yildiz, Radiother Oncol, 1999].
- **Sonderfall Prolaktinome**
  - Mikroadenome (< 1 cm): Bromocriptin (Pravidel®) oder Lisurid (Dopergin®) oder Cabergolin (Dostinex®), reduzieren nicht nur die Hormonproduktion, sondern auch das Tumorvolumen. Wenn Tumor nicht mehr nachweisbar, dann nach 3-5 Jahren Absetzversuch. OP, falls unter medikamentöser Therapie nicht kontrolliert.
  - Makroadenome (> 1 cm): OP, wenn Sehstörungen sich auf medikamentöse Therapie nicht zurückbilden, bei zystischen und bei eingebluteten Tumoren.
- **Andere hormonaktive Tumoren:** Medikamentöse Therapie (Bromocriptin, Octreotid) möglich, aber meist erfolglos, daher OP und/oder RT.

Radiotherapie

Indikation

RT erfolgt gemäß der Richtlinie der Deutschen Gesellschaft für Endokrinologie (DGE):

Primäre bzw. postop. RT bei invasiv wachsenden subtotal resezierten Adenomen und Rezidiven oder Inoperabilität bzw. operativ nicht kontrollierter Hormonproduktion.

Ergebnisse

GH wird zu 80 % kontrolliert innerhalb von Monaten bis Jahren (max. kumulativer Effekt nach 5 Jahren, GH von < 10 ng/ml gilt als erfolgreiche Therapie). Das Erreichen des Normalwerts für GH hängt ausschließlich von der Größe des Ausgangsbefunds ab. Berichte über schnelleres Absinken nach Einzeit-RT [Landolt, J Neurosurg, 1998] beruhen daher auf der Selektion kleiner Größen. ACTH wird zu 50–80 % und im Vergleich zu GH nach kürzerer Zeit kontrolliert (in 3–12 Monaten), Prolaktin wird zu 30 % kontrolliert (Ziel: Normalbereich). GH sinkt auch als radiogene Nebenwirkung als erstes ab. Sonstige Nebenwirkung: Risiko der Beeinträchtigung der Sehfähigkeit: bei 45 Gy 1 % [Jiang, Radiother, Oncol, 1994]. Die meisten Fälle mit Sehverschlechterung erhielten Dosen > 50 Gy oder ED > 2 Gy. Fraglich höheres Risiko bei Akromegalie. Sekundärmalignom-Risiko etwa 1 % (Zahlen stammen jedoch aus der Zeit größerer bestrahlter Hirnvolumina). *Einzeittherapie* experimentell, kurze Beobachtungszeit, nicht bei den N. opticus komprimierenden Tumoren, nicht bei Tumoren > 35 mm.

Hormonkontrolle, ggf. Substitution bei Hypopituitarismus. Dieser liegt bei 30–40 % der zur RT überwiesenen Patienten bereits vor. Bei intakter Hormonachse durch RT ca. 25 % Hormonausfälle bis zu 15 Jahren nach RT.

Technik

Klassische Technik: Laterale quadratische Gegenfelder, 5 × 5 cm, vordere Feldgrenze in etwa parallel zur Schädelbasis mit 15 Keilen, Spitze nach dorsal. Zusätzlich Vertexfeld, in etwa in Towne-Projektion, um Temporallappen-Dosis (Gedächtnis!) zu reduzieren.

CAVE
Bilaterale Pendelungen (hohe Temporallappendosis).

Aktuell: 3-D-geplante individuelle Feldkonfigurationen.

Dosierung

Empfohlene Dosis: 45–50,4 Gy, bei großen Makroadenomen ggf. bis 54 Gy auf Teilvolumen unter Schonung des Sehnervs.

Heidelberger Konzept: 45 Gy auf Sella inklusive Sinus cavernosus, Dosiserhöhung auf 50,4–54 Gy auf Tumorbulk.

23.15 Arteriovenöse Malformation (AVM)

23.15.1 Allgemeines

Blutungsrate von 3–4 % pro Jahr bei AVM ohne vorherige Blutung. Das Risiko ist wohl im 1. Jahr nach einer Blutung höher. Die Blutung hat ihren Ursprung oft aus einer varikös erweiterten drainierenden Vene und aus intranidalen Aneurysmen.

23.15.2 Therapie

- **OP:** Methode der ersten Wahl, insbesondere nach stattgehabter Blutung. In 10 % der operierten AVM verbleiben allerdings Reste.
- **Embolisation:** Mit Histoacryl, da Polyvinylalkohol (PVA) spontan rekanalisierbar. Bei Lage in eloquentem Areal: Amytaltest vor endgültiger Embolisation. Vollständiger Verschluss durch Embolisation gelingt nur in 10 % der Fälle.
- **RT:** Bei < 2,5–3 cm ca. 80 % Verschlussrate, wobei Verschlüsse erst nach ca. 1 Jahr einsetzen.
  Bei größeren, kombiniert endovaskulär und RT-behandelten AVM sind noch 50 % Verschlussrate zu erreichen [z. B. Schlienger, IJROBP, 2000; Pollock, Neurosurg Clin North Am, 1999].
  - Dosierung: Je nach Größe und Dichte der AVM sowie abhängig von der verwendeten Strahlenqualität 18–24 Gy umschließend (meist auf die 80 % Isodose als Referenz).
  - Zielvolumen ist der Nidus. Feeder oder Drainage müssen nicht bestrahlt werden.

Die Auswertung einer größeren Serie von fraktioniert behandelten, größeren AVM ließ erstmals die Berechnung eines α/β-Wertes für AVM zu, der zwischen 3 und 6 Gy abgeschätzt werden konnte. Ein Vorteil der Fraktionierung ist in dieser Situation daher nicht anzunehmen, die fraktionierte Therapie großer AVM ging dementsprechend mit geringen Obliterationsraten einher [Kocher, Radiother Oncol, 2004].

23.16 Hirnmetastasen

23.16.1 Allgemeines

Vorkommen

Machen 20–30% aller intrakraniellen Tumoren aus, sind meist supratentoriell lokalisiert. Klinisch manifest bei 20% aller Tumorpatienten, autoptisch vorhanden bei 50% der an Tumoren verstorbenen Patienten. Treten bei 70–80% der Patienten mit metastasiertem malignem Melanom, bei 50% der Patienten mit Bronchialkarzinom (SCLC, Adenokarzinom) und bei 20–40% der Patientinnen mit Mammakarzinom auf. Solitär : multipel = 40 : 60. Angeblich sind Metastasen von gastrointestinalen Tumoren eher solitär, Metastasen von Lungenkarzinom/Mammakarzinom/Melanom eher multipel (Scherer/Sack ohne Quellenangabe. Aber: [Tsukada, Cancer, 1983]: Bei Autopsie sind 50% der Mammakarzinom-Metastasen solitär). Insgesamt gilt: Im Verlauf zeigen sich bei initial solitären Metastasen in 13%, bei initial 2–3 Läsionen in 34% und bei > 3 Läsionen in 100% neue Metastasen [Kihlstrom, Stere Funct Neuros, 1993]. Insgesamt treten ca. 23% neue Metastasen bei alleiniger Einzeit-RT einer oder mehrerer Hirnmetastasen auf und nur 15% bei Einzeit-RT + Ganzhirn-RT [Pirzkall, JCO, 1998].

Prognose

- Keine Therapie: 1–2 Monate medianes Überleben.
- Therapie mit Steroiden: 2,5 Monate medianes Überleben.
- Ganzhirn-RT: 3–6 Monate medianes Überleben mit 10% 1-JÜ, lokale Rezidivrate von ca. 50%. Diese Patienten sterben dann auch am zerebralen Rezidiv.

Prognostische Faktoren

- Karnofsky-Index (KI > 70 vs. KI < 70),
- Alter (> 65 Jahre vs. < 65 Jahre),
- Status der extrazerebralen Manifestationen,
- evtl. Histologie (Mamma besser, Lunge schlechter), zumindest bez. lokaler Kontrolle.

Darüber hinaus sind evtl. Dosis und Hb von Bedeutung [Fleckenstein, StrOnk, 2004]. Diese Prognosefaktoren sind bisher überwiegend nur retrospektiv untersucht, die Basis ist die Recursive Partitioning Analysis (RPA) der RTOG-Studien 79-16, 85-28 und 89-05 [Gaspar, IJROBP, 1997; aufgegriffen durch Nieder, J Canc Res Clin Oncol, 1998]. Neue Studien werden darauf aufbauend gestaltet.

Risikostratifizierung nach RPA daher:

- Class 1: Nur zerebrale Metastase, KI > 70, Alter < 65 Jahre.
- Class 3: KI < 70.
- Class 2: Alle anderen.

Höhere Ganzhirn-Dosis retrospektiv besser als niedrige [Smalley, IJROBP, 1987], evtl. Boost von Vorteil [Epstein (RTOG 85-28), Cancer, 1993].

23.16.2 Therapie

> Generell gilt: Vergleiche sind aufgrund heterogener Kollektive und überwältigender Prognosedeterminierung durch extrakranielle Tumoraktivität schwierig.

Solitäre Hirnmetastasen

- **Standard: OP + RT.** Damit lassen sich bis zu 80% lokale Kontrolle gegenüber 20–50% nach alleiniger OP erreichen. Medianes Überleben dann 10 Monate. Bei RT alleine 50% lokale Kontrolle, medianes Überleben ca. 5 Monate. Ergibt sich aus retrospektiven Untersuchungen [Sause, Am J Clin Oncol, 1990] und den pos. randomisierten Studien [Patchell, NEJM, 1990; Nordiijk, IJROBP, 1994] (allerdings 1 neg. randomisierte Studie [Mintz, Cancer, 1996]). **Cave:** Eingeschränkte Aussage, da in randomisierten Studien überwiegend Metastasen von Bronchialkarzinomen und zumindest in der einen Studie mit hoher Ganzhirn-Dosis (50 Gy) behandelt wurden. Vor diesem Hintergrund wird diese Fragestellung nochmals im

Rahmen der NOA-06 (OP vs. OP + Ganzhirn-RT bei solitären/singulären Hirnmetastasen) bearbeitet.

- **Alternative:** Einzeit-RT (Limit ca. 3–4 cm Durchmesser der Läsion) + Ganzhirn-RT. Ergibt in etwa vergleichbare Ergebnisse zu OP + RT, wenn vergleichbare Patienten betrachtet werden [Auchter, IJROBP, 1996], 80–95 % lokale Kontrolle, obwohl eine retrospektive Serie des MDACC [Bindal, J Neurosurg, 1996], die aber methodisch zweifelhaft war, einen Vorteil für die OP zeigt.
- **Ergebnisse/Überleben:** Ganzhirn-RT + OP ebenso wie Ganzhirn-RT + Einzeit-RT: Medianes Überleben 6–20 Monate mit 20–60 % 1-JÜ (z. B. [Pirzkall, JCO, 1998]).

Multiple Hirnmetastasen

Prinzipiell Ganzhirn-RT, aber auch bei 2–3 Metastasen schien die Kombination von Ganzhirn-RT und OP in retrospektiven Serien vorteilhaft zu sein [Bindal, J Neurosurg, 1993; Kondziolka, IJROBP, 1999]. Die Fragestellung „BOOST" wurde dann randomisiert in RTOG 9508 überprüft. Es ergab sich initial kein Vorteil durch den zusätzlichen Einzeit-Boost [Sperduto, ASTRO-Abstract, 2002], in der Endauswertung profitierte die Subgruppe mit 1–3 Metastasen jedoch signifikant [Andrews Lancet, 2004]. Umgekehrt wird die Notwendigkeit der Ganzhirn-RT zusätzlich zur Einzeit-RT in einer EORTC-Studie (22952) überprüft. Ein US-amerikanischer Review konnte einen Vorteil durch zusätzliche Ganzhirn-RT zwar nicht belegen [Sneed, IJROBP, 2002]. Eine aktuelle randomisierte Studie zeigte einen deutlichen Vorteil in der lokalen Kontrolle (53,2 % nach einem Jahr vs. 23,6 %) durch die Kombinationstherapie, bei allerdings unverändertem Gesamtüberleben (7,5 Monate vs. 8 Monate) [Aoyama, JAMA, 2006]. Ggf. sollte ein fraktionierter Boost auf eine inoperable solitäre Filia erwogen werden, falls diese zu groß für Einzeit-RT ist. Auch bei alleiniger Ganzhirn-RT wird über 5–10 % Langzeitüberlebende berichtet.

Bei Krampfanfällen: Phenytoin, loading dose 15 mg/kg, dann 300–400 mg p.o. 1-mal tgl.

CAVE

Bei simultaner RT Stevens-Johnson-Syndrom [Eralp, Am J Clin Oncol, 2001]. Daher während RT bevorzugt Phenobarbital, loading dose 120 mg, dann 30 mg p.o. 3-mal tgl.!

Technik

Ganzhirn-RT:

- Entweder einfachste Geometrie mit Rechteckfeld kranial von kranialem Orbitarand zum Processus mastoideus, jedoch dann kein Einschluss der Temporallappen.
- Oder: Isozentrum in Linse, Linsen-/Orbitablock. Gehirn wird auf diese Weise mit asymmetrischem Viertelfeld bestrahlt; dies gewährleistet vollständigen Einschluss der Temporallappen.
- Oder: Individuelle Gesichtsschädelblöcke analog der Ganzhirn-RT bei der kraniospinalen RT. Dies ermöglicht den Einschluss der Medulla oblongata bis HWK 2 und ist insbesondere vorteilhaft, wenn sowohl ein Temporallappenbefall als auch tief zerebelläre Metastasen vorliegen, sodass mit Abtropfmetastasen im Bereich der Medulla zu rechnen ist.

23.17 Meningeosis carcinomatosa

23.17.1 Allgemeines

Vorkommen

Inzidenz z. B. beim Mammakarzinom ca. 2–5 %, häufiger bei lobulärem Karzinom als bei duktalem.

Diagnostik

Liquorzytologie ist der diagnostische Goldstandard. Es findet sich in 54 % ein pos. Befund bei der 1. Punktion, in 82 % bei der 2., also 10–15 % falsch neg., aber nur 2–4 % falsch pos. Befunde. MR-Tomographie liefert in 33 % falsch neg. Befunde (nach Lumbalpunktion finden sich andererseits bis zu 25 % meningeale Kontrastmittelanreicherungen ohne Tumorbefall. Wenn daher MR-Tomographie z. B. für die Suche nach knolligem Befall nötig ist, sollte sie – wenn möglich – vor geplanter LP durchgeführt werden).

23.17.2 Therapie

60–80 % Response auf intrathekales MTX. Bei Respondern nach intrathekaler ChT medianes Überleben

4–15 Monate, bei Non-Respondern 1–3 Monate, d.h. wenn Zellzahl nach ChT nicht sinkt, dann ist keine weitere ChT sinnvoll. Meistens ist dann auch eine RT erfolglos und daher kaum mehr sinnvoll.

Ansonsten Standardtherapie: **Intrathekal MTX und Ganzhirn-RT** (30 Gy), insbesondere bei zerebraler oder Hirnnervensymptomatik (**cave:** Retinopathie, da Retina im Feld). Keine routinemäßige kraniospinale RT, allerdings bei **spinalem knotigem Befall** oder spinalem segmental symptomatischem Befall an diesen Stellen **zusätzlich lokale RT** (30 Gy). **RT prinzipiell nach MTX;** wenn parallel, dann mit zeitlichem Abstand wegen Nebenwirkungen (Leukenzephalopathie). Zumindest für Mammakarzinom kein Vorteil durch Kombinations-ChT gegenüber Monotherapie.

Standardsequenz: MTX intrathekal 2-mal/Wo für 4 Wochen (12 mg), dann 1-mal/Wo für 4 Wochen, dann alle 2 Wochen. Nach Erreichen einer weitgehenden Liquorremission Ganzhirn-RT. Allenfalls bei sehr gutem AZ ggf. **kraniospinale RT mit 36 Gy** erwägen, die evtl. die Remissionszeit in dieser Untergruppe verlängern kann [Hermann, Strahlenther Onkol, 2001]. Bei Progress nach mehreren Zyklen MTX Thiotepa 10 mg 2-mal/Wo, bei erneutem Versagen Cytarabin 30 mg.

23.18 Spinale Metastasen

23.18.1 Allgemeines

Meist extradural, v.a. bei folgenden Primärtumoren: Lunge, Niere, Schilddrüse, Prostata, insbesondere bei bis zu 60% der Patientinnen mit Mammakarzinom, außerdem bei hämatologischen Erkrankungen.

23.18.2 Therapie

Initial Steroidtherapie, bis zu 100 mg Dexamethason i.v., dann auf oral umstellen und reduzieren.

Laminektomie bei schnell zunehmender oder kurzzeitig bestehender Querschnittssymptomatik oder bei Tumor unbekannter Histologie zur Abklärung, natürlich in Abwägung von AZ und Gesamterkrankungsstatus des Patienten.

Radiotherapie

Dosis

40–45 Gy in 4 Wochen über dorsales Stehfeld, berechnet auf 6 cm Tiefe. Bei Lymphomen oder Plasmozytomen genügen auch 30–40 Gy.

Ergebnisse

Abhängig vom prätherapeutischen neurologischen Status: Insgesamt 50% der Fälle kommen in Remission. 30% der Patienten mit inkompletter Parese sind mobilisierbar, nur 12,5% der Patienten mit kompletter Parese sind letztendlich wieder mobil.

23.19 Spinale Tumoren

23.19.1 Allgemeines

Staging: MRT vor LP (s. Kap. 23.17).

23.19.2 Therapie

Intramedulläre Tumoren

- Bei **Gliomen** meist keine vollständige Entfernung möglich. Falls doch, dann bei niedriggradigen Tumoren keine weitere Therapie. Ansonsten und immer bei hochgradigen Tumoren oder bei Piecemeal-Resektion 50,4 Gy/1,8 Gy ED auf erweiterte Tumorregion. 5-JÜ bei niedergradigen Gliomen zwischen 60 und 91%, bei hochgradigen medianes Überleben von nur 6 Monate.
- **Ependymome:** s.u.

Extramedulläre Tumoren

- **Meningeome**/Schwannom(e): RT nur bei R+, Rezidiv oder maligner Histologie. Bei vollständiger Resektion nur 7% Rezidive. GD: 50,4 Gy/1,8 Gy ED.
- **Ependymome:**
  - Benigne Histologie: Bei vollständiger Resektion keine weitere Therapie. Bei R+ oder Inoperabilität RT der erweiterten Tumorregion, ggf. bei Multifokalität kraniospinale RT.
  - *Bei pos. Liquorzytologie:* Kraniospinale RT (36 Gy, ggf. bis zu 39,6 Gy bei diffuser leptomeningealer

Aussaat) plus Aufsättigung der lokalen Tumorregion bis 50,4 Gy empfohlen, wenn auch keine eindeutigen Daten. Insgesamt 5- bis 10-JÜ von 70–100 %. Bei Kindern mit niedergradigem Ependymom/Astrozytom ggf. auch bei subtotaler Resektion zuwarten. RT ggf. erst nach Rezidiv. OP, um Wachstumsstörungen zu vermeiden.

- *Bei anaplastischen Ependymomen*: Neigung zur Liquoraussaat. Daher wird von einigen Autoren eine kraniospinale RT (30–36 Gy, s. o.) mit Aufsättigung der Tumorregion empfohlen. Ein Vorteil dieses Vorgehens ist jedoch nicht nachgewiesen, auch die alleinig lokale RT ist daher eine Option. Zusätzliche ChT experimentell, sollte aber auf jeden Fall bei Patienten mit Progress trotz OP und RT eingesetzt werden.

Quintessenz: Kraniospinale RT bei spinalen Ependymomen mit
- positiver LP,
- Multifokalität,
- evtl. bei hochgradigen Tumoren.

Technik

Dorsales Stehfeld (7–8 cm breit, für Kinder ca. 5–6 cm), jeweils 2 Wirbelkörper über und unter den Tumorrändern, ggf. Boost auf Tumor + 2 cm. Bei starker Lordose ggf. ap/pa. Zervikal: Seitliche Gegenfelder.

Alternative in Kombination mit dorsalem Stehfeld: Schräge Keilfilterfelder (nicht ausschließlich verwenden wegen höherer Lungen- oder Nierenbelastung).

Bei jungen Frauen ggf. laterale Technik zur Ovarschonung mit kranialem Anschluss an dorsales Stehfeld (**Cave:** Nierenbelastung).

Nicht mehr als die Hälfte des Rückenmarks höher als 45 Gy belasten, kleine Abschnitte können mit geringem Risiko bis maximal 55 Gy bestrahlt werden.

Für Kinder Dosis auf jeden Fall auf 45 Gy limitieren (1,6 Gy ED). Bei Kauda-Ependymomen bis Iliosakralfugen inklusive Sakralwirbel 2 bestrahlen.

23.20 Kindliche ZNS-Tumoren

23.20.1 Allgemeines

Gesamtinzidenz 2/10^5, zweithäufigste Tumorerkrankung im Kindesalter nach den Leukämien.

23.20.2 Therapie

Übersicht über Standard-Therapiekonzepte:
- **Medulloblastom/Ependymom:** 36 Gy CSI + 20 Gy Boost hintere Schädelgrube → 56 Gy Primärtumordosis.
- **NGGCT:** 30 Gy CSI + 24 Gy Boost auf Primärtumor + ChT → 54 Gy Primärtumordosis (SIOP-Protokoll).
- **Germinom:** 24 Gy Neuroachse + 16 Gy Boost auf Primärtumor, keine ChT → 40 Gy Primärtumordosis (MAKEI- bzw. SIOP-Protokoll der GPOH).

23.20.3 Medulloblastome

Allgemeines

20 % der kindlichen Hirntumoren, *Altersgipfel:* 2–9 Jahre, Erwachsene 25 Jahre, Jungen häufiger als Mädchen. Histologische Merkmale: Homer-Wright-Rosetten, small round blue cell tumor.

Per definitionem in hinterer Schädelgrube, ansonsten spricht man von einem sog. primitiven neuroektodermalen Tumor (PNET).

Bei Diagnosestellung haben 10–15 %, im weiteren Verlauf 25–26 % einen positiven Liquorbefund. Im Liquor finden sich erhöhtes Spermidin oder Putrescin. 5 % metastasieren systemisch (LK, Knochen).

Wesentliche prognostische Faktoren

- +/– postop. Resttumor (allerdings nicht eindeutig),
- +/– Metastasen,
- Alter > 8 Jahre vs. < 8 Jahre (progressfreies Überleben 79 % vs. 56 %).

Therapie

Zunächst OP. Vorsicht bei Shuntanlage wegen peritonealer Streuung.

Radiotherapie

Indikation

Nach OP **obligat kraniospinale Bestrahlung** (CSI; außerhalb von Studien 35 Gy/1,5 Gy ED oder 36 Gy/1,8 Gy ED). Dann Boost auf hintere Schädelgrube (20 Gy). Prinzipiell sollten die Kinder in Studien behandelt werden, in Deutschland ist gegenwärtig das Hirntumorprotokoll HIT2000 aktiv.

Zielvolumen

Vorsicht bei Blockdesign! Bei versehentlicher Abdeckung der Lamina cribrosa finden sich dort oft Rezidive. Bei kraniospinaler RT muss im Gegensatz zur ALL der hintere Bulbusabschnitt nicht mitbestrahlt werden.

Boost auf hintere Schädelgrube (dort am häufigsten Rezidive).

Feldgrenzen für die Bestrahlung der hinteren Schädelgrube (Simulatorplanung)

- Anterior: Posteriore Clinoidfortsätze.
- Superior: Hälfte der Strecke Foramen-magnum-Vertex + 1 cm.
- Inferior: Unterkante HWK 1.
- Posterior: Ganze Kalotte.

Ergebnisse

OP + RT 60–70% 5-JÜ, 40–60% 10-JÜ, bisher **kein Benefit durch ChT durch randomisierte Studien bewiesen, lediglich Hinweise aus einarmigen Studien** (s.u.). Ersatz der CSI bzw. Reduktion der CSI-Dosis durch ChT (wie in den Studien der POG bzw. CCSG versucht) war zunächst ein Misserfolg, die entsprechende Studie musste abgebrochen werden [Grabenbauer, Am JCO, 1996]. Allerdings wird auf Basis neuerer Daten [Packer, JCO, 1999] doch wieder eine Äquivalenz niedrigerer CSI-Dosen in der nicht-metastasierten Situation postuliert.

Weiterhin gilt: Bisher kein gesicherter Benefit durch ChT, wenn mit OP + CSI kombiniert. Die ChT wird jedoch bei Kindern < 3 Jahren zunehmend eingesetzt, um RT hinauszuzögern, ebenso bei High-risk-Tumoren (T3/T4, LP+, R+). Verwendet werden Cisplatin, CCNU, Vincristin, [Packer, J Neurosurg, 1991]. Laut SIOP- und CCSG-Studien ist ein Benefit durch ChT bei R0-resezierten High-risk-Patienten (nicht bei R1) anzunehmen, diese sind dann mit gleichen Ergebnissen behandelbar wie Low-risk-Patienten, d.h. 85% vs. 50% Heilung durch ChT. **HIT 91** zeigte für Low-risk-Tumoren **Überlebensvorteil von Erhaltungs- vs. Sandwich-ChT,** dies wird als **Wirksamkeitsbeweis der ChT** auch bei low risk gewertet.

Basis für hyperfraktionierte Therapie: [Allen, IJROBP, 1996], 95% medianes rezidivfreies 6,5-JÜ bei M0-Tumoren.

Supratentorielle PNET zeigten in HIT 88/89/91 unbefriedigende Ergebnisse. Unter HIT 2000 werden diese Patienten daher nicht randomisiert, sondern alle in den intensiven Therapiearm mit hyperfraktionierter RT eingeschlossen.

Daher aktuelles Konzept HIT 2000 und E-HIT Rez. 2005:

Paradoxes Konzept:

- Einerseits gibt es jetzt aufgrund von guten Ergebnissen mit Hyperfraktionierung [z.B. Prados, IJROBP, 1999] einen experimentellen Arm mit Hyperfraktionierung (HFx). Alle Felder, inklusive CSI, werden mit 2×1 Gy/d bestrahlt (36 Gy CSI, 54 Gy hintere Schädelgrube, 68 Gy Tumorregion [72 Gy Resttumor]).
- Andererseits gibt es Ergebnisse, die den Anschein erwecken, dass u.U doch die CSI-Dosis ohne Wirkungsverlust gesenkt werden kann [Packer, JCO, 1999]. Daher wird der Kontrollarm jetzt mit reduzierter CSI-Dosis durchgeführt (23,4 Gy + 30 Gy Boost).
  - *Keine Trennung mehr in Hoch- und Niedrigrisiko.* Beide Therapiearme erhalten anschließend Erhaltungs-ChT mit 8-mal Cisplatin/CCNU/Vincristin.
  - Supratentorielle PNET bei Kindern > 4 Jahre ohne Metastasen (selten, schlechtere Prognose) werden wie Medulloblastome behandelt (und zwar nur im experimentellen Arm mit Hyperfraktionierung, seit 2004 analog zum jeweiligen MET-HIT Arm).
  - Für *Kinder < 4 Jahre:* HIT 2000-BIS 4 und MET-HIT 2000-BIS 4.
  - Getrennter Arm für primär metastasierte Medulloblastome/PNET/Ependymome *(MET-HIT 2000): Hyperfraktionierte RT* (40 Gy CSI, 54 Gy hintere Schädelgrube, 66 Gy Tumorregion, 50 Gy auf solide Restmetastase, 72 Gy auf Resttumor).

- Lokalrezidiv nach alleiniger ChT in HIT-SKK (Säuglinge und Kleinkinder): SKK-Rezidivprotokoll 2000.
- Ende 2006 war die Randomisierung für Medulloblastome ohne Metastasen (HIT 2000 AB4, die zusammen mit der SIOP als PNET 4 geführt worden war) beendet, bis zur Aktivierung des Nachfolgeprotokolls (PNET 5) wird der Arm mit Standardfraktionierung als Therapie außerhalb von Studien empfohlen.
- **P-HIT-Rez 2005:**
  Studienziel ist die Untersuchung der Wirksamkeit der systemischen ChT mit Carboplatin/VP16 im randomisierten Vergleich mit Temozolamid.
  Studienarme:
  - Intravenöser ChT-Arm (Carbo/VP16),
  - oraler ChT-Arm (Temozolamid),
  - Dokumentationsarm für Patienten, die einer intensiven ChT nicht zustimmen oder denen diese aufgrund einer Vorschädigung nicht zugemutet werden kann.

Hauptfragestellung: Bestimmung des progressionsfreien Überlebens im intravenösen vs. oralen CHT-Arm.

23.20.4 Ependymome

Allgemeines

30 % der kindlichen ZNS-Tumoren, 70 % infratentoriell, meist am Boden des IV. Ventrikels. Formal besteht die Einteilung in Grad I–IV, für die Praxis spielt aber nur die Unterscheidung zwischen Grad II (Ependymom) und Grad III (anaplastisches Ependymom) eine Rolle. Für benigne Ependymome (Grad I) gelten letztlich die gleichen Richtlinien wie für pilozytische Astrozytome. Eine RT ist damit bei diesen ohnehin seltenen Tumoren praktisch nie indiziert (s. u.). Ohne RT insgesamt 20–30 % 5-JÜ, mit RT 70 % 5-JÜ bei Grad II, 30 % bei Grad III.

Therapie

- Meist nur inkomplette OP wegen Infiltrationsneigung, dennoch **R-Status nach OP wesentlicher Prognosefaktor** (insbesondere wegen geringerem Risiko der Liquoraussaat), daher möglichst vollständige Resektion anstreben (HIT 91: krankheitsfreies 3-JÜ bei R0 85 %, bei R+ 38 %).
- ChT kontrovers, keine gesicherte adjuvante Indikation, im Rezidivfall sind die Tumoren jedoch chemosensitiv.

Radiotherapie

Indikationen

- **Benigne Ependymome (Grad I) und Ependymome (Grad II):**
  - Bei Grad I nur bei R+ lokale postop. RT.
  - Bei Grad II in jedem Fall postop. RT (Tumorregion + 2 cm) mit 54 Gy.
  - Immer kraniospinale Bestrahlung bei pos. Liquorbefund, empfohlen auch bei Ependymoblastom und evtl. bei großer intraventrikulärer Komponente.
- **Anaplastische Ependymome (Grad III):**
  - **Bei supratentoriellem Sitz ebenfalls nur lokale RT** postop. (55–60 Gy), denn nur 2–6 % haben pos. Liquorbefund. Ggf. 40 Gy Ganzhirn + 20 Gy Boost oder aber gleiches Konzept wie bei Glioblastomen.
  - **Bei infratentoriellem Sitz CSI + Tumor-Boost** (da Liquor im Verlauf in 20 % pos.). Allerdings ist das spinale Rezidiv bei RChT wohl doch seltener als initial gedacht und meist auch mit lokalem Rezidiv verbunden. Daher relativiert sich die Indikation für die CSI, sie wird auch im aktuellen HIT-Protokoll in der primär liquornegativen Situation nicht durchgeführt (s. u.).
    Es ist unklar, ob bei Ventrikeleinbruch der gesamte Ventrikel bestrahlt werden sollte.
    Bei jungen Kindern auf jeden Fall nur dann kraniospinale RT, wenn Lumbalpunktion positiv. *Feldgrenzen für Boost bei infratentorieller Manifestation: Unterkante an HWK 2*, da sich 10–30 % der Tumoren ins obere Zervikalmark ausdehnen. Ansonsten Technik/Dosierung wie Medulloblastom.

Aktuelles Konzept nach E-HIT 2000 und E-HIT-Rez. 2005

- Hyperfraktionierte RT (HFx-RT) der erweiterten Tumorregion mit 66 Gy, Resttumor 72 Gy für Kinder > 4 Jahre. Grad II ohne ChT, Grad III mit anschließender ChT (5 Zyklen). Keine CSI im HIT-Konzept, auch nicht bei infratentoriellem Sitz und höhergradigen Tumoren.

- Metastasierende Tumoren wie MET-HIT-2000 (5 Zyklen ChT), CSI, insgesamt dann 54 Gy auf die erweiterte Tumorregion, stereotaktischer Boost bei persistierendem Resttumor.
- Für Kinder < 4 Jahre wird die Therapie nach „E-HIT 2000-BIS 4", dem Protokoll für Patienten < 4 Jahre durchgeführt (auch hier gibt es jeweils einen Arm für Patienten mit höher- oder niedergradigem Tumor).
- Die ChT wird für praktisch alle Arme nach dem ChT-Protokoll für Säuglinge und Kleinkinder (HIT-SKK 2000) durchgeführt.
- E-HIT-Rez. 2005: Studienziel ist die Untersuchung der Wirksamkeit der systemischen Chemotherapie mit Temozolamid. Studienarme:
  - oraler ChT-Arm (Temozolamid),
  - Dokumentationsarm für Patienten, die einer intensiven ChT nicht zustimmen oder denen diese aufgrund einer Vorschädigung nicht zugemutet werden kann.

23.20.5 Gliome

- **Astrozytome Grad I/II, pleomorphe Xanthoastrozytome Grad I/II, Oligoastrozytome Grad II, desmoplastische infantile Gangliogliome Grad I, Gangliogliome Grad I/II:** Weniger Entdifferenzierung als bei Erwachsenen, bei kompletter OP oder fehlender Symptomatik oder stabilem, nicht-progredientem Rest keine weitere Therapie, bei *Progress oder Symptomen* nach *inkompletter OP* lokale RT mit *54 Gy*, bei Kindern < 3 Jahre 40–45 Gy.
  Studie: GPOH/SIOP LGG 2004: Nach vollständiger Tumorresektion sollen Kinder mit Low-grade-Gliomen ausschließlich nachbeobachtet werden. Auch nach alleiniger klinischer Diagnose oder inkompletter Resektion ist für Kinder ohne schwerwiegende Symptome zunächst eine Beobachtung vorgesehen. Eine nicht-chirurgische Therapie soll nur bei Erfüllung definierter Indikationen begonnen werden. Zu diesen Indikationen gehören bei Diagnosestellung das Vorliegen schwerer klinischer oder ophthalmologischer Symptome. Nach Beobachtungszeit gelten progrediente klinische, ophthalmologische oder neuroradiologische Befunde als Therapieindikation. Die nicht-chirurgische Therapie wird stratifiziert nach Alter:
  - Kinder < 8 Jahre und alle Kinder mit Neurofibromatose erhalten primär eine ChT. Für alle Kinder ohne Neurofibromatose wird in randomisierter Form geprüft, ob eine Intensivierung der Induktionstherapie Einfluss auf progressionsfreies Überleben und Responseraten des Tumors hat.
  - Kinder > 8 Jahre erhalten primär eine RT. Bei besonderen Bedingungen können auch sie mit ChT behandelt werden.
- **Benigne Ependymome (Grad I):** Bei R1-Situation postop. RT mit 54 Gy (s.a. Kap. 23.20.4).
- **Astrozytome Grad III/IV:** In HIT 88/89 wurde die ChT zusätzlich zu OP und RT geprüft. Initial günstige Ergebnisse, insgesamt letztlich jedoch enttäuschend. In der Studie der CCSG zeigte sich ein geringer, aber signifikanter Vorteil durch ChT für Astrozytome Grad III. 5-JÜ insgesamt < 5% (Grad III 57% 3-JÜ, Glioblastoma multiforme 0%). Aufgrund der schlechten Ergebnisse der Glioblastome in der HIT-Studie und anderen Studien wurde *HIT-GBM* aufgelegt. Dies ist eine Phase-I-/-II-Studie mit konsekutivem Einsatz neuer Ansätze. Erste Ergebnisse: Medianes Überleben bei alleiniger adjuvanter RT 12 Monate. Kein Vorteil durch Etoposid + Trofosfamid (HIT-GBM-A). Gegenwärtig aktiv: HIT-GBM-D, beinhaltet MTX zwischen OP und RT, auf Basis guter Regensburger Daten.
- **Hirnstammgliome:** 10–20% der kindlichen Hirntumoren. Gemeinhin applizierte Dosis 50–54 Gy, 0–45% 5-JÜ (im Mittel 10–15% für diffuse Tumoren [machen 80% aus], besser für exophytische), egal welches Grading! Bisher *kein Vorteil* durch *hyperfraktionierte RT* oder *ChT* (z.B. [Shrieve, IJROBP, 1992; Packer, Cancer, 1994; Prados, IJROBP, 1995; Fallai, Radiother Oncol, 1997; Mandell, IJROBP, 1999; Jennings, JCO, 2002]). Experimentelle Ansätze werden in *HIT-GBM* geprüft.
- **Optikusgliome:** Besonders bei Morbus v. Recklinghausen. Sind histologisch gewöhnlich pilozytische (Grad I) Gliome. Daher *80% krankheitsfreies 10-JÜ nach alleiniger oder kombinierter RT.* Bei Tumoren ohne klinische Progredienz ggf. „wait and see". Bei zunehmendem Visusverlust OP oder RT; bei OP aber kompletter Visusverlust. Daher normalerweise nur

druckentlastende OP, anschließend RT. Dosis 54 Gy, ED 1,6–1,8 Gy. Dosis bei Kindern < 3 Jahre 40–45 Gy. ChT prinzipiell auch effektiv, daher gegenwärtig SIOP-Low-grade-glioma-(LGG-)Studie 95-2: RT bei Kindern > 5 Jahre, ChT bei Kindern < 5 Jahre. Nachfolgestudie SIOP LGG-RT 2000 ist in Vorbereitung.

23.20.6 Kraniopharyngeome

Allgemeines

6–9% der Tumoren. Gehen von Rathke-Tasche aus.

Histologische Typen: Adamantinöse (90%) und papilläre (10%) Tumoren.

Häufigstes Symptom: Kleinwuchs (43%) wegen GH-Mangel. Zweithäufigstes Symptom: Diabetes insipidus (22%).

Therapie

Die Kombination aus PE + Aspiration + RT mit 50–54 Gy (ED 1,8 Gy) ist äquivalent zur R0-Resektion (70–90% Langzeitkontrolle), da auch nach R0-Resektion Rezidive auftreten. Ein kombinierter Ansatz ist daher einer potenziell morbiditätsverursachenden Radikalität vorzuziehen [Wen, IJROBP, 1989]. Bei R+ ohne RT 30% Rezidive, daher bei R+-Situation immer RT. Rezidive haben schlechtere Prognose.

Diese Ansätze werden im Rahmen der Kraniopharyngeom 2000 der GPOH verfolgt:

- Keine RT nach R0 Resektion,
- nach subtotaler Resektion entweder Beobachtung und Re-OP/RT bei Progress oder aber RT mit 50,4–54,0 Gy/ED 1,8 Gy.

23.20.7 Keimzelltumoren

S. Kap. 23.12.

23.20.8 Atypische teratoide/ rhabdoide Tumoren

S. Kap. 30.13.

23.21 Radiotherapie

Technik

Neuroachse

Helmfelder: Gantry-Drehung nach ventral (ca. 3–5°) wegen Divergenz (kontralaterale Linse) und Dosis in hintere Bulbusabschnitte, Kollimatorwinkel ca. 10° wegen Divergenz des Wirbelsäulenfeldes. Der Winkel wird berechnet nach der Regel tan α = ($\frac{1}{2}$ Wirbelsäulenfeldlänge/FAA): Dabei gilt: FAA = Fokus-Achs-Abstand = Fokus-Isozentrum-Abstand. Faustregel: 8,5° für 30 cm Wirbelsäulenfeld, 10° für 35 cm, 11,5° für 40 cm. Block 0,5 cm unter Lamina cribrosa, 3 cm hinter dem Augenlid (Linse liegt 1,5 cm hinter Lid, zusätzlich + 0,5 cm Variabilität und + 1 cm Divergenz [wenn kein Ausgleich] einberechnen, bei Gantry-Winkel zum Divergenzausgleich sind dementsprechend insgesamt nur 2 cm nötig), 0,5 cm unter mittlerer Schädelgrube, Gesichtsblock bei Erwachsenen Mitte der Wirbelkörper.

> Bei Kindern immer ganze Wirbelkörper bestrahlen zur Vermeidung asymmetrischer Wachstumsstörungen.

Kaudales Feldende: Unterster Wirbelkörper, der erreicht wird, ohne die Schultern zu durchstrahlen (normalerweise Übergang HWK 3/HWK 4). Entweder Tischdrehung (tan α = $\frac{1}{2}$ × Ganzhirn-Feldlänge/Fokus-Haut-Abstand [normalerweise etwa 7°]) bei Isozentrum des kranialen Feldes in der Pinealis oder keine Tischdrehung bei asymmetrischem Feldanschluss mit Isozentrum am unteren Feldrand. Bei der Option mit Tischdrehung sind aber die Unterdosierung des kontralateralen Temporalpols sowie der kleinere Fokus-Haut-Abstand an der HWS ein Problem (hier sowieso schon Überdosierung wegen des kleineren Durchmessers). Daher ist der asymmetrische Anschluss besser. Unteren Feldrand tätowieren.

Spinalfelder

Bogenwurzeln + 1 cm (bei Skoliose ggf. mit individuellen Blöcken). Mittleres Feld mit stationärem Zentralstrahl, sollte bis mindestens LWK 1/2 reichen (wegen Anschluss unterhalb des Konus). Gap an der Haut: S = $\frac{1}{2}$ L1 (d/FHA) + $\frac{1}{2}$ L2 (d/FHA), d = Verschreibungstiefe, L = Feldlänge (bei symmetrischem Feld), FHA = Fokus-Haut-Abstand.

Praktische Methode am Simulator:

- Erstens: Kraniales Feld (Feld 1) einstellen und einzeichnen.
- Zweitens: Tisch um Dosierungstiefe absenken, untere Feldlichtgrenze von Feld 1 auf Haut anzeichnen (markiert die Lage der Matchline in der Tiefe).
- Drittens: Unteres Feld (Feld 2) bei dieser Tischposition direkt daran anschließen (Lichtfeld, noch nicht einzeichnen).
- Viertens: Tisch anheben um Dosierungstiefe, Feld 2 auf Haut einzeichnen.

Unteres Feld hat bei Gap-Verschiebung bewegten Zentralstrahl oder Block bei S3. Feldanschluss scharf mit 18°-Winkel nach kranial oder Gapping. Unteres Ende bei S3 (denn Duralsack und Subarachnoidalraum reichen bis S2), nicht bis Iliosakralfugen nötig. Feldbreite im unteren Feld oben ca. 6 cm, unten 7–8 cm [Halperin, IJROBP, 1993]. Seitliche Simulatoraufnahmen zur Dosisberechnung entlang der Wirbelsäule, bei mehr als 5 % Abweichung ggf. Kompensatoren.

Gap-Verschiebung durch Feldverlängerung des mittleren Feldes um 1 cm in beide Richtungen alle 10 Gy.

CAVE

Bei Gap-Verschiebung ggf. Kollimatorwinkel des Helmfeldes anpassen!

23.22 Nebenwirkungen/ Aufklärung

Generell gilt: Ergebnis zeigt hohe Abhängigkeit von der Einzeldosishöhe, je höher diese, desto geringer die Gesamttoleranz. Darüber hinaus ist auch das Volumen von Bedeutung [Flickinger, IJROBP, 1989].

Neurokranium: Hautreizung, Haarausfall, Übelkeit, Schwindel, Konzentrations- und Merkfähigkeitsstörung, Verschlechterung der neurologischen Symptome, Paukenerguss, Hormonstörung.

Myelon: Hautreizung, Lhermitte-Syndrom, Myelopathie, ggf. Lähmung, Blutbildveränderung.

Nebenwirkungen

- **Akute Nebenwirkungen:** Peritumorales Ödem (insbesondere bei Tumorpatienten, bei nicht vorgeschädigtem Hirngewebe erst bei sehr hohen ED), konsekutiv Hirndruck, ggf. Krampfanfälle.
  Therapie: Steroide.
- **Subakute Nebenwirkungen:** Nach 2–4 Monaten in Form einer transienten Demyelinisierung. Am Zerebrum unspezifische Symptome, z.B. Somnolenz-Syndrom (bei zusätzlicher ChT, verzögert, v.a. bei Kindern), am Myelon Lhermitte-Syndrom (selbstlimitierend). Selten Steroidtherapie nötig.
- **Späte Nebenwirkungen:** Mittlere Latenz 1,5 Jahre, können auch noch nach mehreren Jahren auftreten. Wohl im Wesentlichen durch Endothelschaden bedingt [Morris, IJROBP, 1994]:
  - *Diffus*: Diffuse Leukenzephalopathie (meist wenn RT in Kombination mit ChT), Gliose, konsekutiv neuropsychiatrische Veränderungen bis zur Demenz.
  - *Fokal*:
    - Nekrose mit konsekutiven fokalneurologischen Defiziten (meist nach reiner RT, ggf. OP nötig). Am Myelon: Myelopathie, Brown-Séquard- oder Spinalis-anterior-Syndrom.
    - Inzidenz von Radionekrosen [Emami, IJROBP, 1991]: TD 5/5 bei Ganzhirn-RT 45 Gy, TD 5/5 Teilhirn (30 % des Hirnvolumens) 60 Gy. Dosislimit Hirnstamm 60 Gy an Oberfläche, 50 Gy zentral. ED maximal 2 Gy. Bei Kindern und in Kombination mit neurotoxischer ChT Reduktion der Toleranzdosen um 10 %.
    - Neuropsychiatrische Veränderungen: Nicht < 20 Gy, Grauzone zwischen 20 und 40 Gy, eindeutig funktionell relevante Defizite zwischen 40 und 60 Gy [Sheline, IJROBP, 1980].
    - Inzidenz der Myelopathie: [Marcus und Million, IJROBP, 1990]: 0,2–0,5 % nach 50 Gy, 1–5 % nach 60 Gy, 50 % nach 68–73 Gy [Baumann, Strahlenther Onkol, 1996]: 1 % bei 50–55 Gy, 5 % bei 55–60 Gy, 25 % bei 70–75 Gy.
      Allgemein anerkannte Toleranzdosis: 45 Gy/ED 2 Gy.
- **Spezialfall kindliches ZNS:** Wesentliche Hirnentwicklung in ersten 3 Jahren.

23

Cave: Kombination MTX und RT > 20 Gy. Ansonsten: Ganzhirn-Dosen von 18–24 Gy bei Kindern < 3 Jahre wohl nachteilig, bei Kindern > 6 Jahre ohne Effekt. Bei > 24 Gy auch bei älteren Kindern neg. Effekt auf Intellekt. Bei Teilbestrahlung erst ab 50 Gy messbare Effekte [Fuss, Strahlenther, 2001]. Zusätzliche Nebenwirkungen bei Kindern: Otitis, Hypophyseninsuffizienz (meist hypothalamisch bedingt, Reduktion des Wachstumshormons ab 18 Gy, Reduktion der übrigen Hormone ab 30 Gy).

- **Schädelbasis:** Hautreizung, Haarausfall, Hyperpigmentierung, Mukositis, Behinderung der Nasenatmung, Otitis, Konjunktivitis, Keratitis, trockenes Auge, Hirnnervenschädigung, Lhermitte-Syndrom, Hypophyseninsuffizienz, Sehverschlechterung, Retinitis (bei > 55 Gy), Katarakt (bei > 2 Gy), trockenes Auge (bei > 30 Gy), Trismus (bei > 55 Gy).

1% Sekundärtumoren 14 ± 9 Jahre nach RT am ZNS. 1–3% der Langzeitüberlebenden nach prophylaktischer Ganzhirn-RT für akute Leukämie entwickeln zweiten Hirntumor.

23.23 Besonderheiten

- **Hirnbestrahlung in der Schwangerschaft:** Gemäß In-vivo-Messungen mit Thermolumineszenzdosimetern und Phantommessungen kommen ca. 0,05–0,1% der Zielvolumen-Dosis am Fetus an, d.h. Bestrahlung des Hirns mit 60 Gy ergibt << 0,1 Gy Fetaldosis, d.h. erhöhtes Risiko für Leukämie (14%/Gy), sonst keine Folgen zu erwarten [Sneed, IJROBP, 1995]. Damit ist eine Hirnbestrahlung in der Schwangerschaft bei alleiniger Verwendung von koplanaren Feldern prinzipiell möglich.
- **Hämangioblastome:** Treten beim v.-Hippel-Lindau-Syndrom auf, sind benigne Gefäßfehlbildungen (sonstige Manifestationen des v.-Hippel-Lindau-Syndroms: Pankreas- + Nierenzysten, Nierenzellkarzinom). Therapie: OP, alternativ Radiochirurgie.
- **Hämangioperizytome:** Sarkomatös, kommen hauptsächlich an der Schädelbasis vor, Therapie: OP + > 60 Gy, wenn möglich. Häufig systemische Metastasen, 40% 10-JÜ.
- **Umrechnungen für Äquivalenzdosen:**
  - Ellis-NSD-Konzept: NSD (ret) = Gesamtdosis/$N^{0,24} \times T^{0,11}$.
  - Für ZNS: [Sheline, IJROBP, 1980]: NSD (neuret) = Dosis/$N^{0,44} \times T^{0,06}$.

    NSD (Nominal Standard Dose) = ret (rad equivalent therapy), neuret = ret für ZNS (es handelt sich hier um Maßzahlen für eine bestimmte biologische Effektivität mit der Dimension einer Dosis, die dazu dienen, unterschiedliche Fraktionierungsschemata hinsichtlich ihrer biologischen Wirkung auf Normalgewebe zu vergleichen).

    Des Weiteren gilt: N = Fraktionszahl, T Behandlungszeit, d.h. stärkerer Einfluss der Dosis pro Fraktion bei ZNS-Bestrahlung.
- **Rezidivbestrahlung:** Nach 30 Gy Ganzhirn-RT sind prinzipiell nochmals 20 Gy Ganzhirn-RT palliativ möglich [Wong, IJROBP, 1996], wird aber selten durchgeführt. Bei fokalen Tumorrezidiven mit geringem Volumen sind bei normaler Vorbelastung mit Ganzhirn-RT (Metastasen) oder Teilhirn-RT (Gliome) Rebestrahlungen mittels Einzeit-RT bei sehr kleinen Rezidiven (ca. 15 Gy) oder fraktionierter RT bei etwas größeren Rezidiven (36–40 Gy) möglich.

KAPITEL

24 Akute Leukämien im Erwachsenenalter

24.1 Allgemeines

Insgesamt machen akute Leukämien 3 % aller Neoplasien aus.

Vorkommen

ALL: 80 % der Leukämien im Kindesalter (*Inz.:* 3/10^5 in der 1. Dekade), selten im mittleren Alter, 30 % der Inzidenz bei Erwachsenen allerdings bei Patienten > 60 Jahre.

AML: 80 % der Leukämien nach der 2. Dekade (*Inz.:* 15/10^5 in der 8. Dekade), geht häufig aus einem myelodysplastischen Syndrom (MDS) hervor.

Für akute Leukämien beträgt das Verhältnis Männer : Frauen 3 : 2.

Risikofaktoren

- Ionisierende Strahlung (gesichert für > 1 Gy, besonders auch bei RT in utero),
- Benzol,
- ChT (durch Alkylanzientherapie induzierte), besonders durch Melphalan und Nitrosoharnstoff,
- Rauchen (erhöht Risiko um 50 %),
- erbliche Faktoren (Down-Syndrom, Fanconi-Anämie, Ataxia teleangiectatica).

Klinik

- Abgeschlagenheit,
- Fieber,
- orale Ulzera,
- Petechien,
- Hepatosplenomegalie,
- Knochenschmerzen,
- meningitische Symptome,
- Lymphadenopathie.

Die letzten drei Symptome treten bei der ALL häufiger auf als bei der AML, sind insgesamt aber selten.

Folgende Faktoren sprechen für eine ungünstige Prognose:

- Therapieinduzierte Leukämie (t-AML),
- hohes Alter (höherer Prozentsatz an MDS [in Zusammenhang mit AML]),
- Philadelphia-Chromosom-Positivität (Ph+; bei ALL).

24.2 Histologie

Zytologische/morphologische Einteilung gemäß FAB:

- ALL: L1–L3 (80 % B-Zellen).
- AML: M0–M7.

M3 (Promyelozytenleukämie) stellt eine Entität mit eigener Biologie dar.

Abgrenzung vom lymphoblastischen NHL: ALL ≥ 25 % Blasten im Knochenmark, NHL < 25 %.

24.3 Staging

Für die akuten Leukämien gibt es kein Staging-System im klassischen Sinne. Es werden die unterschiedlichen Remissionszustände und bestimmte Risikofaktoren beschrieben (s. u.).

24.4 Therapie

24.4.1 ALL

- **Risikoadaptierte Remissionsinduktion** nach den Protokollen der deutschen multizentrischen ALL-Studiengruppe (German multicenter ALL trials, [GMALL]-Studien [Hölzer-Protokoll, aktuell: GMALL 7/2003]): Zweistufig, Induktion I und II, mit anthracyclinhaltigem Schema. 3 Risikogruppen: Standard-/Hoch-/Höchstrisiko, nach erstem Therapiejahr zusätzlich Stratifizierung je nach Minimal-Residual-Disease-(MRD-)Status. Einbeziehung von Imatinib in das Protokoll. Außerdem existieren mehrere weitere Protokolle für einzelne zytologische Entitäten sowie für Patienten > 65 Jahre.
- **ZNS-Prophylaxe** mit kranialer Bestrahlung (24 Gy) parallel zu Induktion II ab Tag 26, d.h. in Kombination mit intrathekalem MTX bzw. „triple therapy“ oder intrathekale Therapie kombiniert mit systemischem MTX oder Cytarabin (Behandlung eines manifesten ZNS-Befalls schwierig) bei allen Patienten.
  In 20–50 % kommt es ohne Prophylaxe zum ZNS-Relapse, die Häufigkeit wird durch Prophylaxe auf 5 % gesenkt. Es ist unklar, welches Schema am besten ist. Bedeutung der Bestrahlung rückläufig aufgrund besserer Penetration der neuen Chemotherapeutika ins ZNS verglichen mit früher. **Weitere RT-Indikationen:** Manifester ZNS-Befall, mediastinaler Tumorrest, Chlorome (s.u.).
- Induktion und allogene Knochenmarktransplantation (BMT) für Hochrisikopatienten in 1. Remission (d.h. im Wesentlichen die 30 % Patienten mit Ph+ ALL), ansonsten Reinduktion und allogene BMT bei Relapse, der bei 50 % der Patienten – meist innerhalb der ersten 2 Jahre – vorkommt. Eine autologe BMT ist möglich, aber weniger effektiv.
  Die Chancen für die Verfügbarkeit eines HLA-identischen Geschwisters betragen 30 %, für Matched Unrelated Donor (MUD) 40–50 %, jedoch bei MUD-Transplantation höhere Frühmortalität. Durch Donor Lymphocyte Infusion (DLI) im Rezidiv lassen sich nur noch 5 % CR erzielen.

> **Quintessenz:**
> BMT nur bei Hochrisikopatienten in 1. CR.

24.4.2 AML

- **Remissionsinduktion** und **risikoadaptierte Konsolidierungstherapie** nach Protokollen der AML-Studiengruppe (gegenwärtig aktiv: AML 2003).
- **Keine ZNS-Prophylaxe:** Auch ohne Prophylaxe selten ZNS-Rezidive.

> **Quintessenz:**
> BMT *meist* in 1. CR, nur bei Niedrigrisikopatienten ohne Geschwisterspender keine BMT.

24.5 Radiotherapie

Indikationen

- Kraniale Bestrahlung zur **ZNS-Prophylaxe** bei ALL (**24 Gy**, 1,8–2,0 Gy ED, kombiniert mit MTX intrathekal) im Anschluss an Induktion I parallel zu Induktion II, simultan MTX intrathekal bei allen Patienten (auch bei den für Transplantation vorgesehenen). Zusätzlich dann medikamentöse 3fach-Prophylaxe parallel zur Konsolidierung I. Mindestabstand von 4 Wochen zur Konsolidierung II einhalten. Da eine Verzögerung der Strahlentherapie eine Verzögerung der gesamten weiteren Therapie bedeutet, ist diese zu vermeiden. Bei Zytopenie ChT aussetzen und RT weiterführen.
  Vorgehen bei **primärem ZNS-Befall:**
  - *Früher:* Kraniospinale Bestrahlung (24 Gy, 1,8 Gy ED Ganzhirn-RT, 10 Gy Rückenmark-RT).
  - *Aktuelles Protokoll:* Sofortige intrathekale ChT (wie bei Prophylaxe während Konsolidierung I), dann nur Schädelradiatio mit **24 Gy** während Induktion II.

> Weiterhin Schädelprophylaxe mit 24 Gy, keine spinale RT.

- Alle Patienten mit initialem Mediastinaltumor und Resttumor > 2 cm an Tag 46 der Induktionstherapie: Mediastinale RT mit 24 Gy.
- T-LBL (T-lymphoblastische Lymphome) mit Mediastinaltumor: 36 Gy Mediastinalbestrahlung nach Induktion II.

- Chlorome (granulozytische Sarkome) als extramedulläre Manifestation einer Leukämie können bei solitärem Auftreten und bei Symptomatik mit sehr gutem Therapieansprechen auch bestrahlt werden: 20–36 Gy in ED von 2–3 Gy. Dies kann auch im Rahmen des Protokolls, insbesondere bei B-ALL der Fall sein.

Technik

- Kraniale Bestrahlung prinzipiell wie beim Medulloblastom (Ganzhirn-C2; s. Kap. 23.20.3).

CAVE
Posteriore Orbitahälfte wegen Meningealumschlag am N. opticus auf jeden Fall mit ins Feld einbeziehen. Technik sonst wie bei Medulloblastom (Ganzhirn-C2).

- Kraniospinale Bestrahlung: s. Kap. 23.

24.6 Ergebnisse

24.6.1 ALL

- 80 % CR nach Induktion bei Erwachsenen.
  Krankheitsfreies 5-JÜ overall: Ph+ oder bcr-abl-pos. 16 %, Ph– 50–60 %.
  Insgesamt 5-JÜ in den GMALL-Studien 40 %.
- Allogene BMT: Krankheitsfreies 5-JÜ 65 % bei Therapie in 2. Remission, krankheitsfreies 3-JÜ 55 % bei Therapie in 1. Remission (das paradoxe Ergebnis, dass die BMT in der 2. Remission ein besseres 5-JÜ als die BMT in 1. Remission hat, spiegelt das unterschiedliche Ausgangsrisiko der beiden Gruppen wider).

24.6.2 AML

Nur 60–70 % CR nach Induktion. Krankheitsfreies 5-JÜ overall ca. 30 %, ca. 50 % nach konventioneller Erhaltung bei Patienten < 50 Jahre (also potenziell Transplantation möglich), 20 % bei Patienten > 50 Jahre.

- *Autologe BMT* wohl kaum besser als konventionelle Therapie. Alle publizierten besseren Ergebnisse waren wohl auf Selektionseffekte zurückzuführen.
- *Allogene BMT:* 80 % Langzeitüberleben; dies gilt nur für die Patienten, die CR erreichen, Spender haben und transplantierbar sind etc. (Ergebnisse der deutschen multizentrischen AML-Studie 96).

24.6.3 Rezidiv

Bei beiden Entitäten maximal 20–25 % Heilungschance und auch nur, wenn Transplantation möglich ist.

24.7 Besonderheiten

- **Myelodysplastisches Syndrom** (MDS): Heterogenes Krankheitsbild mit schlechter Prognose, reicht von der refraktären Anämie mit geringem Konversionsrisiko bis zur refraktären Zytopenie mit Dysplasie mehrerer Linien oder zur chronischen myelomonozytären Leukämie (CMMoL) mit hohem Risiko der Konversion zur AML. Gemeinsam ist allen die progressive Evolution einer monoklonalen Zellpopulation, die multiple Linien umfasst, und eine Verdrängung der normalen Blutbildung. MDS kann therapieassoziiert auftreten (ChT/RT), oft als Vorstufe einer therapieassoziierten AML (t-AML).
  Therapeutisch wird symptomatisch die Zytopenie therapiert. Jüngere Patienten < 60 Jahre (nur 15 %) mit aggressiveren Formen werden bei vorhandenem Spender allogen transplantiert (ca. 45 % krankheitsfreies Überleben), ansonsten mit mäßigem Erfolg (10–40 % Response) analog der AML (Daunorubicin, Cytarabin) behandelt. Eine „evolving AML" muss als solche erkannt werden.
  Experimentell werden für nicht transplantierbare Patienten Differenzierungsagenzien untersucht.
- **Neues Konzept bei AML:** Antikörper Mylotarg (Anti-CD33). In chemorefraktärer Situation Ansprechraten bis zu 60 %.

KAPITEL

25 Chronische Leukämien

25.1 Allgemeines

25.1.1 CLL

Die CLL ist eine indolente Erkrankung des älteren Menschen und wird als niedrigmalignes lymphozytisches NHL geführt.

Vorkommen

Inz.: Insgesamt $3/10^5$, *Altersgipfel* in der 7. Dekade. Häufigste Leukämie, häufigstes NHL.

Verlauf

Verläuft immer leukämisch. Komplexe molekulare Alterationen.

Klinik

- LK-Schwellung,
- Leber-/Milzvergrößerung,
- Leukozytose.

Prognose

Prognosebestimmung nach **Rai** und **Binet** ermöglicht Abschätzung der Therapiedringlichkeit. Die Diagnose wird aber immer häufiger in Frühstadien gestellt, in denen noch keine Risikostratifizierung mithilfe dieser Stadieneinteilungen möglich ist.

Zusätzliche Prognosefaktoren sind nötig, z. B. Knochenmarkinfiltration nodulär (gut) vs. diffus (schlecht).

Spontanverlauf von 2 – 20 Jahren.

Günstige Subgruppe: „Smouldering CLL".

Hohes Risiko (10 %; [Travis, JNCI, 1992; Dighiero, NEJM, 1998]) von soliden Zweittumoren.

Sonderform: Prolymphozytenleukämie (PLL): Schlechte Prognose, schlechtes Ansprechen auf Therapie.

25.1.2 CML

Die CML ist eine klonale Erkrankung der primitiven hämatopoetischen Stammzelle.

Vorkommen

Selten, 10 % der adulten Leukämien (*Inz.:* $1/10^5$). Kommt in allen Altersgruppen vor. Sie macht 85 % der Leukämien nach der 2. Dekade aus (*Inz.:* $15/10^5$ in der 8. Dekade).

Verlauf

Obligat 2- oder 3-phasig mit zunehmender Aggressivität (chronisch/akzeleriert/Blastenphase; entweder myeloid oder lymphoid).

Hohes Zweittumorrisiko (10 %).

Risikofaktoren

Für CML ist nur eine radiogene Induktion nachgewiesen.

Keine familiäre Disposition.

Zytogenetischer Marker: Philadelphia-Chromosom (zu 95 % pos.), entsteht durch Translokation 9 : 22 (es resultiert das bcr-abl-Fusionsgen, dauernde Aktivierung der Abelson[Abl]-Tyrosinkinase). Der Rest hat andere zytogenetische Veränderungen, meist mit bcr-abl-Rearrangement.

Klinik

- Abgeschlagenheit,
- Fieber,
- orale Ulzera,
- Petechien,
- Hepatosplenomegalie (hauptsächlich bei CML),
- Knochenschmerzen,
- meningitische Symptome,
- Lymphadenopathie (eher bei CLL),
- Autoimmunhämolytische Anämie (AIHA).

25.2 Histologie

95% der CLL-Fälle sind vom B-Zell-Typ.

Bei CML sind alle Linien involviert, außer - evtl. - der T-Zellen.

25.3 Staging

25.3.1 CLL

Nach Rai oder Binet, s. o.

Nach **Binet** werden folgende Stadien unterschieden:

- **Klinisches Stadium A:** Keine Anämie oder Thrombozytopenie und weniger als 3 involvierte LK-Areale *(entspricht in etwa Rai-Stadien 0, I und II).*
- **Klinisches Stadium B:** Keine Anämie oder Thrombozytopenie und 3 oder mehr involvierte LK-Areale *(entspricht in etwa Rai-Stadien I und II).*
- **Klinisches Stadium C:** Anämie und/oder Thrombozytopenie unabhängig von der Anzahl vergrößerter LK-Areale *(entspricht in etwa Rai-Stadien III und IV).*

25.3.2 CML

Es gibt 5 verschiedene Stagingsysteme, basierend auf der Anzahl der prognostisch ungünstigen Faktoren.

25.4 Therapie

25.4.1 CLL

- **Ältere Patienten:** Kein Unterschied zwischen „Watch and Wait" bis Symptombeginn und frühem Chlorambucil bez. des Überlebens [z. B. Dighiero, NEJM, 1998], daher für asymptomatische Patienten keine Standardtherapie. Wohl kein Therapiebedarf bei „smouldering leucemia", da Überleben kaum eingeschränkt.
- **Im Allgemeinen** Therapie symptomatischer Patienten im Stadium Binet B oder generell ab Binet C mit Chlorambucil mono in ausreichend hoher Dosierung (insbesondere bei Knochenmarkversagen). Zusätzliches Prednison („Knospe-Schema") unnötig, kein Vorteil für kombinierte ChT in 3 randomisierten Studien [z. B. Binet, Blood, 1993]. Alternativ primär Fludarabin. Dabei zwar längeres krankheitsfreies Überleben, aber kein besseres Gesamtüberleben für Fludarabin (sowohl alleine als auch in Kombination mit Chlorambucil [Rai, NEJM, 2000]. Ansonsten Fludarabin als 2nd line nach Alkylanzienrefraktärität (Ansprechrate noch 25–50%).
- **Jüngere Patienten:** Allogene Stammzelltransplantation ist der einzige kurative Ansatz, 50% Gesamtüberleben nach 3 Jahren, Erreichen eines Plateaus [Horowitz, IBMTR; Mechallet, EBMT]. Aber: 40% Mortalität, kommt daher nur für einen geringen Prozentsatz der Patienten in Frage. Gegenwärtig wird Minitransplant untersucht (nur ca. 5–10% Mortalität). Ergebnisse stehen aus. Stellenwert der autologen Stammzelltransplantation fraglich, durchführbar, geringe Mortalität, 3-JÜ ca. 40%, Stellenwert gegenüber der konventionellen Therapie unklar (wird in CLL3 untersucht).
- **PLL:** Fludarabin allein oder in Kombination.
- **Therapie der fludarabinrefraktären CLL:** Chimärische Antikörper Rituximab (Anti-CD20) und MabCampath (einziger gegenwärtig zugelassener AK für refraktäre CLL).
  - *Rituximab:* In normaler Dosierung (4×375 mg/m^2/Wo) schlechteres Ansprechen als bei follikulären Lymphomen (nur 12%), aber in hoher Dosierung (4×2000 mg/m^2/Wo) 75% Response. Kombination mit Fludarabin/Cyclophosphamid in Pri-

märsituation: 94% Response, Langzeitergebnisse stehen aus [Keating, JCO, 2001]. Dieser Therapieansatz ist auch Gegenstand von Studienprotokoll CLL2C.
Nebenwirkungen: Infektionen (prophylaktisch Bactrim®, Aciclovir), Tumor-Lyse-Syndrom.
- *MabCampath*: Schon in der Zulassungsstudie als Monotherapie 33% overall response (also besser als Rituximab), allerdings nur für median 8,7 Monate. Gegenwärtig wird die Kombination mit Fludarabin oder Fludarabin/Cyclophosphamid untersucht (CLL4 B4, Nebenfragestellung neben dem Vergleich Fludarabin vs. Fludarabin/Cyclophosphamid).

> Es gibt auch im Stadium Binet A bei älteren Patienten zwei Risikogruppen mit unterschiedlich aggressiver Verlaufsform, die sich evtl. mit molekularen Markern trennen lassen. Möglicherweise kann dann isoliert die aggressivere Form (Lebenserwartung < 4 Jahre) einer aggressiveren Therapie oder der Transplantation zugeführt werden (s. u.).

- Studienkonzepte der Deutschen CLL-Studiengruppe (DCLLSG):
  - CLL1: Patienten im Stadium Binet A mit Risikofaktoren: „Watch and Wait" vs. Fludarabin.
  - CLL2: Phase-2-Studie, die die Durchführbarkeit einer FC-(Fludarabin/Cyclophosphamid-)Kombinationstherapie gezeigt hat.
  - CLL3: Durchführbarkeitsstudie einer autologen Stammzelltransplantation nach RChT-Konditionierung für die Stadien Binet B und C.
  - CLL4: Stadien Binet B und C bei Patienten < 65 Jahre: Fludarabin/Cyclophosphamid vs. Fludarabin.
  - CLL5: Stadien Binet B und C bei Patienten > 65 Jahre: Fludarabin vs. Chlorambucil (obwohl eigentlich schon beantwortet, s. o.).

25.4.2 CML

- Primäre Therapieoptionen sind eine medikamentöse Behandlung mit Imatinib oder Hydroxyurea + Interferon-α (IFN) und eine allogene Stammzelltransplantation.
- Das 2-Phenylaminopyrimidinderivat Imatinib (früher Signaltransduktionsinhibitor STI571; Glivec®) hat die Therapie der CML grundlegend verändert. Imatinib hemmt selektiv die Tyrosinkinasen ABL, ARG, PDGF-R, FMS und c-KIT. Ab einer Dosis von 300 mg/d Imatinib p.o. können sowohl in der IFN-refraktären chronischen Phase als auch in fortgeschrittenen Phasen hämatologische und zytogenetische Remissionen erreicht werden. In Phase III wurde die Monotherapie mit Imatinib mit der Standardtherapie (IFN/Ara-C) verglichen. Nach einer medianen Beobachtungsdauer von 19 Monaten wurde eine deutliche Überlegenheit der Imatinib-Therapie bez. kompletter hämatologischer Remissionsrate (95% vs. 56%), kompletter zytogenetischer Remissionsrate (74% vs. 9%), molekularer Remissionen und Nebenwirkungsprofil beobachtet. Die Überlebensrate nach 42 Monaten betrug 91% und nach 60 Monaten 89% [Druker, NEJM, 2006]. Imatinib hat daher alleiniges IFN aus der Primärtherapie verdrängt. Die wesentlichen Studienanstrengungen konzentrieren sich auf Hochrisikoerkrankungen und Imatinib-Resistenzen. In der Primärsituation wird Imatinib allein oder zusammen mit IFN verabreicht.
- Bei **Patienten < 60 Jahre** und Hochrisikoerkrankung oder bei Imatinib-Resistenz allogene BMT anstreben. Wahrscheinlich Ergebnisse bei früher BMT besser als bei später, auch vor dem Hintergrund der drohenden Blastentransformation. Ca. 40% Heilungen (Plateau bei 40% Überleben [bisher einzige Modalität mit Plateau]), Mortalität 30%.

25.5 Radiotherapie

Indikation

- Konditionierung vor allogener BMT,
- Splenomegalie bei CML oder schmerzhafte Splenomegalie bei CLL, evtl. mit Hypersplenismus, wenn Milz nicht exstirpierbar,
- symptomatische oder kosmetisch störende Lokalisationen sowie große Lymphommanifestationen können bei B-CLL bestrahlt werden (GD 20–30 Gy [Paule, Radiother Oncol, 1985]).

Technik

Milzbestrahlung: GD 3 – 6 Gy.

CAVE
Kleine Einzeldosen (2 × 0,3–0,5 Gy/Wo.)! Tägl. Blutbild vor RT!

25.6 Ergebnisse

25.6.1 CLL

5-Jahres-Gesamtüberleben ca. 60 % (stark stadienabhängig):
- Stadium Binet A (60 % der Patienten): Medianes Überleben > 10 Jahre.
- Stadium Binet B (30 % der Patienten): Medianes Überleben 7 Jahre.
- Stadium Binet C (10 % der Patienten): Medianes Überleben 2 – 3,5 Jahre.

25.6.2 CML

Krankheitsfreies 5-JÜ overall ca. > 80 % (früher < 20 – 50 %).

25.7 Besonderheiten

Myeloproliferative Syndrome

Gemeinsames Merkmal: Proliferation einer oder mehrerer Zelllinien im Knochenmark und erhöhte Zellzahlen im peripheren Blut.
- **Polycythaemia vera:** Selten, erhöhte Produktion aller myeloiden Elemente (von reaktiver Erythrämie durch erhöhte Erythrozytenmasse zu unterscheiden). Konsekutiv Splenomegalie.
  Therapie: Aderlass. Therapie mit Chlorambucil oder ^{32}P hat ein erhöhtes Leukämierisiko, daher als spezifische Therapie Hydroxyharnstoff empfohlen. Bei Thrombozytose zusätzlich Anagrelid. Aspirin erhöht Blutungsrisiko und reduziert Thromboserisiko nicht. Neuere Option: IFN-α.
- **Essenzielle Thrombozytose:** *Therapie:* Anagrelid, da Thromboserisiko bis zu 40 %. Bei jüngeren Patienten (< 40 Jahre) Thromboserisiko nur 10 %, daher u.U. keine Therapie.
- **Myleofibrose.**
- Agnogenische myeloide Metaplasie (sehr selten).

KAPITEL

26 Morbus Hodgkin

26.1 Allgemeines

Vorkommen

Altersgipfel: Bimodal, 3. und 6.–8. Dekade. *Inz.:* 2–3/10^5, Männer : Frauen 1,3 : 1, 40–60 % sind EBV-positiv.

Risikofaktoren

- Gleichgeschlechtliches Geschwister mit M. Hodgkin erhöht Risiko 10fach, eineiiger Zwilling 90fach.
- HIV-Assoziation (meist fortgeschrittenes Stadium und schlechte Prognose).

Klinik

Bei Primärdiagnose: 80 % zervikal, 50 % mediastinal, 20 % axillär, 10 % inguinal, 5 % Knochenmarkbefall, also insgesamt primäre Präsentation ca. 80 % supradiaphragmal, ca. 20 % infradiaphragmal.

Schmerzlose LK-Schwellung, Leistungsknick, teilweise B-Symptome.

„Typischer" Alkoholschmerz in nur 3 % der Fälle.

Diagnostik

Staging primär mit CT

In etwa äquivalent zu Lymphographie, die oberhalb der Nierenvenen ohnehin nutzlos ist. Information über vitales Tumorgewebe nach Therapie früher durch Gallium-Scan, mittlerweile durch FDG-PET, insbesondere wertvoll bei Residualtumor im CT nach Therapie.

Sonstige Staging-Untersuchungen

- Knochenmarkstanze,
- Leberpunktion (auf Knochenmarkpunktion kann eigentlich bei CS IA/IIA verzichtet werden, da in dieser Situation nur < 1 % Knochenmark positiv, wird aber von DHSG gefordert).

Staging-Laparotomie

Man unterscheidet klinische Stadien (CS) einerseits und durch diagnostische Laparotomie gesicherte pathologische Stadien (PS) andererseits.

Diagnostische Laparotomie: Milzexstirpation mit Clipmarkierung des Stiels, ausgedehntes LK-Sampling an Milzstiel, Magen, Netz, Pankreasschwanz, paraaortal, Keil- und Stanzbiopsie aus beiden Leberlappen, Palpation, Inspektion und Biopsie der iliakalen LK, bei jungen Frauen dann ggf. bei abdominellem LK-Befall Ovaropexie.

Rationale: Bei der Laparotomie weisen supradiaphragmale CS IA/IIA in 20–30 % und CS IB/IIB in 35 % eine infradiaphragmale Beteiligung auf (und somit upstaging), die mit bildgebenden Verfahren nicht nachzuweisen war. Allerdings ist bei CS I/II eine Staging-Laparotomie nicht nötig, wenn ChT gegeben wird (nachgewiesen in EORTC H6F [Carde, JCO, 1993]).

Außerdem gilt: Milzbestrahlung äquivalent zu Milzexstirpation (EORTC H2).

> Laparotomie also nie indiziert, wenn sowieso ChT gegeben wird.

In der Vor-ChT-Ära wurden einzelne Subgruppen von Patienten mit klinischem Staging identifiziert (z. B. [Leibenhaut, JCO, 1989]), die beim folgenden pathologischen Staging ebenfalls kaum infradiaphragmale Manifestationen hatten, und bei denen daher auf eine Laparotomie verzichtet werden konnte:

- CS mit nur intrathorakalem Befall (< 5% infradiaphragmaler Befall),
- Frauen mit CS I (6% infradiaphragmaler Befall),
- Männer mit CS I lymphozytenreich (4% infradiaphragmaler Befall),
- Frauen mit CS II mit ≤ 3 LK-Regionen und Alter < 27 Jahre (9% infradiaphragmaler Befall).

In den aktuellen Studien wird die **Laparotomie gar nicht mehr durchgeführt** (nur noch, falls bei evtl. Milz-RT die Nierenbelastung zu hoch ist [s.u.]).

Andere Gründe, die gegen eine Laparotomie sprechen:

- Obligate Notwendigkeit einer präop. Pneumokokkenimpfung,
- 10–40% Morbidität (Abszesse, Thrombose, Pankreatitis, Pneumonie, Leukämierisiko),
- 3–7% Mortalität.

CAVE

Auch bei Hyposplenismus infolge Milzbestrahlung erhöhtes Sepsisrisiko [Selby, Q J Med, 1987; Kobel, Mayo Clin Proc. 2000], daher Pneumokokkenimpfung zu empfehlen.

Meilensteine

- *Kaplan:* 1960–1970 Etablierung der Großfeldtechnik am Linearbeschleuniger (sinnvoll wegen kontinuierlicher Ausbreitung).
- *DeVita:* Ca. 1965 MOPP-ChT für fortgeschrittene Stadien.
- *Bonadonna:* Ca. 1975 ABVD als zu MOPP nicht kreuzresistentes Schema.

26.2 Histologie

Eigentliche Tumorzellen: Sternberg-Reed-/Hodgkin-Zellen mit Lymphozytenhintergrund (wohl B-Zellen der Keimzentrumsregion). Machen aber nur 1% der Tumormasse aus.

Die histologische Einteilung wurde für lange Zeit maßgeblich durch die Rye-Konferenz bestimmt (Rye-Modifikation der ursprünglichen Lukes-and-Butler-Klassifikation [Lukes, Cancer Res, 1966]). Erst mit der REAL-Klassifikation ergaben sich wieder relevante Änderungen. Die Bedeutung der histologischen Subtypen ist relevant für die alleinige RT, bei kombinierter Behandlung (ChT und RT) ist sie jedoch gering.

Aktuelle WHO-/REAL-Klassifikation

- Klassisches Hodgkin-Lymphom (KHL) lymphozytenreich (< 10% aller Hodgkin-Lymphome), ist eine Variante des LPHD (lymphocyte predominant Hodgkin's disease), die sich aber wie ein klassisches Hodgkin-Lymphom verhält,
- KHL nodulär sklerosierender Typ (70–80%),
- KHL Mischtyp (15–20%),
- KHL lymphozytenarmer Typ (1–5%),
- LPHD (lymphocyte predominant Hodgkin's disease, noduläres Paragranulom): Neu klassifizierte Sonderform (5%):
  - LPHD **nodular** heißt lymphocyte predominant, wird als *indolentes NHL* klassifiziert,
  - LPHD **diffus** heißt lymphozytenreich (lymphocyte rich), vom Charakter her *wie klassische Hodgkin-Lymphome* (meist zervikal oder inguinal, fast nie mediastinal, indolenter Verlauf, betrifft hauptsächlich jüngere Männer), extrem seltenes Auftreten.

26.3 Staging

Die Klassifizierung erfolgt nach Ann-Arbor (1971) bzw. Cotswold-Modifikation (1988).

CAVE

Für die Ann-Arbor-Klassifikation sind die LK-*Regionen* relevant (nicht die *Areale*, die den Risikofaktoren für die Studien der DHSG zugrunde liegen [diese setzen sich jeweils aus mehreren Regionen zusammen]). Bulky disease wird in der Original-Ann-Arbor-Klassifikation nicht explizit berücksichtigt (Schwachstelle!), wohl aber in der Cotswold-Modifikation. Die bulky disease wird – im Gegensatz zur deutschen Studie (> 5 cm) als > ⅓ des Thoraxdurchmessers oder > 10 cm definiert.

Ann-Arbor-Klassifikation

- **I:** 1 LK-Region (I/N) oder 1 extranodaler Herd (I/E).
- **II:** ≥ 2 LK-Regionen (II/N) oder extranoduläre Manifestation zusätzlich zum LK-Befall, nur supra- oder nur infradiaphragmal (II/E).

- **III:** Befall ober- **und** unterhalb des Zwerchfells.
- **IV:** Diffus disseminierter Befall extralymphatischen Gewebes ± LK-Befall.

Die zusätzliche Unterteilung der Stadien in **A und B** (IA/IB, IIA/IIB etc.) bezieht sich auf die An- oder Abwesenheit der sog. „B-Symptome", die weiter unten beschrieben werden.

Cotswold-Modifikationen

- **PS III(1)/PS III(2):** Oberes bzw. unteres Abdomen.
  - III(1): Subphrenisch oberhalb der Nierenvenen (Milz/zöliakale/portale LK).
  - III(2): Subphrenisch inklusive tiefe paraaortale/iliakale/mesenteriale LK.
- **PS III$_S$:** Minimal/extensive: < bzw. > 5 Knoten in der Milz.
- **X:** Bulky disease: > 1/3 des Thoraxdurchmessers oder > 10 cm.

Verwendung von tief gestellten Zahlen für die Anzahl involvierter Regionen.

Lymphknotenregionen

- Waldeyer,
- rechts bzw. links zervikal + supraklavikulär,
- rechts bzw. links infraklavikulär,
- rechts bzw. links axillär,
- mediastinal,
- rechts bzw. links hilär,
- Milzhilus,
- paraaortal,
- mesenterial,
- rechts bzw. links iliakal,
- rechts bzw. links inguinal + femoral (in DHSG-Protokoll fehlt der Leberhilus!).

Lymphknotenareale

Werden für die **Definition von Risikofaktoren** verwendet, fassen z.T. **mehrere Regionen zusammen,** sind daher größer als Regionen und sind wie folgt definiert:

- Rechts bzw. links zervikal - supraklavikulär - infraklavikulär - nuchal,
- rechts + links hilär, mediastinal,
- rechts bzw. links axillär,
- oben abdominal (zöliakal, Leber-, Milzhilus),
- unten abdominal (paraaortal, mesenterial),
- rechts bzw. links iliakal,
- rechts bzw. links inguinal + femoral.

Risikofaktoren (aktuelle Studiengeneration HD 13/14/15)

(a) Großer Mediastinaltumor (> 1/3 des maximalen Thoraxdurchmessers),
(b) extranodaler Befall,
(c) hohe BKS ≥ 50 mm/h (A-Symptome) oder ≥ 30 mm/h (B-Symptome),
(d) Befall von ≥ 3 LK-Arealen.

B-Symptome

Treten bei 30% der Patienten auf, am häufigsten bei Patienten in Stadien III und IV.

- 38°C Temperatur,
- Nachtschweiß (Pyjama/komplette Bettwäsche nass!),
- > 10% Gewichtsverlust in 6 Monaten.

Bulky disease (gemäß DHSG)

Ab Lymphknoten **≥ 5 cm** oder Konglomerat **≥ 5 cm** oder Mediastinaltumor **≥ 5 cm.**

CAVE

Bulk in den deutschen *NHL*-Studien bei > 7,5 cm, weitere abweichende Definitionen in amerikanischen NHL-Studien und in der Cotswold-Modifikation der Ann-Arbor-Klassifikation!

Mediastinalbefall

Unterscheidung hoher Befall (oberhalb der Carina) vs. tiefer Befall (in Höhe der Carina und infrakarinal).

26.4 Generelle Therapieprinzipien

Frühe Stadien (nonbulky CS I/II)

- Die alleinige ChT mit MOPP war in einigen Studien der alleinigen RT ebenbürtig [Longo, JCO, 1991], in anderen aber deutlich unterlegen (z.B. [Cimino, JCO, 1989; Biti, JCO, 1992]). Daher einerseits primär möglichst immer ChT durchführen, da dadurch auch die Staging-Laparotomie überflüssig wird, andererseits aber auch immer zumindest eine IF-RT der befallenen Regionen durchführen.
- ABVD besser als MOPP, daher ABVD gegenwärtig Standard.

Fortgeschrittene Stadien (CSI/II mit Bulk, CSIII/IV):

Primär ChT mit BEACOPP, RT auf Bulk oder Resttumor.

Stadien III/IV: Vorteil zusätzlicher RT zweifelhaft, wenn kein initialer Bulk vorlag und eine CR nach ChT erreicht wurde [Fabian, Ann Int Med, 1994]. Daher wurden zunächst das deutsche Studienkonzept HD12 und aktuell HD15 angelegt, um diese Fragestellung zu überprüfen.

26.5 Radiotherapie

Indikation

Standardtherapie außerhalb von Studien

Therapie außerhalb von Studien möglichst vermeiden, Patienten sollten in die Studien der DHSG eingebracht werden.

Stadien IA/IIA, jeweils ohne Risikofaktoren

- **Ausschließlich hochzervikaler Befall** (oberhalb des Hyoids): Nur Mantelfeld mit Waldeyer.
- **Sonstige zervikale, supra- und infraklavikuläre, axilläre, mediastinale und hiläre LK:** Mantelfeld und „Spaten" (Paraaortalfeld), obligat mit Milz.
- Wenn **LK oberhalb des Kehlkopfs/Zungenbeins** befallen sind, mit „kleinem Waldeyer".
- Bei **zervikalem Bulk** mit „großem Waldeyer".
- **Paraaortale, parailiakale LK:** T-Feld (supra-/infraklavikulär, mediastinal und hilär) und umgekehrtes Y, obligat mit Milz.
- **Inguinale/femorale LK:** Umgekehrtes Y, das inguinal/femoral einschließt, obligat mit Milz.

Empfohlene Dosis: 40 Gy auf diese Volumina (extended field), dann 10 Gy Boost auf befallene Region.

Dosis für Milz-RT: 36 Gy, bei Z.n. Milzexstirpation nur RT Milzstiel.

Angesichts der Daten der Hodgkin-Studien empfiehlt sich auch außerhalb von Studien zumindest die *Vorschaltung von 2 Zyklen ABVD.* Lediglich bei ausschließlich hochzervikalem Befall kann darauf verzichtet werden.

Stadium IB ohne Risikofaktoren

Primäre ChT und anschließend RT wie oben für Frühstadien beschrieben.

Stadien IA/B und IIA, jeweils mit Risikofaktoren

Empfohlene ChT: 4-mal ABVD oder 2 Doppelzyklen COPP/ABVD.

Stadien IIB, III, IV

Standardtherapie sind **8 Zyklen einer Poly-ChT** (6 sind zu wenig).

Standard war lange Zeit 8-mal ABVD oder 4 Doppelzyklen COPP/ABVD.

In HD9 war 8-mal **BEACOPP** schon in der Basisdosierung viel wirksamer, sodass dies als Standard auch außerhalb von Studien vertretbar erscheint, während BEACOPP eskaliert wegen einer erhöhten Anzahl von Sekundärleukämien nicht als Standard zu betrachten ist.

Boost auf initialen Bulk oder Resttumor wie in HD12 (30 Gy) ist zu erwägen.

Aktuelle Vorgaben der DHSG (seit 2003 Studiengeneration HD13 [früh]/HD14 [intermediär]/HD15 [fortgeschritten])

Vorbereitung/Verfahrensweise

- Patient muss *vor Beginn der ChT* dem Strahlentherapeuten vorgestellt werden!
- Junge Männer sollten auf die Möglichkeit zur Spermien-Kryokonservierung hingewiesen werden.
- Die befallenen LK-Stationen, max. Größe der LK und Konglomerate, Bulk-Regionen und großer Mediastinaltumor werden vom Strahlentherapeuten auf dem Erhebungsbogen dokumentiert. Bei primär infradiaphragmalem Befall ist zu prüfen, ob die Milzbestrahlung ohne wesentliche Nierenbelastung möglich ist oder ob eine Milzexstirpation sinnvoll ist.
- Der Erhebungsbogen wird mit Unterschrift von Strahlentherapeuten und Internisten mit der Bildgebung an die Referenzstrahlentherapie in Köln geschickt. Der **Bestrahlungsplan** wird auf der Basis des initialen Befalls erstellt (**initiales CT**), das **Bestrahlungsvolumen** des IF wird auf der Basis des **Restaging-CT** nach ChT mit einem Sicherheitsabstand von 1,5 - 2 cm bestimmt.
- Einschlusskriterien: 18 - 75 Jahre (HD13), 18 - 60 Jahre (HD14 und 15).

- **Restaging** 2 Wochen nach ChT.
- Die Strahlentherapie erfolgt nach Erholung des Blutbilds, max. ca. 4–8 Wochen nach Ende der ChT, **wenn sich im Restaging nach ChT kein Hinweis auf eine progrediente Erkrankung findet!** Sie erfolgt bei **HD13/14** als *IF-RT* und bei **HD15** – wenn indiziert bei *Resttumor > 2,5 cm und positivem PET* – im Gegensatz zu HD13/14 als *RT ausschließlich der betroffenen anatomischen Region des Resttumors. Immer RT bei stabilitätsgefährdendem ossärem Befall* (spezielle Definition im Protokoll, nach spezieller Konsultation der Studienzentrale). Details s. „Technik".

Therapie

Für die Stadienbestimmung sind sowohl CS als auch PS erlaubt:

- **LPHD-Beobachtungsstudie:** Stadium IA ohne Risikofaktoren a–c: 30 Gy IF-RT (wichtig: Bestätigung durch **Referenzpathologie!**). Die Rekrutierung ist abgeschlossen.
- **Früh (HD13):** Stadien I und II ohne Risikofaktoren (Ziel: Toxizitätsminderung):
  2-mal ABVD vs. 2-mal ABV vs. 2-mal AVD vs. 2-mal AV + immer IF-RT 30 Gy. Die Arme mit AV und ABV wurden 2006 nach Interimsanalyse wegen Unterlegenheit frühzeitig geschlossen.
- **Intermediär (HD14):** Stadien IA/B und IIA, jeweils mit ≥ 1 Risikofaktor a–d; Stadien IIB mit Risikofaktor c und/oder d (Ziel: Intensivierung):
  4-mal ABVD vs. 2-mal BEACOPP eskaliert + 2-mal ABVD + immer IF-RT 30 Gy.
- **Fortgeschritten (HD15):** Stadium IIB mit Risikofaktor a und/oder b; alle Stadien III und IV (Ziel: Toxizitätsminderung):
  8-mal BEACOPP eskaliert vs. 6-mal BEACOPP eskaliert vs. 8-mal BEACOPP-14.
  IR-RT 30 Gy bei PET-pos. Resttumor > 2,5 cm auf die anatomische Region des Resttumors, keine echte IF-Bestrahlung. Darüber hinaus werden alle Patienten mit einem ossären Befall in einer stabilitätsgefährdeten Region mit 30 Gy unabhängig vom Ergebnis der PET-Untersuchung bestrahlt. Die Indikation zur RT ossärer Manifestationen wird im jeweiligen Studienzentrum gestellt.
- Die Rekrutierung für HD15 war 9/06 fast vollständig abgeschlossen (1438/1500). HD18 in Planung unter Hinzunahme von Rituximab.
- Patienten > 60 Jahre mit intermediärem oder fortgeschrittenem M. Hodgkin wurden bis vor kurzem im Rahmen des Protokolls **BEACOPP-21** behandelt, die Rekrutierung ist abgeschlossen.
- **Dokumentation der durchgeführten RT auf dem Bestrahlungsbogen.**

Posttherapeutisches Vorgehen

Definitives Restaging 4–6 Wochen nach RT.

- **CR:** Vollständige Rückbildung.
- **CRr:** Nur Verbleib residualer radiologischer Veränderungen **≤ 1,5 cm** ohne andere Anzeichen von Lymphomaktivität. Diese Residualbefunde verschwinden meist nach 1–2 Jahren, daher keine weitere Therapie notwendig.
- **PR, NC, progressive disease:** Unmittelbarer Salvage-Therapiebedarf! (Außer HD12, dort Teil der Studienfrage.)

Technik

Die hier gemachten Angaben sind genereller und mittlerweile überwiegend historischer Natur. Im Folgenden werden die klassischen Feldausdehnungen für die EF-Bestrahlung in o.g. Dosierung angegeben. Für IF-Bestrahlungen nach Protokoll werden diese u.U. geringfügig modifiziert. Insbesondere haben sich infolge der geringeren verabreichten Dosen die Anforderungen an die Ausblockung geändert. Im Rahmen der aktuellen Studien der DHSG werden präzise Angaben zur Strahlentherapie im Protokoll sowie von der Referenzstrahlentherapie gemacht → danach richten!

Therapietechnik in Anlehnung an die DHSG/PCS (Pattern-of-Care Study)

Klassische Dosierung: IF 40–44 Gy, EF 30 Gy.

- **Mantelfeld:** 6 MV wegen oberflächlicher Lokalisation der zervikalen LK. Halsmarksatellit, mindestens bis HWK 4, teilweise bis HWK 7 (2 cm breit, 60–70 % der Dosis kommen noch an), von Anfang an.
  Brustmarkblock ab 20 Gy.
  Larynxsatellit (außer wenn LK in der Mitte).
  Oberkantenblöcke, Humerusblöcke von Anfang an.
  Herzblock (deckt größten Teil des linken Ventrikels ab) ab 15 Gy.
  Wenn unteres Mediastinum frei: Subkarinalblock ab 30–35 Gy ca. 5 cm unter Carina. Inhomogenität 15–25 %, daher ggf. Kompensatoren verwenden.

Lungenblöcke (Superior: Infraklavikulär/4. Rippe. Inferior: Th 10, sternaler Ansatz der 4. Rippe. Lateral: + 1 cm Lunge. Medial: + 2 cm Sicherheitssaum) ab 0 Gy. Ggf. unter Verwendung von Transmissionsblöcken 15 – 16 Gy auf die Lungen, wenn Hilus befallen und keine ChT geplant.
Vollständiger Einschluss der Axilla (auf suffiziente Ausdehnung nach kaudal achten, mindestens bis zur 5./6. Rippe).
Ausdehnung auf Brustwand: Ggf. anterioren Bolus und Elektronen oder tangentiales Photonenfeld.

- **Präaurikuläres Feld (kleiner „Waldeyer", wenn LK oberhalb des Kehlkopfs/Zungenbeins befallen sind):** Posterior: Tragus. Anterior: Molaren. Kranial: Hälfte des Sphenoidalsinus. Kaudal: Bis Oberkante Manteldfeld. Blendendrehung zur Anpassung an die Divergenz des ventralen Mantelfelds, Überschneidung mit dem dorsalen Mantelfeld wird durch Oberkantenblock im hinteren Mantelfeld abgeschwächt.
- **Großer Waldeyer (bei zervikalem Bulk):** Okzipitale, aurikuläre, submandibuläre LK, Feld wie Nasopharynx, an Schädelbasis unterhalb der Hypophyse bleiben. Ventrale Mundschleimhaut durch Block schützen. Mantelfeld von kranial verkürzen, da der Feldanschluss am Hals günstiger zu bewerkstelligen ist. Rückenmarkszapf nicht vergessen.
- **Paraaortaler Spaten/umgekehrtes Y:** Paraaortalfeld reicht von Unterkante BWK 10 bis LWK 5 (früher wurde bei der alleinigen EF-RT sogar Unterkannte S1 empfohlen). Je nachdem, ob die Milz entfernt war oder nicht, wurde die Milz oder der Milzstiel mit eingeschlossen. Bei der IF-RT der Paraaortalregion wird die Milz heute obligat mitbestrahlt. Das umgekehrte Y hat die gleiche Obergrenze. Generell: Y-Unterrand bis 2 cm kaudal vom Trochanter minor (Bestrahlung des umgekehrten Y ebenso wie die Bestrahlung der Paraaortalregion *einschließlich* LWK 5 mit Hodenkapsel [1,5 cm Dicke, 2 – 2,5 cm in Primärstrahlrichtung]). Feldunterrand ggf. ans Azetabulumdach legen und anteriores Elektronenfeld für Leiste anschließen. Wenn Ovarien > 2 cm vom Feldrand entfernt fixiert werden können, werden sie nur noch mit ca. 8 % der Dosis belastet.

CAVE

- Feldanschluss Mantelfeld–Paraaortalfeld: Kleiner Rückenmarkszapf in den oberen oder unteren Feldern. Außerdem: Simulatoraufnahmen der gesamten Wirbelsäule anfertigen, um evtl. überzählige Wirbel zu dokumentieren, die zu Fehlinterpretationen der Lage des Feldanschlusses führen können.
- Feldanschluss umgekehrtes Y-Leistenfeld: Divergenz beim Feldanschluss beachten. Tisch nach Einzeichnen der unteren Feldgrenze des Photonenfeldes um halben Oberschenkeldurchmesser absenken und dann erneut markieren. Dies ist die Feldausdehnung in der Körpermitte.

Immer von ap *und* pa simulieren, da Milz und Nieren aufgrund der posterioren Lage sich jeweils anders projizieren. Wenn umgekehrtes Y bestrahlt werden muss, ggf. Ovarien operativ hinter Uterus verlagern lassen!

Definition des Involved Field (IF) gemäß HD13/14

Das Bestrahlungsvolumen des IF wird, auch bei initialen Bulk-Lymphomen oder großen Mediastinaltumoren, auf der Basis des Restaging-CT unter Einhaltung eines Sicherheitssaums von mindestens 1,5 – 2 cm in allen drei Ebenen des Raums festgelegt. Das bedeutet im Fall eines im Restaging noch vorhandenen großen Resttumors, dass die Sicherheitssäume möglicherweise über die im Folgenden definierten anatomischen Feldgrenzen hinausreichen müssen. Sofern keine Restbefunde mehr vorliegen, gelten die unten aufgeführten Feldkonfigurationen. Um Spättoxizitäten (z. B. Kardiotoxizität) zu vermeiden, wird im Mediastinum eine modifizierte IF-RT appliziert.

Alle befallenen Regionen sind nach Möglichkeit gleichzeitig (in einer Serie) zu bestrahlen.

Einzeldosis 1,8 – 2 Gy bei wöchentlich mindestens 4 Fraktionen.

Cave: Die Verwendung des Kehlkopfsatelliten ist im Protokoll inkonsistent.

Genaue Felddefinitionen im Protokoll. Wesentliche Sonderfälle:

- **Zervikale Manifestationen** werden – je nach Befall – uni- oder bilateral ap/pa unter Einschluss des Halsmarks bestrahlt. Zur Larynxschonung Gantrywinkel 5°. Einschluss der medialen 2/3 der Supragruben einschließlich Klavikula.

- **Hochzervikaler Befall:** Befall der LK des Kieferwinkels, der submandibulären LK, der submentalen LK. Bestrahlung der zervikalen und supraklavikulären LK (ipsilaterale submentale, submandibuläre, zervikale und supraklavikuläre LK ohne Einschluss des Oropharynx bis zum sternalen Rand der Klavikula).
- **Waldeyer'scher Rachenring** wird nur bei Primärbefall, nicht aber elektiv bei hochzervikalem Befall bestrahlt (wie klassischerweise vorgesehen), dann jedoch als Zielvolumen Gaumen/Zungen/Rachen/Tubentonsille („großer Waldeyer"), daher Zielvolumen wie Nasopharynx über seitliche Gegenfelder, ggf. mit asymmetrischem Anschluss nach kaudal, wenn nötig.
- **Supraklavikulärer Befall:** Bestrahlung der ipsilateralen Supragrube unter Einschluss der kaudalen zervikalen LK, d.h. vom Unterrand des Zungenbeins bis kaudal mindestens 1,5 cm (je nach Ausdehnung. **Cave:** Infraklavikuläre LK unterhalb des Klavikularands). Die Lungenspitzen sind so weit wie möglich auszublenden.
- **Axillabefall:** Kranial unter Einschluss der Klavikula, kaudal bis ca. 5./6. Rippe, nach medial mindestens 1 cm der Pleuraoberfläche einschließen (Ausdehnung im CT kontrollieren, ggf. größerer Abstand).
- **Hoher Mediastinumbefall** (oberhalb der Carina): Oberrand des Larynx einschließlich medialem Supragruben-Drittel bis einen Wirbelkörper unter Carina. Keine Hilus-RT. Kein Kehlkopfsatellit.
- **Ausschließlich tiefer Mediastinumbefall** (unterhalb der Carina): 1 Wirbelkörper oberhalb der Carina bis zum Zwerchfell (BWK 10/11). Bei initial nicht befallenen Hili mindestens Breite der Querfortsätze.
- **Mittleres Mediastinum:** Jugulum bis Zwerchfell (BWK 10/11). Befallene Hili werden mit Sicherheitsabstand von 1,5 cm (bez. CT-Befund) bestrahlt, bei initial nicht befallenen Hili mindestens Breite der Querfortsätze.
- **Supra- und infrakarinaler Befall:** Oberrand des Larynx, mediales Supragruben-Drittel bis Zwerchfell (BWK 10/11). Befallene Hili werden mit Sicherheitsabstand von 1,5 cm bestrahlt, bei initial nicht befallenen Hili mindestens Breite der Querfortsätze. Kehlkopfsatellit ab 12 Gy.
- **Paraaortaler Befall** oder Befall des **Milzhilus:** BWK 10/11 bis Unterkante LWK 5 unter Einschluss von Milzhilus und Milz mit Sicherheitssaum von 1,5 cm. Simulation mit Nierenkontrast. Planung entlang der Gefäße auf CT-Basis.
- **Milzbefall:** Nur Milz und Milzhilus.
- **Iliakaler Befall:** Iliakale/pelvine LK.
- **Inguinaler/femoraler Befall:** Inguinale/femorale LK.
- **Knochenbefall:** RT der befallenen Region mit Sicherheitsabstand von 2 cm.

26.6 Ergebnisse

- **Stadien IA/IIA:** EF-RT mit Mantelfeld und paraaortaler RT bis LWK 5 führt zu 90 % 10-JÜ und 80 % krankheitsfreiem Überleben. Mit vorgeschalteter ChT entspricht das krankheitsfreie Überleben fast dem overall survival.
- **Stadien IB/IIB:** RT-Mantel + paraaortal 88 % 10-JÜ, 78 % krankheitsfreies Überleben. Mit vorgeschalteter ChT entspricht das krankheitsfreie Überleben fast dem overall survival.
- **Stadium IIIA:** 5-JÜ 80 %.
- **Stadien IIIB/IV:** 70–75 % Heilung durch Poly-ChT.

Dosis-Wirkungs-Beziehung bei alleiniger RT: 20 Gy: 20–35 % Lokalrezidive; 40 Gy: 5 % Lokalrezidive; 44 Gy: 1,3 % Lokalrezidive.

26.7 Nebenwirkungen/ Aufklärung

Zweitneoplasien

Leukämien werden überwiegend durch ChT, solide Tumoren eher durch RT, NHL durch Immunsuppression verursacht.

Unter ABVD kommt es seltener zu Infertilität und Leukämien als unter MOPP. Inzidenz der Sekundärtumoren: 6–10 % Leukämien, 3–4 % solide Tumoren/ 10 Jahre, laut DHSG 4 % Sekundärtumoren nach 10 Jahren, 8 % nach 15 Jahren, 14 % nach 20 Jahren.

Andere Nebenwirkungen

- **Schilddrüse:** Bei 50–70 % *Schilddrüsenunterfunktion*, meist subklinisch.
- **Hoden:** Bei Bestrahlung eines umgekehrten Y mit Hodenkapsel wird der Hoden mit < 2 % der Ver-

schreibungsdosis belastet. Dies kann zu einer *reversiblen Azoospermie* führen. Ohne Hodenkapsel bis 6% der Felddosis, danach unter ungünstigen Umständen irreversible Azoospermie.

- **Längenwachstum:** Stanford-Daten: Kinder zeigten nach RT < 33 Gy keine wesentliche *Längenwachstumsdifferenz*, RT > 33 Gy: Reduktion des Längenwachstums um ca. 13 cm. Aber: Abhängigkeit von Alter und Feldlänge. Prinzipiell sind ab 10 Gy Einschränkungen des Längenwachstums zu erwarten. Differenziertere Betrachtung s. Kap. 34.
- **Lunge:** Bei 5% symptomatische Pneumonitis, ggf. Behandlung mit Steroiden für 4–6 Wochen (Therapieschema s. Kap. 34), langsam absetzen wegen möglichen Reboundphänomens.
- **Herz:** Bis max. 4% *kardialer Tod* (ab 30 Gy, relatives Risiko 3,1), < 5% *Perikarditis* (ggf. Therapie mit nicht-steroidalen Antiphlogistika), bis zu 1% *Perikardtamponade* (dann OP nötig).
- **Virusinfektion:** 10–15% *Herpes zoster* 1–2 Jahre post-RT (Therapie mit Aciclovir möglichst innerhalb von 72 Stunden).
- **Nervensystem:** 10–15% **Lhermitte-Syndrom,** 1–2 Monate post-RT, Spontanheilung innerhalb von 2–6 Monaten.
- **Postsplenektomiesepsis** kann auch durch funktionellen Hyposplenismus nach Milz-RT auftreten [Selby, Q J Med, 1987; Kobel, Mayo Clin Proc, 2000]. Die Milz schrumpft 24 Stunden nach 8 Gy ED (z. B. bei therapeutischer Ganzkörperbestrahlung) um die Hälfte.

26.8 Nachsorge

Alle 3 Monate für 2 Jahre, alle 4–6 Monate für weitere 3 Jahre, dann jährlich inklusive komplettem Imaging.

26.9 Besonderheiten

Therapie des kindlichen M. Hodgkin

Patienten bis zum vollendeten 18. Lebensjahr wurden seit 1995 nach HD95 der Gesellschaft für pädiatrische Onkologie und Hämatologie (GPOH-HD95) behandelt. Dabei ging die Philosophie dahin, dass primär eine ChT durchgeführt wurde und nur, wenn keine sichere CR erreicht wurde, eine niedrig dosierte IF-RT (20–35 Gy, Standard in HD95: 20 Gy, differenzierte Angaben s. u.). Die Patienten, die dann ein Rezidiv zeigten, wurden schließlich einer aggressiven Therapie zugeführt. Auf diese Weise ist die primäre Rezidivrate zwar etwas höher als bei primär aggressiver Therapie, das Überleben wird dadurch aber nicht beeinflusst, die Therapienebenwirkungen können für die meisten Patienten niedrig gehalten werden. Dieses Studienprotokoll basierte auf 5 vorherigen Studien und umfasste 3 Therapiegruppen (TG1 bis TG3):

- **TG1:** Stadien IA/B IIA; ChT mit 2-mal OPPA (Mädchen) bzw. 2-mal OEPA (Jungen), bei CR keine RT, sonst IF-RT.
- **TG2:** Stadien IIB, IIIA, I_EA, I_EB, II_EA; ChT mit 2-mal OPPA/OEPA (Mädchen/Jungen) + 2-mal COPP, bei CR keine RT, sonst IF-RT.
- **TG3:** Stadien IIIB, IVA/B, II_EB, III_EA, III_EB; ChT mit 2-mal OPPA/OEPA (Mädchen/Jungen) + 4-mal COPP, bei CR keine RT, sonst IF-RT.

Prinzipiell wurde für Mädchen OPPA (Adriamycin/Vincristin/Procarbazin/Prednison) verwendet, für Jungen OEPA (Adriamycin/Vincristin/Etoposid/Prednison) wegen Spermatogenesestörung durch Procarbazin.

Die **Dosis** für die IF-RT hing vom Remissionsstatus ab:

- Unsichere CR (weitgehende, aber nicht vollständige Rückbildung [> 75%]): **20 Gy.**
- Tumorrest von > 25% des Ausgangsvolumens: **30 Gy.**
- Tumorrest von > 50 ml: **35 Gy.**

Weitgehende Reduktion der RT-Dosen angestrebt, da muskuloskelettale Toleranz bei Kindern abhängig vom Alter 10–20 Gy beträgt.

Die Studie ist mittlerweile abgeschlossen. Es zeigte sich, dass die Absenkung der Dosis bei unsicherer CR auf 20 Gy in allen Therapiegruppen ohne Verschlechterung möglich war, dass aber der Verzicht auf eine RT bei CR nur in TG1 ohne Konsequenzen blieb, in TG2 und TG3 aber mit einer inakzeptabel hohen Rate an Nebenwirkungen einherging und daher nicht empfohlen werden kann [Dorffel, Klein Pädiatr, 2003].

Deshalb wurde in der aktuellen **GPOH-HD-2002-Pilot**-Studie die Standard-RT für alle Patienten der TG2 und TG3 wieder eingeführt. Nur bei Patienten der TG1 und CR nach ChT wird auf die RT verzichtet. Die Studie umfasst wieder 3 Therapiegruppen (TG1 bis TG3):

- **TG1:** Stadien IA/B IIA; ChT mit 2-mal OPPA (Mädchen) bzw. OEPA (Jungen), bei CR keine RT, sonst IF-RT.
- **TG2:** Stadien IIB, IIIA, I_EA, I_EB, II_EA; ChT mit 2-mal OPPA + 2-mal COPP (Mädchen) bzw. 2-mal OEPA + 2-mal COPDIC (Jungen), obligat IF-RT.
- **TG3:** Stadien IIIB, IVA/B, II_EB, III_EA, III_EB; ChT mit 2-mal OPPA + 4-mal COPP (Mädchen) bzw. 2-mal OEPA + 4-mal COPDIC (Jungen), obligat IF-RT.

Prinzipiell wurde für Mädchen OPPA (Adriamycin/Vincristin/Procarbazin/Prednison) verwendet, für Jungen OEPA (Adriamycin/Vincristin/Etoposid/Prednison) wegen Spermatogenesestörung durch Procarbazin.

Die **Dosis** für die IF-RT hängt weiterhin vom Remissionsstatus ab:

- Unsichere CR (weitgehende, aber nicht vollständige Rückbildung [> 75 %]): **20 Gy.**
- Tumorrest von > 25 % des Ausgangsvolumens: **30 Gy.**
- Tumorrest von > 50 ml: **35 Gy.**

CAVE

Mitbestrahlten Wirbelsäulenanteil vollständig ins Therapiefeld integrieren, da sonst Skoliose resultiert!

26.10 Entwicklung der Therapie des M. Hodgkin unter besonderer Berücksichtigung der DHSG

Erstbeschreibung durch **Hodgkin** 1832, Entdeckung der Hodgkin-Zellen **durch Reed und Sternberg** um 1900. Bis in die 1960er-Jahre meist tödlich verlaufend. Wesentliche Verbesserungen nach Erkennen der überwiegend kontinuierlichen Ausbreitung und durch Entwicklung des medizinischen Linearbeschleunigers [Ginzton/Kaplan, Stanford Med Bull, 1957] sowie in der Folge durch die Einführung der Großfeldtechnik am Linearbeschleuniger durch **Kaplan** [Kaplan, Radiology, 1962; Kaplan, Cancer Res, 1966] für die Frühstadien und Anfang der 1960er-Jahre durch Entwicklung von MOPP durch **DeVita** (Übersicht über die frühen Daten in [Cancer, 1972]) für die fortgeschrittenen Stadien. Ende der 1970er-Jahre Entwicklung des ABVD als nicht zu MOPP kreuzresistentes Schema für MOPP-Versager durch **Bonadonna** [Cancer, 1975]. Die deutsche Hodgkin-Studiengesellschaft (DHSG) führt gegenwärtig die 5. Studiengeneration durch. Sie folgt dabei mittlerweile jeweils einer dreigleisigen Strategie, die getrennt die frühen, intermediären und fortgeschrittenen Stadien untersucht. Dabei liegt der Schwerpunkt bei den frühen und fortgeschrittenen Stadien in der Reduktion der Toxizität, da die Ergebnisse bereits zufriedenstellend sind. Bei den intermediären Stadien liegt der Schwerpunkt auf der Verbesserung der noch unbefriedigenden Ergebnisse. Eine ausführliche Darstellung der bisherigen Entwicklung findet sich bei [Ansén/Diehl, Onkologie, 2001].

26.10.1 1. Studiengeneration

Risikofaktoren

a) MMT (massiver Mediastinaltumor > 1/3 Thoraxdurchmesser),
b) E (extranodaler Befall),
c) S (massiver Milzbefall, > 5 Knoten).

Studien

HD0

1. Studie der DHSG, Beobachtungsstudie zwischen 1978 und 1988.
RT mit 40 Gy EF.

HD1

Frühe Stadien CS/PS I/II (A und B); IIIA mit einem/mehreren, damals noch anders definierten Risikofaktoren (s. o.):

Initial ChT mit 2 Doppelzyklen (DZ) COPP/ABVD, dann Randomisierung:
Arm A: 40 Gy EF vs. Arm B: 20 Gy EF mit 40 Gy auf Bulk in beiden Armen.

Ergebnisse: Kein Unterschied in freedom from treatment failure (FFTF) (69 %) oder Gesamtüberleben (80 %) nach 7 Jahren. Stadien IIB und IIIA signifikant schlechter als Stadien I und IIA.

HD2

Sollte randomisieren für Stadium IIIA zwischen:
Arm A: 40 Gy total-nodale Bestrahlung (TNI) und Arm B: 3 Doppelzyklen COPP/ABVD + 20 Gy IF.

Wurde wegen mangelnder Rekrutierung unauswertbar geschlossen.

HD3

Fortgeschrittene Stadien IIIB; IVA und IVB:
Initial ChT mit 3 Doppelzyklen COPP/ABVD, dann Randomisierung:
Arm A: 20 Gy EF vs. Arm B: 1 Doppelzyklus COPP/ABVD.

Ergebnisse: Kein Unterschied in FFTF oder Gesamtüberleben, aber deutlich schlechterer Verlauf, wenn auf Konsolidierung mit RT oder zusätzlichen Doppelzyklus ChT verzichtet wurde → 6 Zyklen ChT alleine sind für fortgeschrittene Stadien zu wenig.

Quintessenz aus der 1. Studiengeneration
- Reduktion der Bestrahlungsdosis im kombinierten Therapieansatz möglich.
- 6 Zyklen ChT ohne RT sind für fortgeschrittene Stadien zu wenig.
- Die Konsolidierung mit ChT ist der Konsolidierung mit RT in fortgeschrittenen Stadien äquivalent.

26.10.2 2. und 3. Studiengeneration

Risikofaktoren ab HD4/5/6 bis HD7/8/9

a) MMT (massiver Mediastinaltumor > 1/3 Thoraxdurchmesser),
b) E (extranodaler Befall),
c) S (massiver Milzbefall, > 5 Knoten),
d) BSG (A > 50 mm/h, B > 30 mm/h),
e) ≥ 3 LK-Areale (nicht Regionen!).

Studien

HD4

Frühe Stadien, PS I/II (A und B), keine Risikofaktoren, obligate Laparotomie:
Arm A: 40 Gy EF vs. Arm B: 30 Gy EF + 10 Gy IF.

Ergebnisse: Initial paradoxerweise besseres FFTF in Arm B, nach 5 Jahren jedoch äquivalent. 95% 5-JÜ bei allerdings 15% Rezidiven. Insbesondere betrug das **FFTF bei 5 Jahren nur 80% und war bei Patienten mit Protokollverstößen signifikant schlechter** als bei denen ohne. Bei 60–70% der Rezidive ist zwar durch ChT eine Salvage möglich, aber erhöhte Therapiebelastung durch ChT. Daher für Nachfolge (HD7) Verkleinerung des RT-Volumens (da in HD4 äquivalent), keine Laparotomie (Daten aus EORTC H6, Toxizität). Zur Senkung der Rezidivrate (Intensivierung der Therapie) und bei fehlender Laparotomie (23% Befall erwartet) wurde in HD7 die zusätzliche Wirkung einer ChT überprüft. Da 10% subklinischer massiver Milzbefall zu erwarten war, wurde dann des Weiteren eine Milzbestrahlung mit 36 Gy Milzdosis gefordert.

Eine Rationale für alleinige RT fand sich noch in einer Subgruppe der EORTC-Studie (EORTC H7F): Patienten weiblich, Stadium IA, kein Bulk, Alter < 40 Jahre, keine Risikofaktoren (nur 5% der Patientinnen in Stadien I/II). In dieser Subgruppe der EORTC-Studie scheint die RT mit alleinigem Mantelfeld auszureichen. Diese Daten sollten jedoch vorsichtig interpretiert werden. Daher wurde ab HD7 die ChT über alle Stadien eingesetzt.

HD5

Intermediäre Stadien, CS/PS I/II mit Risikofaktoren; CS/PS IIIA:
Arm A: 2 Doppelzyklen COPP/ABVD vs. Arm B: COPP/ABV/IMEP-Hybrid; in beiden Armen RT 30 Gy EF + 10 Gy IF.

Ergebnisse:
- Kein Unterschied zwischen den Armen, **Hybridschema nicht besser.**
- Ergebnis des Datenpooling mit HD1 bez. RT-Dosis s. u.

HD6

Fortgeschrittene Stadien CS/PS IIIB/IV:
Arm A: 4 Doppelzyklen COPP/ABVD vs. Arm B: 4 Doppelzyklen COPP/ABV/IMEP; 30 Gy IF bei initialem Bulk oder „slow response“, 40 Gy bei Restlymphomen.

Ergebnisse: Arme sind äquivalent, allerdings **nur 55% FFTF nach 7–10 Jahren.**

Quintessenz aus der 2. Studiengeneration:

- Unbefriedigende Ergebnisse der reinen RT in HD4 bezüglich FFTF → Rationale für kombinierte Therapie auch in den frühen Stadien.
- Aus der Zusammenfassung der Daten der äquivalenten Strata aus HD1 und HD5 ergab sich, dass bez. FFTF und Gesamtüberleben kein Unterschied zwischen EF-Dosen von 20, 30 oder 40 Gy bestanden → Rationale für weitere Reduktion der Bestrahlungsdosis im kombinierten Therapieansatz.
- In dieser Generation keine Ergebnisverbesserung durch alternative ChT-Schemata.
- Aufgrund der großen Zahlen erstmals Risikofaktoranalyse möglich → Neudefinition der Einschlusskriterien und der prognostischen Gruppen.
- Nach wie vor schlechte Ergebnisse in den fortgeschrittenen Stadien (FFTF nach 7–10 Jahre in HD6 nur 55 %), daher Einbeziehen des alternativen Schemas BEACOPP (Permutation der wesentlichen Medikamente in COPP und ABVD mit zusätzlichem Etoposid und Dosiseskalation von Cyclophosphamid/Etoposid/Adriamycin), das in einer Phase-II-Studie der DHSG [Diehl, Ann Oncol, 1997] gute Ergebnisse gezeigt hatte.
- Ergebnisse aus anderen Studien dieser Ära: Alleinige ChT mit MOPP ist der alleinigen EF-RT für Frühstadien in jeder Hinsicht unterlegen [Cimino, JCO, 1989]. EORTC H6F ergab für +/– Laparotomie bei CS I/IIA ohne Risikofaktoren bei RT Mantel + paraaortal + Milz keinen Unterschied zwischen klinischem Staging + ausgedehnter RT einerseits und pathologischem Staging + entsprechender RT andererseits → Laparotomie nicht mehr indiziert.

HD7

Frühe Stadien CS IA-IIB ohne Risikofaktoren:
Keine Laparotomie mehr.

30 Gy **EF** + 10 Gy **IF** (Milz 36 Gy) +/– 2-mal ABVD vorgeschaltet.

Ergebnisse: Deutliche Überlegenheit des RT-ChT-Arms gegenüber alleiniger RT bez. FFTF (nach 2 Jahren 96 % vs. 84 %), kein Unterschied im Gesamtüberleben.

HD8

Intermediäre Stadien, CS IA/IIA/IB + Risikofaktoren a–e; IIB + Risikofaktoren d und e; IIIA ohne Risikofaktoren:
Arm A: 2-mal COPP/ABVD + 30 Gy **EF** + 10 Gy Bulk vs. Arm B: 2-mal COPP/ABVD + 30 Gy **IF** + 10 Gy Bulk.

Studienfrage/Ziel:
Toxizitätsreduktion durch Reduktion des RT-Volumens?

Kann 2-mal COPP/ABVD subklinischen Befall kontrollieren?

Ergebnisse: Kein Unterschied zwischen den Armen (FFTF 93 %, Gesamtüberleben 97 % nach 2 Jahren), aber geringere Toxizität im IF-RT-Arm.

HD9

Fortgeschrittene Stadien, CS IIB + MMT/E/S; IIIA + MMT/E/S/hohe BSG; IIIB; IV:
Arm A: 4-mal COPP/ABVD (Arm vorzeitig geschlossen, schlechte Ergebnisse) vs. Arm B: 8-mal BEACOPP II basis vs. Arm C: 8-mal BEACOPP II gesteigert (ca. 1,3fach).

Indikation zur zusätzlichen RT je nach Ansprechen:

- CR/kein Bulk: Keine RT.
- CR aber initialer Bulk: 30 Gy auf Bulk.
- Resttumor nach ChT: 40 Gy auf Resttumor; +/– G-CSF.

Studienfrage/Ziel: Therapieintensivierung, Arm A wurde frühzeitig geschlossen, keine ausreichende Therapie.

Ergebnisse: Reduzierung der primär progredienten Verläufe von 12 % (COPP/ABVD) auf 8 % (BEACOPP basis) bzw. 2 % (BEACOPP gesteigert) und Verbesserung des FFTF von 70 % über 79 % auf 89 % und auch des Gesamtüberlebens von 86 % über 91 % auf 92 % nach 3 Jahren.

Quintessenz aus der 3. Studiengeneration

- Verbesserung der Ergebnisse in den frühen Stadien durch kurze ChT vor RT.
- Reduktion der Therapiebelastung durch Reduktion des RT-Volumens in den intermediären Stadien.

- Erstmalig Verbesserung der Ergebnisse in den fortgeschrittenen Stadien durch neue ChT.
- Massiver Milzbefall als Risikofaktor entfällt.

26.10.3 4. Studiengeneration

Studienfragen für die 4. Generation:

- **Frühstadien: HD10:** *Reduktion der RT auf IF.* Nötige Dosis (20 vs. 30 Gy)? Dazu nötige ChT-Dosis (2 vs. 4 Zyklen ABVD)?
  In Zwischenanalyse HD10 2006: Medianes f/u: 53 Monate: FFT 30 Gy 92 %, 20 Gy 91 %; das Gleiche bei 4-mal ABVD oder 2-mal ABVD. Also kein Unterschied (auch Gesamtüberleben mit 97 % bzw. 96 %).
- **Intermediäre Stadien: HD11:** *Verbesserung der Ergebnisse* mit BEACOPP basis vs. ABVD (je 4 Zyklen)? Nötige RT-Dosis (20 vs. 30 Gy IF)?
  Empfehlung 4-mal ABVD + 30 Gy IF-RT. Als Ziel für HD14 ergab sich daher die Intensivierung durch 2-mal BEACOPP eskaliert statt 2-mal ABVD.
  Zwischenanalyse 2005: Medianes f/u 40 Monate: Insgesamt FFTF 87 % und Gesamtüberleben 95 % nach 3 Jahren ohne signifikante Armunterschiede (keine genaue Auflistung).
- **Fortgeschrittene Stadien: HD12:** *Reduktion der Toxizität:* 8-mal BEACOPP eskaliert vs. 4-mal BEACOPP eskaliert/4-mal BEACOPP basis, jeweils +/– RT bei Bulk oder Resttumor.
  Zwischenanalyse 2006: Medianes f/u 48 Monate: FFTF total 86 %; Gesamtüberleben 92 %; keine relevanten Unterschiede zwischen den Therapiearmen. Als Ziel für HD15 ergab sich eine Toxizitätsminderung, da die Ergebnisse hinsichtlich des Überlebens kaum mehr steigerbar sind.

26.10.4 5. Studiengeneration

Studienfragen für die aktuelle 5. Generation (Aktivierung Anfang 2003) und das jeweilige Studienkonzept sind in Tabelle 26.1 aufgeführt. Die übrigen Randbedingungen (Risikofaktoren, Felddesign, Studienablauf, etc.) ändern sich gegenüber der 4. Studiengeneration nur in relativ geringem Umfang. Insbesondere die Definition der Risikofaktoren ist unverändert geblieben.

26.11 Chemotherapie

COPP: Cyclophosphamid, Vincristin, Procarbazin, Prednison.

ABVD: Adriamycin, Bleomycin, Vinblastin, DTIC.

BEACOPP: Bleomycin, Etoposid, Adriamycin, Cyclophosphamid, Vincristin, Procarbazin, Prednison.

Tab. 26.1 Aktuelle (5.) Studiengeneration der DHSG: Studienfragestellung, Randomisierung, Strahlentherapie

Studie (Studienfragestellung)	Stadien	Randomisation	RT
HD 13 (Toxizitätsreduktion)	Stadien I/II ohne Risikofaktoren a–d	Arm A: 2 Zyklen ABVD Arm B: 2 Zyklen ABV Arm C: 2 Zyklen AVD Arm D: 2 Zyklen AV	30 Gy IF-RT in allen Armen
HD 14 (Effektivitätssteigerung)	Stadien I/IIA mit Risikofaktoren a–d; Stadium IIB mit Risikofaktoren c, d	Arm A: 4 Zyklen ABVD Arm B: 2 Zyklen BEACOPP eskaliert, 2 Zyklen ABVD	30 Gy IF-RT in allen Armen
HD 15 Toxizitätsreduktion, prognostische Bedeutung der FDG-PET	Stadien IIB mit Risikofaktoren a, b; Stadien III und IV	Arm A: 8 Zyklen BEACOPP eskaliert Arm B: 6 Zyklen BEACOPP eskaliert Arm C: 8 Zyklen BEACOPP-14 Zusätzlich: Randomisation +/– EPO	RT auf PET-positive PR

26.12 Rezidivtherapie

40% der fortgeschrittenen Stadien rezidivieren. Insgesamt medianes Überleben nach Rezidiv 30 Monate.

Prognose schlechter, wenn initial ChT eingesetzt wurde wegen Selektion resistenter Klone [Tubiana, Blood, 1989].

Rezidiv nach langer initialer CR: Erneute Verwendung der initialen ChT ergibt 90% CR.

Rezidiv nach kurzer initialer CR (< 12 Monate): Ergibt nur 30% CR nach erneuter ChT, mit konventioneller Rezidivtherapie nur 12% Langzeitüberleben.

Progress ohne initiale CR (primär refraktärer M. Hodgkin): Schlechte Prognose.

Generell: Bei Rezidiv nach RT bevorzugt Salvage mit MOPP, um Kardiotoxizität niedrig zu halten.

Für ungünstige Prognose (s.o.) nach ChT: Hochdosis-ChT Methode der Wahl in der DHSG: Dexa-BEAM (Dexamethason, BCNU, Etoposid, Ara-C, Melphalan).

Erste randomisierte Studien belegen für bestimmte Subgruppen den Vorteil der Hochdosis-ChT [Horning, Blood, 1997].

Rezidivstudien der DHSG

HDR1

Früh- oder Spätrezidive: Für alle zunächst 2-mal Dexa-BEAM, dann Randomisierung:

Arm A: 2-mal Dexa-BEAM vs. Arm B: Hochdosis-BEAM und ABSCT.

Ergebnisse: Signifikanter Vorteil für Hochdosis-ChT für Früh- und Spätrezidive.

HDR2

Früh- oder Spätrezidive, auch 2. Rezidive ohne vorherige Hochdosis-ChT; Randomisierung:

Arm A: Standard-Hochdosis-ChT vs. Arm B: Sequenzielle Hochdosis-ChT.

Die Studie rekrutiert seit 2001, zusammen mit EORTC und EBMTR.

KAPITEL 27 Non-Hodgkin-Lymphome (NHL)

27.1 Allgemeines

Tumoren der Zellen des lymphatischen Systems, ausgehend von Lymphozyten, teils charakteristische Translokationen (follikuläres NHL t(14;18), Mantelzelllymphom t(11;14)).

Vorkommen

Altersgipfel insgesamt zwischen 60 und 70 Jahren, für hochmaligne/aggressive NHL zweigipfelige Charakteristik: Spitzen bei 0-20 Jahren und > 60 Jahre.

Inz.: 8-12/10^5, steigt um 4-7%/Jahr (Ursache unklar). Männer : Frauen 1,7 : 1.

Risikofaktoren

- Viren (EBV, HIV),
- Immunsuppression (Z.n. Transplantation, AIDS [40% Malignominzidenz, größtenteils B-Zell-Lymphome], angeborene Immundefekte [z. B. Ataxia teleangiectatica, Wiskott-Aldrich-Syndrom hier 100-mal höheres Risiko]),
- chronische Immunstimulation (Sjögren-Syndrom, Thyreoiditis Hashimoto, Helicobacter pylori, EBV).

Verlauf

35-40% verlaufen extranodal, davon 30% Magen, 30% HNO, 5% Hoden, 3% ZNS.

Häufigste Lymphadenopathie: Zervikal.

Charakteristisches Merkmal der NHL: Diskontinuierliches Fortschreiten (im Gegensatz zum M. Hodgkin, der sich überwiegend kontinuierlich ausbreitet).

Besonderes Verhalten der niedriggradigen follikulären NHL: Sie bleiben lange ausschließlich nodal.

Bei NHL weniger Sekundärmalignome als beim M. Hodgkin. 5% Myelodysplasien werden bei NHL im Verlauf beobachtet, nach ABMT mit TBI nach 10 Jahren sogar 20% [Friedberg, JCO, 1999]. Relatives Risiko für nichtlymphatische Leukämien: 7.

Als **CR** wird gegenwärtig eine Größenreduktion aller LK auf < **1,5 cm** Durchmesser gewertet.

Prognose-Untergruppen für intermediäre/aggressive NHL gemäß International Prognostic Index (IPI) bzw. Shipp-Score [Shipp, NEJM, 1993]

- Alter (> vs. < 60 Jahre),
- LDH (normal vs. erhöht [Schwelle: 245 U/l]),
- Performance Status (1 vs. > 1 bzw. Karnofsky-Index < 80% vs. > 80%),
- Ann-Arbor-Stage (I/II vs. III/IV),
- extranodale Beteiligung (1 vs. > 1 Lokalisation).

Weitere prognostische Faktoren außerhalb des IPI: Vollständige Verabreichung aller ChT-Zyklen (suffiziente Therapie daher wichtig), B-Symptome (Fieber, Nachtschweiß, Gewichtsverlust [> 10% in 6 Monaten]), T- schlechter als B-NHL, leukämische Ausschwemmung, > 3 befallene Regionen, bulky disease.

Definition und Bedeutung von prätherapeutischer „bulky disease"

- Bulky disease ist für unterschiedliche Entitäten und von unterschiedlichen Arbeitsgruppen unterschiedlich definiert:
  M. Hodgkin: > 5 cm.
  NHL in deutschen Studien: > 7,5 cm oder > 1/3 des maximalen Thoraxdurchmessers.
  NHL in US-amerikanischen Studien: > 10 cm.

- Bulky disease ist prognostisch ungünstig, eine RT eines prätherapeutischen Bulks ist daher in den meisten Studienprotokollen integriert. Der Vorteil dieser RT zusätzlich zur ChT ist allerdings nicht völlig zweifelsfrei nachgewiesen.

27.2 Histologie

Generell gilt: Die Klassifikation der Lymphome ist von allen onkologischen Entitäten über die letzten Jahrzehnte am meisten im Fluss gewesen. Dabei unterscheiden sich zwei Ansätze, ein primär zytologischer (historisch Kiel-Klassifikation und aktuell REAL-Klassifikation) und ein vorwiegend histologischer (Rappaport-Klassifikation) bzw. therapieorientierter Ansatz (Working Formulation). Das hat zur Folge, dass longitudinale und interkontinentale Vergleiche der Therapieergebnisse nur schwer möglich sind. Der gegenwärtig allgemein akzeptierte Ansatz seit Beginn des 21. Jahrhunderts in Europa und USA ist die REAL-Klassifikation, die alle Lymphome (auch den M. Hodgkin) umfasst und die letztendlich die Philosophie der historischen Kiel-Klassifikation aufgreift. Der Vollständigkeit halber und zum besseren Verständnis der historischen Entwicklung findet sich die Kiel-Klassifikation und die Working Formulation am Ende des Kapitels.

REAL-/WHO-Klassifikation

Klassifikation nach Krankheiten (REAL = Revised European American Lymphoma).

Dies ist die **momentan relevante Klassifikation.** Sie ist im Wesentlichen identisch mit der von der WHO 2001 veröffentlichten Klassifikation. Betrachtet (letztlich ähnlich wie bei der Kiel-Klassifikation) **jeden Subtyp als eigenständiges Krankheitsbild**, nur zusätzlich und aus therapiepragmatischen Gründen wird ihm ein prognostisches Attribut (s. u.) zugeteilt. Die Hodgkin-Lymphome gehen in diese Klassifikation mit ein.

Wesentliche Elemente:

- B-Zell-Lymphom: 88 % (v.a. indolente NHL [nm : hm = 2,2 : 1], am häufigsten follikuläre NHL Grad I/II [cb-cc nach Kiel]).
- T-Zell-Lymphom: 12 % (nm : hm = 1 : 1).
- Hodgkin-Lymphom.
- Unklassifizierte Lymphome.

B- und T-Neoplasien werden jeweils in zentral (precursor/Vorläuferzelle) oder peripheral (mature/nachgeordnete Vorläuferzelle/peripher) eingeteilt (je nach überwiegendem Wachstumstyp im Lymphfollikel).

Dies bedeutet bei B-Zellen prec = leucemia, mat = lymphoma, bei T-Zellen prec = lymphoma, mat = leucemia.

REAL-Klassifikation

Nicht alle Erkrankungen sind häufig und/oder für den Strahlentherapeuten relevant und werden daher teilweise nicht im Einzelnen abgehandelt. Das Plasmozytom wird in Kapitel 28 abgehandelt. Adaptiert nach Harris NL et al., Blood, 1994. Bei den mit * versehenen Kategorien sind mehrere Untergruppierungen vorhanden.

B-cell Neoplasms

I. Precursor B-cell neoplasm: Precursor B-lymphoblastic leukemia/lymphoma

II. Peripheral B-cell neoplasms
   1. B-cell chronic lymphocytic leukemia/prolymphocytic leukemia/small lymphocytic lymphoma
   2. Lymphoplasmacytoid lymphoma/immunocytoma
   3. Mantle cell lymphoma
   4. Follicle center lymphoma, follicular
      Provisional cytologic grades: I (small cell), II (mixed small and large cell), III (large cell)
      Provisional subtype: diffuse, predominantly small cell type
   5. Marginal zone B-cell lymphoma
      Extranodal (MALT-type +/– monocytoid B cells)
      Provisional subtype: Nodal (+/– monocytoid B cells)
   6. Provisional entity: Splenic marginal zone lymphoma +/– villous lymphocytes)
   7. Hairy cell leukemia
   8. Plasmacytoma/plasma cell myeloma
   9. Diffuse Large B-cell lymphoma*
      Subtype: Primary mediastinal (thymic) B-cell lymphoma

10. Burkitt's lymphoma
11. Provisional entity: High-grade B-cell lymphoma, Burkitt-like*

T-cell and putative NK-cell Neoplasms

I. Precursor T-cell neoplasm: Precursor T-lymphoblastic lymphoma/leukemia

II. Peripheral T-cell and NK-cell neoplasms
1. T-cell chronic lymphocytic leucemia/prolymphocytic leucemia
2. Large granular lymphocyte leucemia (LGL)
   T-cell type
   NK-cell type
3. Mycosis fungoides/Sezary syndrome
4. Peripheral T-cell lymphomas, unspecified*
   Provisional cytologic categories: medium-sized cell, mixed medium and large cell, large cell, lymphoepithelioid cell
   Provisional subtype: Hepatosplenic $\gamma\delta$ T-cell lymphoma
   Provisional subtype: Subcutaneous panniculitic T-cell lymphoma
5. Angioimmunoblastic T-cell lymphoma (AILD)
6. Angiocentric lymphoma
7. Intestinal T-cell lymphoma (+/– enteropathy associated)
8. Adult T-cell lymphoma/leukemia (AT/L)
9. Anaplastic large cell lymphoma (ALCL), CD30+, T- and nullcell types
10. Provisional entity: Anaplastic large-cell lymphoma, Hodgkin's-like

Hodgkin's Disease

I. Lymphocyte predominance
II. Nodular sclerosis
III. Mixed cellularity
IV. Lymphocyte depletion
V. Provisional entity: Lymphocyte-rich classical HD

Prognosegruppen ähnlich der Working Formulation (s. u.), aber nicht deckungsgleich:

- *Indolent*: Überleben: Jahre.
- *Aggressiv*: Überleben: Monate.
- *Hoch aggressiv:* Überleben: Wochen.

27.3 Staging

27.3.1 Ann-Arbor-Staging

Nodal

- I: 1 LK-Region.
- II: ≥ 2 LK-Regionen.
  - II_1: 2 LK-Regionen, supra- oder infradiaphragmal, aber beschränkt auf eine Seite des Zwerchfells (Kriterien für II_2 werden nicht erfüllt).
  - II_2: 2 nicht benachbarte LK-Regionen oder mehr als 2 Regionen.
- III: LK-Befall ober- und unterhalb des Zwerchfells.
- IV: LK-Befall + diffuser disseminierter Befall von extralymphatischem Gewebe (Knochenmark oder Leber).

Extranodal (nicht Leber oder Knochenmark)

- I_E: 1 extralymphatisches Organ.
- II_{1E}: 1 extralymphatisches Organ und regionale LK *und/oder* weiteres benachbartes extralymphatisches Organ (auf einer Seite des Zwerchfells).
- II_{2E}: 1 extralymphatisches Organ und LK-Befall über regionale LK hinaus (auf einer Seite des Zwerchfells).
- III_E: 1 extralymphatisches Organ und zusätzlicher LK-Befall auf der anderen Zwerchfellseite.
- IV: Diffuser oder disseminierter Befall eines oder mehrerer Organe ± LK-Befall.

Kutan

Hauttumor:
- **T1:** Plaques, Ekzem, < 10 % der Haut sind befallen.
- **T2:** Ekzem, generalisierte Plaques, > 10 % der Haut sind befallen.
- **T3:** Einer oder mehrere Tumoren.
- **T4:** Generalisierte Erythrodermie.

Lymphknoten:
- **N0:** Keine LK.
- **N1:** LK vergrößert, histologisch negativ.
- **N2:** LK normal groß, histologisch positiv.
- **N3:** LK vergrößert, histologisch positiv.

HNO

Klassifikation der primären HNO-Lymphome erfolgt auch nach TNM analog der epithelialen Tumoren gleicher Lokalisation.

27.3.2 Untersuchungen

HIV-Serologie in allen Fällen mit großzelligem immunoblastischem Lymphom und Burkitt-Typ untersuchen.

Gallium-Scans sind hilfreich im Follow-up von aggressiven NHL, weniger von niedriggradigen NHL.

Hohes Risiko von ZNS-Beteiligung: Bei aggressiven NHL mit extranodaler Manifestation (insbesondere Hoden, Orbita, Nasennebenhöhlen und Knochenmark), des Weiteren bei hochgradigem *lymphoblastischem*, hochgradig kleinzelligem *Burkitt-* und *Nicht-Burkitt-Typ* und HIV-assoziiertem Lymphom.

27.4 Therapie

Generelle Bemerkungen

NHL werden durch **RT** und **ChT** behandelt.

OP nur **bei lebensbedrohlichen Komplikationen** und lokalisiertem MALT-Lymphom.

In Konsequenz zur Einführung der REAL-Klassifikation wird im Folgenden überwiegend auf die verschiedenen häufigen Erkrankungen eingegangen. Anschließend folgen allgemeine Prinzipien, die sich auf die Working Formulation beziehen (die heutzutage streng genommen nicht mehr gilt), aber aufgrund ihrer Orientierung an der Therapie ein nützliches Gerüst für die Richtlinien der Therapieentscheidung darstellen.

27.4.1 Primär nodale NHL – indolente NHL

Follikuläre Lymphome

20% aller indolenten NHL in Deutschland, 50% in USA. Follikuläre Lymphome Grad I/II nach REAL-Klassifikation entsprechen den follikulären Lymphomen Grad I/II nach Working Formulation (Grad I [kleinzellig], Grad II [gemischt]) und auch dem cb-cc NHL der Kiel-Klassifikation (oder ganz alt: M. Brill-Symmers).

90–95% CR und 80–100% 5-JÜ bei lokalisiertem Stadium, 60% 10-JÜ, 45% krankheitsfreies 10-JÜ, medianes Überleben 14 Jahre (Spätrezidive).

> **Generelle Problematik:**
> In der Vergangenheit unterschiedliche Klassifikationen in USA und Europa, Serien daher nur eingeschränkt vergleichbar. Gute Erfahrungen der TLI/TNI beim cb-cc (synonym mit follikulärem NHL) in Deutschland. Aus US-Serien sind die Daten für diese Entität nur schwer abzuleiten, eingeschränkt aus der Stanford-Serie (McManus). In dieser Serie waren aber wohl auch Patienten mit Mantelzelllymphom erfasst, die eine deutlich schlechtere Prognose haben. Daher basieren die speziellen Empfehlungen zu den niedriggradigen follikulären/cb-cc NHL hauptsächlich auf den Ergebnissen der durch Sack initiierten Studie [z. B. Sack, Strahlentherapie, 1998].

Stadium I + II (und III mit geringer Tumorlast)

Behandlung der Grade I + II bei kurativer Intention (Stadien I, II und III mit geringer Tumormasse [machen 20% der Patienten aus]) *möglichst* total-lymphatische RT (TLI, beinhaltet abdominelles Bad) auf der Basis der Ergebnisse der Sack-Studie [Stuschke, Cancer, 1997]. Auch im Stadium I TLI inklusive Waldeyer anstreben, da auch in diesem Stadium Out-field-Rezidive auftreten. Alternativ ggf. TNI (infradiaphragmal, kein abdominelles Bad, sondern nur umgekehrtes Y mit Milzstiel) oder EF (infradiaphragmal, nur paraaortal) bei älteren Patienten. Bei alten asymptomatischen Patienten und RT-Kontraindikation ist angesichts der Stanford-Daten in den fortgeschrittenen Stadien [Portlock/Rosenberg, Ann Int Med, 1979] ggf. auch „watch and wait" möglich.

Diskussion IF-RT vs. EF-RT:
IF-RT vs. EF-RT nicht abschließend geklärt, obwohl die meisten Rezidive noch out of field auftreten, daher EF-RT empfohlen. Kein Plateau in einigen US-amerikanischen Überlebenskurven [MacManus (Stanford), JCO, 1996], aber durchaus in anderen [Wilder (MDACC), IJROBP, 2001]. In dieser Serie wiederum kein Vorteil

durch EF, jedoch schwierig zu beurteilen, da EF-bestrahlte Patienten höheren Stadien angehörten als IF-bestrahlte. Kein Überlebensvorteil durch zusätzliche ChT, nur verbessertes krankheitsfreies Überleben [McLaughlin, Ann Oncol, 1991; Yahalom, Cancer, 1993]. Sonderfall cb-cc: In Sack-Studie Plateau nach 4 Jahren, hier konsequent TLI.

> Ggf. Stammzellen vor Behandlung sammeln, um spätere Stammzelltransplantation zu ermöglichen.

Neuere Ansätze im Studienrahmen mit IF-Bestrahlung und Anti-CD20-AK (s. Kap. 27.8).

Stadium III + IV

Therapie in den Stadien III/IV möglichst TLI, vor allem bei geringer Tumorlast (aber keine Kuration, sondern nur längeres therapiefreies Intervall!). Ansonsten keine unmittelbare aggressive Therapie bei Symptomfreiheit nötig. Therapieindikation besteht bei schnellem Tumorwachstum, Bulk, Splenomegalie, Zytopenie, wiederkehrenden Infekten, Beeinträchtigung der Organfunktion.

ChT-Optionen: Chlorambucil/Prednison, COP (CVP), PmM (bzw. dessen Nachfolger MCP). Mehr CR nach MCP als nach COP, daher ist MCP heute palliative Standardtherapie. Bei eher kurativem Ansatz mit evtl. geplanter BMT eher CHOP, war bei Zwischenauswertung der DSGnmNHL-Studie 03/96 besser bez. CR. Rolle der Anthracycline bei nm NHL letztlich aber unbewiesen, noch kein Einfluss auf Überleben nachgewiesen. Meist Rezidiv nach 18–24 Monaten.

Antikörper-Option: Nahezu alle follikulären Lymphome sind CD20-pos., was sie für einen kombinierten Immun-Chemotherapie-Ansatz empfänglich macht: R-CHOP ist CHOP in Ansprechen, progressionsfreiem Überleben und Gesamtüberleben signifikant überlegen [Hiddemann, Blood, 2005].

Eine Erhaltungstherapie mit Rituximab (2-mal) verlängert die Progressionsfreiheit signifikant [Forstpointer, Blood, 2006].

Prinzipielle Option: Hochdosis-ChT/BMT: Experimenteller Ansatz, 44–73% Langzeitremissionen in Phase II [Bierman, JCO, 1997], hochsignifikanter Effekt auf krankheitsfreies Überleben in bisher einziger randomisierter Studie [Hiddemann, Blood, 1991] im Vergleich zu IFN-α (70% vs. 40% krankheitsfreies 2-JÜ). Einfluss auf Gesamtüberleben noch nicht klar, Stellung also bisher nicht definiert. 10–15% MDS als Nebenwirkung.

Alternative: Minitransplant, noch nicht aussagekräftig evaluiert.

Aktuelle Studienkonzepte der DSGnmNHL: S. Kap. 27.8.

Follikuläres Lymphom Grad III

Weitere Aufteilung in Grad IIIA und B. Grad IIIA hat noch Zentrozyten und verhält sich eher wie die Grad-II-Lymphome. Das follikuläre Lymphom Grad IIIB entspricht in der REAL-Klassifikation zum größten Teil wohl dem zentroblastischen Lymphom der Kiel-Klassifikation, Behandlung daher wie diffus-großzellige Lymphome (CHOP und ggf. RT, s. u.), wobei diese Unterscheidung noch nicht endgültig gesichert ist.

Rezidiv nach primärer Behandlung von Staden I/II

75% der Fälle (Stanford-Serie) rezidivieren bei nicht-total-lymphatischer RT lokalisiert out of field, daher erneute RT möglich. Ansonsten: Therapie wie Stadien III + IV, insbesondere z.B. Salvage mit Fludarabin/Mitoxantron/Dexamethason.

Mantelzelllymphom

„Zentrozytisches Lymphom" nach Kiel-Klassifikation, obwohl außerhalb des Keimzentrums entstanden. 10% der malignen Lymphome in Deutschland, 4% in USA. 83% Stadien III/IV. Kurative RT daher selten indiziert. *Extranodale Manifestationen* häufiger als bei den follikulären Lymphomen. Knochenmarkbefall bei 60%. Medianes Überleben nach konventioneller Therapie < 3 Jahre, hochmaligne Transformation in 30–70% der Fälle.

Verhält sich trotz Klassifizierung als indolentes NHL aggressiv und gilt bisher als unheilbar mit letaler Prognose.

Die Therapie ist unklar, da es als eigene Entität erst seit einigen Jahren beschrieben ist. In der Working Formulation nicht vom follikulären Lymphom getrennt, daher gingen beide Entitäten in die US-Studien zusammen ein (Grund für fehlendes Plateau der Überlebenskurven? s. o.). Therapieempfehlungen in Anlehnung an follikuläre NHL (Studie s. u. Kap. 27.8).

Bei limitierten Stadien TLI möglich wie beim follikulären NHL (wenn auch keine wissenschaftliche Basis dafür, EF mit gleicher Berechtigung möglich, dies ist gegenwärtig Standardtherapie in ARO 1/98), bei HNO-Befall ggf. aber eher nur HNO-Zielvolumen.

In Stadien III/IV Vorteil aggressiver Schemata (hyper-CVAD und CHOP) über CVD nicht gesichert. Kein Vorteil durch BMT gesichert, aber sofortiges aggressives Vorgehen aufgrund des Verlaufs gerechtfertigt und empfohlen. Neben der ARO 1/98 befasst sich eine EORTC-Studie mit dieser Entität (nach Induktion mit CHOP Randomisierung zwischen PBSCT vs. CHOP-Erhaltung mit IFN-α). Wie bei den follikulären Lymphomen Therapieverbesserung durch Einsatz von Rituximab: R-CHOP ist CHOP signifikant in Ansprechen und Progressionsfreiheit, aber noch nicht im Gesamtüberleben überlegen [Lenz, JCO, 2005]. Eine Erhaltungstherapie mit Rituximab (2-mal) verlängert die Progressionsfreiheit signifikant [Forstpointer, Blood, 2006].

Lymphozytische Lymphome

- **CLL** (s.a. Kap. 25) macht 20 % der indolenten NHL aus, per definitionem immer Stadium IV. Symptomatisch durch LK-Schwellung, Tränendrüsenbeteiligung (Mikulicz-Syndrom). Gilt zwar bisher als unheilbar (wie der größte Teil der generalisierten indolenten NHL), hat aber unter diesen den indolentesten Verlauf und damit die beste Prognose. Therapieoptionen: „Watch and wait", ChT (Chlorambucil), lokale palliative RT bei schmerzhaften oder kosmetisch störenden Lymphknotenkonglomeraten. Bei Splenomegalie: RT Milz (2 × 0,5 Gy/Wo bis maximal 3 × 1 Gy/Wo, GD 6 Gy bis max. 10 – 12 Gy).

CAVE

Thrombopenie (→ jeweils täglich Blutbild vor RT der Milz).

- Sonderform der CLL: **Prolymphozytenleukämie (PLL).**
- **Haarzellleukämie:** Selten, lymphozytisches B-Zell-Lymphom ähnlich der CLL.

Altersgipfel: 50 Jahre. *Klinik:* Zytopenie durch Markinsuffizienz und Milzsequestration. 10 – 20 % haben stabile Erkrankung und benötigen keine Therapie. Therapie historisch: Therapeutische Splenektomie, heute nur noch bei Milzinfarkten. Standardtherapie bei Diagnose: Purinanaloga (Fludarabin, Cladribine, wirken gut auf ruhende und sich teilende Zellen). 85 % CR, 70 % auch noch nach 4 Jahren in CR. IFN-α weniger effektiv, kaum komplette Remissionen, meist Rezidiv innerhalb von 2 Jahren, nur noch für ältere Patienten, die keine ChT tolerieren können und für Rezidive nach Mono-ChT. Keine RT-Indikation.

Lymphoplasmoides NHL/Immunozytom

Ähnlich der B-CLL, aber unterschiedliches Befallsmuster (nicht immer Knochenmarkbefall, verläuft nur in 30 % leukämisch). Hat oft M-Protein. Wenn IgM nachgewiesen, spricht man vom M. Waldenström (s. dort). Therapie wie andere NHL, Purinanaloga scheinen sehr effektiv zu sein.

Marginalzonen-B-NHL

Nach REAL-Klassifikation sind darunter zusammengefasst

- extranodal (MALTom; s. extranodale Lymphome, Magen),
- primär splenisch,
- nodal.

Extragastrisches MALTom und nodales Marginalzonen-NHL sind erst seit kurzem als Entität erkannt. Im begrenzten Stadium I kann die alleinige operative Entfernung (und damit wohl auch die lokale IF-RT) kurativ sein. Im HNO-Bereich (Speicheldrüsen) reicht wohl HNO-Zielvolumen mit 30 Gy (keine Kombinationstherapie), ebenso IF-RT bei orbitalem oder Lungen-MALT (30 Gy), IF-RT + CHOP bei Schilddrüsen-MALT, ansonsten wohl EF-RT angemessen.

27.4.2 Primär nodale NHL – aggressive NHL

Unbehandelt 2-JÜ 10 %. Allgemein führt die konventionelle Therapie zu 70 % CR und 40 % 5-JÜ. Bei Patienten mit günstigen prognostischen Faktoren 90 % CR und 70 % 5-JÜ, bei Patienten mit ungünstigen prognostischen Faktoren 45 % CR und 25 % 5-JÜ. Besonders ungünstig sind T-Zell-Lymphome (im Vergleich zu B-

Zell-Lymphomen), mediastinales B-Zell-Lymphom und immunoblastisches NHL.

Diffuses großzelliges B-NHL

2/3 aller aggressiven Lymphome sind in Deutschland diffus großzellig.

Stadien I + II

RT alleine ist bei PS I inklusive Staging-Laparotomie bei nahezu 90 % kurativ [Levitt, Cancer Treat Rep, 1980; Sweet, Blood, 1981], bei CS I/I_E aber nur noch in 40 – 50 % [Vaughan Hudson, Br J Canc, 1994]. Dies liegt an der Problematik des exakten Stagings, daher RT alleine nur noch bei Kontraindikation gegen ChT, dann als EF-RT (40 Gy + 10 Gy Boost). Mehrere randomisierte Studien zeigten in der Folge die Überlegenheit von RT + ChT gegenüber alleiniger RT [Monfardini, IJROBP, 1980; Nissen, Cancer, 1983]. Die Frage, ob eine zusätzliche RT zur ChT notwendig ist, wurde in 3 randomisierten Studien untersucht. In einer randomisierten Studie [Aviles, Eur J Cancer, Oral Oncol, 1996] stellte sich bei Manifestationen im Waldeyer'schen Rachenring 8-mal CHOP + RT (IF, auch nach CR) schließlich als besser heraus als 8-mal CHOP alleine bez. krankheitsfreiem und Gesamtüberleben, wobei der alleinige ChT-Arm auffallend schlechte Ergebnisse brachte. Bez. krankheitsfreiem Überleben (73 % vs. 56 %) nach 6 Jahren war die zusätzliche RT zu CHOP auch in einer großen randomisierten Studie (ECOG 1484) [Horning, JCO, 2004] von Vorteil. Die SWOG-Studie 8736 [Miller, NEJM, 1998; Miller, Ann Hemat, 2001] verglich bei 345 Patienten 3-mal CHOP + RT mit 8 Zyklen CHOP ohne RT. Initial (nach 5 Jahren) waren krankheitsfreies und Gesamtüberleben bei der verkürzten ChT mit RT ca. 15 % besser als bei der volldosierten ChT ohne RT (signifikant). Aber **cave:** Überwiegend intermediäre NHL, damit nicht zwangsläufig auf diffuse hochmaligne zu übertragen. Außerdem bestand nach 8 Jahren kein Überlebensvorteil mehr [Miller, Ann Hemat, 2001]! Auch vor dem Hintergrund, dass eine Studie der Groupe d'Etude des Lymphomes de l'Adulte (GELA), [Reyes, NEJM, 2005] einen Vorteil einer volldosierten ChT (3-mal ACVBPD) gegenüber 3-mal CHOP + RT zeigte, sollte die niedrigdosierte ChT + RT mit Vorsicht betrachtet werden und allenfalls bei Low-risk-Erkrankungen erwogen werden, auch wenn aktuelle, nicht randomisierte Studien weiterhin pos. Ergebnisse mit kurzer ChT liefern [Shenkier, JCO, 2002].

Sowohl in der SWOG-Studie als auch in einer aktuellen Auswertung von 4 EORTC-Studien [Moser, IJROBP, 2006] ließ sich durch RT eine PR in eine CR überführen. In der EORTC-Auswertung hatten die PR-Patienten nach Konversion die gleiche Prognose wie die CR-Patienten. Ob also zwingend eine Stammzelltransplantation angestrebt werden muss, wenn keine CR erreicht wird, ist unklar.

Standardtherapie also: Volldosierte ChT +/– RT.

Alleinige RT nur noch, wenn ChT kontraindiziert. Ansonsten gegenwärtiges Konzept:
36 Gy bei **CR, CRu (CR unconfirmed) oder PR** *nach Full-dose-ChT* auf Region (IF-RT) des **initialen Bulk.** Sollte nach Full-dose-ChT ein *Resttumor* übrig geblieben sein, sollte das *Zielvolumen an diesen Resttumor angepasst werden.* Zusätzlich RT der Region des **Extranodalbefalls,** falls vorhanden (alle in Deutschland aktiven Studien). RT 3 – 6 Wochen nach letzter ChT, bei Leukozyten > 3000/μl (3 G/l), Thrombozyten > 100 000/μl (100 G/l).

Resttumor, ohne dass initialer Bulk vorhanden war: Hochdosierte RT oder Salvage-ChT.

Non-contiguous Stadium II, Stadien III und IV

Gute Ergebnisse durch 6 – 8 Zyklen CHOP. RT erhöht lokale Kontrolle (kontrovers), hat aber wohl keinen Effekt auf das Überleben [O'Connell, JCO, 1987; Schlembach, IJROBP, 2000]. Nur eine kleine randomisierte mexikanische Studie der bereits oben erwähnten Autoren (88 Patienten) zeigt einen Vorteil bei RT von bulky disease nach Full-course-ChT [Aviles, IJROBP, 1994]. In einer retrospektiven italienischen Studie verbesserte die RT das krankheitsfreie und das Gesamtüberleben [Ferreri, Oncology, 2000], in den deutschen Studien der 1. Generation wurde durch die RT von initialem Bulk die Prognose der Patienten mit Bulk denen ohne angepasst, gleiches gilt für extranodale Manifestationen.

> Daher gegenwärtig RT-Indikation (IF-RT) bei den hochmalignen NHL nach CR bei initialem Bulk oder E-Befall.

Follikuläres Lymphom Grad III

Weitere Aufteilung in Grad IIIA und B. Grad IIIA hat noch Zentrozyten und verhält sich eher wie die Grad-II-Lymphome. Nach allgemeinem Konsens wird das follikuläre Lymphom Grad IIIB jetzt als aggressiv eingestuft. Follikuläres/teilweise diffuses Wachstum (35%), selten rein diffus (5%), Übergang in cb NHL (diffus großzellig) häufig. Daher Therapie wie diffusgroßzelliges NHL (ggf. mit Rituximab, da meist CD20-pos.).

Primär mediastinales großzelliges NHL mit Sklerose

Besonders ungünstige Entität unter den diffus großzelligen B-Zell-NHL. Zügige Behandlung mit CHOP oder aggressiveren Varianten empfohlen (Vorteil jedoch nicht gesichert) und außerdem RT des mediastinalen Bulk empfohlen (Vorteil jedoch ebenfalls nicht gesichert).

Lymphoblastisches Lymphom

Unterscheidet sich von der ALL nur durch den Blastenanteil im Knochenmark (< 25%). Meist T-Zell-Lymphom, selten B-Zell-Ursprung. Therapie wie entsprechende Hochrisiko-ALL inklusive ZNS-Prophylaxe (24 Gy Ganzhirn-RT und intrathekale ChT) und RT des medialen Bulks bis 36 Gy, ggf. - bei schlechtem Ansprechen auf ChT - bis 45 Gy. Im aktuellen Protokoll auch bei manifestem Liquorbefall keine kraniospinale RT (CSI) mehr.

Burkitt-Lymphom – und Nicht-Burkitt-Lymphome: kleinzellig

Konzept abgeleitet von pädiatrischen Protokollen, CHOP mit hohen Antimetabolitdosen, intrathekale ChT, zwischenzeitlich (Protokoll 5/93) wurde keine Ganzhirn-RT durchgeführt, ist aber beim aktuellen Protokoll wieder geplant. Nahezu immer lokale RT (36 Gy), da hohe Lokalrezidiv-Rate, ggf. - bei schlechtem Ansprechen auf ChT - bis 45 Gy.

27.4.3 Extranodale NHL

Extranodale NHL nach Ann-Arbor-Kriterien: NHL, die nicht LK, Thymus, Milz, Peyer-Plaques bzw. Appendix befallen. Häufiger aggressiv als indolent. In Stadien I + II alleinige IF-RT prinzipiell möglich, wird aber für aggressive heute nicht mehr durchgeführt. Generell gilt in etwa: 95% lokale Kontrolle, 75% 5-JÜ, 62% 10-JÜ, Hoden 20-30% 5-JÜ, ZNS 20-25% 5-JÜ.

Prognostische Faktoren:

- Indolent: Alter, Stadium (evtl. Chromosomenaberrationen).
- Aggressiv: Alter, Kontraindikationen gegen Anthracycline, Stadien III/IV, LDH, Zahl extranodaler Manifestationen.

Primäres ZNS-Lymphom (PCNSL)

Allgemeines

Altersgipfel: 50-60 Jahre (bei HIV-pos. Patienten 30-40 Jahre), 90% aggressive B-Zell-Lymphome (meist immunoblastisch, eher solide), selten T-Zell-Lymphome (eher meningeal), *Inz.:* $1/10^5$, steigend seit 1970 (z.T. in Folge von HIV).

Risikofaktoren: Immunsuppression, HIV, EBV. Genese letztlich unklar, da kein Lymphgewebe im ZNS.

Medianes Überleben 20 Monate, bei HIV 3 Monate. 10% der AIDS-Patienten haben nach 1 Jahr, 50% nach 3 Jahren ein PCNSL.

CT-Befund

50% multifokal, 50% Basalganglien, 50% hyperdens, 100% homogenes Kontrastmittel-Enhancement, oft wenig Ödem.

2-8% periphere systemische Manifestation im Verlauf.

Diagnostik

Spaltlampenuntersuchung, da 10-20% Glaskörper-/Uveabefall (umgekehrt: 60-80% der Patienten mit intraokulärem NHL haben ZNS-Befall, s.o.). HIV-Status, Liquorpunktion (10-30% pos.), PE (reicht, keine OP nötig, kein Benefit), Rö-Thorax. Toxoplasmose ausschließen. Zunächst kein Dexamethason (z.B. Fortecortin®) als antiödematöse Maßnahme verabreichen, sondern nur Glycerol, PE kann sonst neg. werden. Steroidinduzierte Remissionen sind kurzlebig.

Abgrenzung primäre vs. sekundäre Manifestation: Solide Tumoren sind fast immer primär, während sekundär zentrale Manifestation in 99% leptomeningeal ist.

Therapie

Es gibt aufgrund der Seltenheit der Erkrankung nach EBM-Richtlinien (evidenced based medicine) keine Klasse-I-Evidenz für eine bevorzugte Therapie. Die Therapierichtlinien sind daher im Fluss. Operative Verfahren sind auf die Diagnosesicherung beschränkt. Lange war die alleinige RT der Standard. Mediane Überlebenszeiten um 18 Monate wurden in mehreren Serien erreicht. Die Furcht vor neurokognitiven Einschränkungen nach ZNS-Bestrahlung und der Ehrgeiz, diese Ergebnisse verbessern zu wollen, haben in den letzten Jahren zu mehreren Therapiekonzepten mit unterschiedlichen Chemotherapeutika geführt. Das wirksamste Medikament ist Methotrexat (MTX, mindestens 1,5 g/m^2), wobei die intrathekale Applikation und die zusätzliche konsolidierende RT noch nicht in ihrem Stellenwert gesichert sind (15% späte schwere Neurotoxizität in RTOG-93-10-Studie bei allerdings 40 Monate medianen Überleben [DeAngelis, JCO, 2002]). Reine ChT-Ansätze konnten auch ein medianes Überleben von 50 Monaten erzielen [Pels, JCO, 2003]. Ein überlegenes Therapiekonzept konnte im randomisierten Vergleich bisher nicht etabliert werden, daher ist die alleinige RT bis auf Weiteres eine valide Therapieoption und auf jeden Fall bei fehlendem Therapieansprechen oder Therapieversagen nach ChT indiziert.

Ganzhirn-RT inklusive HWK 2. Dosierung: 40–50 Gy Ganzhirn-RT + Boost 10–15 Gy (50 Gy Ganzhirn-RT besser als 40, 45 Gy Ganzhirn-RT besser als 30 Gy [Bessel, JCO, 2002]).

CAVE

30 Gy Ganzhirn-RT sind daher zu wenig!

Ein Vorteil einer weiteren Dosiserhöhung durch Boost im Primärtumor-Bereich ist allerdings nicht erwiesen. Daher sind 45 Gy Ganzhirn-RT ohne Boost oder alternativ 40 Gy Ganzhirn-RT + 14,4 Gy Boost als Therapie akzeptiert. **Cave:** Durch Steroide kann das Ausmaß des Lymphombefalls und damit das korrekte Boostvolumen verschleiert werden. Einschluss der posterioren Orbita (bei Augenbeteiligung: Ganzes Auge bis 30 Gy, dann Schutz der vorderen Kammer + Tränendrüse).

Kein gesicherter Vorteil durch kraniospinale RT, daher obsolet. Bei pos. Liquorbefund kraniale RT und intrathekale ChT. Bei pos. Liquor und Kontraindikation gegen ChT kann CSI erwogen werden (30–36 Gy).

Ergebnisse

Ohne Therapie: 2–3 Monate Überleben.
Cortison: 20% CR.
RT oder ChT: 80% CR.
RT: 12–18 Monate medianes Überleben, 3–4% 5-JÜ.

Hochdosis MTX i.v. oder intrathekal: Wenn RT vor intrathekaler MTX-Therapie erfolgt, kommt es häufiger zu Leukenzephalopathien.

Beste Ergebnisse liefern:

- Intraarterielles Mannit + i.a. Cyclophosphamid/ MTX + oral Procarbazin: Medianes Überleben 41 Monate, angeblich ohne wesentliche Langzeitfolgen. Ist aber kaum praktikabel.
- RChT: MTX i.v./intrathekal, dann 54 Gy kraniale RT + Ara C i.v. [DeAngelis, Neurology, 1990]. Ähnliches Überleben wie bei der intraarteriellen Therapie (nicht randomisiert, nicht prospektiv, medianes Überleben 30 Monate gegenüber 10–18 Monaten bei alleiniger RT, 3-JÜ 70%), **aber** 40% der Patienten > 50 Jahre haben Demenz durch Leukenzephalopathie. Alternativ RT + PCV (Procarbazin, CCNU, Vincristin).

Gegenwärtige Entwicklung

Reduktion des Enzephalopathierisikos durch Verzicht auf RT oder Verlegen der RT auf Zeitpunkt nach ChT wegen 50% kognitiver Folgen, wenn RT parallel oder vor ChT.

Zwei Studien in Deutschland sind/waren aktiv.

Prinzip jeweils: Primär nur ChT, **RT bei PR oder Progress:**

- Kanz/Weller, Tübingen (NOA-03): Hochdosis-MTX i.v. 3- bis 5-mal, bei CR Erhaltungstherapie. Bei PR oder Progress Randomisierung RT mit 45 Gy Ganzhirn-RT vs. PCV. Bei Versagen der einen Modalität Crossover zur anderen.
  Die Studie wurde zwischenzeitlich allerdings wegen Nichterreichen der erwarteten Zahl an CR geschlossen [Herrlinger, Ann Neurol, 2002].
- Anschlussstudie mit ähnlichem Design (G-PCNSL-SG-I): Patienten erhalten zusätzlich Steroide.

- Thiel, Berlin: Initial 3-mal Poly-ChT mit liquorgängigen, lymphomwirksamen Agenzien (ACNU/MTX/Procarbazin/Dexamethason). Bei CR Randomisierung RT vs. 4. Zyklus Poly-ChT. Diverse Randomisierungen bei Progress zu anderen Zeitpunkten, immer mit RT als ultima ratio.

Bei HIV-Assoziation:

- Patienten mit guter Prognose/gutem AZ: Standardtherapie.
- Patienten mit schlechter Prognose/schlechtem AZ: Abgekürzte Therapie (36–40 Gy Ganzhirn-RT).

ZNS-Prophylaxe

Je nach Behandlungsprotokoll, evtl. bei Hochrisikokonstellationen (s.o., hm NHL der Orbita/NNH/Knochen/Hoden).

Entweder Kombination aus 24 Gy Ganzhirn-C2 und MTX/Ara-C intrathekal oder gegenwärtig eher **alleinige intrathekale ChT**. Bei manifestem Befall und extrakraniellem Primärbefund zusätzlich zur systemischen Therapie Ganzhirn-RT wie bei primärem ZNS-Lymphom und intrathekale ChT. In jedem Fall Protokoll befragen.

Orbitalymphom

Meist indolentes B-Zell-Lymphom (ca. 60% MALT-Lymphom, ca. 20% follikuläres Lymphom), 10% aller Orbitatumoren, 10% sind bilateral. Die Tumoren treten oberflächlich (Konjunktiva, Lid; nur Oberfläche behandeln) oder tief (Tränendrüse, retrobulbär; ganze Orbita behandeln) auf, selten intraokulär, dann meist (60–80%) mit ZNS-Befall (dann Kombination der Augen-RT mit prophylaktischer Ganzhirn-RT und RT des gegenseitigen Auges empfohlen), ggf. chemotherapeutische ZNS-Prophylaxe (je nach Behandlungsprotokoll).

Therapie

Bei alleinigem Orbitabefall bei nm NHL alleinige IF-RT Methode der Wahl, bei hm Kombination mit ChT.

- **Indolent:** 35 Gy (30–35 Gy, bei < 30 Gy nur 80% lokale Kontrolle).
- **Aggressiv:** 40 Gy (36–45 Gy), hohe Dosen bei manifestem Tumor (50 Gy absolute Obergrenze).

Bestrahlungstechnik: Augenlid-RT mit Bleischale. Bei orbitalem Lymphom ggf. zentraler Linsenblock (**cave** Unterdosierung), ansonsten mit offenen Augen unter Ausnutzung des Aufbaueffekts bestrahlen zum Schutz der Kornea (natürlich nur, wenn nicht befallen).

(80–)100% lokale Kontrolle nach 5 Jahren [z.B. Suh, IJROBP, 2006; Bischof, Strahlenther Onkol, 2007], 20–25% verzögerte Generalisierung, Stadium IA_E 5-JÜ 90%, 10-JÜ 50–70%, Sicca-Syndrom ab 40 Gy, Retinopathie ab 35–40 Gy.

Sonderfall Pseudolymphom/Pseudotumor orbitae: S. Kap. 33.

NHL im Kopf-Hals Bereich

Nach Ann-Arbor-Definition (Milz, Thymus, Waldeyer sind nicht extranodal) sind die meisten HNO-Lymphome eigentlich keine extranodale Manifestation im engeren Sinne. Überwiegend aggressiv, assoziiert mit GI-NHL (Homing-Phänomen). Frühere Bezeichnung der historischen hochmalignen Nasenhaupt/-nebenhöhlen-NHL war letales Mittelliniengranulom, von der Wegener-Granulomatose zu unterscheiden.

Therapie

- **Indolent:** CS I_E, II_E. 30 Gy EF (HNO-Zielvolumen oder maximal Minimantel) + 10 Gy Boost bzw. TLI + Boost bei follikulären NHL, da sonst 50% Out-of-field-Rezidive. Bei Parotisbefall immer Hals-LK mitbestrahlen.
- **Aggressiv:** Mit RT 90–100% CR lokal, jedoch zahlreiche Fernrezidive, 5-JÜ nur 50–60%, daher alleinige RT nicht zu empfehlen, sondern ChT + IF-RT. Dies gilt auch für periphere T-Zell-Lymphome, mit Ausnahme von Burkitt- und lymphoblastischen NHL (s. dort).
- **Aggressives NHL der Nasennebenhöhlen:** Hohe Wahrscheinlichkeit von ZNS-Befall, daher chemotherapeutische ZNS-Prophylaxe (s.u., je nach Behandlungsprotokoll).

Schilddrüse

Altersgipfel: 65 Jahre, 95% aggressiv, diffus großzellig, häufig nach Thyreoiditis Hashimoto (1,4% der Thyreoiditis-Patienten bekommen ein Schilddrüsen-NHL, aber 30% der Patienten mit Schilddrüsen-NHL hatten Thyreoiditis), Tumor-Debulking (totale Thyroidektomie ist nicht notwendig).

Möglichst RChT, bei alleiniger RT sollte Mantelfeld bestrahlt werden (zumindest Minimantel) mit 40 Gy und 10 Gy Boost, ansonsten aber üblich auch bei aggressiven NHL nur Bulk bzw. IF-RT in Anlehnung an Schilddrüsen-T-Feld (s. Kap. 4).

Bei MALT-Lymphom alleinige RT möglich [Tsang, JCO, 2003].

40 % Langzeitkontrolle, 65–70 % 5-JÜ.

Magenlymphom

Häufig Waldeyer'scher Rachenring mitbefallen, häufigstes primär extranodales NHL, ca. 50 % indolent (MALTom), 50 % aggressiv (großzellig). Infektion mit Helicobacter pylori (HP) bei > 90 % der MALT-Patienten (Review bei [Schechter, IJROBP, 2000]). Staging nach modifizierter Ann-Arbor-Klassifikation nach Mushoff. Wichtig: Unterscheidung I_1 (begrenzt auf Submukosa) und I_2 (über Submukosa hinaus). Helicobacter-Eradikation ist insbesondere bei nur submukosalem Befall erfolgreich.

Therapie

- **Indolent** (MALTom):
  - **Stadium I_1/HP-pos.:** Triple Therapy (Amoxicillin/Metronidazol/Omeprazol). Bei langsamem Ansprechen oder wenn nach 6 Monaten noch Restlymphom nachweisbar ist, aggressives NHL ausschließen und aggressivere Therapie. Langzeitergebnisse gut: 80 % der Patienten erreichen CR, 64 % sind nach 75 Monaten in CR [Wündisch, JCO, 2005].
  - **Stadium I_1/HP-neg. sowie Stadium II:** Primäre RT. Die – nicht randomisierten – deutschen Studien GIT-NHL 01/92 [Koch JCO 2001; Willich IJROBP 2000 & Ann Hematol 2001] und 02/96 [Koch, JCO, 2006] zeigten hervorragende Ergebnisse und etablierten die Äquivalenz zwischen OP und RT. Daher heute Indikation zur OP (normalerweise mit postop. RT) nur noch bei Blutung oder Perforation, als Salvage oder als alleinige OP bei Kontraindikation gegen RT (z. B. Leberfunktionsstörung), auch wenn die Empfehlung der Arbeitsgemeinschaft Internistische Onkologie (AIO) noch OP als Standard sieht.

    Technik: Bisher 30 Gy abdominelles Bad und 10 Gy Boost im Oberbauch, aber laut GIT-NHL 02/96 reichen auch EF 30 Gy + 10 Gy Boost, wobei EF im Sinne einer ausgedehnten RT des Oberbauchs bzw. eines eingeschränkten abdominellen Bades zu verstehen ist.
  - **Stadien III und IV:** Palliative RT oder ChT (Chlorambucil/Cyclophosphamid) + lokale RT oder aggressive ChT (CHOP), ggf. mit nachgeschalteter lokaler RT.
- **Aggressiv (diffus):** Behandlung in allen Stadien in kurativer Intention, z. B. 6 × CHOP-14, dann IF-RT.

Ergebnisse

5-JÜ 90 % bei allen Histologien und Therapien.

DSGL 01/2003: Aktuelle Therapiestudie in der Behandlung primärer Lymphome des Magens, Therapieoptimierung in den Stadien I und II bei indolenten und aggressiven Lymphomen:

- Für niedrigmaligne NHL: Stadienabhängige Volumenreduktion der RT gegenüber GIT NHL 01 + 02.
- 1. ChT + IF-RT +/– Rituximab.
  2. Reduktion der Zyklenzahl (6- vs. 4-mal CHOP) bei zusätzlicher Gabe von Rituximab.
  3. Randomisierte Frage bez. der Gabe von Rituximab: 8-mal vs. 4-mal.

Dünndarmlymphom

Seltene Tumoren, OP meist diagnostisch und therapeutisch, je nach Histologie RT und/oder ChT. Die Therapie wird kontrovers diskutiert. Die Einbringung in die deutsche Studie ist daher zu empfehlen.

Knochenlymphom

Zielvolumen immer ganzer Knochen, 40 Gy + 10 Gy Boost (Tumor + 3 cm), bei aggressiven NHL mit Knochenmarkbefall ggf. chemotherapeutische ZNS-Prophylaxe (s. u., je nach Behandlungsprotokoll).

Hodenlymphom

1–7 % der Hodentumoren. *Altersgipfel:* > 50 Jahre, häufigster Hodentumor in diesem Alter. Sehr oft Metastasen. Hirn-CT zum Staging. 8–38 % sind bilateral (Keimzelltumoren sind nur zu 3–5 % bilateral). Überwiegend diffus großzellige NHL. Während historisch klassischerweise bei den aggressiven NHL des Hodens eine RT paraaortal, des kontralateralen Hodens und der ipsilateralen und ggf. sogar kontralateralen pelvinen LK durchgeführt wurde, bei linksseitigem Sitz sogar RT mediastinal und supraklavikulär, sind die Hodenlymphome heute wie die anderen extranodalen Lymphome in die kombinierten ChT/RT-Protokolle eingebunden.

Therapie

- **Indolent im Stadien I_E/II_E:** OP + RT (im Stadium I_E RT wie beim Seminom, im Stadium II_E TNI).
- **Aggressiv:** OP + ChT + IF-RT. Insgesamt 5-JÜ 20–30%. Ggf. je nach Protokoll chemotherapeutische ZNS-Prophylaxe (dort 30% Rezidive), zusätzlich RT des kontralateralen Hodens wegen Rezidivgefahr (sanctuary site für ChT). GOELAMS-Studiengruppe [Linassier, 2002] empfiehlt Orchiektomie und 3-mal CHOP gefolgt von regionaler RT (inguinal, iliakal, paraaortal), intrathekaler ChT und prophylaktischer Schädelbestrahlung.

Kutane T-Zell-NHL

Allgemeines

Häufigste Entität: **Mycosis fungoides**, leukämische Variante ist das **Sézary-Syndrom** (Symptomentrias: Erythrodermie, Lymphadenopathie, leukämisches peripheres Blutbild ohne Knochenmarkinfiltration). Häufigkeit nimmt wie bei anderen NHL mit zunehmendem Alter zu. *Inz.*: $0{,}4/10^5$.

Mycosis fungoides (MF): Indolent, medianes Überleben > 10 Jahre, für fortgeschrittene Stadien allerdings nur 3 Jahre. Männer : Frauen 2 : 1. Risikofaktoren: Unklar.

Kutane Phasen: Patch/Plaque/Tumor (Infiltration). Klassische kutane Manifestation: Pautrier'sche Mikroabszesse, werden jedoch selten manifest. Medianes Überleben ohne Therapie 5 Jahre, mit Therapie wohl ca. 10 Jahre, bei LK-/viszeralem Befall: 1–2 Jahre.

Differenzialdiagnose

- Lymphomatoide Papulose: Monoklonale CD4-pos. Proliferation, die zu 80% nach 15 Jahren in ein Lymphom übergeht, z. B. in MF.
- Kutanes Large-T-Lymphom:
  - CD30-pos.: Exzellente Prognose, lokale Therapie mit RT.
  - CD30-neg.: Schlechte Prognose, ggf. lokale RT, meist jedoch ChT.

Therapie

Bisher unheilbare Erkrankung, daher im Verlauf multiple Therapien. Initial aggressive Therapie bisher nicht besser als sequenziell palliatives Vorgehen.

Lokale Therapie

Zunächst lokale Therapien: PUVA, topische ChT (v.a. bei oberflächlichen Läsionen), lokale RT bei lokalisierten Manifestationen (20 Gy bei oberflächlichem, 30 Gy bei tieferem Befall). Ganzhaut-RT bei generalisiertem Befall (Elektronen 4–7 MV). Bei lokaler RT Feldgrenzen dokumentieren (Polaroid, tätowieren), da oft Wiederholungsbehandlung nötig.

Ganzhautbestrahlung (TSEB): Klassische 6-Felder-Technik [Page, Radiology, 1970] mit Bestrahlung von jeweils 3 Feldern/d, d. h. eine komplette Fraktion in 2 Tagen, RT 4 Tage/Wo.

Dosis für TSEB: Bei palliativer Intention 20 Gy (24–30 Gy auf umschriebene Läsionen), bei kurativer Intention 30–40 Gy über 8–10 Wochen mit 2 Wochen Pause nach 20 Gy (Benefit durch höhere Dosen jedoch fraglich [Lo, Radiology,1979]).

10-JÜ nach TSEB mit > 20 Gy 48% [Hoppe, Curr Probl Canc, 1990].

Systemische Therapie

IFN-α (3–12 Mio. U/d, langsam steigern). Für Patienten mit Rezidiv/refraktärer Erkrankung nach topischer Therapie und fortgeschrittener nodal pos. oder viszeraler Erkrankung. Medikamentös: Fludarabin oder Kombination Alkylanzien/Doxorubicin. Hochdosis-ChT mit Stammzellrescue experimentell.

27.5 Bestrahlungstechniken

Radiotherapietechnik

Beschreibung der Therapiekonzepte z. B. in den Publikationen des Princess Margret Hospital [Bush und Gospodarowicz, 1982; Sutcliff und Gospodarowicz, Radiother Onkol, 1985]:

Dosiskonzept

- **Indolente Lymphome:** 30 Gy adjuvant, 40 Gy bei makroskopischem Tumor (evtl. 44–46 Gy bei Tumor > 3 cm).
- **Aggressive Lymphome:**
  - Bei alleiniger RT: EF-RT 40 Gy adjuvant, 50 Gy bei makroskopischem Tumor (< 10% Lokalrezidiv-Rate).
  - Nach primärer ChT: Gegenwärtig IF-RT 36 (–45) Gy bei initialem Bulk/Resttumor nach ChT. Unterscheidung hohes Risiko (IF-RT auf alle involvierten LK-Regionen) vs. niedriges Risiko (nur IF-RT der Region mit Bulk/Resttumor) wie in der 1. Studiengeneration der DSGhmNHL existiert in der aktuellen 2. Generation nicht mehr. Auch die Daten von Wilder [IJROBP, 2001] weisen auf eine gute Wirksamkeit einer RT bei CR nach Full-dose-ChT bei prätherapeutischem Tumor < 3,5 cm mit 30–40 Gy und bei Tumor > 3,5 cm mit 40–50 Gy hin.

> Altes Konzept: Cox [Radiology, 1974; 1978] erachtete 22 Gy bei nodulärem NHL, 44 Gy bei diffusem NHL und 25 Gy beim cb-cc NHL für ausreichend. Dies erscheint jedoch angesichts der Daten von Sack [Sack 1998, Stuschke 1997]/Fuks [Radiology 1973]/Gospodarowicz, die eine steile Dosis-Wirkungs-Beziehung zwischen 25 und 44 Gy nachvollziehen, nicht mehr korrekt und ist wohl als artefakt- bzw. selektionsbedingt zu betrachten!

- Felder:
  - IF,
  - EF (IF + benachbarte Region),
  - TNI (LK des Körperstammes + Milz),
  - TLI (TNI + Waldeyer + Mesenterium),
  - Bulk,
  - TBI (Ganzkörperbestrahlung),
  - TSEB (Ganzhautelektronenbestrahlung).

Extended-field-Bestrahlung

Mantelfeld

- Superior: Mastoidspitze und 1 cm oberhalb des Kinns, Feldgrenze 1 cm oberhalb und parallel zur Unterkiefer-Untergrenze (**Cave:** Bei Lagerung Kopf überstrecken, sodass UK senkrecht auf Tisch).
- Inferior: Unterkante BWK 10. Ggf. Modifikation je nach Lage des abdominellen Bades.
- Lateral: Vollständiger Einschluss der axillären LK. Standard-Ausblockungen (Humerus/Rückenmark etc.: S. Kap. 24).

Minimantel

Mantelfeld mit Untergrenze an der Carina (nach Perez und Brady bis Klavikulaköpfchen. In ARO 1-98 war initial BWK 7 die Untergrenze, jetzt auch in dieser Studie die Carina. Diese Variante des Mantelfelds wird in manchen Protokollen verwendet und vermeidet die RT des mittleren und unteren Mediastinums sowie der hilären LK). Obergrenze wie üblich bis Mandibula (1 cm oberhalb des Kinns) + Mastoid.

Prinzipiell natürlich nur verwenden, wenn Mediastinum im CT tumorfrei.

Waldeyer

- **Kleiner Waldeyer:** Wenn LK oberhalb des Kehlkopfs oder wenn Tonsille befallen, 4×4 cm, wie beim M. Hodgkin.
  - Superior: Jochbogen/Nasopharynxdach/Boden Keilbeinhöhle.
  - Inferior: Obergrenze Mantelfeld, Blendendrehung wegen Divergenz.
  - Dorsal: Tragus/Wirbelkörpervorderkante.
  - Ventral: 4 cm vor Tragus, hinter Molaren.
- **Großer Waldeyer** (bei zervikalem Bulk und **generell bei follikulärem NHL,** im aktuellen Protokoll jedoch ohne nuchale LK):
  Okzipitale, aurikuläre, submandibuläre LK, Feld wie Nasopharynx + Schädelbasis unter Hypophyse mit Mundblock, Mantelfeld von kranial verkürzen wegen Feldanschluss (am Hals günstiger), Rückenmarkzapf nicht vergessen.

Abdominelles Bad

- **Alleinige Großfeldtechnik:**
  - Superior: Zwerchfell.
  - Inferior: Ggf. Leiste bzw. Beckenboden (Foramina obturatoria).

Dorsaler Nierenblock ab 12 Gy, wenn 30 Gy als GD angestrebt sind, ab 13,5 Gy bei 25 Gy angestrebter GD. Ab 25 Gy dorsale und ventrale Leberblöcke (**Cave:** Adriamycin), andere Grenzwerte in ARO 1/98. Fraktionierung 5×1,5 Gy, bis GD 25 oder 30 Gy. Boost auf makroskopische Manifestationen.

- **Stanford-Dreiwege-Technik:** Zunächst gesamtes Abdomen ap/pa bis 15 Gy. Der rechte Leberlappen wird von ventral und dorsal ausgeblockt. Dann weiter bis 30 Gy in asymmetrischer Teilung, oben seitlich opponierende Felder vor Wirbelsäule und Nieren, unten ap/pa. Dann unten breites umgekehrtes Y bis 44 Gy unter individueller Nierenschonung von dorsal. Diese Technik erlaubt in Teilbereichen höhere Gesamtdosen.
- **Moving-strip-Technik:** 2,5 cm Feldbreite. ED 2,25 Gy, GD 22,5 Gy, kein Leberblock, dorsal Nierenblöcke. Insgesamt problematische Technik durch hohe ED. Tumorwirkung äquivalent zu anderen Techniken. Nur noch von historischem Interesse, bot die Möglichkeit, mit eingeschränkten Feldgrößen des Kobalts abdominelles Bad zu bestrahlen, heute bedeutungslos.

Beim abdominellen Bad generell ggf. an Hodenkapsel denken!

Umgekehrtes Y

- Superior: Unterkante BWK 10.
- Inferior: Einschluss femorale und Leisten-LK, d.h. 5 cm unterhalb des Trochanter minor.
- Lateral: Im oberen Feldbereich Querfortsätze der Wirbelkörper (8–10 cm Feldbreite, nicht vergrößerte LK überragen Querfortsätze nicht, ggf. mit 1 cm Sicherheitssaum breiter bei vergrößerten LK).
- Kranial: Einschluss von Milzstiel oder Milz.

Im unteren Feldbereich kommen Y-Schenkel am Unterrand von LWK 4 zusammen. Lateraler Rand ist laterales Drittel der Inguinalfalte (= Pfannendacherker) bzw. weiter kaudal Mitte des Femurs. Ca 1 cm Hautsaum am medialen Oberschenkel stehen lassen. Zentral Beckenblock der Rektum/Harnblase und evtl. in die Mittellinie verlagerte Ovarien schützt.

Paraaortal (Spaten)

Unterkante BWK 10 bis Unterkante L5 oder S1, Breite s. umgekehrtes Y.

ZNS

Ganzhirnbestrahlung bis HWK 2. Dorsalen Bulbusabschnitt mit einschließen.

Anteriore, posteriore und kraniale Grenzen: Schädelkontur + 1 cm. Dabei besonders achten auf Verlauf der Grenze mindestens 0,5 cm kaudal der Lamina cribrosa und ca. 3 cm dorsal des Augenlids (= Linse + 1,5–2 cm).

Untergrenzen: Mittlere Schädelgrube + 0,5 cm bzw. HWK 2.

Feld 3–6° nach dorsal gekippt wegen kontralateraler Linse, 40 Gy + 15 Gy Boost.

ZNS-Prophylaxe bei Orbita-/Gesichtsschädel-/Knochenmark-/Hodenbefall erwägen. Intrathekale ChT + Ganzhirn-RT bzw. heute eher nur ChT. Keine kraniospinale RT.

Involved-field-Bestrahlung abhängig vom Primärbefall (gemäß ARO 98/1)

- **Waldeyer:** Oropharynx einschließlich submandibulär und zervikal bis in Höhe des Zungenbeins.
- **Zervikal:** Submental, submandibulär, zervikal und supraklavikulär.
- **Supraklavikulär:** Submandibulär, zervikal, supra- und infraklavikulär.
- **Axillär:** Axilla unter Einschluss der Klavikula bis 5./6. Rippe. Bei beidseitigem Befall auch Einschluss der Supraklavikularregion beidseits in das Zielvolumen.
- **Mediastinal:** Befallene Region einschließlich Sicherheitsabstand.
- **Paraaortal:** Wie paraaortal extended field.
- **Iliakal:** Iliakale LK.
- **Inguinal/hochfemoral:** Wie inguinal/hochfemoraler Teil des umgekehrten Y.

27.6 Allgemeine Prinzipien (analog Working Formulation)

Lokalisierte niedrigmaligne (nm) Lymphome (nur *20 %* der nm): Keine echten Heilungen (wohl mit Ausnahme der cb-cc, vielleicht auch der Mantelzelllymphome und des Immunozytoms). Therapieintention daher normalerweise sequenziell palliativ. Standardtherapie: EF/IF-RT 30/40 Gy. Bei kurativem Ansatz in den frühen Stadien des follikulären NHL (ggf. auch Mantelzelllymphom/Immunozytom) total lymphatische Bestrahlung (TLI) 30 Gy, makroskopische Manifestationen auf 40 Gy boosten.

Fortgeschrittene niedrigmaligne (nm) Lymphome: *(80 %* der nm): ChT, kein Gewinn durch zusätzliche RT, nur palliative/konsolidierende RT bei Bulk-Manifestationen.

Lokalisierte hochmaligne (hm) Lymphome, insbesondere bei extranodaler Manifestation: 50% sind heilbar. Standardtherapie: Frühstadien 4- bis 8-mal CHOP (alle 2 [CHOP14] oder 3 Wochen [CHOP21], bei CD20-Positivität immer mit Rituximab kombinieren) + IF-RT, 36(–50) Gy, bei schlechter Prognose andere ChT. Evtl. reichen 35–40 Gy bei CR. Status der RT allerdings nach wie vor nicht ganz gesichert. Bei < 6 Zyklen ChT sollte sie immer durchgeführt werden, bei Full-course-ChT wird sie meist nur bei extranodalem Befall oder prätherapeutischer bulky disease eingesetzt (dann Vorteil bez. krankheitsfreiem Überleben, aber nicht völlig eindeutig gesichert bez. Gesamtüberleben). Darüber hinaus geht in letzter Zeit allerdings die Tendenz zu Schemata mit kürzeren Intervallen (s.u.).

Fortgeschrittene hochmaligne (hm) Lymphome: ChT, ggf. BMT, ebenfalls kein gesicherter Gewinn durch zusätzliche RT, wahrscheinlich aber vorteilhaft bei Bulk/Resttumor/E-Befall (s. deutsche Studienerfahrungen).

Aggressive/intermediäre Lymphome mit neg. Prognosefaktoren haben allerdings < 50% Heilungsrate → unbedingt experimentellem Hochdosisprotokoll zuführen (z.B. der Mega-CHOEP oder der Multicenter International Study on the Treatment of Aggressive Lymphomas [MISTRAL]). Bisher allerdings – außer Rezidivsituation, s.u. – kein eindeutiger Vorteil gegenüber konventioneller Therapie [Kaiser, JCO, 2002], vereinzelt sogar nachteilige Ergebnisse.

CAVE
Wichtig: Prompter Therapiebeginn, zu > 80% generalisiert!

Einzelne Spezialsituationen:

- **Resttumor ohne vorherigen initialen Bulk:** Indikation zur IF-RT (also RT nach PR) unklar, wohl ähnlich effektiv wie Salvage-/Hochdosis-ChT, wird aber selten verwendet [Wilder (MDACC), IJROBP, 2001]. Je nach Alter und AZ eher Hochdosisprotokoll erwägen. Bisher kein Vorteil alternativer Schemata, die auf der Goldie-Coldman-Hypothese beruhten (MACOP-B, ProMACE etc.), wenn Patienten aller Prognose- und Altersgruppen behandelt wurden [z.B. Fisher (Intergroup Study), NEJM, 1993].

> Wenn primär – außerhalb von Studien und ohne initialen Bulk – keine CR erreicht wird → Salvage!

- **Behandlung der hochmalignen NHL bei älteren Patienten:** Ein zeitverkürztes Schema **CHOP-14** (alle 2 Wochen) [Pfreundschuh (Abstract), Blood, 2001] einerseits und die Zugabe von Rituximab zu konventionellem CHOP-21 [Coiffier (GELA), NEJM, 2002] andererseits scheinen besser zu sein als konventionelles CHOP-21 alleine. Dies ist für **jüngere** Patienten noch nicht nachgewiesen. Für diese Patientengruppe ist aber der Vorteil von **CHOEP** nachgewiesen [Pfreundschuh, Blood, 2001]. Konsequenz aus diesen Studien war das Design der Studien der 2. Generation (s.u.), in denen für ältere Patienten CHOP-14 den Kontrollarm bildet. CHOP-14 wird damit gegenwärtig als Standard für ältere Patienten angesehen.

> Ältere Patienten mit hochmalignen NHL: Reduzierte ChT-Dosis („Senioren-CHOP") ist obsolet (s. Ergebnisse oben). Maximale Toxizität tritt sowieso beim ersten Zyklus auf („first cycle effect"), daher lieber Vorphasentherapie mit Prednison.

- **Transformierte nm NHL** haben ebenfalls schlechte Prognose, daher ebenfalls Empfehlung zur Einbringung in Studien.
- **Gleichzeitiger ZNS-Befall (meist Meningeose):** MTX/Ara C/Dexamethason intrathekal wie bei ALL bis Liquor frei. Dann lediglich bei Risikofaktoren intrazerebral 36 Gy Ganzhirn-RT + 14 Gy Boost.
- **Primär refraktäre hm NHL:** Extrem schlechte Prognose, ggf. Versuch mit ABMT/PBSCT.
- **Rezidiv eines hm NHL:** Standard für junge Patienten: Hochdosis-ChT + ABMT [Philip (Parma Trial), NEJM, 1995], 50% krankheitsfreies 5-JÜ. Für ältere Patienten ggf. Rituximab (37% Ansprechen).

Quintessenz:

- Anthracycline sind wichtig (Doxorubicin/Adriamycin, das „H" in CHOP). ChT-Goldstandard ist nach wie vor prinzipiell CHOP.
- Full-dose-ChT (6–8 Zyklen CHOP) ist heute Mindeststandard. Reduzierte Zyklusanzahl kann nicht mehr generell empfohlen werden. Ob 6 oder 8 Zyklen op-

timal sind, ist unklar. Für Patienten > 60 Jahre ist das zeitverkürzte Schema CHOP-14 gegenwärtig wohl am besten, für Patienten < 60 Jahre etoposidangereichertes CHOEP. Alleinige RT ist obsolet, konsolidierende RT ist umstritten (Details s. o. und s. u.). Bei CD20-Positivität stets mit Rituximab kombinieren.

27.7 Neue Entwicklungen

Anti-CD20-Antikörper Rituximab

Rituximab ist ein monoklonaler Anti-CD20-Antikörper (chimär Maus/Mensch-IgG) gegen indolente und aggressive B-Zell NHL. CD20 wird auf ca. 90 % der B-NHL-Zellen exprimiert, jedoch nicht auf hämatopoetischen Stammzellen. In Kombination mit 8-mal CHOP wurde er zunächst in der Erstlinientherapie bei älteren Patienten mit diffus großzelligen B-NHL eingesetzt. Bei indolenten B-NHL findet man in der Monotherapie Ansprechraten um 50 %. Die Behandlung wird i.d.R. gut vertragen, wobei gelegentlich grippeähnliche Symptome auftreten. Ca. 10 % der Patienten zeigen schwerere Infusionsreaktionen (Bronchospasmus, Hypotension, etc.). 48 % Remissionen (6 % CR) in der vorbehandelten Rezidivsituation, 64 % Remissionen (15 % CR) in der Primärsituation. Zweitbehandlungen mit Rituximab sind möglich, dann aber nur noch 20 % Remission.

Rituximab (MabThera®) ist gegenwärtig in Kombinationstherapie mit CHOP in der Primärsituation sowie in der Rezidivtherapie für niedrig- und hochmaligne und als Erhaltungstherapie bei follikulären Lymphomen zugelassen. Es hat auf breiter Front einen wesentlichen Stellenwert in der Behandlung CD20-positiver niedrig- und hochmaligner Lymphome.

Nebenwirkungen: Hauptsächlich bei erster Gabe. B-Zell-Depletion für 4 – 6 Monate, aber keine erhöhte Infektanfälligkeit, allergische Symptome, humane Anti-Chimären-AK nur bei < 1 %.

Radioimmunkonjugate (z. B. Bexxar)

Bei Rituximab-refraktären Lymphomen 60 % Remissionen, 4 % CR. In der Primärtherapie 97 % Response, 80 % werden sogar PCR-negativ.

Randomisierter Vergleich Bexxar gegen Rituximab: 80 % vs. 60 % Remission.

27.8 Besonderheiten

Aktuelle Studien

ARO 1/98

Randomisierter Studienteil: EF-RT vs. TLI für follikuläre NHL in den Stadien I/II/limitiertes Stadium III bei Patienten < 65 Jahre und Tumor < 10 cm.

Beobachtungsstudie: Bei follikulären NHL Stadien I/II/limitiertes Stadium III für Patienten zwischen 65 und 75 Jahren EF-RT, für Patienten > 75 Jahre IF-RT.

Immunozytisches/Mantelzelllymphom: Patienten < 75 Jahre EF-RT, Patienten > 75 Jahre IF-RT.

Keine Leberbiopsie. Bestrahlung ober- und unterhalb des Zwerchfells nicht simultan, sondern im Abstand von 3 Wochen.

Unterschiedliche Boost-Dosis bei Tumor < 3 und > 3 cm (teilweise bis 46 Gy für Tumor > 3 cm).

Boost erfasst dabei makroskopischen Tumor in der Bildgebung bzw. mögliche Restlymphome in Biopsieregion.

Im Stadium I ist nach vollständiger Lymphomentfernung (kein Rest im CT) kein Boost nötig.

EF-Bestrahlung: Bei Befall nur oberhalb des Zwerchfells schließt EF Paraaortalfeld ein, bei Befall nur unterhalb des Zwerchfells schließt EF immer das Supraklavikularfeld mit ein.

Ausschlusskriterium: **Bulky disease (> 10 cm).**

EORTC Lymphoma and Radiotherapy group

Follikuläre Lymphome Stadien I/II: IF-RT 40 Gy alleine vs. Kombination mit Low-dose-TBI (10-mal 1,5 Gy).

Konzept der German Low Grad Lymphoma Study Group (GLSG (www.glsg.de), früher DSGnmNHL) für follikuläre Lymphome/ Mantelzelllymphome (Hiddemann)

- Stadien I/II: RT, s. o. Die ARO-1/98-Studie hat Anfang 2007 das Rekrutierungsziel erreicht. Es ist eine Nachfolgestudie in Vorbereitung, die voraussichtlich Mitte 2007 startet: MIR-Studie (MabThera® und IF-Radiotherapie): Bei nodulären follikulären Lymphomen in den Stadien I/II wird nach initialer Rituximab-Gabe ein zweiter 4-wöchiger Rituximab-Zyklus mit einer IF-Bestrahlung kombiniert.

- Stadien III/IV:
  - *Nicht therapiebedürftig*: Abwarten (Option existiert nicht für Mantelzelllymphom, hier immer sofortige Therapie).
  - *Therapiebedürftig:*
    Patienten < 60 Jahre: Induktion mit CHOP vs. CHOP + Rituximab, Konsolidierung mit IFN-α vs. PBSCT mit Full-dose-TBI (keine Randomisierung mehr, alle Patienten erhalten R-CHOP).
    Patienten > 60 Jahre: Induktion mit CHOP vs. CHOP + Rituximab, Konsolidierung mit IFN-α vs. IFN-α intensiviert.
- Behandlung beim Rezidiv:
  ChT mit Fludarabin/Mitoxantron/Cyclophosphamid (FCM) + Rituximab-Induktion (war in vorheriger Studie besser als FCM alleine). Dann Randomisierung zwischen Beobachtung und 2-mal Rituximab.
- Rezidiv nach ABMT: Allogene Minitransplant.

Aktuelle Studiengeneration

- **R-CHOP-Studie:** Therapie von Keimzentrumslymphomen (zentroblastisch-zentrozytischen Lymphomen), Mantelzelllymphomen (zentrozytischen Lymphomen) und lymphoplasmozytischen Lymphomen in fortgeschrittenen Stadien: Prospektiv randomisierte Prüfung des kurativen Potenzials von myeloablativer RChT mit peripherer Stammzelltransplantation im Vergleich zu konventioneller Erhaltungstherapie mit IFN-α nach initialer zytoreduktiver ChT mit Cyclophosphamid, Doxorubicin, Vincristin, Prednison (CHOP) vs. CHOP + Anti-CD20 (Rituximab) und prospektiv randomisierte Prüfung einer intensivierten, kontinuierlichen vs. konventionellen intermittierenden Erhaltungstherapie mit IFN-α bei nicht für die Hochdosistherapie qualifizierten Patienten.
  In dieser Studie wird mittlerweile nicht mehr randomisiert, sondern nur noch CHOP + Anti-CD20 zugewiesen!
  Außerdem werden keine Patienten mit Mantelzelllymphomen mehr aufgenommen, diese werden in die unten beschriebenen gesonderten Studien aufgenommen.
- **MCL elderly Studie:** Therapie von Mantelzelllymphom-Patienten ab 60 Jahren in den fortgeschrittenen Stadien II–IV. Prospektiv randomisierter Vergleich von R-CHOP und R-FC. Anschließende Randomisation: Rituximab-Erhaltung vs. IFN-α bzw. PEG-Intron.
- **MCL younger Studie:** Therapie von Mantelzelllymphom-Patienten unter 65 Jahren in den fortgeschrittenen Stadien II–IV. Prospektiv randomisierter Vergleich von 6 Zyklen R-CHOP mit anschließender myeloablativer RChT und autologer Stammzelltransplantation vs. 3 Doppelzyklen R-CHOP/R-DHAP mit anschließendem Ara-C-haltigem myeloablativem Regime und autologer Stammzell-Transplantation.

Integratives Konzept der Deutschen Studiengruppe hochmaligne/aggressive NHL (DSHNHL, Pfreundschuh)

- RT-Indikation trägt den Unsicherheiten bez. der RT nach ChT Rechnung. Während in der vorletzten Studiengeneration bei geringem Risiko lediglich Bulk oder Restmanifestation nach ChT bestrahlt wurden und bei hohem Risiko obligat IF-RT angewandt wurde, wurde in allen unten aufgeführten Protokollen der letzten Generation bei CR nach ChT die gesamte Region (IF-RT) des initialen Bulks und/oder die extranodale Manifestation bestrahlt (Details s. Technik). In der aktuellen Studiengeneration wird auf der Basis der Ergebnisse der MINT-Studie (s. u.) die Bestrahlung bei Bulk randomisierte Studienfrage (UNFOLDER-Studie).
- Im Fall von PR nach ChT Protokoll befragen (s. auch Anmerkungen weiter oben)!

Abgeschlossene Studiengeneration:

- **DSHNHL 1999-1A (RICOVER-60):** Patienten > 60 Jahre, Randomisierung 6-mal vs. 8-mal CHOP-14 +/– Rituximab. In dieser Studie wird mittlerweile nicht mehr randomisiert, sondern alle Patienten werden dem Rituximab-Arm zugewiesen.
- **DSHNHL 1999-2:** Patienten < 60 Jahre, IPI < 2, Randomisierung 6-mal CHOEP-21 vs. 6-mal HI-CHOEP-21.

- **DSHNHL 2001-1:** Patienten < 60 Jahre, IPI ≥ 2, Randomisierung 6-mal CHOEP-14 vs. Mega-CHOEP +/- Rituximab.
- **Mabthera International Trial (MINT):** Patienten < 60 Jahre, 6-mal CHOP-like +/- Rituximab: Signifikanter Überlebensvorteil durch Rituximab. Prognostisch besonders ungünstiges Subkollektiv mit bulky disease trotz RT [Pfreundschuh, Lancet Oncology, 2006]. Die Indikation zur IF-RT wird daher in der Folgestudie (UNFOLDER) randomisiert geprüft.

Gegenwärtig Aktive Studiengeneration

- **DSHNHL 2004-1** (CHOP-R-ESC):
  Phase-II-Studie, 2-weekly CHOP mit dosisdichtem Rituximab bei der Behandlung von Patienten zwischen 61 und 80 Jahren mit aggressivem CD20-positivem diffusem großzelligem B-Zell-Lymphom.
- **DSHNHL 2004-2** (FLYER):
  Randomisierte Studie zum Vergleich einer Immuntherapie mit 6 Zyklen des monoklonalen Anti-CD20-Antikörpers Rituximab in Kombination mit 6 oder 4 Zyklen einer ChT mit CHOP in 21-tägigen Intervallen bei Patienten mit aggressiven CD20-positiven B-Zell-Lymphomen im Alter von 18–60 Jahren ohne Risikofaktor (altersadaptierter IPI = 0) und **ohne große Tumormassen** (Durchmesser < 7,5 cm).
- **DSHNHL 2004-3** (UNFOLDER):
  Randomisierte Studie zum Vergleich einer kombinierten Immuno-Chemotherapie mit 6 Zyklen des monoklonalen Anti-CD20-Antikörpers Rituximab in Kombination mit 6 Zyklen einer ChT mit CHOP in 21-tägigen Intervallen oder 14-tägigen Intervallen jeweils mit und ohne konsolidierender Strahlentherapie von großen Tumormassen und/oder Extranodalbefällen bei Patienten mit aggressiven CD20-pos. B-Zell-Lymphomen im Alter von 18–60 Jahren mit altersadaptiertem IPI = 1 (alle) oder IPI = 0 **mit großen Tumormassen** (Durchmesser ≥ 7,5 cm).
- **DSHNHL 2002-1** (Mega-CHOEP PIII):
  Prospektive, randomisierte, offene Phase-III-Studie zum Vergleich einer konventionellen ChT (CHOEP-14) mit repetitiver Hochdosistherapie gefolgt von autologer Stammzelltransplantation (Mega-CHOEP) mit bzw. ohne Gabe von Rituximab bei Patienten mit Erstdiagnose eines aggressiven Non-Hodgkin-Lymphoms in besonderer Risikosituation im Alter von 18–60 Jahren.

27.9 Übersicht über die historischen Klassifikationen der NHL

Kiel-Klassifikation

Klassifikation nach Zelltyp, 1990.

- B-Zell-Lymphome (90 %):
  - Niedrigmaligne (nm): B-CLL, Haarzellleukämie, cb-cc, lymphoplasmozytisch (M. Waldenström).
  - Hochmaligne (hm): Zentroblastisch, immunoblastisch, großzellig-anaplastisch, Burkitt.
- T-Zell-Lymphome (10 %):
  - Niedrigmaligne (nm): T-CLL, Mycosis fungoides, Sézary-Syndrom.
  - Hochmaligne (hm): Pleomorph-großzellig, großzellig-anaplastisch, immunoblastisch, lymphoblastisch.

Working Formulation

Klassifikation nach Wachstumsform, Zelltyp (1982).

- Low grade:
  - Kleinzellig-lymphozytisch (CLL),
  - follikulär kleinzellig: Follikulär Grad I (entspricht cb-cc),
  - follikulär gemischtzellig: Follikulär Grad II (entspricht cb-cc),
- Intermediate grade:
  - Follikulär-überwiegend großzellig: Follikulär Grad III (entspricht **nicht** cb-cc),
  - diffus kleinzellig,
  - diffus gemischtzellig,
  - diffus großzellig.
- High grade:
  - Großzellig-immunoblastisch,
  - lymphoblastisch (lymphozytäre Leukämie),
  - kleinzellig (Burkitt- und Nicht-Burkitt-Typ).

KAPITEL

28 Plasmazellerkrankungen

28.1 Allgemeines

28.1.1 Plasmozytisches Lymphom/Plasmozytom/multiples Myelom

Vorkommen

Häufigste Plasmazellerkrankung. *Altersgipfel:* 70 Jahre. *Inz.:* $3/10^5$, Männer : Frauen 1,3 : 1.

Risikofaktoren

- Petroleumprodukte,
- Strahlung.

Charakteristika

Geht von Plasmazellen aus, wird nach WHO als Lymphom klassifiziert, obwohl nur selten eine Lymphadenopathie vorkommt, fehlende B-Zell-Antigene (CD34–), M-Gradient, M-Protein (Paraprotein) in 99% der Fälle (komplette γ-Globuline [IgG, IgA, IgM, IgD], Fragmente [Bence-Jones-Proteine], Kryoglobuline [IgM]), manchmal Hyperviskosität. Selten LK-Befall. Notwendig für die Diagnose „multiples Myelom": Ein sog. „Major"- und ein sog. „Minor"-Kriterium oder 3 „Minor"-Kriterien.

Solitäres Plasmozytom (singulär): Singuläre medulläre oder extramedulläre Manifestation, Knochenmarkstanze und MR von Wirbelsäule und Becken sind negativ. Durch RT kurabel, 60% der initial solitären Manifestationen rezidivieren jedoch generalisiert.

Multiples Myelom (generalisiert): Medianes Überleben je nach Tumormasse. Auch β_2-Mikroglobulin korreliert mit Prognose. Knochenszintigramm wertlos, da nur selten osteoplastische Läsionen.

Monoklonale Gammopathie: Im Alter ab 50 Jahren haben 1%, ab 70 Jahren 3% der Bevölkerung ein M-Protein. 80% davon zeigen keine weitere Pathologie, insgesamt 10–20% (1%/Jahr) entwickeln eine maligne B-Zell-Erkrankung, meist ein Plasmozytom. Maximal erlaubte M-Protein-Spiegel: IgG 3,5 g/dl, IgA 2,0 g/dl. Die Unterscheidung zwischen einer monoklonalen Gammopathie und einem frühen Plasmozytom gelingt nur über den Verlauf.

28.1.2 Immunozytom/Morbus Waldenström

Lymphoplasmozytoides/-zytisches oder polymorphes Lymphom/Immunozytom der Kiel-Klassifikation.

Unscharfe Grenze zum cb-cc und zur B-CLL (lymphoplasmozytisches Immunozytom [LP-IC] der Kiel- bzw. ebenso REAL-Klassifikation entspricht weitgehend M. Waldenström. Es ist die Unterform, die immer IgM sezerniert).

Charakteristika

Akkumulation von malignen plasmozytoiden B-Zellen, Symptome ähnlich wie bei M. Hodgkin (oft Lymphadenopathie), hochmolekulares IgM-Paraprotein, Hyperviskositätssyndrom (15%). Im Gegensatz zur CLL nur in 30% leukämische Zellaussaat und nicht immer Knochenmarkinfiltration.

> 10% sind im Stadium I/IE oder II/IIE. Diese Patienten sind potenziell durch eine alleinige RT heilbar. 90% sind im Stadium III/IV.

28.2 Staging

28.2.1 Multiples Myelom

Klassifikation nach Durie und Salmon, spiegelt in etwa die Tumormasse wider:

- **Stadium I:** Hb > 10 g/dl **und** normales Serumkalzium **und** normale Knochenstruktur **und** IgG < 5 g/dl **und** IgA < 3 g/dl **und** Urinleichtketten < 4 g/24 h.
- **Stadium II:** Weder Stadium I noch Stadium III.
- **Stadium III:** Hb < 8,5 g/dl **oder** Serumkalzium > 12 mg/dl **oder** fortgeschrittene Osteolysen **oder** IgG > 7 g/dl **oder** IgA > 5 g/dl **oder** Urinleichtketten > 12 g/24 h.

28.2.2 M. Waldenström

Staging nach Ann Arbor, bei Knochenmarkbefall nach Binet.

28.3 Therapie

28.3.1 Plasmozytom

- Bei **asymptomatischem stabilem Plasmozytom** (Stadium I ohne Risikofaktoren) bei älteren Patienten ggf. *Beobachtung*. Behandlung von symptomatischen Patienten, insbesondere bei Niereninsuffizienz, Hyperviskositätssyndrom, Amyloidose, Neuropathie.
- Bei **Symptomen oder Progress:** Bei Patienten > 60 Jahre 1st-line-Therapie: Melphalan/Prednison [Alexanian, NEJM, 1994]. Dosis wird so gewählt, dass leichte Neutro- und Thrombopenie ausgelöst werden. 40 % PR oder CR, mediane Dauer 2 Jahre. Kein Benefit aggressiver Schemata (M2, VAD, VCAP) gegenüber Alexanian-Schema bez. Überleben, lediglich schnelleres Ansprechen [Gregory, JCO, 1992]. Ihr Einsatz kann daher auf Rezidiv/Progress unter Alexanian beschränkt werden. Kortikoide alleine sind wirksamstes Einzelmedikament und eignen sich besonders für die Gabe parallel zur großvolumigen RT, da sie keine Myelosuppression verursachen. Therapieziel: Erreichen eines stabilen Plateaus, dann Therapie beenden. Ggf. IFN-α als Erhaltungstherapie, jedoch kein Überlebensvorteil [Nord. Myeloma St. Gr., Ann Int Med, 1996].
- **Rezidiv/refraktäres Plasmozytom:** Kombinationsschemata (z. B. VAD), ggf. Hochdosis-ChT mit Stammzellrescue, können Remissionen erzielen. Der Proteasomeninhibitor Bortezomib (Velcade™) ist seit April 2004 für die Behandlung des rezidivierten multiplen Myeloms zugelassen.
- Für **jüngere Patienten** generell erwägen: Hochdosistherapie.
- **Stammzelltransplantation:**
  - **Autolog:** Kein Plateau bei den Überlebenskurven, also keine echten Heilungen, aber verlängertes Gesamtüberleben ([Attal, NEJM, 1998], bisher einzige randomisierte Studie, Bestätigung durch andere Studien steht aus). Heidelberger Ergebnisse: Konditionierung mit Melphalan alleine äquivalent zu Melphalan/TBI (gleiches Ergebnis der EBMT-Metaanalyse [Björkstrand, 1996]). Neues Konzept daher: Monotherapie mit Melphalan mit folgender Doppeltransplantation (doppelte Hochdosistherapie, deren Vorteil gegenüber Einfachtransplantation jedoch noch nicht gesichert ist). In Phase II jedenfalls verbessertes Überleben. Bisher mit diesem Ansatz kein randomisierter Vergleich Transplantation vs. konventionelle Therapie. Gegenwärtig aber randomisierter Vergleich Doppel- vs. Einfachtransplantation jeweils plus IFN nach VID- bzw. VAD-Induktion. CD34-Purging ist wegen höherer Komplikationsrate verlassen worden.
    Bei Patienten in CR nach Transplantation verbessert IFN auch das Gesamtüberleben, daher heute in den meisten Protokollen als Erhaltungstherapie dabei.
    Rescue nach autologer Transplantation: Minitransplant.
  - **Allogen:** Echte Heilungen, aber hohe Toxizität und Mortalität (in EBMT-Metaanalyse 40 % [vs. 2–3 % bei der autologen Transplantation]), daher nur für ausgewähltes Patientenkollektiv [Gahrton, JCO, 1995] (Patienten bis 60 Jahre, überwiegend bei Patienten mit schlechter Prognose [Monosomie 13/Deletion 13q, erhöhtes $ß_2$-Mikroglobulin]).
    Bei Rezidiv nach Transplantation bzw. chemorefraktärer Erkrankung: Thalidomid (s. u.).

- Immer bei signifikanter Knochenaffektion: Pamidronat 90 mg i.v. monatlich für bis zu 2 Jahre.
- Die primäre Plasmazellleukämie ist die leukämische Variante des multiplen Myeloms und zeigt i.d.R. einen sehr aggressiven Verlauf. Sie wird definiert durch den Nachweis von mindestens 20% Plasmazellen im peripheren Blut und wird wie das fortgeschrittene multiple Myelom behandelt.

28.3.2 Morbus Waldenström

Bei V.a. Vorliegen eines **lokalisierten Stadiums** aggressive Ausbreitungsdiagnostik.

- **Stadien I/II** (10% der Patienten): Radiotherapie (s.u.).
- **Stadien III oder IV** (90% der Patienten): Therapie wie CLL, etwas ungünstigerer Verlauf.
  Also: Primär Alkylanzien wie Chlorambucil oder Cyclophosphamid in Kombination mit Prednison, bei Refraktärität auch CHOP. Vielversprechend auch Fludarabin früh im Krankheitsverlauf oder Cladribin. Symptomatisch: Plasmapherese bei Hyperviskositätssyndrom. Bei milzdominanter Form Splenektomie. Bei aggressivem Tumor: Myelomschema.

28.4 Radiotherapie

28.4.1 Plasmozytom

- **Disseminiertes Plasmozytom:** Lokale palliative bzw. stabilisierende Bestrahlung; 24–30 Gy.
- **Solitäres Plasmozytom:** Extramedullär 50–60 Gy, ggf. mit drainierenden LK, medullär 40–50 Gy lokal (Zielvolumen: Ganzer Knochen. Sicherheitsabstand 2–3 cm seitlich).

28.4.2 Morbus Waldenström

- **Kurative Indikationen:**
  - Nodale Lymphome: EF-Bestrahlung wie bei anderen nm NHL mit Boost auf die Primärmanifestation (30 + 10 Gy). Zusätzliche ChT bringt wohl keinen Vorteil. 70–80% 5-JÜ. In der aktuellen Sack-Studie (ARO 1/98) Patienten < 75 Jahre EF-RT, Patienten > 75 Jahre IF-RT.
  - Extranodale Lymphome: Tumormanifestation (40 Gy) und regionaler Abfluss (30 Gy).
- **Palliative Indikationen:** Symptomatische oder kosmetisch störende Lokalisationen können wie bei B-CLL bestrahlt werden (GD 40 Gy [Paule, Radiother Oncol, 1985]).

28

28.5 Ergebnisse

28.5.1 Plasmozytom

10-JÜ < 10% mit Standard-ChT (im Median 3 Jahre), keine Heilungen mit Standard-ChT oder autologer Stammzelltransplantation (aber dann medianes Überleben 5 Jahre).

Medianes Überleben abhängig von Tumormasse (entsprechend Stadien I–III): Tumormasse hoch: 6 Monate, mittel: 2 Jahre, gering: 5 Jahre.

28.5.2 Morbus Waldenström

Medianes Überleben 4 Jahre.

28.6 Besonderheiten/neue Entwicklungen

Thalidomid

70% Ansprechen mit Prednison im Rezidiv, 40% Response bei ChT-refraktären Patienten, 80% Ansprechen bei Kombination mit ChT und Prednison bei ChT-refraktären Patienten.

Nebenwirkungen: Thromboserisiko, Müdigkeit, Polyneuropathie.

Gegenwärtige Studien: Primärsituation AutoPBSCT nach VAD und Melphalan-Konditionierung, parallel Thalidomid. Rezidivsituation AutoPBSCT Melphalan/Low-dose-TBI plus Thalidomid.

KAPITEL

29 Hauttumoren

29.1 Allgemeines

Hauttumoren sind die häufigsten Tumoren insgesamt.

Verwendete Strahlenarten für die Therapie der oberflächlichen Hauttumoren: *Weichstrahltherapie* ist definiert als Bereich zwischen 10 kV (Grenzstrahlen) und 50 kV. Bei Aluminium-Filterung von 0,05 - 1 mm liegt die Gewebehalbwertstiefe (GHWT) bei 1 - 15 mm. Je mehr Aluminium, desto tiefer die GHWT (Aufhärtung der Strahlung). Die Dosierung wird so gewählt, dass die GHWT - d.h. die 50 % Isodose - den tiefsten Tumoranteil umfasst. Um die Oberflächendosis zu reduzieren ab 10 mm Tiefe besser mit *Elektronen* behandeln (als therapeutische Reichweite wird die Tiefe der 80 % Isodose angesehen, als Faustregel entspricht diese Tiefe 1/3 der nominalen Energie in Zentimeter).

Verschreibung der Elektronenbestrahlung entsprechend ICRU 29: Dosierung aufs Maximum, Umfassung des Zielvolumens mit 80 % Isodose.

29.2 Melanom

29.2.1 Allgemeines

Vorkommen

Macht 5 - 10 % der Hauttumoren aus, aber 70 % der Letalität. *Altersgipfel:* 30 - 60 Jahre. Relatives Risiko: 90 für Individuen > 15 Jahre vs. Individuen < 15 Jahre. *Inz.:* Ca. $4/10^5$. Lebenszeitrisiko 1/75, Inzidenz steigend. Männer : Frauen 1 : 1. Bei Männern manifestiert sich das Melanom mehr am Rücken, bei Frauen mehr an der unteren Extremität, bei Nichtkaukasiern häufiger an Nagelbett, Hand- und Fußflächen sowie Schleimhäuten.

Risikofaktoren

- Immunsuppression (relatives Risiko 4).
- Verwandte 1. Grades mit Melanom (bei 10 % der Patienten; relatives Risiko 10). Familiäre Cluster, z.B. bei p16-Mutation, die aber auch bei nicht-familiären Fällen beobachtet wird.

Die Effizienz von Sonnenschutzmitteln in der Prophylaxe ist bisher nicht sicher belegt.

Besonderes Risiko durch blasenbildende Sonnenbrände in Kindheit und Jugend.

Individuelles Risiko erhöht bei

- Melanom in der Anamnese,
- > 5 Nävi,
- mindestens 1 Nävus > 5 mm,
- großem kongenitalem oder dysplastischem Nävus.

Immunhistochemische Marker

- S100 (unspezifisch),
- HMB 45 (100 % spezifisch, nur 80 % sensitiv).

Annahme des Vorliegens von Metastasen eines Melanoms bei unbekanntem Primärtumor nur, wenn S100/HMB45 pos. und Zytokeratin/CEA neg.

Prognose

Wichtigster Prognosefaktor: Tumordicke, daher immer Full-thickness-Biopsie.

Immer Clark-Level und Breslow-Dicke angeben, da identische Dicken bei unterschiedlicher Penetration bezogen auf die Schichten unterschiedliche Prognose haben.

Ulzeration reduziert Überleben um ca. 30 % bei sonst identischem Stadium.

29.2.2 Histologie

- Superfiziell spreitend: 70 %.
- Nodulär: 15 % (meist tiefere Penetration).
- Akral lentiginös: 10 % (8 % bei Kaukasiern, aber mit 60 % häufigstes bei Dunkelhäutigen).
- Lentigo maligna: 5 % (gute Prognose).

29.2.3 Staging

Clark

- **Level I:** Melanoma in situ.
- **Level II:** Infiltration des Stratum papillare.
- **Level III:** Erreichen oder Infiltration von Stratum reticulare.
- **Level IV:** Tumor infiltriert Stratum reticulare.

Breslow

Angabe der größten Tiefenausdehnung in Millimeter.

T-Klassifikation

Ergibt sich aus der jeweilig ungünstigsten Ausprägung von Clark-Level oder Breslow-Dicke.

AJCC-Stadien-abhängiges Überleben

Tabelle 29.1 zeigt in gekürzter Form das AJCC-Stadien-abhängige Überleben (6. Aufl. 2002).

29.2.4 Therapie

Primärtherapie

Exzision mit Sicherheitsabstand. In einer randomisierten Studie konnte nachgewiesen werden, dass in der Hochrisikosituation (2 mm Tumordicke) ein Sicherheitsabstand von 3 cm signifikant weniger Lokalrezidive nach sich zieht als ein Sicherheitsabstand von 1 cm [Thomas, NEJM, 2004], auch wenn sich dies nicht im Überleben niederschlug. Ob 2 oder 3 cm optimal sind, ist ebenfalls ungeklärt.

Folgende Empfehlungen zum Sicherheitsabstand sind vermutlich sinnvoll:

- Melanoma in situ: 0,5 - 1 cm.
- Tumor < 1 mm: 1 cm.
- Tumor 1 - 2 mm: 2 cm.
- Tumor > 2 mm: 3 cm.

LK-Resektion

Bei klinisch neg. LK

LK-Dissektion bzw. **Sentinel-LK-Biopsie mit konsekutiver LK-Dissektion** (wenn Sentinel-LK befallen) **bei > 1 mm Tumordicke.**

Tab. 29.1 5-JÜ beim malignen Melanom in Abhängigkeit vom AJCC-Stadium

Stadium	Charakteristikum	5-JÜ
I	Tumor ≤ 4 mm Tiefe	90 %
	A) ≤ 1 mm Tiefe ohne Ulzeration	
	B) ≤ 1 mm Tiefe mit Ulzeration; 1–2 mm Tiefe ohne Ulzeration	
II	Tumor > 1 mm Tiefe ohne LK-Metastasen	45–80 %
III	LK pos. oder In-transit-Metastasen	35 %
	A) bis 3 mikroskopische/okkulte LK-Metastasen ; Primärtumor ohne Ulzeration	• 67 %
	B) bis 3 mikroskopische/okkulte LK-Metastasen ; Primärtumor mit Ulzeration oder bis 3 klinisch auffällige LK-Metastasen (Primärtumor nicht ulzeriert) oder In-transit-Metastasen ohne LK-Metastasen	• 54 %
	C) bis 3 klinisch auffällige LK-Metastasen (Primärtumor ulzeriert) oder mehr als 4 LK-Metastasen oder In-transit-Metastasen mit LK-Metastasen	• 25 %
IV	M+	10 %

Rationale für Sentinel-LK-Biopsie: Overall kein Überlebensvorteil für elektive LK-Dissektion, aber Überlebensvorteil für die Untergruppe, bei denen tatsächlich ein mikroskopischer Befall der LK vorlag (Stadium IIIA). Dabei müssen alle drainierenden Sentinels erfasst werden (10 % sind atypisch gelegen). In einer großen randomisierten Studie bei intermediären Melanomen (1,2 – 3,5 mm Dicke) hatten die Patienten mit Sentinel-Biopsie und – bei positivem Sentinel – LK-Resektion eine geringere Rezidivrate (22 vs. 27 % nach 5 Jahren) als klinisch gemonitorte Patienten. Einen Einfluss auf das Gesamtüberleben hatte dieses Vorgehen jedoch nicht [Morton, NEJM, 2006].

Bei klinisch pos. LK (Stadium III)

Radikale LK-Dissektion.

Primäre Radiotherapie

- Die Lentigo maligna (In-situ-Melanom) kann bei älteren Patienten mit hohen Kontrollraten (> 90 %) z. B. mit 20 × 2,5 Gy behandelt werden, wenn eine mikrographische Operation nicht möglich ist.
- Superfiziell spreitende Melanome bei älteren Patienten können mit Kontrollraten von > 80 % primär bestrahlt werden [Tsang, Arch Dermatol, 1994] (z. B. 3 × 4 Gy/Wo bis 54 Gy).
- Ansonsten lediglich palliative Indikation zur primären RT.

Adjuvante Radiotherapie

Zahlreiche Beobachtungsstudien zeigen prinzipiell die Durchführbarkeit der postop. LK-RT (z. B. [Burmeister, Radiother Oncol, 2006]). Randomisierte Studien existieren jedoch nicht, ein Vorteil scheint nur für *Kopf-Hals-Melanome* mit > 1,5 mm Tiefe (nicht-randomisiert) einigermaßen gesichert. 24 – 30 Gy in 4 – 5 Fraktionen führen zu 88 % lokaler Kontrolle nach 5 Jahren gegenüber 50 % im historischen Kollektiv [Ang, IJROBP, 1994].

Nach Perez generell **Indikation zur Nachbestrahlung.**

- Nach LK-Dissektion bei > 4 LK.
- bei Kapseldurchbruch.
- bei fixierten LK.

Adjuvante Immuntherapie

- Bei **pos. LK nach Dissektion** Benefit durch *IFN-α* in randomisierter Studie EST 1684 der Eastern Cooperative Oncology Group (ECOG) nachgewiesen [Kirkwood, JCO, 1996], obwohl eine aktuelle Metaanalyse dieses Einzelergebnis anzweifelt [Lens/Dawes, JCO, 2002]. Insgesamt scheint aber überhaupt nur hochdosiertes IFN-α einen Effekt zu haben, niedrigdosiertes IFN scheint ebenso wirkungslos zu sein wie bisher Levamisol, Vakzine oder Chemotherapie (Übersicht bei [Verma, Cancer, 2006]).
- Für **tiefen Primarius** (Stadium IIB) Benefit nicht gesichert, *Patienten in Studien einbringen.*

Therapie des lokal fortgeschrittenen/ lokal rezidivierten Melanoms

Hypertherme Extremitätenperfusion, z. B. mit Melphalan. Remissionsrate ca. 40 %.

Metastasiertes Melanom

Aktuelle Übersicht bei [Gogas, Cancer, 2007].

Chemotherapie

- **1st line:** Dacarbazin (aktivstes Agens, Ansprechen 20 %, dauerhafte Remission jedoch nur in 1 %). Verschiedene Kombinationen haben in Phase-II- und wenigen Phase-III-Studien geringfügig bessere Ergebnisse bez. des Ansprechens gezeigt (25 – 40 %), Einfluss auf Überleben fraglich. Die Monotherapie mit Dacarbazin (DTIC) bleibt daher die Standardtherapie.
- **2nd line:** Taxane (Ansprechen 15 %).

Hormontherapie

Tamoxifen hat nur in 1 von 4 randomisierten Studien einen Vorteil gezeigt, daher *optional.*

Hochdosischemotherapie mit autologer Stammzelltransplantation

Kein Vorteil.

Allogene Situation bisher nicht aussagekräftig untersucht.

Immuntherapie

Ansprechen auf IFN-α/IL2 15–20%, aber im Gegensatz zur ChT 5% dauerhafte Remissionen.

Hochdosis-IL2 i.v. wohl effektivste Applikationsmodalität, aber hochtoxisch.

Kombination von beiden Agenzien mit *IFN-α vor continuous i.v. IL2* in Decrescendo-Staffelung zeigte bis 41% Ansprechen [Keilholz, Cancer, 1993].

Kombination mit ChT: Dacarbazin + IFN-α ist äquivalent zu alleiniger ChT mit Dacarbazin. Kombinations-ChT mit IL2 gab in Phase II gute Ergebnisse mit *CVD + IL2* (40–60% Ansprechen, 10% dauerhaft).

Die nachfolgenden randomisierten Studien zur kombinierten Chemo-Immuntherapie zeigten jedoch keinen Vorteil gegenüber alleiniger ChT [z.B. Atzpodien, Br J Cancer, 2002].

Damit gibt es heute keine Basis für eine kombinierte Chemo-Immuntherapie.

Gegenwärtig werden targeted therapies wie Sorafenib, antiangiogene Substanzen, immunmodulatorische Substanzen wie Anti-CTLA-4, Vakzine u.Ä. geprüft.

> Dacarbazin-Monotherapie und – bei Patienten mit schnellem Progress, aber noch gutem AZ – Hochdosis-IL2 sind der Standard in der metastasierten Situation. Es gibt gegenwärtig keine überzeugenden Daten, die für den Einsatz von Polychemotherapie oder Chemo-Immuntherapie außerhalb von Studien sprechen.

29.3 Basaliom und Plattenepithelkarzinom

29.3.1 Allgemeines

Prämaligne Läsionen

Aktinische Keratose, arsenische Keratose, andere Keratosen.

Leukoplakie: Zu 80% sind diese Läsionen benigne, zu 17% beherbergen sie ein In-situ-Karzinom und zu 3% ein Plattenepithelkarzinom, daher Exzision.

In-situ-Karzinom

M. Bowen, Erythroplasie (M. Bowen auf Mucosae), Erythroplasie de Queyrat (M. Bowen auf Penis).

Basaliom

Häufigste Geschwulst der Haut, *Inz.:* $100/10^5$, damit 4-mal so häufig wie Plattenepithelkarzinom, *Altersgipfel:* 60–80 Jahre.

45% 5-Jahres-kumulative Inzidenz von neuen Basaliomen nach dem ersten. Wächst lokal destruierend, LK-Metastasen sind extrem selten. Die Mortalität beträgt < 1%.

Plattenepithelkarzinom

Risikofaktoren: UV-Exposition, Immunsuppression, HPV, chronische Wunden.

84% der Plattenepithelkarzinome sind an Kopf und Hals anzutreffen.

Höchste Metastasierungsrate: Unterlippe. Wenn Tumor in dieser Lokalisation tiefer als 6 mm eindringt: 74% LK-Metastasen.

Spezielle Untergruppe mit gelegentlicher spontaner Regression: Keratoakanthom.

29.3.2 Therapie

Aktinische Keratose

Kryochirurgie, Elektroresektion, topisch 5-FU.

Basaliom

Beste Heilungsrate durch **komplette Exzision mit 0,3–1 cm Sicherheitssaum.** Rezidivrate < 1% (bei inkompletter Resektion 33%).

Alternative Therapiemöglichkeiten (RT, Kryochirurgie, Elektrodesikkation) sind in etwa äquivalent:

- **Kryochirurgie**/Elektrodesikkation**:** Die Rezidivrate beträgt 5% bei geeigneten Tumoren, bei ungeeigneten jedoch bis zu 30%. Strenge Selektion ist demnach wichtig.
- **Radiatio:** Indiziert bei primärer Inoperabilität, nach R1/R2-Resektionen, bei kosmetisch ungünstiger Lage (Gesicht, Augenlid, Nase, Lippe, insbesondere wenn Patienten > 65 Jahre). Technik: Sicherheitssaum von 0,5–1 cm, früher Hypofraktionierung,

jetzt Tendenz eher zur konventionell fraktionierten RT: 60–**70 Gy**, **2 Gy ED** mit Orthovoltphotonen (50 - 200 kV) oder Elektronen (3 - 10 MeV). Bei kleinen Tumoren in unkritischer Lage und hohem Alter der Patienten ggf. auch höhere ED z.B. 2×5 Gy/Wo bis 40 - 50 Gy. Rezidivrate 2 - 40 % je nach Selektion. Multiple Läsionen: Therapie mit **Retinoiden** oder **5-FU** (aber höhere Rezidivraten).

Bei Rezidiven: *Mohs* µgraphic surgery (Resektionsverfahren mit histologischem Mapping).

Plattenepithelkarzinom

Exzision: Kleine oberflächliche Läsionen sind potenziell mit *Kryochirurgie/Kürettage* therapierbar.

Radiatio: Für große Tumoren, bei internistischer Inoperabilität, wenn kosmetisches Ergebnis nach OP wahrscheinlich unbefriedigend ist. Postop. RT nach Teilresektion indiziert.

Rezidive: *Mohs* µgraphic surgery (Resektionsverfahren mit histologischem Mapping).

29.4 Merkelzellkarzinom

29.4.1 Allgemeines

Kutanes neuroendokrines Karzinom. *Altersgipfel:* Ca. 70. Lebensjahr. Frühe Streuung vor allem in LK. Schlechteste Prognose aller primären Hauttumoren. 45-**80%** pos. LK, 22-**54 %** M+ (möglicherweise höheres Risiko bei nicht erfolgter lokaler Kontrolle).

50 % in Kopf-Hals-Region, 40 % an den Extremitäten und 10 % am Körperstamm.

Bei 80 % der Patienten sind Metastasen die Todesursache.

29.4.2 Therapie

Operation

Wide local excision und LK-Dissektion für klinischen N+ in Halsbereich, nicht zwangsläufig, wenn Hals klinisch N0. Aktuell erste Berichte über Sentinel-node-Technik. Stellenwert noch nicht ausreichend gesichert. Es ist anzunehmen, dass der Stellenwert ähnlich der Situation beim Melanom sein wird.

Je nach Serie 25 - 90 % Lokalrezidive nach OP, meist innerhalb eines Jahres.

Radiotherapie

Bei postop. RT mit 50 Gy bis zu 97 % lokale Kontrolle bei R0/R1, nur 43 % bei R2; daher adjuvante RT [Meeuwissen, IJROBP, 1995] mit **mindestens 50 Gy** (R0), **60 Gy** (R1) bzw. ggf. bis zu **70 Gy** (R2), obwohl keine sicheren Daten für eine Dosis-Wirkungs-Beziehung bei > 50 Gy vorliegen. Allerdings wurden oft 50 - 55 Gy in Einzeldosen von 2,5 Gy appliziert, deren biologische Wirkung auch auf den Tumor höher als 50 Gy in ED von 2 Gy sein dürfte.

Empfehlung von Mendenhall: Lokal immer 60 Gy. Bis zu 65 % LK-Failure nach alleiniger OP des Primärtumors und klinischer N0-Situation, daher Indikation zur LK-RT. Nach lokoregionärem Rezidiv kaum Salvage möglich.

Es gibt keinerlei kontrollierte/randomisierte Daten. In der größten bisher publizierten retrospektiven Serie wurden ebenfalls 50 - 70 Gy appliziert und für Primärtumoren > 1 cm ohne LK-Metastasen ein Vorteil durch die RT bez. krankheitsfreiem und krankheitsspezifischem Überleben gesehen. Auch im Gesamtkollektiv gab es - wenn getrennt nach Risikostrata ausgewertet wurde - einen Trend zu einem verbesserten krankheitsfreien und Gesamtüberleben [Clark, Head & Neck, 2006].

Zielvolumen: Primärtumor + 5 cm inklusive kompletter Narbe sowie 1. LK-Station (z.B. Kopf mit Hals-Lymphabflusswegen [bei Mittellinienbeteiligung bilateral], insbesondere wenn keine elektive LK-Dissektion erfolgt). **Dosierung Lymphabfluss:** 50 Gy adjuvant, bei R+ auch zervikal 60 Gy.

Chemotherapie

Bei LK-Befall und überwiegend kleinzelliger Histologie sowie bei Fernmetastasen empfohlen. Keine gesicherten Daten. Im Allgemeinen werden Schemata in Anlehnung an Kleinzellerprotokolle gewählt.

Literatur: Z.B. [Mendenhall, Rad Onc Invest, 1998; Bischof, Strahlenther Onkol, 1999].

29

29.5 Radiotherapie

Indikationen

- Bei **Basaliomen** nie LK mitbestrahlen.
- Indikationen zur postop. RT bei **Spinaliomen:** R+, perineurale Ausdehnung, infiltrative/ulzerierende Spinaliome, Knochen- und Knorpelinvasion, extensive Skelettmuskelinvasion, ungünstige Histologie bzw. Rezidivsituation. Zumindest bei perineuraler Ausdehnung sicher, wohl vernünftigerweise auch bei den anderen Indikationen, zumindest RT der ipsilateralen Lymphabflusswege. Bei LK-Metastasen reicht bei < 3 cm Größe möglicherweise Single-modality-OP oder RT, bei > 3 cm OP + postop. RT.
- Bei **Merkelzellkarzinom** immer 1. LK-Station elektiv mitbestrahlen.
- **Melanom:** Wahrscheinlich Benefit bei adjuvanter RT der Lymphabflusswege: Bei > 1,5 mm Eindringtiefe elektiv und auch nach LK-OP bei pos. LK (auch bei Patienten in der MDACC-Serie [Ang, IJROBP, 1994]).

Technik

Primäre Radiotherapie

- **Basaliom:** 60(–70) Gy.
- **Spinaliom:** 60(–70) Gy, 1 cm Sicherheitsabstand für kleinere, 2 cm für größere Läsionen.
- **Merkelzellkarzinom:** 50(–70) Gy, 5 cm Sicherheitsabstand. Elektronen bei oberflächlichen, Photonen bei tiefergehenden Tumoren, jeweils mit Bolus.

29.6 Ergebnisse

- **Basaliom:** 5-JÜ 100 %, 40 % Inzidenz weiterer Läsionen.
- **Spinaliom:** 5-JÜ 98 %.
- **Merkelzellkarzinom:** 3-JÜ 57 % [Bischof, Strahlenther Onkol, 1999], 5-JÜ 44 % [Clark, Head & Neck, 2006].
- **Melanom:** S. dort.

KAPITEL

30 Kindliche Tumoren

30.1 Allgemeines

13–14/10^5 Kinder ≤ 15 Jahre (0,2 % der Kinder ≤ 15 Jahre insgesamt) erkranken an einem Tumor. Tumorerkrankungen sind nach Unfällen die zweithäufigste kindliche Todesursache. Die Hälfte der kindlichen Tumorerkrankungen machen Leukämien und Lymphome aus. Die Rezidivtherapie ist meist erfolglos, die Erstbehandlung muss daher optimal sein.

Das 5-JÜ bei kindlichen Tumoren beträgt

- im Schnitt 70 %,
- beim kindlichen M. Hodgkin 95 %,
- bei den NHL 90 %,
- beim Wilms-Tumor (Nephroblastom) 90 %,
- beim Retinoblastom 90 %,
- bei den Weichteilsarkomen (M0) 75 %,
- bei der ALL 72 %,
- bei den Osteosarkomen 70 %,
- bei den Ewing-Tumoren 65–70 %.

Dies zeigt die überaus erfolgreiche Behandelbarkeit der meisten kindlichen Tumoren, lediglich die Neuroblastome (insgesamt ca. 50 % 5-JÜ, im Stadium IV sogar nur 13 %) und die kindlichen Hirntumoren schneiden schlechter ab.

Allerdings sind – u. a. therapiebedingt – 3 % Sekundärmalignome in 10 Jahren zu erwarten.

30.2 ALL

Die kindlichen Leukämien werden gemäß der Berlin-Frankfurt-Münster-(BFM-)Protokolle behandelt:

ALL-BFM 2000: Heute überleben über 80 % der Kinder mit akuter lymphatischer Leukämie (ALL) langfristig. Durch eine Anpassung der Therapie an das individuelle Rückfallrisiko wird eine Verbesserung des Überlebens der Patienten angestrebt. ALL-BFM 2000 beinhaltet 4 randomisierte Fragestellungen hinsichtlich Induktion und Reinduktion für die einzelnen Risikogruppen.

Strahlentherapie: Bei Standardrisiko (SR) und mittlerem Risiko (MR) ChT nach Protokoll. Prophylaktische Ganzhirn-RT **bei Standardrisiko und mittlerem Risiko nur bei T-ALL (dann mit 12 Gy), bei hohem Risiko (HR)** Sequenz ChT + BMT + ChT + **12 Gy** ZNS-**Prophylaxe mit Ganzhirn-RT für alle.**

Ganzhirn-RT **bei manifester ZNS-Leukämie: 18 Gy** (inklusive Retroorbitalraum/hintere Bulbusabschnitte bis HWK 2). RT immer erst nach ChT durchführen (sonst höhere Toxizität).

30.3 AML

AML-BFM 2004: Eine weitere Therapieintensivierung scheint nötig (40 % versterben an der Erkrankung). Randomisiert wird geprüft,

- ob die Einführung des liposomalen Daunorubicins mit einer Anthracyclin-Dosissteigerung in der Induktion eine Verbesserung gegenüber der Standardinduktion mit Idarubicin bringt,
- ob eine Intensivierung der Konsolidierungstherapie für Hochrisikopatienten eine Steigerung der Überlebensraten bewirkt und
- ob durch Reduzierung der Gesamtbestrahlungsdosis gleiche Ergebnisse erzielt werden.

Bez. der **Strahlentherapie** bekommen wieder alle Patienten prophylaktisch Ganzhirn-RT, bei Kindern

> 3 Jahre Randomisierung zwischen 12 Gy und 18 Gy. Bei manifestem initialem ZNS-Befall wird mit 18 Gy bestrahlt. Kinder < 3 Jahre erhalten reduzierte Dosen.

Bei C2-Ganzhirn immer ganze Wirbelkörper einschließen (Wachstumsverzögerung)!

30.4 NHL

Bei Kindern meist hochmaligne (lymphoblastisch, Burkitt-Lymphom, großzellig-anaplastisch).

Therapie

Therapie gemäß B-NHL BFM für reife B-Zell-Non-Hodgkin-Lymphome (alle Stadien außer I-R und II-R), reife B-ALL: ChT + Rituximab, normalerweise keine RT. Auch ZNS-Prophylaxe durch ChT.

RT nur bei manifestem ZNS-Befall, außerdem evtl. als Notfallmaßnahme in Akutsituationen wie z. B. oberer Einflussstauung oder drohender Querschnittslähmung (freie Therapiemöglichkeit in diesen Situationen laut Protokoll).

30.5 M. Hodgkin

Strategie: Reduktion der Therapieintensität für alle, aggressive Rezidivtherapie für die wenigen daraus resultierenden Rezidivpatienten. Therapie gegenwärtig im Rahmen von GPOH HD 2002 Pilot.

Keine Laparotomie, immer seltener RT. Falls RT laut Protokoll durchzuführen ist, dann involved field mit 20–30 Gy, denn die muskuloskelettale Toleranz bei Kindern beträgt nur 10–20 Gy. 95% Überleben, aber 10% Rezidive. Nur diese Rezidive bekommen dann eine aggressive Therapie.

Details: S. Kap. 26.

30.6 ZNS-Tumoren

S. Kap. 23.

30.7 Neuroblastom

30.7.1 Allgemeines

Vorkommen

8% der soliden Tumoren im Kindesalter, häufigster Tumor der Neugeborenenperiode, selten nach dem 8. Lebensjahr. Ursprungszellen sind postganglionäre Sympathoblasten. Die Tumoren gehen vom Nebennierenmark oder vom Grenzstrang aus.

Diagnostik

Katecholaminproduktion, daher Screening auf Vanillinmandelsäure im Urin, 131-J-Metajodobenzylguanidin-Szintigramm, MycN-Onkogen. Bisher erbrachte das Massen-Screening jedoch keinen Überlebensvorteil [Schilling, NEJM, 2002; Woods, NEJM, 2002].

Metastasierung

Häufig Leber-, Haut- und Knochenmetastasen, praktisch nie Lungenmetastasen.

Prognose

Wesentlicher prognostischer Faktor: Alter. 70–80% Heilung bei Patienten < 1 Jahr, im höheren Alter schlechter. Frühe Neuroblastome können sich im 1. Lebensjahr spontan zurückbilden (s. u. Stadium IVS).

30.7.2 Staging

International Neuroblastoma Staging System (INSS, Brodeur-Staging):

- **Stadium I:** Lokalisierter, komplett operabler Tumor (90% 5-JÜ).
- **Stadium II:** Größere, unilaterale, nicht komplett operable oder lymphogen metastasierte Tumoren (50–80% 5-JÜ):
  - IIA: Keine LK.
  - IIB: Pos. LK.

- **Stadium III:** Tumor infiltriert über die Mittellinie oder Tumor mit pos. kontralateralen LK oder Mittellinientumor mit beidseits pos. LK.
- **Stadium IV:** Hämatogene und distante LK-Metastasen (Großteil der Patienten, 10% 5-JÜ).
- **Stadium IVS:** Sonderformen, nur bei Neugeborenen und Säuglingen. Lokalisierter Primärtumor wie bei Stadium I oder IIA, jedoch mit Tumoraussaat in Leber, Haut oder Knochenmark. Histologisch besondere Tumoren, die ausdifferenzieren können, entweder spontan oder nach RT mit 3-6 Gy (nur Haut, Leber, Knochenmark).

30.7.3 Therapieoptionen

Historisch:
- **Stadien I-II:** Primär auf jeden Fall OP.
- **Ab Stadium II** zusätzliche postop. RT + ChT besser als ChT alleine. Bei N0 58% vs. 31% krankheitsfreies Überleben, auch Überlebensvorteil. RT mit 18-36 Gy, je nach Alter und R-Status (R1 oder R2).
- **Stadien II-III:** Downstaging durch präop. RT (20 Gy, selten eingesetzt).
- **Stadium IVS:** 3-6 Gy zur Ausreifung der Tumoren. Ganzkörperbestrahlung (TBI) mit 12 Gy ist ohne Benefit.
- **Palliation** zuverlässig schon ab 8-20 Gy.

Die Auswertung der GPOH-Studie NB-90 und amerikanischer Studien zeigte allerdings keinen generellen Vorteil einer adjuvanten RT in Hochrisikosituationen der Stadien II-IV, daher und auf Basis der recht guten Ergebnisse von NB-97 aktuelle Strategie:

NB 2004
Risikostratifizierung nach verschiedenen Kriterien, z. B. c-myc-Amplifikation.

Intensive ChT-Protokolle.

RT postop. - wie schon in NB 97 - nur noch bei persistierendem aktivem Tumor nach Induktions-ChT und OP. Dabei jetzt nur noch bei mittlerem und hohem Risiko. Die Entscheidung für oder gegen RT wird vor der Erhaltungstherapie (mittleres Risiko) oder der autologen Stammzelltherapie (hohes Risiko) getroffen.

Zielvolumen: Aktiver Residualtumor mit Sicherheitsabstand von 1-2 cm.

Üblicherweise über Gegenfelder oder primär 3-D-geplant unter Ausblockung der Risikoorgane Lunge, Leber, Niere.

Strikte Einhaltung der im Protokoll vorgegebenen Toleranzdosen.

CAVE
Mitbestrahlten Wirbelsäulenanteil vollständig ins Therapiefeld integrieren!

Dosis: 36-40 Gy in ED von 1,6-2,0 Gy.

30.8 Nephroblastom

Synonym „Wilms-Tumor".

30.8.1 Allgemeines

Vorkommen

6% aller kindlichen Tumoren. *Altersgipfel:* 2-4 Jahre. 5% treten bilateral auf.

Histologie

„Triphasisch" (blastemische, epitheliale + mesenchymale Anteile). Behandlung im Rahmen der Studien der National Wilms Tumor Study (NWTS) in den USA oder der Société Internationale d'Oncologie Pédiatrique (SIOP) in Europa.

Prognose

Insgesamt 90% sind heilbar.

Wesentlicher Prognosefaktor: Histologischer Subtyp:
- **Untergruppe mit guter Prognose:**
  - Konnatales mesoblastisches Nephroblastom,
  - multizystisches Nephroblastom,
  - fibroadenomatöses Nephroblastom (auch hohe RT-Empfindlichkeit).

Das 4-JÜ für günstige Histologie ist sowohl für Stadium I (97 %) als auch für Stadium IV (82 %) gut (Ergebnisse von NWTS-3).

- **Hohe Malignität:**
  - Anaplastisches Nephroblastom,
  - Klarzellsarkom,
  - maligner Rhabdoidtumor.

30.8.2 Staging

- **Stadium I (43 % der Patienten):** Tumor auf Niere begrenzt, keine Invasion der hilären Gefäße, Kapsel intakt, gesamter Tumor entfernbar, keine Ruptur vor oder während der Tumorentfernung.
- **Stadium II (23 % der Patienten):** Tumorausbreitung über die Niere hinaus, Infiltration der Umgebung (Fettgewebe, Kapsel, Gefäße), makroskopisch totale Entfernung des Tumor möglich.
- **Stadium III (23 % der Patienten):** Tumor nicht vollständig exstirpierbar, Resttumor auf Abdomen beschränkt (keine hämatogene Aussaat), befallene regionäre LK, diffuse peritoneale Aussaat, nicht resezierbare Tumorthrombose der V. cava inferior oder Penetration des Tumors in der Leber.
- **Stadium IV (10 % der Patienten):** Tumor mit hämatogenen Fernmetastasen.
- **Stadium V (5 % der Patienten):** Beidseitiger Wilms-Tumor (synchroner und metachroner Verlauf).

30.8.3 Therapie

CAVE
Prinzipiell gilt: Aufgrund der Komplexität der Therapie nur nach ausführlichem Protokollstudium therapieren!

Präop. ChT, dann keine RT bei N0 und R0. Postop. RT bei inkompletter Resektion oder N+ mit 14,4 – 36,0 Gy, abhängig vom R-Status und der Histologie (dabei immer ganze Wirbelsäule einfassen wegen sonst auftretender Skoliose).

Bei peritonealer Aussaat oder Tumorruptur: Abdominelles Bad mit 20 Gy. Bei Lungenmetastasen OP. Falls dies nicht möglich ist, ChT. Wenn danach keine CR, dann Ganzlungen-RT mit 15 Gy.

Ergebnisse der bisherigen Studien

NWTS-1

Verzögerung des RT-Beginns auf > 10 Tage postop. verschlechtert die Ergebnisse [D'Angio, IJROBP, 1978].

FH (favorable histology): Radio- + chemoresponsive, meist reicht alleinige ChT.

UH (unfavorable histology): Aggressive multimodale Therapie.

ChT: Actinomycin D, Vincristin, Doxorubicin.

SIOP-1

- Präop. RT oder ChT reduziert die intraoperative Aussaat, resultiert aber nicht in einem Überlebensvorteil.
- Keine weitere Therapie von Metastasen, die nach ChT in kompletter Remission sind.
- Präop. ChT ist genauso effektiv wie präop. RT.

SIOP 93-01

Ende der Rekrutierung 12/2001; Endauswertung liegt noch nicht vor.

Keine präop. RT mehr, stattdessen präop. ChT.

- Stadium I: Präop. ChT + Nephrektomie (keine weitere Therapie).
- Ab Stadium II RT-Indikationen:
  - Low-risk- und Intermediate-risk-Histologie: 15 Gy:
    - Stadium II mit N+ (IIN+),
    - Stadium III.
  - High-risk-Histologie: 30 Gy:
    - Stadium II, (N0) und (N+),
    - Stadium III.
- Stadium IV und Stadium V:
  RT gemäß Stadium bez. des Lokalbefundes.
- Metastasen:
  RT nur, wenn keine CR nach präop. ChT und OP **(anders als beim Ewing-Sarkom!)** (z. B. Ganzlungen-RT [GD 15 Gy/ED 1,5 Gy]).

CAVE
Mitbestrahlten Wirbelsäulenanteil vollständig ins Therapiefeld integrieren!

SIOP 2001/GPOH (aktuell aktiv)

Es werden Stadien I–III (lokalisiert), Stadium IV (metastasiert) und Stadium V (bilaterale Tumoren) unterschieden.

Außerdem Unterteilung in niedrige, mittlere und hohe Malignität.

Bei Patienten mit Metastasen ist die Therapiesequenz abhängig vom Remissionsstatus der Metastasen nach ChT und OP sowie vom lokalen Stadium des Primärtumors.

- Lokalisierte Erkrankung (Stadien I–III)
  - Präop. ChT: Alle Stadien.
  - Postop. ChT: Alle Stadien außer Stadium I mit niedriger Malignität.
  - Lokale RT postop.:
    - Nicht im Stadium I,
    - im Stadium II nur bei hoher Malignität und nicht-blastemreicher Histologie,
    - im Stadium III bei intermediärer und hoher Malignität.
- Metastasierte Erkrankung (Stadium IV)
  - Präop. ChT: Alle Patienten.
  - Postop. ChT: Alle Patienten, Art der ChT abhängig vom lokalen Stadium.
  - Postop. RT:
    - Bei CR der Metastasen nach der Sequenz präop. ChT-OP postop. ChT nur bei lokalem Stadium III lokale RT anschließen. Keine Metastasen-RT.
    - Bei inkomplett entfernten oder multiplen inoperablen Metastasen bei lokalem Stadium I/II keine lokale RT, bei lokalem Stadium III lokale RT. Metastasen-RT (Lunge oder andere Lokalisation) nur, wenn in Woche 9 der postop. ChT keine CR. Bei lokalem Stadium III Behandlung nach Hochrisikozweig, Stadium III mit lokaler RT.
    - Hohe Malignität des Primärtumors:
      Lokales Stadium I: Hochrisikoprotokoll, keine lokale RT, aber RT der Lunge.
      Lokales Stadium II/III: Hochrisikoprotokoll, lokale RT und RT der Lunge.
- Bilaterale Tumoren (Stadium V)
  Individuelle Behandlung, Einteilung bez. ChT je nach am höchsten eingruppiertem Einzeltumor. RT ebenfalls abhängig vom Einzeltumor unter Berücksichtigung der Gesamtsituation.
- Die Bestrahlung des gesamten Abdomens ist bei diffusem intraabdominalem Tumorbefall und prä- oder perioperativer Tumorruptur mit intraabdominaler Aussaat (major rupture) indiziert.

30.9 Weichteilsarkome

30.9.1 Allgemeines

Vorkommen

In Deutschland sind 150 Kinder jährlich betroffen. Häufigster Subtyp: Rhabdomyosarkom (RMS).

Histologie und Prognose

Wesentlicher prognostischer Faktor:

- Embryonales Rhabdomyosarkom (günstige Histologie) v.a. an Orbita, Kopf/Hals, Abdomen, urogenital. Beste Prognose haben orbitale Rhabdomyosarkome (krankheitsfreies 5-JÜ 95 %).
- Alveoläres Rhabdomyosarkom (ungünstige Histologie) an Extremitäten (krankheitsfreies 5-JÜ 50–70 %).
- Ebenfalls ungünstige Weichteilsarkome: Malignes fibröses Histiozytom, Leiomyosarkom.

30.9.2 Staging

Die Stadieneinteilung bezieht sich auf die Situation nach OP (R0/R1/R2):

- **Stadium I:** R0 N0.
- **Stadium IIA:** R1 N0.
- **Stadium IIB:** R0 N+ (befallene LK in sano entfernt).
- **Stadium IIC:** R0/1 N+ (befallene LK nicht in sano entfernt).
- **Stadium III:** R2 N0/1.
- **Stadium IV:** M1.

Zusätzlich Einteilung in Standard- und Hochrisiko (s. u. CWS, 2002).

30.9.3 Therapie

Sollte unbedingt in Studien durchgeführt werden. Studienprotokolle: International Rhabdomyosarcoma Study (IRS) in USA und Cooperative Weichteilsarkomstudie (CWS) in Europa.
Ziel: Heilung mit Funktionserhalt, daher überwiegend Kombinations-Therapiesequenz:

- ChT (30 % Metastasen im Verlauf, daher **obligat ChT**),
- möglichst optimale OP,
- RT.

Dabei gilt generell:
Bei **voraussichtlich möglicher R0-Resektion** darf zunächst die **OP** durchgeführt werden und abhängig vom pathologischen Befund folgt evtl. eine **postop. RT.**

Bei wahrscheinlich **primär nicht möglicher R0-Resektion** (häufigster Fall) erfolgt immer die präop. RT.

Das Problem liegt bisher weniger in den systemischen Rezidiven (4 % in CWS 81) als vielmehr in den Lokalrezidiven (13 % in CWS 81). Dies liegt wohl auch an der RT, die in CWS 81 nach der OP, also relativ spät, durchgeführt wurde und 48 % lokale Kontrolle erreichte gegenüber 76 % (CWS 86) bzw. 91 % (CWS 91), wenn sie, wie in diesen beiden Studien, überwiegend in Woche 10 vor der OP durchgeführt wurde. Es zeigte sich auch, dass bei hyperfraktioniert-akzelerierter RT die Dosis bei gleicher Effektivität gesenkt werden konnte. Daher scheint dieses Schema bei gleicher Nominaldosis effektiver zu sein und wird daher auch in der aktuellen Studie weiterverfolgt. Eine weitere Neuerung war das Anpassen der kumulativen RT-Dosis an das Ansprechen auf die präop. ChT.

30.9.4 Radiotherapie (nach CWS 96)

Zielvolumen: Es ließ sich bisher kein Unterschied zwischen der RT des ganzen Muskels vs. nur der erweiterten Tumorregion nachweisen, daher gegenwärtig **2–5 cm Sicherheitsabstand** um Primärtumorregion. Die Frage der LK-RT bei befallenen regionären LK wird individuell mit der Studienzentrale geklärt.

Dosis: RT 35 – 40 Gy (im Rahmen der CWS-96-Studie: Standardrisiko 32 Gy, Hochrisiko 45 Gy, RT in Woche 10), Zielvolumenausdehnung wie vor ChT. Die RT wird im Rahmen von CWS 96 hyperfraktioniert-akzeleriert oder lediglich hyperfraktioniert durchgeführt. Konventionelle Fraktionierung darf nur nach Rücksprache mit der Studienzentrale durchgeführt werden.

Ergebnis gegenwärtig: Etwa 60 % 5-JÜ.

Aktuelle Studie

CWS 2002P

Dieses Übergangsprotokoll soll bis zur Etablierung eines gesamteuropäischen Therapiekonzepts Anwendung finden. Im geplanten gesamteuropäischen Protokoll sind zwei Randomisierungen für die Hochrisikogruppe lokalisierter RMS vorgesehen. Dies betrifft zum einen die initiale ChT, zum anderen eine Erhaltungstherapiefrage.
In diesem Übergangsprotokoll findet jedoch die Randomisierung keine Anwendung.
Aktueller Stand des Studienkonzepts:

- Beim RMS Stadium I nur noch bei ungünstiger Histologie oder sekundärer R0-Resektion RT, da ansonsten für Stadium I kein Benefit in CWS 81/86/91 nachgewiesen wurde. Dosis je nach Risikokonstellation 32,0 – 44,8 Gy.
- Bei Stadien II/III Benefit der RT nachgewiesen. Daher bis auf Ausnahmen weiterhin RT zur Verbesserung der lokalen Kontrolle, Dosis je nach Risikokonstellation 32,0 – 44,8 Gy. Boost ggf. bis 51,2 Gy. Zeitpunkt: 9.–11. Behandlungswoche.
- Keine Anthracycline mehr in Standardrisikogruppe.
- Randomisierung zwischen Erhaltungstherapie und abwartender Haltung.
- Ins RT-Volumen eingeschlossen wird der gesamte mesenchymale Tumorbereich.
- **Risikostratifizierung:** Alter </> 10 Jahre, initiale Tumorgröße </> 5 cm.
  High risk: > 10 Jahre, Tumor > 5 cm + embryonal/alveolär.
- Damit insgesamt Annäherung an SIOP.

In Zukunft werden die Europäischen Studien harmonisiert als EpSSG RMS 2005 für Rhabdomyosarkome sowie EpSSG NRSTS 2005 für Nicht-Rhabdomyosarkome.

30.10 Knochentumoren

30.10.1 Osteosarkom

Allgemeines

Häufigster Knochentumor, lytisch + blastisch, strahlenresistent.

Therapie

Präop. ChT + OP, bis auf Ausnahmen normalerweise keine RT. 70 % Langzeitüberlebende.

Studie

EURAMOS 1: Aktive Studie.

S. Kapitel 22.5.

30.10.2 Ewing-Sarkom

Allgemeines

Besser Ewing-Tumor.

Vorkommen

3 % aller pädiatrischen malignen Erkrankungen, 50 – 60 Neuerkrankungen pro Jahr in Deutschland, *Altersgipfel:* 8 – 14 Jahre, Jungen : Mädchen 1,5 : 1.

Metastasierung

80 % zeigen initial zwar lokalisierten Befall, > 80 % dieser Patienten haben jedoch bereits Mikrometastasen. 25 % M1 (Lunge) bei Erstdiagnose.

Lokalisation

50 % Extremitäten, 50 % Achsenskelett.

Histologie

Der Abstammung nach neuroektodermale Tumoren:
- Klassisches Ewing-Sarkom (PAS-pos., Vimentin-pos., Desmin-neg.),
- atypische Ewing-Sarkome (PAS-neg., Spindelzellen),
- pPNET (NSE, Neurofilamente, saures Gliafaserprotein), eine Gruppe mit unterschiedlicher neuronaler Differenzierung und typischer Translokation t(11;22).

Prognose

4S of Ewing's (size, site [Becken → schlechte Prognose; Ergebnis von [EICESS 92], surgery, systemic treatment).

Prognose tendenziell in höherem Alter schlechter.

Einzig relevante Prognosefaktoren nach CESS:
- Hämatogene Metastasen,
- Tumorvolumen (< oder > 100 ml),
- Chemosensibilität.

Therapie

Wegen Tendenz zur Mikrometastasierung: Obligat **Poly-ChT + Lokaltherapie** (insgesamt Verbesserung des 5-JÜ von < 10 % auf 60 % durch Poly-ChT).

Wenn RT optimiert (wie in CESS 86), dann ist die primäre RT äquivalent zur OP.

Radiotherapie

Prinzipien

- Wenn der Tumor inoperabel ist (absolut oder funktionell), dann ist RT die alleinige lokale Therapiemaßnahme.
- Bei Kompartmentresektion (meist nicht möglich ohne schwere funktionelle Einschränkung) oder wide resection nach guter Chemo-Response ist keine RT nötig.
- Bei allen übrigen Situationen prä- oder postop. RT zusammen mit intrakompartimentaler R0-OP, wobei die RT bei schlechter Chemo-Response präop. durchgeführt wird. Ausreichend hohe Dosis wichtig!

Dosis

- Primär **55 Gy** (jüngere Patienten), **60 – 65 Gy** (ältere Patienten),
- postop. **45 – 55 Gy** je nach R-Status. Höhere Lokalrezidiv-Rate bei 30 – 35 Gy!

Studiengenerationen

- **IESS-1** (Intergroup Ewing's Sarcoma Study): ChT mit VAC vs. VACA + RT lokal. Durch Adriamycin zusätzlich zu Cyclophosphamid, Vincristin und Actinomycin D (VACA) wurde 74 % vs. 54 % krankheitsfreies Überleben erreicht.
- **IESS-2:** High dose VACA vs. moderate dose VACA, 73 % vs. 56 % krankheitsfreies Überleben.

- **UK-ET-1 + UK-ET-2:** VAIA (ET-2, I = Ifosfamid) + RT lokal besser als VACA (ET-1) + RT lokal. 61 % vs. 36 % krankheitsfreies Überleben (aber Nierentoxizität 10 % in ET-2).
- **CESS 81:** 2-mal VACA + Lokaltherapie (radikale OP vs. OP + RT [36 Gy]) vs. definitive RT (50 – 60 Gy) ergab 48 % vs. 69 % vs. 44 % krankheitsfreies 10-JÜ. Da erst ab 1983 das Zielvolumen entsprechend der prächemotherapeutischen Ausdehnung gewählt wurde, fiel eine schlechte Lokalrezidiv-Rate für die RT alleine (47 %) vs. 17 % für OP + postop. RT vs. 3 % für alleinige OP auf. Die Konsequenz daraus war die lokale Therapieintensivierung für Tumoren > 100 ml in CESS 86.
- **CESS 86:** Hochrisikopatienten (Tumor > 100 ml, zentrale Lokalisation) erhielten ChT mit VAIA, Patienten mit niedrigem Risiko (Tumor < 100 ml, nichtzentrale Lokalisation) ChT mit VACA, dann primäre RT mit 60 Gy oder postop. RT mit 45 Gy. Außerdem Randomisierung konventionelle vs. hyperfraktionierte RT in 2 Serien (GD 44,8 Gy) für primäre RT, jedoch kam nur hyperfraktionierte RT für postop. RT zum Einsatz.
  Ergebnisse: Bei Hochrisikopatienten nun auch 66 % 10-JÜ (vs. 31 % in CESS 81, **keine Differenz zwischen konventioneller vs. hyperfraktionierter RT). RT und OP sind äquieffektiv.** Erhöhte Rezidivrate, wenn wegen kritischer Lokalisation RT auf 30 – 35 Gy reduziert wurde (30 % statt 10 % Lokalrezidive).
  Therapiemortalität 0 – 2 %, Sekundärmalignome 0 – 2 % (bisher).
  Durch VAIA wird demnach die Prognose der Hochrisikogruppe verbessert, Fraktionierung macht keinen Unterschied (bisher).

Technik

Zielvolumen nach initialer, prächemotherapeutischer Tumorausdehnung, typischerweise ganzer Knochen unter Aussparung der Gelenke. Wenn gute Diagnostik (MRT) vorliegt, dann auch nur 2 – 3 cm Sicherheitsabstand um prätherapeutisches Volumen.

Derzeitige Studien

EURO-Ewing-99 s. Kap. 22.5.

30.11 Retinoblastom

30.11.1 Allgemeines

Vorkommen

Häufigster Augentumor bei Kindern, meist vor dem 4. Lebensjahr (beim bilateralen meist vor dem 2. Lebensjahr), zweithäufigster primärer Augentumor (25 %), 3 % aller kindlichen Tumoren.

Retinoblastom-Patienten haben ein hohes Risiko, an Nicht-Retinoblastom-Sekundärtumoren (Knochen- und Weichteilsarkome) zu erkranken. Bei unilateralem Retinoblastom nur bei 1,5 % der Patienten beobachtet, bei bilateralem jedoch bei ca. 10 % nach 10 Jahren und bei bis zu 30 % nach 30 Jahren. Dabei führt insbesondere die RT zu einem höheren Sekundärtumorrisiko. Wird das Retinoblastom ohne RT behandelt, so haben Patienten mit bilateralem (hereditärem) Tumor ein 10- bis 13-mal höheres Risiko für einen Sekundärtumor, werden sie mit RT behandelt, ein ca. 30-mal höheres Risiko (relatives Risiko etwa 3).

Problematik liegt auf Chromosom 13q im Tumorsuppressorgen Rb1. Resultat: Block bei G1-Phase im Zellzyklus fällt bei Mutation weg, d. h. Deregulierung der Zellzykluskontrolle. Entstehung: „Two-hit"-Hypothese nach Knudson (Knudson Hypothese: Eine Deletion wird vererbt, die zweite Deletion des Tumorsuppressorgens entsteht spontan, meist bereits intrauterin). 30 – 40 % sind durch Keimzellmutation hereditär, autosomal-dominanter Erbgang, 90 % Penetranz, meist bilateral. Häufiger (60 – 70 %) tritt der Tumor jedoch sporadisch auf, dann meist unilateral (60 %), unifokal. Selten (8 %) sind die sog. „trilateralen Retinoblastome", wo zu den beiden befallenen Augen auch noch ein Pinealis-Tumor kommt. Auch das sporadische bilaterale Retinoblastom ist erblich. Geringes Metastasierungsrisiko, hochkurativer Therapieansatz.

Histologie

Flexner-Rosetten.

Klinik

Leukokorie (amaurotisches Katzenauge), Schielen.

30.11.2 Therapie

Aufgrund der guten Überlebensraten (> 90% nach 5 Jahren) steht neben der Kuration der Visuserhalt im Vordergrund:

- Photokoagulation oder Kryokoagulation bei kleinen Tumoren,
- Brachytherapie für etwas größere Tumoren,
- Teletherapie bei größeren oder Optikus-Makula-nahen Tumoren,
- Enukleation immer bei Optikusinfiltration mit langem Stück des N. opticus, wenn Tumoren unilateral,
- bei bilateralem Tumor Enukleation des weiter fortgeschrittenen Auges, Organerhalt des anderen Auges, z. B. mit RT, Photokoagulation oder Kryokoagulation bei kleinen Tumoren,
- ansonsten Enukleation nur bei erblindetem Auge bzw. generell bei Fällen, bei denen keine Aussicht auf Visuserhalt besteht,
- ChT außerhalb von Studien nur palliativ bei Metastasen und bei Tumorzellen im Glaskörper (Carboplatin, Etoposid, Vincristin).

30.11.3 Radiotherapie

Kleinvolumige RT wegen des genetisch bedingten hohen Sekundärneoplasierisikos. Brachytherapie bei unilateralem/unifokalem Befall bis 3–10 mm (J-125, Ru-106, 50 Gy), perkutane RT bei multifokalem Befall.

Zielvolumen: Ganze Retina bis Ora serrata.

Technik: Fixierung des Auges mit Vakuumlinse, Basistechnik ist ein temporales D-förmiges Stehfeld.

Prinzipiell gilt: Wenn das Feld weit nach vorne gezogen wird, ist die lokale Kontrolle am besten, aber der Katarakt ist quasi sicher. Wird das Feld nicht weit nach vorne gezogen (Versuch der Linsenschonung), wird die Retina ausgespart und die Rezidivrate steigt, teilweise um den Faktor 3.

Mögliches Konzept:

- Bei multifokalem Tumor (ganze Retina ist at risk bez. Tumorentwicklung) sollte unbedingt die gesamte Retinaanlage mit einbezogen werden.
- Bei unifokalem, posterior gelegenem Tumor kann die anteriore Feldgrenze u.U. etwas nach hinten zurückgenommen werden. Die Rezidivrate steigt dann, aber diese Rezidive sind meist mit Kryotherapie einer Salvage gut zugänglich. Ggf. kann in diesem Fall die ventrale Dosis durch ein niedrig gewichtetes ventrales Feld mit hängendem Block aufgesättigt werden.

Feldgrenzen:

- Anterior: Kanthus (erfasst dann nicht die komplette Retina) oder zumindest Hälfte zwischen knöchernem Kanthus und Limbus corneae (Retina dann besser erfasst).
- Posterior: Anteriore Clinoidfortsätze.
- Gegenseitiges Auge so gut wie möglich aussparen.

Dosis: 50 Gy, dann gelingt Augenerhalt in 80% der Fälle.

Linsenschonung problematisch. ChT zur Tumorreduktion vor RT scheint Ergebnisse zu verbessern, dann RT-Dosis auf 40 Gy reduzieren.

30.12 Maligne Keimzelltumoren

30.12.1 Allgemeines

Vorkommen

50% in Ovarien + Testes, 25% sakrokokzygeal, 12% intrakraniell, selten mediastinal.

Histologie

- **Sezernierend** (nichtseminomatös/Nicht-Germinom): Benignes matures Teratom, potenziell malignes immatures Teratom, Dottersacktumoren, Chorionkarzinom, embryonales Karzinom.
- **Nicht-sezernierend:** Germinom/Seminom.

Das Germinom/Seminom ist strahlensensibel, nichtseminomatöse Keimzelltumoren sind weniger strahlen-, aber generell chemosensibel.

30.12.2 Radiotherapie

Indikation: RT (30–40 Gy) bei inoperablen Germinomen und intrakranieller Lokalisation (Blut-Hirn-Schranke, OP meist nicht radikal).

Liquoraussaat in 37%.

RT +/– Neuroachse, bei sezernierenden Keimzelltumoren mit ChT.

100% Heilung durch RT alleine bei reinen Germinomen in SIOP CNS 96.

80% Heilung durch RT + ChT bei sezernierenden Keimzelltumoren.

Details in Kap. 14 und 23.

30.13 Maligne rhabdoide Tumoren

30.13.1 Allgemeines

Vorkommen

Maligne rhabdoide Tumoren treten an den Nieren und zerebral auf. Zerebrale Tumoren sind oft im Kleinhirnbrückenwinkel oder aber supratentoriell lokalisiert. 15–40% weisen bei Diagnose eine leptomeningeale Metastasierung auf. Histologisch stellt sich der Tumor ähnlich einem PNET dar, Immunhistochemie und Zytogenetik können jedoch eindeutig die Diagnose stellen.

30.13.2 Therapie

Aufgrund der Seltenheit der Erkrankung besteht kein einheitliches Therapiekonzept. Zerebrale maligne rhabdoide Tumoren (sog. atypische teratoide/rhabdoide [AT/RT] Tumoren) werden reseziert. Die besten Ergebnisse wurden bisher mit einer adjuvanten aggressiven ChT und RT erzielt, wobei nicht klar ist, ob Letztere als CSI (wegen des hohen Risikos für eine Liquoraussaat) oder nur lokal (da die meisten Rezidive lokal auftreten) durchgeführt werden sollte. Alle Therapiebemühungen werden in Zukunft im Rahmen der RHABDOID 2007 der GPOH zusammengefasst.

30.14 Kindliches Nasopharynxkarzinom

30.14.1 Allgemeines

Vorkommen

In den USA und Europa ist das Nasopharynxkarzinom (NPC) selten. *Inz.:* 0,2% aller Tumoren.

Ätiologie und Pathogenese des undifferenzierten NPC sind eng assoziiert mit einer Epstein-Barr-Virus-(EBV-)Infektion. Das NPC wächst lokal aggressiv und metastasiert häufig hämatogen in Knochen, Lunge, Leber und Knochenmark sowie lymphogen supraklavikulär, hilär und mediastinal.

Die Prognose der Kinder im fortgeschrittenen Tumorstadium ist mit alleiniger Bestrahlung schlecht, die 5-JÜ beträgt 20–30%. Daraus ergibt sich die Notwendigkeit zur Kombination mit unterschiedlichen ChT-Typen. Typ-I-Interferonen wird ein hoher Stellenwert in der Behandlung des virusassoziierten NPC beigemessen. Insbesondere die Behandlung mit IFN-β als adjuvante Therapie scheint auf der Basis von in vitro und in vivo ermittelten Ergebnissen geeignet. In NPC-91 wurden nach 42 Monaten 91,37% rezidivfreies Überleben erreicht.

30.14.2 Therapie

Das Konzept der Studie NPC 2003 entspricht im Wesentlichen dem der Studie NPC-91-GPOH.
Zwei Risikogruppen werden stratifiziert:

- **Stadium I/II:** Alleinige RT und anschließend IFN.
- **Stadium II/III:** Hier werden zunächst 3 Zyklen einer Induktions-ChT verabreicht, anschließend wird eine simultane RChT durchgeführt. Dabei wird für die makroskopischen Tumormanifestationen zwischen 2 RT-Dosisstufen (54 Gy bei CR vs. 59,4 Gy bei PR) stratifiziert. In beiden Strata werden 45 Gy auf die nicht makroskopisch involvierten Lymphabflusswege appliziert. Anschließend erhalten beide Arme IFN.

Wegen der erheblichen Toxizität der ChT wird auf MTX verzichtet. Zusätzlich werden analog zu den Daten bei Erwachsenen 2 Zyklen Cisplatin während der Bestrahlung verabreicht. Für die Vergleichbarkeit und die

Praktikabilität wird die histologische Klassifikation und die Einteilung in die Risikogruppen aus der Studie NPC-91-GPOH übernommen.

30.15 Toleranzdosen

- **Gehirn:**
  - Nekrose: Bei Patienten < 3 Jahre ab 40 Gy, bei Patienten von 3–5 Jahren ab 45 Gy, bei Patienten > 5 Jahre ab 50 Gy möglich.
  - GH-Abfall ab 18 Gy.
  - Neuropsychologische Defizite ab 18 Gy (< 6 Jahre) bzw. ab 24 Gy (> 6 Jahre).
- **Lunge:** Ab 15 Gy Pneumonitis.
- **Niere:** Ab 12 Gy Nephritis (**cave:** Cisplatin, Ifosfamid).
- **Wachstumsverzögerung:** Wesentliche Wachstumseinschränkung ab > 10 Gy, Wachstumsstopp ab > 20 Gy.
- **Schilddrüse:** Ab > 20 Gy Unterfunktion.
- **Leber:** Maximale Toleranz 24–30 Gy (**cave:** Wirkungsverstärkung durch Actinomycin D, Doxorubicin, Vincristin).
- **Herz:** Verschiedene Toxizitäten können am Herzen beobachtet werden (Perikarditis, Kardiomyopathie, Rhythmusstörungen). Generell scheinen Dosen < 25 Gy auf das ganze Herz sicher zu sein, auf kleinere Teilvolumina können bis zu 40 Gy appliziert werden.
  Cave: Wirkungsverstärkung durch Anthracycline (z.B. Doxorubicin ab 300 mg/m^2).
- **Testis:**
  - Prä- und postpubertär bei > 2 Gy Azoospermie.
  - Leydig-Zellen vertragen prinzipiell bis 10 Gy, darüber Einschränkung der Hormonproduktion, die bei deutlich > 20 Gy fast völlig sistiert.
- **Ovar:** Toleriert präpubertär bez. der Hormonproduktion > 20 Gy, postpubertär jedoch ab > 6 Gy Amenorrhö. Einschränkung der zukünftigen reproduktiven Funktion jedoch präpubertär bereits ab 5–10 Gy. Merksatz für Alter/Toleranzdosis für endokrine Funktion: 12(J)/20(Gy) – 20/12–40/6.

Details s.a. Kap. 34.

30

KAPITEL

31 Seltene Tumoren und Indikationen

31.1 Kaposi-Sarkom

31.1.1 Allgemeines

Häufig bei älteren Männern der Mittelmeerregion an der unteren Extremität (klassisches Kaposi-Sarkom), bei Ashkenazy-Juden, bei iatrogener Immunsuppression (transplantationsassoziiert) und bei HIV-Infektion (epidemisches Kaposi-Sarkom, in Deutschland mittlerweile die häufigste Form, jedoch aufgrund der effektiven antiretroviralen Therapie rückläufig). 15 % der Läsionen sind intraoral. Im Gegensatz zum klassischen Kaposi-Sarkom haben die anderen Formen keine Prädilektionsstellen. Assoziation mit humanen Herpesviren (HHV) Typ 8.

31.1.2 Therapie

RT für Manifestationen an Gesicht, Stamm, Extremitäten und Penis. Hohe Strahlensensibilität, Regression in < 80 %.

Alternative: Vinblastin intraläsional.

Systemisch Bleomycin, Vincristin und Steroide für aggressive Haut- und viszerale Manifestationen, aber problematischer Einsatz unter Immunsuppression.

Medianes Überleben 1,5 Jahre.

Häufig vergesellschaftet mit gastrointestinalem Befall bei HIV. Gelegentlich therapierefraktäre blutende Lungenaffektionen, die nicht auf ChT ansprechen.

31.1.3 Radiotherapie

Technik

1,5 - 2 cm Sicherheitsabstand, 6 MV Elektronen mit Bolus (ggf. Extremität mit Bolus umwickeln). Dickere Knoten mit höherer Energie behandeln.

Dosierung z. B. 10 × 3 Gy bei oberflächlichen Läsionen, 20 × 2 Gy bei großen, tiefen Läsionen, 1 × 8 Gy in hochpalliativer Situation.

Gelegentlich bleibt nach RT ein Hämosiderin-Ring, daher limitierter kosmetischer Benefit. Therapierefraktäre Lungenaffektion: Unter genauer Kontrolle der Klinik 6 - 10 × 1,5 Gy, 4-mal/Wo.

CAVE
Bei Therapie in der Mundhöhle schon bei niedrigen Dosen kräftige Reaktionen.

31.2 Peniskarzinom

31.2.1 Allgemeines

Vorkommen

Inz. $1/10^5$ in Europa/USA, bis zu $1/10^5$ in Afrika. Assoziation mit HPV 16 und 18 in ca. 50 % der Fälle. Es handelt sich hier nicht um einen einfachen Hauttumor, sondern um eine Erkrankung mit hoher Metastasierungsrate in die inguinalen LK, ähnlich dem Vaginalkarzinom.

Lokalisation

Meist in der Glans oder der Vorhaut (zusammen 75%).

31.2.2 Staging

AJCC/UICC

Primärtumor

- **Ta:** Nichtinvasives, verruköses Karzinom.
- **T1:** Tumor infiltriert subepitheliales Bindegewebe.
- **T2:** Tumor infiltriert Corpus spongiosum oder cavernosum.
- **T3:** Tumor infiltriert Urethra oder Prostata.
- **T4:** Tumor infiltriert andere Nachbarstrukturen.

Lymphknoten

- **N1:** Metastase in solitärem oberflächlichem Leisten-LK.
- **N2:** Metastasen in multiplen oder bilateralen oberflächlichen Leisten-LK.
- **N3:** Metastasen in tiefen Leisten- oder Becken-LK (uni- oder bilateral).

Alte Klassifikation [Jackson, Br J Surg, 1966]

Stadium I: Beschränkt auf Glans.
Stadium II: Involviert Schaft.
Stadium III: Regionale LK pos.
Stadium IV: Inoperabler Primärtumor (> Penisschaft), fixierte LK, Fernmetastasen.

31.2.3 Therapie

In Abhängigkeit von alter Klassifikation:

- **Stadium I:** Radiatio, Tele- oder Brachytherapie, bei Versagen OP. Oder in ausgewählten Fällen primär peniserhaltende (mikrochirurgische) OP und kleinvolumige postop. RT.
- **Stadium II:** Partielle oder totale Penisamputation, alternativ primäre RT.
- **Stadium III:** Phallektomie und Lymphadenektomie (einen Hoden schonen) oder primäre RT.
- **Stadium IV:** Chirurgische Palliation (sog. „toilet surgery").

Radiotherapie

Technik

Zunächst Entfernung der Vorhaut.

Die histologische Ausdehnung ist schwer zu beurteilen. In der Regel wird daher mindestens von einem T2-Tumor ausgegangen und der volle Penisdurchmesser behandelt.

Wachs- oder Kunststoffmoulage, RT des gesamten Schafts bis 40 Gy, anschließend weitere 20 Gy Boost auf Primärtumor.

Auch primäre Brachytherapie möglich, typischerweise 60 Gy LDR bzw. PDR bei stündlicher Dosis von 0,5 Gy.

Wert der adjuvanten LK-RT umstritten; bei T1/2 ohne Risikofaktoren (niedriges Grading, keine LK-Invasion) keine LK-Dissektion oder RT, lediglich PET. Ab T3 bzw. bei LK-/Kapselüberschreitung adjuvante RT.

Wenn als sinnvoll erachtet, dann Durchführung analog zum Vulvakarzinom (inguinal/iliakal, bei N0 bis 50 Gy, bei N+ bis 60 Gy).

Auf diese Weise Peniserhalt bei > 50% der Patienten möglich.

Chemotherapie

Potenziell bei lokal fortgeschrittener und metastasierter Erkrankung.

Optionen: 5-FU, Cisplatin, MTX, Bleomycin.

31.3 Thymome

31.3.1 Allgemeines

Die Prognose der Thymome hängt von der Invasionstiefe ab: Invasive vs. non-invasive Thymome haben 50% vs. 100% 10-JÜ.

31.3.2 Staging

Neben dem Staging nach Masaoka (Tab. 31.1) ist das histologische Grading nach der WHO-Klassifikation (Grad A bis C, wobei C einem Thymuskarzinom entspricht) für die Prognose wesentlich.

Tab. 31.1 Masaoka-Staging von Thymomen

Stadium	Charakteristika
I	Tumor vollständig verkapselt, keine Kapselinvasion (nur 4 % Lokalrezidive)
II-1	Makroskopische Infiltration von Fettgewebe oder mediastinaler Pleura (bis 30 % Lokalrezidiv)
II-2	Mikroskopische Kapselinvasion
III	Mikroskopische Invasion der umgebenden Organe (nur 50 % R0-Resektion möglich) oder intrathorakale Metastasen oder beides
IVa	Pleurale oder perikardiale Impfmetastasen
IVb	N+, M+

31.3.3 Therapie

- Wenn Tumor umkapselt (**Stadium I**), alleinige OP.
- Beim invasiven Typ (**Stadien II–IV**) immer **postop. RT** auch bei R0, Dosis 45–50 Gy, wobei die Indikation im Stadium II nicht völlig unumstritten ist. Möglicherweise kann sie abhängig vom histologischen Typus gemacht werden. Bei Thymuskarzinomen prinzipiell < 60 Gy und kombiniertes Vorgehen als RChT.
- In **Stadien III/IV** zusätzlich **ChT** (z. B. Cisplatin) wegen des hohen Fernmetastasenrisikos. Ggf. neoadjuvante Durchführung bei primärer Inoperabilität. Bei inoperablem Tumor bzw. R1- oder R2-Resektion höhere Dosen (R1 60 Gy, R2/primäre RT 50–66 Gy). Resultiert immer noch in 70 % 7-JÜ [Urgesi, Radiother Oncol, 1992].

31.3.4 Radiotherapie

Einfassung des Tumorbetts mit 1–2 cm Sicherheitsabstand, 3-D-Bestrahlungsplanung.

RT der mesenterialen LK nur bei Befall.

31.4 Ästhesioneuroblastom

S. Kap. 3.5.4.
20 % LK-Befall.
Dosis auf Primärtumor 50 Gy + 14–20 Gy Boost.

Bei N+-Situation RT der zervikalen Lymphabflusswege, bei klinischer N0-Situation 50 Gy auf zervikale Lymphabflusswege ab Stadium Kadish C des Primärtumors (wenn dieser also nicht mehr auf Nasenhaupt- und -nebenhöhlen begrenzt ist).

31.5 Tumoren der Orbita

31.5.1 Aderhautmelanom

Allgemeines

Vorkommen

Häufigster primärer maligner intraokulärer Tumor, insbesondere bei blauen Augen und Hellhäutigen. *Altersgipfel:* 60 Jahre.

Metastasierung

Initialer LK-Befall ist selten, bei Erstdiagnose < 10 % M1, allerdings im Verlauf 40–50 % M1 in 10 Jahren. 5-JÜ 50–85 %.

Lokalisation

Überwiegende Lokalisation choreoidal (85 %), weitere 15 % in Ziliarkörper und Iris.

Therapie

- Kleiner Tumor < 3 mm: Kontrolle, Exzision, Photokoagulation.
- Großer Tumor: Enukleation, Exenteratio orbitae bei extrabulbärem Tumor, dann 50–60 Gy postop.

Radiotherapie

Brachytherapie mit Ru-106-Applikatoren (Tumorspitzendosis ca. 150 Gy, Skleradosis 500–700 Gy [Apoptoseinduktion?]) bis Tumordicke von 8-9 mm, bei größeren Tumoren I-125 (Photonenanteil zwecks besserer Penetration). Damit werden 90 Gy auf Apex/Spitze appliziert, was überwiegend den mitotischen Zelltod und damit eine langsamere Regression zur Folge hat. 80-90% Augenerhalt, bei hinteren Tumoren 50% Erblindung in 3 Jahren. Eine randomisierte Studie der Collaborative Ophthalmology Study group [COMS, Arch Ophthalmol, 2001] konnte die prinzipielle Gleichwertigkeit von Brachytherapie und Enukleation nachweisen.

Als Alternative gilt die **Protonentherapie:** 60-65 MV, Zielvolumen umfasst Primärtumor + 2-3 mm, Dosis 60 Gy verteilt auf 4 Fraktionen. Ergebnisse: 90% lokale Kontrolle nach 5 Jahren, 5% Enukleation. Günstiger als Brachytherapie bei Tumoren nahe an Risikostrukturen, ein Problem ist jedoch die Dosisbelastung der vorderen Augenabschnitte.

31.5.2 Metastasen an Uvea/Retina

Allgemeines

Intraokuläre Metastasen: Oft bei Mamma-, Bronchialkarzinom. 20% sind bilateral, selten simultane Hirnmetastasen (vor Therapie ausschließen).

Therapie

30-40 Gy über seitliches Stehfeld 4×4 cm² (5° nach dorsal gewinkelt wegen Linsenschutz), keine elektive RT des anderen Auges oder des gesamten Gehirns (nur 10% Befall). Medianes Überleben 7-12 Monate (Daten der ARO 95-08 [Wiegel, Radiother Oncol, 2002]).

31.6 Neuroendokrine Tumoren

31.6.1 Karzinoid

Allgemeines

Tumor der APUD-Zellen, sezernieren Serotonin.

Vorkommen

Inz.: 1,5/10⁵. Typisches Karzinoidsyndrom (Flush, Diarrhö, anfallsweise Atemnot) nur in 9% der Fälle, jedoch Rechtsherzkomplikationen in 50% der Fälle und einzelne Elemente des Karzinoidsyndroms ebenfalls bei 50%.

Lokalisation

Überwiegend in der Appendix (40%), in den mittleren Dünndarmabschnitten (Jejunum/Ileum, 27%) und im Rektum (13%).

Pulmonale Manifestation

Sehr selten (11% aller Karzinoide), gemäß neuer WHO-Klassifikation Einteilung in *typische* und *atypische* Karzinoide. Typische Karzinoide metastasieren selten und haben auch mit pos. LK eine gute Prognose (90-100% 5-JÜ), atypische metastasieren häufig und haben nur 25-70% 5-JÜ [Thomas, Chest, 2001].

Diagnostik

- **Serotoninmetaboliten:** Messung der 24-h-Ausscheidung der 5-Hydroxyindolessigsäure und von Serotonin.
- **Somatostatinrezeptor-Szintigraphie:** Karzinoide verfügen zu über 80% über Somatostatinrezeptoren, die auch vom synthetischen Analogon Octreotid besetzt werden. Mit radioaktiv markiertem Octreotid lassen sich daher Karzinoidmanifestationen mit 100%iger Spezifität und 89%iger Sensitivität nachweisen. Als kostengünstigere, aber qualitativ schlechtere Methode (Sensitivität 55-70%, Spezifität 95%) steht die ^{131}Jod-Metaidobenzylguanidin (MIBG)-Szintigraphie zur Verfügung.

Therapie

- **Appendix:** Appendektomie für Tumor < 1 cm (kaum LK-Befall), ansonsten Hemikolektomie mit LK-Resektion.
- **Magen und Duodenum:** Lokale Exzision für Tumor < 1 cm, ansonsten onkologische OP wie für Karzinom.
- **Dünndarm:** Dünndarmresektion mit Mesenterium (LK-Resektion).

- **Rektum:** Tumor < 1 cm Fulguration (kaum LK-Befall), bei Tumor > 1 cm onkologische OP wie für Rektumkarzinom inklusive LK-Resektion. Resektion solitärer Lebermetastasen.
- **Lunge:** Operative Therapie wie für andere Lungentumoren (inklusive mediastinaler LK-Resektion). Für typische Karzinoide genügt dies wohl auch bei N+. In einer aktuellen Serie fand sich jedoch ein prognostischer Einfluss des LK-Status (N0 vs. N1 vs. N2), sodass zumindest in der N2-Situation eine adjuvante RT erwogen werden kann [Cardillo, Ann Thorac Surg, 2004]. Weniger als 10 % der Patienten mit typischem Karzinoid entwickeln Fernmetastasen. Atypische Karzinoide haben hohes Rezidivrisiko und entwickeln in bis zu 70 % Fernmetastasen. Ob angesichts dieser Sachlage eine postop. RT vorteilhaft ist, ist unklar. In einer Serie brachte die postop. RT von N2-Tumoren nichts [Martini, J Thorac Cardiovasc Surg, 1994]. Postop. RT kann jedoch angesichts der schlechten Gesamtprognose für N2 prinzipiell erwogen werden, da unklar ist, von wo die Fernmetastasen ausgehen und da prinzipiell Radiosensibilität besteht (ca. 50 % objektive Response bei makroskopischem Tumor [Abrams, IJROBP, 1987]). ChT wäre wohl sinnvoller, gegenwärtig existiert jedoch kein Standard [Thomas, Chest, 2001]. ChT mit Cisplatin/Etoposid (PE) oder nach dem CAV-Schema kann versucht werden [Caretta, Lung Cancer, 2000].
- **Palliation:** Somatostatinanaloga bei Vorliegen von Metastasen (meist chemoresistent) bzw. bei systemischer Symptomatik. Anscheinend bei Patienten mit Karzinoidsyndrom, die ohne Octreotid-Behandlung nur ein medianes Überleben von 24 Monaten haben, auch verlängertes Überleben (median 43 Monate [Quaedvlieg, Ann Oncol, 2001]). Ggf. ChT mit Doxorubicin oder 5-FU. 5-JÜ bei Patienten mit Metastasen ca. 5 %.

31.6.2 Gastrinom

Therapie: OP.

Adjuvante Therapie: Keine gesichert, RT + 5-FU kann für R1 und N+ erwogen werden.

31.6.3 Insulinom

Therapie: OP.

Bei systemischer Erkrankung: ChT mit Streptozotocin und Doxorubicin (effektivste Kombination).

5-JÜ dennoch nur 5 % in dieser Situation.

31.7 Pulmonales Blastom

31.7.1 Allgemeines

Sehr seltener Lungentumor.

- **Kinder:** Pleuropulmonales Blastom (PPB), sehr schlechte Prognose.
- **Erwachsene:** Häufiger klassisch-biphasisches pulmonales Blastom (CBPB, schlechte Prognose, nur 33 % 2-JÜ), seltener gut differenziertes fetales Adenokarzinom (WDFA, günstigere Prognose, bis zu 50 % 5-JÜ).

31.7.2 Therapie

In jedem Fall Resektion wie bei anderen pulmonalen Tumoren inklusive mediastinaler LK-Resektion.

Für adulte Tumoren ist zwar der Wert einer adjuvanten RT und ChT ungeklärt, jedoch wird die adjuvante Therapie in Anlehnung an andere NSCLC empfohlen [Welter, Chirurg, 2001; Bini, Surg Today, 2001]. Lediglich bei pleuropulmonalem Blastom ist aufgrund der extrem hohen Aggressivität mit vielen Fernmetastasen in jedem Fall eine ChT empfohlen.

31.8 Chordome/kraniale Chondrosarkome

Langsam wachsende, lokal destruierende Tumoren von Schädelbasis/Klivus oder Os sacrum. Gehen von der embryonalen Corda dorsalis aus. Im Gegensatz zu den Chondrosarkomen der Schädelbasis immer von der Mittellinie ausgehend. Histologische Differenzierung: Beide exprimieren S100, aber nur Chordome exprimieren Zytokeratine und epitheliale Marker. Diese Unterscheidung ist relevant, da kraniale Chondrosarkome eine bessere Prognose haben.

R0-Resektion anstreben (was selten möglich ist). Selbst dann allerdings 50 % Rezidive. Insgesamt gilt OP + RT als der alleinigen OP überlegen. Eine Dosis-Wirkungs-Beziehung wird postuliert [Fuller, IJROBP, 1988]. Widersprüchliche Daten [Cummings, IJROBP, 1988] rühren wohl von vielen Feldrandrezidiven aufgrund schlechter Zielvolumendefinition her. Nach konventioneller RT insgesamt ca. 20 - 30 % lokale Kontrolle [z. B. Romero, Radiother Oncol, 1993]. Nach hochdosierter Photonen-RT mit 66 Gy insgesamt ca. 50 % lokale Kontrolle nach 5 Jahren (schließt R0- und R+-operierte Patienten ein) [Debus, IJROBP, 2000]. Beste Ergebnisse mit Protonen bzw. schweren Ionen: Lokale Kontrolle nach 5 Jahren 63 % (Chordome) [Castro, IJROBP, 1994] bzw. 73 % (Chordome) [Munzenrider, Strahlenther, 1999] bzw. nach 3 Jahren 71 % (Chordome) und 85 % (Chondrosarkome) [Schulz-Ertner, IJROBP, 2002].

31.9 Gastrointestinale Stromatumoren (GIST)

31.9.1 Allgemeines

Altersgipfel: 55 - 65 Jahre. GIST umfassen eine recht heterogene Gruppe mesenchymaler Tumoren, die bis vor einigen Jahren als gastrointestinale Leiomyosarkome klassifiziert wurden. Die häufigsten Lokalisationen sind der Magen (50 %) und der Dünndarm (25 %). Meist führen Oberbauchsymptome (krampfartige Schmerzen) zur Diagnose. Wesentliches Diagnosekriterium ist die Expression von c-kit (CD117, Grundlage der neuen Therapie), darüber hinaus exprimieren 60 % der Tumoren CD34, 40 % Aktin und einige auch S100.

31.9.2 Therapie

Kurative Maßnahme ist die Resektion. Bei kleinen Magentumoren (< 3 cm) reicht u. U. eine Wandresektion, ansonsten wird typischerweise eine Magenteilresektion mit 2 cm Sicherheitsabstand durchgeführt. Bei Dünndarmtumoren ist eine Resektion des befallenen Darmabschnitts mit 2 - 5 cm Sicherheitsabstand angezeigt. Rektumtumoren werden entsprechend den Rektumkarzinomen operiert.

Den Durchbruch in der Therapie der GIST brachte Imantinib-Mesylat (Glivec®). Während das mediane Überleben in der metastasierten Situation bisher 10 - 20 Monate betrug, beträgt mittlerweile das 3-JÜ 60 %, das mediane Überleben ist auch nach 3,5 Jahren nicht erreicht. Eine PET hat eine Sensitivität von 90 % und scheint bereits nach 24 - 48 Stunden ein Therapieansprechen auf Imantinib anzuzeigen. PET-Positivität nach > 30 Therapietagen ist ein ungünstiger prognostischer Faktor, ein Therapieversagen ist dann wahrscheinlich.

Die adjuvante Therapie mit Imantinib nach potenziell kurativer Resektion wird gegenwärtig im Rahmen zweier europäischer Studien, der EORTC 62024 und der Studie der Scandinavian Sarcoma Study Group, geprüft. Darüber hinaus kann auch ein neoadjuvanter Ansatz bei primärer Inoperabilität verfolgt werden.

Eine postop. Bestrahlung bei inkompletter Resektion bzw. eine primäre RT von inoperablen Tumoren ist vor dem Hintergrund der Therapiemöglichkeit mit Imantinib nicht indiziert.

31.10 Pleuramesotheliom

31.10.1 Allgemeines

Vorkommen

Inz.: $1/10^5$. 90 % der Fälle hängen mit beruflicher Asbestexposition zusammen (Schiff- und Kesselbau, Bremsenherstellung etc.). Daher Männer : Frauen 9 : 1, aber auch Angehörige von Asbestarbeitern können erkranken.

Lokalisation

Knotige/verkalkte pleurale Verdickungen, Wachstum oft entlang von vorbestehenden Thorakotomienarben. Insbesondere bei Durchbrechen der Thoraxwand axilläre und supraklavikuläre LK-Metastasen.

31.10.2 Therapie

Initial war die **Pleurektomie** die Standard-OP für das limitierte Pleuramesotheliom. Diese OP ist zwar auch bei Patienten mit eingeschränkter Lungenfunktion durchführbar, geht aber mit > 90 % Lokalrezidiven einher. Deutlich bessere Ergebnisse bringt die **extrapleurale Pneumonektomie**, die zwar nur bei ausreichender Funktion der kontralateralen Lunge durchführbar ist (geschätzte postop. FEV_1 von > 0,8 l), dann aber besser (Lunge als Risikoorgan wurde entfernt) mit hochdosierter ipsilateraler RT und ggf. ChT kombiniert werden kann. Während die Lokalrezidiv-Raten ohne adjuvante Therapie > 80 % betragen, sind mit der Kombinationstherapie extrapleurale Pneumonektome + RT +/- ChT lokale Kontrollraten von > 50 % zu erreichen [Rusch, J Thorac Cardiovasc Surg, 2001]. Damit wird die Metastasierung wieder zum führenden klinischen Problem. Vor diesem Hintergrund ist die Etablierung eines neuen Medikaments, des Folsäureantagonisten Permetrexed (Alimta®) erfreulich, das in der metastasierten Situation zu einer Verbesserung der Ansprechrate gegenüber Cisplatin von 17 % auf 41 % führte. Gegenwärtig werden kombinierte postop. RChT-Protokolle im Rahmen von Studien evaluiert.

RT-Dosen > 50 Gy werden verwendet, typischerweise 50–54 Gy auf den gesamten Pleuraraum einschließlich ipsilateralem Mediastinum, auch bei N0. Bei reiner RT sollten die mittlere Lungendosis der kontralateralen Lunge < 10 Gy, das V_{20} < 10 % und das V_5 < 80 %. liegen. Wird zusätzlich eine ChT gegeben, sollte wohl insbesondere das V_5 < 50 % betragen, da sonst mit potenziell letalen Nebenwirkungen zu rechnen ist (z. B. [Allen, IJROBP, 2006; Komaki, IJROBP, 2006]). Meist ermöglicht nur die intensitätsmodulierte Strahlentherapie (IMRT) die vollständige Erfassung des Zielvolumens bei vertretbarer Normalgewebsbelastung.

Bei inoperablen Tumoren können schmerzhafte/komplikationsbehaftete Lokalisationen einzeln in palliativer Intention bestrahlt werden.

31.11 Ganzkörperbestrahlung

31.11.1 Indikationen

- **Gesicherte Indikation:** Transplantationsvorbereitung (Konditionierung) vor Knochenmark-/Stammzelltransplantation bei ALL, AML des Erwachsenen, ALL, AML, CML bei Kindern.
- **Fakultativ:** Bei kindlichem Ewing-Tumor und Neuroblastom.
- **Experimentell** bei hochmalignen und niedrigmalignen Lymphomen, beim multiplen Myelom.

31.11.2 Ergebnisse

5-JÜ z. B. bei ALL 20–60 %, AML 45–50 %.

31.11.3 Therapeutische Wirkung

Zellabtötung, Konditionierung (Immunsuppression + Knochenmarkdepletion).

Graft-vs.-Leucemia-Effekt bei allogener Transplantation erwünscht (die nicht erwünschte, aber nicht völlig vermeidbare Graft-vs.-Host-Disease [GvHD] betrifft Haut, Leber, Gastrointestinaltrakt).

Knochenmark- vs. Stammzelltransplantation: Langsamere Rekonstitution bei Knochenmarktransplantation.

31.11.4 Toxizität

Frühtoxizität

- Übelkeit,
- Mukositis,
- Nierenfunktionsstörung,
- hämorrhagische Zystitis,
- Knochenmarkaplasie,
- Infektion,
- Blutung,
- Alopezie,
- Parotitis,
- Pneumonitis (früher häufigste therapiebedingte Mortalität),
- Veno-occlusive disease der Leber,
- Kardiomyopathie.

Spättoxizität

- Hormone: Wachstumsstörungen, Gonadeninsuffizienz (jedoch nicht 100 % sicher, Zeugung/Konzeption in Einzelfällen möglich, Leydig-Zellen funktionieren), Hypothyreose,
- Lungenfibrose,
- Katarakt,
- Sekundärmalignome,
- Zahnschäden.

Lungenblöcke decken ca. 5 % des Knochenmarks ab, allerdings nach [Shank (MSKCC), Radiother Oncol, 1990]: Zusätzliche Thoraxwandbestrahlung mit Elektronen dennoch nicht unbedingt notwendig, wird jedoch meist eingesetzt.

KAPITEL

32 Palliative Therapie

32.1 Knochenmetastasen

30 % der Patienten mit soliden Tumoren (v.a. Mamma-, Prostata-, Bronchialkarzinom) entwickeln Knochenmetastasen, 50 % hiervon aufgrund der Blutversorgung in der Wirbelsäule. Ca. 70 % der Patienten klagen über Schmerzen, bei ca. 15 % besteht Frakturgefahr aufgrund einer Stabilitätseinschränkung (> 50 % der Kortikalis arrodiert, Hinterkantenbefall der LWK, Osteolyse im Trochanter minor, Osteolyse > 2,5 cm im Femurhals).

Pathogenese des Schmerzes [Nielsen, JCO, 1991]: Dehnungsreize an den Nozizeptoren des Periosts, direkte Invasion in Nervenfasern und Produktion von Schmerzmediatoren.

Mechanismus der Schmerzlinderung [Kuttig, Röntgenblätter, 1983]: Tumorverkleinerung, Abnahme der Raumforderung, Druckentlastung am Periost, Dekompression der Nervenwurzeln, Reduktion der Mediatorausschüttung, Elektrolytverschiebungen, Gewebeazidose/-alkalose.

Bestrahlungsindikation: Medikamentös nicht beherrschbare Schmerzen, Frakturgefahr.

Radiatio in 70 – 80 % analgetisch erfolgreich. Ein großer Teil der osteolytischen Metastasen rekalzifiziert auch. Allerdings dauert dieser Prozess ca. Wochen bis Monate.

Fraktionierung

RTOG-Studien [Blitzer, Cancer, 1958]: Alle untersuchten Fraktionierungsschemata (15 × 2,7 Gy bis 5 × 5 Gy) zeigten initial die gleiche analgetische Effizienz, die Dauer der Analgesie war jedoch länger bei den Schemata mit kleineren Einzeldosen. Ähnliche Ergebnisse zeigte die Royal Marsden Studie [Price, Radiother Oncol, 1988]. Mit 1 × 8 Gy behandelte Knochen mussten öfter rebestrahlt werden als mit 10 × 3 Gy behandelte. Insbesondere wenn Rekalzifizierung erwünscht ist, sind höhere Dosen nötig [Nieder, in: Zamboglou/Flentje, 1995]. Zumindest Patienten mit Oligometastasen, also Patienten mit besserer Prognose, scheinen von einer Protrahierung der Therapie (z. B. 40 Gy in 4 Wochen) zu profitieren [Rades, JCO, 2007], u. a. da die Rekalzifizierung nach protrahierten Schemata besser zu sein scheint [Koswig, Strahlenther Onkol, 1999]. Bei ca. 30 % der Patienten wird eine Rebestrahlung nach einem Jahr nötig. Zumindest bei Patienten ohne neurologische Beteiligung scheint eine alleinige Bestrahlung ausreichend.

Halbkörperbestrahlung

6 – 8 Gy, gute Palliation, aber hohe Nebenwirkungsrate (25 % Übelkeit/Erbrechen/Diarrhö, 10 % Pneumonitis, beträchtliche Hämatotoxizität). Hat sich daher nicht durchgesetzt. Erfordert stationäre Prämedikation mit Dexamethason, Antiemetika und Hydrierung.

Radionuklide

Strontium-89 hat analgetische Ansprechraten von 50 – 91 %. 25 % der Patienten werden schmerzfrei. Insgesamt ähnliche Palliation von Strontium, fraktionierter RT und Halbkörperbestrahlung [Quilty (Metastron Studie), Radiother Oncol, 1994]. Allerdings nur mediane Dauer des palliativen Effekts von 7 – 8 Wochen. Keine Unterschiede zwischen fraktionierter RT und Metastron oder Halbkörperbestrahlung, aber prognostisch ungünstiges Kollektiv. Außerdem zeigten sich schwere Thrombopenien nach Strontium.

Haupteinsatzgebiet: Diffuse, kleinfleckige, nicht stabilitätsgefährdende Metastasierung und ggf. bei Rezidiv nach perkutaner Bestrahlung.

32.2 Myelonkompression

Es existierte bisher eine ältere randomisierte Studie für die Myelonkompression mit neurologischer Beeinträchtigung. Diese [Young, J Neruosurg, 1980] wie auch retrospektive Arbeiten zeigten Äquivalenz zwischen alleiniger Bestrahlung und der Kombination aus Bestrahlung und OP (Laminektomie).

Der neurologische Ausgangsbefund bestimmt das Ergebnis: 0–16% der paraplegen und nur 30% der nicht gehfähigen Patienten konnten wieder gehen. Bei 70% der gehfähigen Patienten ist der Erhalt der Gehfähigkeit möglich, wobei dies auch für das Überleben wichtig ist.

Eine neuere, prospektiv-randomisierte Untersuchung [Patchell, Lancet 2005] mit Dekompression und maximalem Debulking gefolgt von 10×3 Gy ergab einen signifikanten Vorteil gegenüber alleiniger Bestrahlung mit 10×3 Gy bez. der Gehfähigkeit (ca. 4 Monate vs. ca 1 Monat) und einen Trend zu einem besseren Gesamtüberleben. Auch in dieser Situation scheinen die protrahierteren Schemata für Patienten mit guter Prognose vorteilhaft [Rades, JCO, 2005].

32.3 Hirnmetastasen

S. Kapitel 23.

32.4 Obere Einflussstauung/ Hohlorgankompression

Die obere Einflussstauung (Vena-cava-superior-Syndrom) wird in > 50% von Bronchialkarzinomen verursacht, mit geringerer Häufigkeit von anderen malignen Läsionen wie Lymphomen oder Metastasen. Leitsymptome sind eine ausgeprägte Dyspnoe/Orthopnoe, venöse Stauung/Umgehungskreisläufe sowie Schwellung der Weichteile des Halses und der oberen Extremität. Da meist eine fortgeschrittene Tumorerkrankung zugrunde liegt, ist die Prognose insgesamt schlecht. Dennoch kann meist die belastende Symptomatik durch eine Radiotherapie schnell gebessert werden.

Beginn der Therapie in erhöhten Einzeldosen (z.B. 1–3 Fraktionen mit 3 Gy oder sogar 4 Gy ED). Sofort nach Besserung Reduzierung der Einzeldosen. Ggf. erste Bestrahlung im Sitzen nach konventioneller Simulation, nach Besserung dann Bestrahlungsplanung und Weiterbestrahlung im Liegen. Bei chemosensiblen Tumoren ggf. RT-Pause nach wenigen Fraktionen und Symptombesserung zur Einleitung einer ChT, insbesondere bei disseminierter Metastasierung bzw. bei höhergradigen Lymphomen.

Die gleichen Prinzipien gelten bei radiosensiblen Tumoren, die Hohlorgane komprimieren. In diesem Fall dringend so früh wie möglich ED reduzieren.

KAPITEL

33 Gutartige Erkrankungen

33.1 Prinzipien

Anwendung der RT bei schmerzhaften, entzündlichen, degenerativen Gelenk- und Weichteilerkrankungen. Verwendete Strahlendosen gehen auf klinische Beobachtungen zurück. I.d.R. werden 5–8×0,5–1 Gy in 2- bis 3-mal wöchentlichen Fraktionen appliziert. Bei Nichtansprechen kann – bei initial niedriger Gesamtdosis – evtl. eine zweite Behandlungsserie im Intervall von 6–8 Wochen angeschlossen werden. Im Tierversuch war die nachgewiesene Reduktion der Entzündungsaktivität in experimentellen Arthritismodellen vergleichbar mit NSAR [z.B. Fischer, Strahlenther Onkol, 1998], z.B. durch Reduktion von NO (Nitric Oxide) durch Hemmung der iNOS (inducible Nitric Oxide Synthetase) in Makrophagen. Einfluss auf Entzündungsmediatoren wie z.B. TNF eher fraglich.

33.2 Endokrine Orbitopathie (EO)

33.2.1 Allgemeines

Vorkommen

Tritt klinisch erkennbar bei 50% der Patienten mit Autoimmunhyperthyreose vom Typ M. Basedow auf, seltener bei Hashimoto-Thyreoiditis. Tritt umgekehrt aber nur in 40% der Fälle zeitlich simultan zu M. Basedow auf, in 40% danach und in 20% davor. Selten auch Vorkommen ohne Schilddrüsenerkrankung. *Altersgipfel:* 60 Jahre, Männer : Frauen 1 : 5, aber Männer schwerer betroffen. *Gesamtinzidenz:* $20/10^5$.

Pathogenese

Unklar, wohl Autoimmunprozess, Antigen unbekannt. „Endstrecke" jedoch unumstritten: Akut entzündliche Lymphozyteninfiltration, Fibroblastenproliferation mit Produktion von Mukopolysacchariden; in der chronischen Phase dann fibrotischer Gewebsumbau mit Elastizitätsverlust der Augenmuskeln.

Klinische Ausprägung

3–5% schwer, 30% moderat, 60% subklinisch. Oft spontane Rückbildung bei moderaten Formen. Daher nur Therapie der schweren Form. Bis zu 10% können unilateral sein.

Symptomatik

Standardisierte Symptomerhebung: „NOSPECS"-Klassifikation der American Thyroid Association (ATA).

Orbitale Symptomatik: Lidretraktion, Proptosis, Weichteilschwellung, Bindehautchemosis, Augenmuskelmotilitätsstörungen, *Hornhautschädigung, Sehnervschädigung.*

Diagnostik

Schilddrüsendiagnostik, insbesondere Antikörper (TRAK, TAK, MAK). Augenmuskelverdickung im MRT.

CAVE

Bei einseitigen Läsionen immer Lymphom oder anderes Malignom ausschließen!

33.2.2 Therapie

Abstellen der **Risikofaktoren** (Rauchen).

Zuerst unbedingt **Euthyreose** anstreben, ggf. bis hin zur Radiojodtherapie, darunter oder auch spontan meist Rückgang der EO (durch Radiojodtherapie jedoch auch Verschlechterung der EO möglich, daher parallel Kortison).

Frequenz der Spontanremissionen: 10% bez. Exophthalmus, 60% bez. Lidretraktion, 46% bez. Augenmotilitätsstörungen.

Darüber hinaus zunächst konservative Therapie mit **Tränenersatzmittel.**

Bei akuter Symptomatik Steroide (Prednisonäquivalent 0,5 – 1 mg/kg KG/d für 6 – 8 Wochen ausschleichend unter Magenschutz, alle 4 Tage um 10 mg reduzieren). Alternativ (z.B. bei Diabetes mellitus) oder simultan **RT** mit **16 Gy** (verschiedene Dosisempfehlungen, 16 Gy war bisher die meistgegebene Standarddosis, auf der Basis der deutschen randomisierten Studie kann jedoch zunächst auch ein Therapieversuch mit **2,4 Gy** durchgeführt werden [Gerling, IJROBP, 2003]). Im randomisierten Vergleich ist Kortison der RT gleichwertig, die Kombination aus beiden ist den Einzeltherapien jedoch überlegen [Prummel, Lancet, 1993]. In randomisiertem und geblindetem Vergleich zeigte 20 Gy ein signifikant besseres Therapieansprechen insbesondere der Augenmotilität als bei Scheinbestrahlung, allerdings ohne die Lebensqualität zu steigern [Prummel, J Clin Endocrinol Metab, 2004].

Bei akuter Sehverschlechterung **Dekompressions-OP** (**cave:** 10 – 15% Komplikationen wie z.B. Augenmotilitätsstörungen).

Bei „ausgebrannter" EO mit Augenmuskelfibrosen/-verkürzungen und konsekutivem Schielen: Bei Befundstabilität > 6 Monate operative Korrektur. Ebenfalls operativ angehbar ist die Lidretraktion.

33.2.3 Radiotherapie

Zielvolumen: Augenmuskeln vom Ursprung zum Ansatz, d.h. vom Zinn-Ring an der Orbitaspitze bis direkt hinter die Linse.

Klassisch Feld von 4×4 cm mit Gantrywinkel oder asymmetrischen Blenden zur Divergenzvermeidung (Linse). Aber: Distanz Orbitaspitze-Lidwinkel zwischen 31 und 47 mm, daher u.U. zu knapp. 3-D-Planung empfohlen.

Einstellung am Patienten: Hinterer Linsenpol liegt 8 mm hinter der Hornhautoberfläche und 6 mm hinter dem Limbus corneae. Dies entspricht etwa dem äußeren Lidwinkel.

33.2.4 Ergebnisse

In den meisten Studien Ansprechraten zwischen **60 und 90%,** wobei die größte Serie aus Stanford stammt [Petersen, IJROBP, 1990]. Rezidive treten nur verhältnismäßig selten auf. Applizierte Dosen liegen zwischen 2 und 30 Gy. In allen Studien ähnliche Ergebnisse, wenn auch schwierig vergleichbar. In akuter Phase wirksamer als in degenerativer Spätphase. Randomisierte Studie mit 10×2 Gy vs. Scheinbestrahlung: 63% Remissionen nach RT vs. 31% bei Scheinbestrahlung [Mourits, Lancet, 2000], allerdings insbesondere bei stärkeren Symptomen (Bewegungseinschränkung). Bei schwächeren (nur Exophthalmus) zeigte sich wohl kein Unterschied. Im Gegensatz dazu stehen Daten, die bei Bestrahlung nur eines Auges keinen Unterschied zwischen den Augen nach 3 und 6 Monaten ergaben [Gormann, Thyroid, 2002]. Spätere Daten konnten aufgrund des Studiendesigns nicht erhoben werden. Beide Studien sind allerdings nur als Abstract veröffentlicht. In einer deutschen Studie, die 8×2 Gy mit 8×0,2 Gy verglich, zeigte sich kein Unterschied zwischen den Gruppen nach 3 Monaten [Gerling, IJROBP, 2003]. In beiden Gruppen wurden nach 3 und 6 Monaten jeweils deutliche subjektive Besserungen durch die Patienten angegeben.

33.2.5 Nebenwirkungen/ Aufklärung

Bei hochdosierter Bestrahlung (20 Gy) selten vorübergehende Erblindung beschrieben.

Theoretisches Zweittumorrisiko: 1% ([Snijders-Keilholz, Radiother Oncol, 1996]), jedoch noch kein Fall beschrieben.

33.3 Pseudotumor orbitae

33.3.1 Allgemeines

4–7% aller Orbitatumoren. Unilaterale lymphozytäre Infiltration unklarer Genese (wohl autoimmun), selten auch bilateral, oft fulminant beginnend und schmerzhaft, Einschränkung der Augenmotilität.

33.3.2 Therapie

Zunächst Ausschluss einer Schilddrüsenerkrankung sowie eines malignen Tumors (insbesondere Lymphom) durch Biopsie. Dann Kortisontherapie (50–100 mg Prednisonäquivalent für 2–4 Wochen, 80% initiales Ansprechen, 30–40% dauerhafte Remission).

Bei fehlendem Ansprechen: RT.

33.3.3 Radiotherapie

Klassische Dosierung: 20–36 Gy (wohl primär aus Angst vor unerkanntem Lymphom, das mit derart hohen Dosen dann auch suffizient therapiert wäre). Aber: Beim Pseudotumor sind wohl auch sehr niedrige Dosen wirksam.

Alternative Strategie daher: Zunächst 2 × 0,5 Gy/Wo bis zu einer Gesamtdosis von 2–3 Gy. Bei Nichtansprechen 2. Serie nach 4 Wochen mit 3 × 1 Gy/Wo bis zu einer Gesamtdosis von 5–10 Gy. Falls sich darunter ein Progress zeigt und sich doch noch ein Lymphom herausstellt, ist eine definitive Lymphomdosis immer noch möglich.

Fibrotische Spätveränderungen sind kaum zu beeinflussen. Möglichst Schonung des kontralateralen Auges durch Wahl einer geeigneten Bestrahlungstechnik (z.B. ap-Feld mit Linsenblock und laterales Feld mit Gantrykippung, sodass der Strahl hinter dem kontralateralen Auge durchläuft).

33.4 Langerhans-Zell-Histiozytose

Therapieoptionen: „Wait and see", wenn asymptomatisch. OP, wenn möglich, ChT, wenn systemisch.

Inoperable symptomatische oder solitäre Läsionen: RT mit 16 Gy/2 Gy ED, mit dieser Dosis bereits 85–100% lokale Kontrolle. Möglicherweise reichen sogar 8 Gy.

33.5 Gorham-Stout-Erkrankung

Die Gorham-Stout-Erkrankung ist eine klinische, radiologische und histologische Entität durch eine progressive Osteolyse als Ergebnis einer – histologisch gutartigen – lymphovaskulären Proliferation. Bei Manifestation im Thorax können sich Pleuraergüsse bzw. ein Chylothorax einstellen. Die Erkrankung beginnt meist monozentrisch, kann sich aber über zusammenhängende Knochen ausbreiten. Der Verlauf ist schwer vorherzusagen. Die Erkrankung kommt häufig spontan zum Sistieren, häufig aber erst nach schwerwiegenden knöchernen Veränderungen. Die Prognose quoad vitam ist überwiegend gut. Wenn jedoch Wirbelkörper bzw. thorakale Strukturen involviert sind, können schwerwiegende neurologische oder Lungenkomplikationen drohen, die auch tödlich verlaufen können.

Zu den Therapieoptionen gehören bei limitierten Befunden die Resektion und, bei Chylothorax, die Ligation des Ductus thoracicus. Die definitive Strahlentherapie mit moderaten Dosen scheint wirksam zu sein (30–44 Gy in Fraktionen zu 2 Gy).

33.6 Wirbelkörperhämangiome

33.6.1 Allgemeines

Vorkommen

Inz: 10% in Autopsieserien, klinisch apparent in 1%, meist im Bereich der LWS.

Diagnostik

„Hypertrophische Atrophie" in bildgebenden Verfahren, grobsträhniges Bild. Im MRT hyperintens in T2w.

33.6.2 Therapie

Bei akuter neurologischer Symptomatik OP anstreben. Bei Schmerzen - falls diese mit großer Wahrscheinlichkeit vom Hämangiom ausgehen - und geringer neurologischer Symptomatik oder Inoperabilität: RT. In der Literatur empfohlene Dosisspannweite: 20 - 40 Gy. Es scheint neueren Daten zufolge jedoch zwischen 20 und 40 Gy eine Dosis-Wirkungs-Beziehung zu bestehen [Rades, IJROBP, 2003]. Daher in Übereinstimmung mit den meisten Serien vorwiegend **36 - 40 Gy** in Fraktionen zu 2 Gy empfohlen. Ansprechraten 60 - 80 % [z. B. Sakata, Acta Oncol, 1997; Winkler, Strahlenth Onkol, 1996].

33.7 Weichteilhämangiome/ Hauthämangiome

Selten Notfallindikation im Rahmen eines Kasabach-Merritt-Syndroms (Verbrauchskoagulopathie bei permanenter Gerinnung im Hämangiom).

Primär OP anstreben. Falls dies nicht möglich ist (da Läsion nicht auf einen Leberlappen beschränkt), RT erwägen. Dosis: 10 Gy für Kleinkinder, 30 Gy/ 2 Gy ED bei Erwachsenen. Keine Bestrahlung von Hauthämangiomen aus kosmetischen Gründen, insbesondere bei Kindern, da hohe Spontanremissionsraten bekannt sind und das Tumorinduktionsrisiko mehrfach belegt ist.

33.8 Degenerative/ entzündliche Gelenk- und Weichgewebserkrankungen

- **Epicondylopathia humeri:** Verschiedene Dosierungskonzepte von 0,3 - 1,5 Gy ED. Verbreitetes Schema: 6 - 8 Gy GD in Einzeldosen von 1 Gy, jeden 2. Tag appliziert.
- **PHS (Periarthropathia humero-scapularis):** Wenn wesentliche Verkalkungen im Röntgen, möglichst primär operativ entfernen lassen und dann nachbestrahlen. Bei langer Erkrankungsdauer höhere Gesamtdosis (6 Gy bei ED von 1 Gy), bei kürzerer Erkrankungsdauer genügen wohl 1,5 - 3 Gy (ED 0,5 Gy).
- **Fersensporn:** In der deutschen Pattern-of-care-Studie ca. 60 % Ansprechen [Micke, IJROBP, 2004]. Die meisten Zentren applizieren 6 Gy bei ED von 1 Gy.
- **Arthrosen:**
  - Akut schmerzhaft (seit < 3 Monaten): 10 × 0,5 Gy (3- oder 5-mal/Wo),
  - subakut (seit 3 - 6 Monaten): 6 × 0,5 Gy (3- oder 5-mal/Wo), wiederholen nach 6 Wochen,
  - chronisch: 6 × 1 Gy (3-mal/Wo), wiederholen nach 6 Wochen.
- **Keloide:** Behandlung mit 50 - 140 kV Röntgen oder 6 MV Elektronen mit Bolus (5 mm) oder Strontium-90-Dermaplatten. Dosierung z. B. 2 - 3 Gy 3-mal/Wo, GD 12 - 15 Gy (andere Möglichkeit: **3 × 4 Gy** in 1 Woche [Borok, IJROBP, 1988]). Es werden auch höhere Dosen verabreicht (z. B. **5 × 4 Gy** in 1 - 2 Wochen). Die meisten Arbeiten konnten jedoch oberhalb von 12 - 15 Gy keine bessere Wirkung feststellen [z. B. Klumpar, J Am Acad Dermatol, 1994]. Allgemein wird ein möglichst früher RT-Beginn nach OP empfohlen (innerhalb 24 h), wobei dieses sehr enge Zeitfenster wohl durch keinerlei Daten gedeckt ist und bei Beginn der RT bis zu 72 h nach OP kein nachteiliger Effekt nachweisbar war [Perez, Front Radiat Ther Oncol. 2001]. Ca. 50 - 70 % Rezidivfreiheit. Zielvolumen mittels Bleischablonen strikt auf das Narbengebiet begrenzen. Auch die Einzeit-RT mit 7,5 - 10 Gy ist möglich [z. B. Ragoowansi, Br J Plast Surg, 2001]. Ausgereifte Keloide sind keine RT-Indikation.
- **Hidradenitis suppurativa**
  - Akut/schmerzhaft: 0,2 Gy tgl., GD 2 Gy.
  - Chronisch: 1 Gy 1-mal/Wo, GD 3 - 12 Gy.
- **Induratio penis plastica:** Therapie mit 150 - 200 kV Röntgen oder 6 MV Elektronen. Typische Dosierung sind 20 Gy in 2 Wochen (10 × 2 Gy), darunter 50 - 80 % Besserung. Bei knotigen Indurationen auch 3 × 1 Gy/Wo bis 8 Gy und ggf. Wiederholung nach 6 Monaten bei ausbleibendem Erfolg möglich. Vor allem Schmerzsymptomatik wird reduziert, weniger

Deviation [Pambor, Strahlenther Onkol, 2003]. Hodenkapsel!

- **Dupuytren'sche Kontraktur:** Die spontane und postop. Progressionsrate von 50 % in 5 Jahren scheint – retrospektiven Untersuchungen zufolge – mindestens halbiert zu werden. RT-Indikation insbesondere im Frühstadium „N" (Knoten und Stränge ohne Kontraktur) und Stadium „I" (leichte Kontraktur). In höheren Stadien eher OP erwägen. Nur RT der sicht- und tastbaren Indurationen, aber mit weitem (1–2 cm) Sicherheitsabstand (lateral 0,5–1 cm, longitudinal 1–2 cm). RT mit Orthovolt (120–150 kV, 20 mAs, 2 mm Aluminiumfilter, Fokus-Haut-Abstand [FHA] 40 cm, individuelle Bleigummiabdekkung) oder Elektronen (3–6 MV, 5 mm Bolus). Dosierung: 10 × 2 Gy oder 7–10 × 3 Gy [Seegenschmiedt, Strahlenth Onkol, 2001].
- **Lymphozelen/Lymphfisteln:** Treten nach 2 % aller Gefäßoperationen auf. Bei klinischer Symptomatik vor erneuter operativer Revision ca. 20 Gy in 2-Gy-ED. Nach neueren Daten [Neu/Haase, Strahlenther Onkol, 2000] genügen aber 12 Gy in 1-Gy-ED. Bei perkutaner Fistelung: Tägliche Messung des sezernierten Volumens (z. T. auch deutlich unter 12 Gy zum Sistieren ausreichend).
- **Juvenile Nasen-Rachen-Fibrome:** 30–35 Gy in 3 Wochen. In etwa äquivalent zur OP, wenn diese nicht möglich.
- **Aneurysmatische Knochzenzysten:** Wenn OP nicht möglich oder bei R1-Resektion: 30–40 Gy in 2-Gy-ED bewirken Rekalzifizierung.

33.9 Andere Indikationen

- **Ekzematöse Erkrankungen:** 6–12 Gy, 1 Gy alle 3 Tage. Guter antipruritischer Effekt bei Steroidkontraindikation.
- **Psoriasis:** Psoriatische Nägel: 1 Gy 1-mal/Wo, GD 3 Gy.
- **HOP (Heterotope Ossifikationsprophylaxe):** Nach Hüft-Totalendoprothese werden insgesamt 30 % heterotope Ossifikationen beobachtet, Verkalkungen zeigen sich frühestens 4 Wochen nach OP im Röntgen. Von diesen Ossifikationen sind 10 % im Stadium Brooker III/IV (unbrauchbar) zu erwarten. Bei Hüften, die zum Zeitpunkt der OP keine vorbestehende heterotope Ossifikation aufwiesen, treten nach 1 × 7 Gy oder 3 × 4 Gy heterotope Ossifikationen in ca. 90 % gar nicht, in ca.10 % Brooker I, in max. 2 % Brooker II und höhergradige praktisch gar nicht auf, d. h., das Risiko für heterotope Ossifikationen wird von 30 % auf ca. 10 % gesenkt, und schwere Manifestationen treten praktisch gar nicht mehr auf. Minimal müssen bei einmaliger Bestrahlung 6 Gy appliziert werden. Zielzelle der RT ist wohl die pluripotente mesenchymale Stammzelle, die vor der Differenzierung zum Osteozyten ausgeschaltet werden muss. Großzügig bestrahlen, insbesondere lateral (Bereich des Weichteiltraumas durch OP) nichts ausblocken. Wirksames Zeitfenster von 24 h prä- bis 72 h postop. Am wirksamsten direkt (bis 4 h) vor OP [z. B. Kölbl, Ärzteblatt, 2003]. Die Alternativtherapie – Prophylaxe mit nichtsteroidalen Antiphlogistika – kann bei Therapieversagen auf eine Modalität im Rezidivfall auch kombiniert mit der RT verwendet werden.
- **Pterygium:** Durch neue OP-Techniken reduzierte Rezidivrate. Nach primärer OP daher keine Indikation zur RT. Nach Rezidiv-OP weiterhin RT-Indikation. Entweder Strontium-90-Augenapplikator oder 20 kV Röntgen (40 mm Fokus-Haut-Abstand, 1,5 cm Tubus, 0,1 mm Aluminiumfilter). RT von der Pterygiumbasis bis zum Limbus corneae, z. B. unmittelbar präop. 7 Gy und max. 24 h postop. 5 Gy sowie dann nochmals 3 × 5 Gy alle 2 Tage [Willner, Strahlenther Onkol, 2001]. Reduziert die Rezidivrate von ca. 30 % auf < 5 %.
- **Postop. Parotitis:** Z.B. 5 × 0,5–1 Gy im täglichen Abstand.
- **Speicheldrüsenfistel:** Z.B. 6 × 1 Gy.
- **Intrakoronare In-Stent-Restenosierungsprophylaxe:** Ca. 50 % der In-Stent Restenosen restenosieren nach erneuter PTCA. Durch HDR-Brachytherapie (IR-192, Sr-90, Yt-90, P-32) lässt sich diese Rate nach 6 Monaten auf 10–20 % verringern.
  Dosis: In den meisten Studien bisher ca. 15 Gy in 2 mm Gewebetiefe [Leon (Gamma-1), NEJM, 2001; Coussement (INHIBIT), Vasc Radiother Monitor, 2000; Waksman (WRIST), Circulation, 2000; Waksman (START), Circulation, 2000]. Möglicherweise bessere Restenosierungsprophylaxe bei 20 Gy in 2 mm Gewebstiefe [Strnad (EVEREST), Strahlenther Onkol, 2001].

Zielorgan: Endothel. Zu hohe Dosen an Media/Adventitia vermeiden. Wichtig: Antikoagulanzien über 9–12 Monate, sonst u.U. vermehrt Spätstenosen im Stent (Gamma-1). Daher noch keine Routinetherapie! Drug eluting stents haben die Brachytherapie praktisch vollständig verdrängt, auch wenn neuere Daten hinsichtlich vermehrt auftretender Spätstenosen auch dieses Konzept hinterfragen lassen [Schuchmann, NEJM, 2006].

- **Kastrationsbestrahlung der Frau** (heute quasi obsolet)**:** 3×4 Gy in 3 Tagen oder 1×6 Gy.
- **Epilationsbestrahlung:** 6 Gy ED.

33.10 Akustikusneurinome/arteriovenöse Malformationen (AVM)/Meningeome/Hypophysenadenome

S. Kap. 23.

33.11 Desmoide

S. Kap. 21.

KAPITEL

34 Normalgewebstoleranz

34.1 Allgemein

Tabelle 34.1 zeigt die Toleranzdosen der einzelnen Gewebe.

Tab. 34.1 Übersicht über die Toleranzdosen nach [Emami, IJROBP, 1991] für die homogene Belastung des gesamten Organs bei einer Einzeldosis von 1,8–2 Gy. Dabei wurden die Originaldaten von Emami wiedergegeben, Fußnoten weisen auf deutliche Abweichungen nach heutigem Wissensstand hin

Organ	TD 5/5[1]	TD 50/5[2]	Folgen
Gehirn[3]	45	60	Nekrose
Hirnstamm	50	60	Nekrose
Sehnerv	50	65	Erblindung
Chiasma	50	65	Erblindung
Rückenmark	47–50	70	Myelopathie
Cauda equina	60	75	Myelopathie
Armplexus	60	75	Plexopathie
Lunge[3]	17,5	24,5	Pneumonitis
Niere[3]	23[4]	28[4]	Nephritis
Leber[3]	30	40	Ausfall
Herz[3]	40[4]	50[4]	Perikarditis
Ösophagus	55	68	Striktur
Magen	50	65	Ulkus
Dünndarm	40	55	Stenose
Kolon	45	55	Stenose
Rektum	60	80	Proktitis, Stenose, Fistel
Harnblase	65	80	Schrumpfblase
Linse	(10)[5]	18[5]	Katarakt
Parotis	32[4]	46[4]	Xerostomie
Mittelohr	30	40	Seröse Otitis
Larynx	70 45	80 80	Knorpelnekrose Larynxödem
Femurkopf	52[6]	65[6]	Nekrose
Temporomandibuläres Gelenk	60	72	Trismus
Haut	55	70	Nekrose

[1] Dosis, bei der mit 5 % Wahrscheinlichkeit Toxizität nach 5 Jahren auftritt.
[2] Dosis, bei der mit 50 % Wahrscheinlichkeit Toxizität nach 5 Jahren auftritt.
[3] Bei diesen Organen können Teilvolumina mit deutlich höheren Dosen belastet werden, detaillierte Diskussion im Text zum jeweiligen Organ.
[4] Bei diesen Organen dürften die Toleranzdosen ca. 20 % unter den von Emami publizierten Werten liegen.
[5] Für die Linse ist das Plateau der Kataraktinzidenz nach 5 Jahren noch lange nicht erreicht, daher liegen die – auch für längere Nachbeobachtungszeiten gültigen Werte – stark unter den von Emami angegebenen.
[6] Kritischer als der Femurkopf ist wohl der Femurhals, für diesen ist die Toleranz eher mit 40/60 anzusetzen.

34

Notabene: Diese Toleranzdosen stammen aus einer Umfrage unter führenden Radioonkologen Mitte der 1980er-Jahre, d.h. im Wesentlichen in der 2-D-Ära. Es handelte sich zu dieser Zeit überwiegend noch nicht um „saubere" Daten basierend auf Dosis-Volumen-Histogrammen bzw. kontrollierten Studien, sondern um Werte aus der klinischen Erfahrung, die aber auch nach heutigen Wissen doch recht gute Abschätzungen erlauben. Für einzelne Organe haben sich nach längerem Follow-up aber deutlich abweichende Toleranzdosen gezeigt, siehe detaillierte Diskussion und Fußnoten.

34.2 Speziell

34.2.1 Erwachsene

- **Gehirn**: Nach Emami TD 5/5 für Ganzhirn-RT 45 Gy, für 30% Teilhirn 60 Gy. Aber **cave**: Neuere Daten aus den RTOG low grade glioma trials [Shaw, JCO, 2002] ergaben 2,5% Radionekrosen bereits bei 50 Gy und 6,5% bei 64,8 Gy.
  Sonderfall Einzeitbestrahlung: Bestrahltes Volumen nimmt mit der 3. Potenz des verwendeten Kollimatordurchmessers zu (bei Verwendung von Rundkollimatoren), steilster Anstieg oberhalb eines Targetdurchmessers/Targetvolumens von 3 cm/15 cm^3 [Flickinger-Formel]. Schwellendosis für Nekrose ca. 10 Gy, steiler Anstieg der Wahrscheinlichkeit ab ca. 25 Gy. Leukenzephalopathie nach MTX plus RT > 20 Gy.
- **Hirnstamm:** Die maximal tolerierte Dosis beträgt 60 Gy an der Oberfläche bzw. 50 Gy im Zentrum.
- **Hypophyse:** Bei > 25 Gy Reduktion des GH-Spiegels, andere Hormone sinken erst bei Dosen > 40 Gy.
- **Hypothalamus:** *Empfindlicher als Hypophyse!* Bei Dosen > 18 Gy Reduktion des Wachstumshormonspiegels, andere Hormone sinken erst bei Dosen > 30 Gy.
- **Rückenmark:** Allgemein respektierte Toleranz ca. 45 Gy, allerdings wohl keine wesentlichen Inzidenzunterschiede (< 1%) in allen Dosisstufen bis 50–55 Gy. Nach > 1 Jahr Latenz sind nochmals mindestens 40% der Toleranzdosis applizierbar. Obwohl sich zunehmend Literaturberichte finden, die erfolgreiche Rebestrahlungen durchführten, gilt weiterhin Zurückhaltung, aggressive Aufklärung und besondere Vorsicht bei der Lagerung. Bei Hyperfraktionierung reduziert sich die Toleranzdosis selbst bei einem Intervall von 6 Stunden nur um 12–16%. Auch bei infinitesimal kleiner ED ist die Toleranz max. 77 Gy.
- **Auge:**
  - Tränendrüse: Kein Effekt bei Dosen < 30 Gy, ansteigende Einschränkung der Tränenproduktion zwischen 30 und 50 Gy (TD 50/5 beträgt etwa 40 Gy). Bei 50 Gy nahezu 100% Funktionsverlust [Parsons, IJROBP, 1994]. 32–45 Gy auf Tränendrüse resultieren in 25% Augenverlust nach 4–8 Jahren.
  - Retina: Kein Effekt bei Dosen < 40 Gy. Die TD 20/5 beträgt etwa 50 Gy, die TD 90/5 beträgt 60 Gy. Ein 100%iger Funktionsverlust ist bei 70 Gy zu erwarten [Parsons, IJROBP, 1994].
  - Skleraschäden ab 150 Gy.
  - Stenose des Tränengangs nach > 50 Gy möglich, Ektropium nach > 60 Gy.
- **Linse:** Toleranz < 2 Gy. Bei Überschreiten von 2 Gy mit steigender Dosis kontinuierlich ansteigendes Kataraktrisiko. Nach 14,4 Gy in 12 Fraktionen ca. 33% Katarakte, im Median nach 4 Jahren [Zierhut, IJROBP, 2000]. Bläschenbildung in hinterer Kapsel der Linse, Trübung am hinteren Pol, Vakuolen und Granula in Fasern, die konfluieren und zur Trübung führen. Je höher die Dosis, desto schneller tritt die Katarakt auf. Ab 50 Gy kein vernünftiger Linsenersatz mehr möglich.
- **Sehnerv/Chiasma:** Toleranz 45 Gy bei 2 Gy ED (Inzidenz an Neuropathie < 1%), 54 Gy bei 1,8 Gy ED [Jiang, Radiother, Oncol, 1994; Goldsmith, Radiology, 1992]. Toleranzdosis bei Einzeit-RT für Chiasma/Sehnerv 8 Gy, für Sehbahn 8–12 Gy.
- **Hörnerv/N. facialis:** Toleranzdosis für Einzeit-RT bei 12–15 Gy, für fraktionierte RT TD 5/5 wohl ca. 60 Gy, daher Applikation von 57,6 Gy/1,8 Gy ED möglich.
- **Parotis:** TD 50/1 beträgt 39 Gy mittlere Parotisdosis, dann Reduktion des Speichelflusses auf 15%. Diese Dosis sollte auf keinen Fall überschritten werden [Roesink, IJROBP, 2001]. Daher: Dosis > 35 Gy auf gesamte Speicheldrüsen vermeiden. Bei 40–60 Gy Speicheldrüsendosis nur noch bei 20% der Patienten, bei 45 Gy bei 50% der Patienten, oberhalb von

60 Gy bei keinem Patienten messbarer Speichelfluss. Neuere Daten belegen sogar eine Einschränkung der Parotisfunktion ab einer mittleren Organdosis von 26 Gy [Henson/Eisbruch, Oral Oncology, 2001]. Individuell offenbar sehr unterschiedliche Empfindlichkeit, daher signifikante Schonung zumindest des lateralen Teils der Parotis durch IMRT (Absolutdosis in einem relevanten Teil < 26 Gy halten) meist lohnend. Dieser Ansatz vermeidet auch die Unterdosierung der LK unmittelbar medial der tiefen Anteile der Parotis sowie der dorsal davon gelegenen LK.

- **Ohr:** Seröse Otitis bei Dosen > 30 Gy, chronische Otitis bei Dosen > 55 Gy, Innenohrschädigung bei Dosen > 62 Gy.
- **Haut:** Epilationsdosis temporär 4–8 Gy (Einzeit) bzw. 14–20 Gy (konventionell fraktioniert), bleibend ab 14–20 Gy (Einzeit) bzw. 40–50 Gy (konventionell fraktioniert).
  Teleangiektasien: TD 3/5 50 Gy, TD 5/5 59 Gy, TD 50/5 65 Gy.
  Nekrosen: Bei 100 cm^2 bestrahlter Fläche beträgt die TD 5/5 55 Gy, bei 10 cm^2 bestrahlter Fläche 70 Gy.
- **Herz:** Unterhalb von 30 Gy mittlerer Herzdosis konnten bisher keine klinischen Effekte bez. einer kardialen Übersterblichkeit nachgewiesen werden. Jenseits von 30–35 Gy, insbesondere bei Applikation auf relevante Volumina des linken Herzens, nimmt diese jedoch messbar zu. Die Dosis-Wirkungs-Beziehung verschiebt sich zu niedrigeren Dosen bei gleichzeitiger Applikation kardiotoxischer Zytostatika wie z. B. Anthracyclinen.
- **Ösophagus/Magen:** Ösophagitis/Gastritis ab 20–30 Gy, Ulzerationen ab 45–50 Gy.
- **Dünndarm:** Saubere Dosis-Volumen-Beziehungen existieren nicht. Dosislimit auf größere Volumina bei ca. 45 Gy. Bei 60 Gy auf relevante Volumina steigt die Nebenwirkungswahrscheinlichkeit auf bis zu 50 %, mit u.U. langer Latenz. Dosen > 50 Gy auf relevante Volumina sind daher unbedingt zu vermeiden. Einzeldosis ≤ 2 Gy halten. Bei hohen ED (z. B. 5 Gy im Rahmen eines Kurzzeitprotokolls) peinlich auf Ausschluss des Dünndarms achten, da bei Einschluss relevanter Volumina mit > 10 Obstruktionen zu rechnen ist [Guckenberger, Int J Colorectal Dis, 2006]. Bei Einzeit-RT Desquamation/Denudation ab 8 Gy, Einzeitdosen von 12 Gy nicht überschreiten.
- **Rektum:** Steiler Anstieg der rektalen Nebenwirkungen bei Belastung der Rektumvorderwand > 70 Gy (von < 10 % bei < 70 Gy auf > 30 % bei > 75 Gy). Daher nicht mehr als 75 Gy auf nicht mehr als 30 % der Rektumwand, dann wohl < 20 % Risiko. Es existieren jedoch unterschiedliche Angaben je nach Gruppe (Pollack oder Zelefsky). Relativ sicher dürfte folgende Verschreibung sein: Nicht mehr als 70 Gy auf nicht mehr als 30 % der Rektumwand.
- **Leber:** Die Ablationsdosis für Lebergewebe beträgt ca. 30 Gy, daher die gesamte Leber nur mit Dosen < 30 Gy in 1,5-Gy-ED belasten (hohe Fraktionierungsempfindlichkeit durch kleines α/β von 1!). $^2/_3$ sind bis 50 Gy, $^1/_3$ nach Emami-Daten bis 70 Gy belastbar. Neuere Daten aus Michigan [Dawson, Sem Rad Oncol, 2005] ergaben sogar eine TD 5/5 von 90 Gy auf $^1/_3$ des Volumens und 47 Gy auf $^2/_3$. Die TD 5/5 für die Belastung der ganzen Leber betrug auch in dieser Untersuchung 31 Gy. Bei Einzeitbestrahlungen sollte die Maximaldosis auf die Hälfte der Leber 7 Gy betragen und auf 30 % der Leber 12 Gy. Bei Verteilung auf 3 Fraktionen sind insgesamt 15 bzw. 21 Gy tolerabel bzw. wenigstens 700 ml Leber sollten weniger als 15 Gy erhalten.
- **Kehlkopf/Hypopharynx:** Das wesentliche Problem stellt das chronische **Larynxödem** dar, das wohl auf der Basis von hyalinen Gefäßdegenerationen entsteht und das oberhalb von 50 Gy mit steigender Wahrscheinlichkeit auftreten und in den höheren Dosisstufen tracheotomiepflichtig werden kann. Im Dosisbereich von 65–75 Gy ist mit mindestens 5 % schweren Larynxkomplikationen zu rechnen.
  Die **Chondronekrose** ist ein eher seltenes Ereignis, kann oberhalb von 65 Gy auftreten und wird meist von einem Larynxödem begleitet. 70 Gy sollten keinesfalls überschritten werden. Chronisch fibrotische Hypopharynxveränderungen sind schwer zu erfassen und eher nicht dosislimitierend. Der Einfluss der ChT auf die Spätfolge Larynxödem ist schwer zu quantifizieren. Aggressive Akzelerierung scheint das Risiko deutlich zu erhöhen (in der EORTC-Studie 22851 [Horiot, Radiother Oncol, 1997] führten 72 Gy in 45 Fraktionen über 5 Wochen zu 13 % tracheotomiepflichtigen Larynxödemen).
- **Lunge:** TD 5/5 für ganze Lunge: Einzeit 6–8 Gy, fraktioniert 17,5 Gy. Ablations-/Pneumonitis-Grenzdosis

pro funktionelle Einheit beträgt wohl ca. 20 Gy, daher ist die V_{20} (der Volumenanteil der Lunge, der > 20 Gy erhält) eine relevante Größe. Vor diesem Hintergrund max. abladierbares Volumen von FEV_1 abhängig machen (kritische Grenze für prätherapeutische FEV_1, unterhalb derer nach typischer RT ein hohes funktionelles Risiko besteht, liegt bei ca. 1,2 l). Klinisch relevante Pneumonitisrate beträgt < 4%, wenn < 25% des Volumens mit > 20 Gy belastet werden, bzw. 20–30%, wenn > 40% des Volumens mit > 20% belastet werden [Byhart (RTOG 93-11), IJROBP, 1993].

Ein alternativer Ansatz zur Abschätzung des Pneumonitisrisikos betrachtet die mittlere Lungendosis [Kwa, IJROBP, 1998]. Aus gepoolten Daten mehrerer Publikationen ergeben sich danach die in Tabelle 34.2 gezeigten Abschätzungen. Bei Dosen ≥ 70 Gy ist auch mit ungewöhnlichen Schäden wie Obstruktion infolge Bronchomalazie und – bei entsprechendem Zielvolumen – Nervenschäden, z.B. Recurrensparese, zu rechnen. Es ist zu erwarten, dass sich auf Basis von Monte-Carlo-Dosisberechnungen neue Toleranzdosen ergeben.

Tab. 34.2 Abschätzung des Pneumonitisrisikos als Funktion der mittleren Lungendosis vom Gesamtlungenvolumen (li+re) [Kwa, IJROBP, 1998]

Mittlere Lungendosis	Pneumonitisrisiko
10 Gy	Nahe 0 %
20 Gy	15 %
30 Gy	50 %

- **Knochen/Gelenke:** Osteoblasten sind strahlenempfindlicher als Osteoklasten. Bei Dosen > 20 Gy temporäre Osteoblastenabnahme, < 20 Gy keine Mineralisierungsstörungen. Bei Dosen > 45 Gy periostale Reduktion der Knochendeposition. Kapillarverminderung ab > 50 Gy, daher wohl spätestens oberhalb von 45 Gy Schwächung des Knochens. Aber: Bei Patienten > 70 Jahre schon ab 15–20 Gy Mineralisierungsstörungen, daher **cave** Schenkelhalsdosen > 30 Gy in dieser Altersgruppe. Osteoradionekrosen bei Dosen > 60 Gy. Das Trismusrisiko bei > 50 Gy auf das Kiefergelenk bzw. die kleinen Muskeln beträgt 25%.
- **Knochenmark:** Ab 30–40 Gy „leeres Mark", dann auch keine Neubesiedelung.
- **Nieren:** TD 5/5 für die ganze Niere nach Emami 23 Gy, TD 50/5 für ganze Niere 28 Gy, wobei diese Dosen nach neuerem Kenntnisstand und bei langem Follow-up zu hoch angesetzt sein dürften. Der Wert für die TD 5/5 dürfte daher eher 18 Gy betragen, daher max. Dosis für ganze Niere 18–20 Gy bei kleinen Einzeldosen. Wenn beide Nieren belastet werden (insbesondere bei kurativer Indikation, z.B. beim abdominellen Bad), sollten jedoch max. 14 Gy Ganznierendosis zugelassen werden, denn oberhalb von 15 Gy ist prinzipiell eine Schädigung mit bis zu 10-jähriger Latenz zu erwarten [Beauvois, Cancer Radiother, 1997; Cassady, IJROBP, 1995]. TD 5/5 bei Drittelnierenbelastung 50 Gy, dieses Nierendrittel wird dann jedoch völlig nonfunktional.
- **Harnleiter:** Unterhalb von 50 Gy sind keine Nebenwirkungen zu erwarten.
- **Ovar:** Radiomenolysedosis 4–15 Gy, abnehmend im Alter. Bestrahlung eines umgekehrten Y mit 40 Gy führt zur Unfruchtbarkeit. Durch Ovaropexie in die Mittellinie ist eine Reduktion der Dosis auf < 6 Gy und damit Erhalt der Fruchtbarkeit möglich. Fehlbildungsrisiko bei dieser Dosis dann < 5%.
  Merksatz für Alter/Toleranzdosis für endokrine Funktion: 12(J)/20(Gy) – 20/12–40/6.
- **Hoden:** Kein Einfluss auf Spermatogenese bei Dosen < 0,1 Gy. Bei Dosen > 0,1 Gy – insbesondere bei Dosen > 0,5 Gy – temporäre Azoospermie, bei Dosen > 1 Gy ggf. permanent reduzierte Spermienzahl, bei > 6–8 Gy Einzeitdosis bzw. bei > 1,5 Gy fraktioniert ist eine bleibende Azoospermie zu erwarten. Bei Dosen > 10 Gy (fraktioniert) bleibender Leydig-Zell-Schaden, sodass ab dieser Dosis eine Reduktion der Testosteronspiegel prinzipiell möglich ist. Hodendosis bei paraaortal/iliakaler RT mit 30 Gy ca. 6% der Verschreibungsdosis (0,3–1,8 Gy), reicht also u.U. an die Toleranz heran → Hodenkapsel (Reduktion um ca. 50% absolut bzw. auf 1,6% der Dosis im Zentralstrahl). Die alleinige paraaortale RT bis L4 ist wahrscheinlich unproblematisch und erfordert keine Hodenkapsel; bei RT bis L5 wahrscheinlich notwendig.

34.2.2 Kinder

- **Epiphysen** mit weniger als 4 Gy bei Kindern < 6 Jahre belasten. Wenn möglich, aussparen, wenn nicht möglich, dann komplett einschließen. Die TD 5/5 des wachsenden Knochens (inkompletter Wachstumsstillstand) beträgt < 10 Gy, bez. eines kompletten Stillstands 20 - 30 Gy, der cut off zwischen leichten und schweren Schäden liegt daher bei ca. 20 Gy. Ein Rechenmodell, das die Längenreduktion im Wachstum in Abhängigkeit von der applizierten Dosis abschätzen lässt, ist durch [Silber, JCO, 1990] veröffentlicht.

CAVE

Bei hochdosierten Bestrahlungen immer symmetrische Knochenbelastung!

- **Brustknospen** tolerieren max. Dosen < 5 - 10 Gy, daher möglichst < 2 Gy bleiben, sonst droht Hypoplasie.
- **Kognitive Störungen:** Die Toleranzdosis für kognitive Störungen bei Ganzhirn-RT bei Kindern > 3 Jahre beträgt < 24 Gy, bei Kindern < 3 Jahre < 18 Gy. Bei Teilhirnbelastung werden < 50 Gy toleriert. Bei großem Volumen (kraniospinale RT) < 35 Gy bleiben massive Störungen bei MTX + 24 Gy Ganzhirn-RT. Insgesamt zeigte sich in den ALL-Studien eine IQ-Reduktion um 5% durch Chemoprophylaxe oder Ganzhirn-RT mit 24 Gy. Die Behandlung von Medulloblastomen führt bei Kindern < 7 - 9 Jahren zu drastischen IQ-Reduktionen, bei Kindern > 7 - 9 Jahren kaum noch (Daten z. B. von [Packer J Neurosurg, 1989; Packer, Ann Neurol, 1992]). Hirnnekrose möglich ab folgenden Dosen: Alter < 3 Jahre 40 Gy, Alter 3 - 5 Jahre 45 Gy, Alter > 5 Jahre 50 Gy.
- **Hoden:** Temporäre Störungen nach 1 - 2 Gy bei 0,1 Gy ED, irreversibel bei 2 - 5 Gy. Daher auch hier bei Fraktionierung Gesamtdosis < 1,5 Gy anstreben.
- **Ovar:** Die reproduktive Funktion bleibt bei Dosen < 5 - 10 Gy erhalten, die hormonelle Funktion bei Dosen < 10 - 15 Gy.
- **Hypophyse:** Völliger Funktionsverlust bei Dosen > 45 Gy, dosisabhängige Hormonreduktion (insbesondere Wachstumshormon) ab 35 Gy. Messbare, aber kaum klinisch relevante Wachstumshormonreduktion bei Dosen < 24 Gy, überhaupt keine Beeinträchtigung bei Dosen < 20 Gy. Schilddrüse: Bei 15 - 25 Gy sind 17% der TSH-Werte pathologisch, bei 45 Gy ca. 50%.

34.2.3 Re-Bestrahlung

- **Gehirn:** Max. 15 - 24 Gy stereotaktische Einzeit-RT oder max. 40 Gy GD/2 Gy ED auf größere und bis zu 60 Gy GD/2 Gy ED auf kleinere Teilbereiche des Gehirns unter weitgehendem Ausschluss der Risikostrukturen wie Sehnerv/Chiasma oder Hirnstamm (bei Latenz > 1 Jahr zur Erst-RT).
- **Rückenmark:** Je nach Intervall zur Primär-RT 22,5 - 27,5 Gy.
  Im Detail: Bei einer primären RT wird von einer Toleranzdosis von 50 Gy in Einzeldosen von 2 Gy ausgegangen (s. o.). Werden bei einer erstmaligen Bestrahlung nur 90% dieser Dosis appliziert (also 45 Gy), so kann in einer zweiten Serie eine Dosis appliziert werden, die zusammen mit der ersten 135% der Primärtoleranz (also ca. 67 Gy) nicht überschreitet. Bei einer Erstbestrahlung mit 40 Gy wären also noch einmal 27 Gy applizierbar, bei primärer Bestrahlung mit 45 Gy wäre im Wiederholungsfall Raum für weitere 22 Gy [Grosu/Nieder, IJROBP, 2002].
- **HNO:** Außer bei Nasopharynx (s. dort) enttäuschende Ergebnisse, bei Nasopharynx nochmals kleinvolumig 50 - 56 Gy möglich und klinisch effektiv.
- **Rektum:** Beckenrezidive können mit 30 - 50 Gy behandelt werden. 80% Besserung der Symptome, insbesondere bei Blutung.
- **Thoraxwand:** Prinzipiell nach RT mit 50 Gy nochmals mit max. 40 - 50 Gy auf eingeschränktem Volumen belastbar, oberhalb von 100 Gy kumulativ stark erhöhtes Nekroserisiko, insbesondere Rippennekrose (Aufklärung!).

KAPITEL

35 Praktische Details zur Strahlenphysik

35.1 Strahlenarten

- < **100 kV:** Weiche Photonenstrahlung, dazu gehören
  - Grenzstrahlen (7 - 10 kV, Einsatz in der dermatologischen Therapie gutartiger Erkrankungen, z. B. Psoriasis),
  - Weichstrahltherapie (10 - 50 kV, oberflächliche Prozesse),
  - Oberflächentherapie (bis 100 kV, Körperhöhlen),
  - Halbtiefentherapie (100 - 300 kV, degenerative Gelenkerkrankungen).
- **100 kV bis 1 MV:** Harte Photonenstrahlung.
- > **1 MV:** Ultraharte Photonenstrahlung.

35.2 Bestrahlungseinrichtungen

Cobalt 60

1951 erster Einsatz in Kanada, zum ersten Mal gute Tiefenpenetration. Strahler mit langer HWZ, Austausch alle 4 - 5 Jahre, leicht zu handhaben und zuverlässig. Energien: 1,17 MV und 1,33 MV (d.h. durchschnittlich 1,25 MV), Halbwertstiefe ca. 10 cm, aber schlechte Homogenität bei großen Feldern (Flatness).

Betatron

1941 erster Einsatz, Energie 2 MV, Prinzip ist die Elektronenbeschleunigung auf ein Target mit konsekutiver Erzeugung von Bremsstrahlung. Problem: Schwerfälliges Gerät, kein moving beam wegen 30 Tonnen Gerätegewicht.

LINAC

1953 erster Einsatz am Hammersmith Hospital, heute 50 - 90 % aller Installationen. Wiegt ca. 7 t. Ist vom technischen Prinzip her ein Mikrowellenbeschleuniger.

Funktion eines LINAC

- Generierung von Elektronen, Vorbeschleunigung in der Elektronenkanone (50 - 150 kV) und Injektion ins Beschleunigerrohr.
- Generierung von Beschleunigungswellen (Wander- oder Stehwellen) durch Mikrowellensender im festen Beschleunigerteil (3 GHz, Klystron bzw. Magnetron, Wellenlänge 10 cm). Die so erzeugten Mikrowellen werden über Hohlleiter zur Beschleunigungsstrecke geführt.
- Gepulste Stromversorgung für beide Elemente durch Modulator.
- Beschleunigung der Elektronen im Beschleunigerrohr im beweglichen Beschleunigerteil, ggf. mehrstufig für Maschinen mit multiplen Energien.
  Für geringe Energien: Wanderwellen (1,25 m langes Beschleunigerrohr für 10 MV Elektronen), Wellenerzeugung durch Magnetron (billiger).
  Für höhere Energien (> 6 - 10 MV): Stehwellen, halbe Baulänge des Wanderwellenbeschleunigers (0,625 m Beschleunigungsrohr für 10 MV Elektronen), Mikrowellenerzeugung mit Klystron (teurer, hält aber länger).
- Ablenkung durch 270-Grad-Magneten (schärferer Fokus als 90°). Brennfleck bei modernen Linearbeschleunigern 2 - 3 mm (Durchmesser des primären Elektronenstrahls am LINAC). Beim Kobalt beträgt der Fokusdurchmesser 2 cm, daher geringerer Halbschatten am LINAC.

- Elektronenbetrieb: Elektronenstrahl wird durch Streufolie diffus gemacht oder tastet im Scanning-Betrieb das Feld ab.
- Photonenbetrieb:
  - Target zur Erzeugung von Bremsstrahlung.
  - Ausgleichskörper zur Feldhomogenisierung (schluckt 98 % der eingestrahlten Energie → hohe Belastung im Photonenbetrieb → **hohe Gefahr,** wenn Ausgleichskörper im Photonenbetrieb nicht im Strahl [noch 1986 traten solche Unfälle in USA auf]). Ist in der Mitte aus Wolfram und Blei gefertigt, weist daher hohe Kernladungszahl (Z) auf, weicht Spektrum auf. Am Rand aus Aluminium und Eisen gefertigt (niedriges Z), härtet Spektrum hier auf, insgesamt wird die Strahlung homogener. In 10 cm Tiefe beträgt die Homogenität bis zu einer Feldgröße von 30 × 30 cm ≤ 1,06.

Aufbaueffekt für Photonen ab > 0,6 MV.

Elektronen streuen in Luft, daher Kollimation nahe an der Haut (z. B. Tuben). Ausgeprägter Aufbaueffekt bei *geringen Energien*, weniger bei hohen Energien. Daher bei geringen Energien (6 MV) Bolusmaterial verwenden, wenn hohe Hautdosis gewünscht ist.

- **Faustregel zur therapeutischen Reichweite von Elektronen** (Tiefe der 80 % Isodose von der Oberfläche aus): 1/3 des nummerischen Wertes der gewählten Energie (6 MV → 2 cm, 12 MV → 4 cm).
- **Faustregel zur effektiven Reichweite** (Tiefe der 20 % Isodose von der Oberfläche aus): 1/2 des nummerischen Wertes der gewählten Energie (6 MV → 3 cm, 12 MV → 6 cm).

Dosisspezifikation nach ICRU-Report 50 (1991) und supplement ICRU-Report 62 (1999)

Außerdem wichtig: ICRU 38 für Brachytherapie, ICRU 29 für Elektronen, Leitlinie IMRT der DGMP und DEGRO (DGMP Bericht Nr. 19).

Begriffsbestimmung: Gross tumor volume (GTV, makroskopischer Tumor), clinical target volume (CTV, schließt subklinische Ausbreitung mit ein), organs at risk (OR) planning target volume (PTV/PRV, inklusive Lagerungsunsicherheit und Organbeweglichkeit für Zielvolumen/Risikoorgane), treated volume (Volumen, das z. B. von 95 % der Verschreibungsdosis umschlossen wird), irradiated volume (Volumen, das – gemessen an der Normalgewebstoleranz – eine signifikante Dosis erhält).

Referenzpunkt: Punkt, an dem die Dosis verschrieben wird. Punkt am oder nahe am Zentrum des PTV, bei einfachen 3-D-Plänen typischerweise das Isozentrum, Dosis an diesem Punkt ist klinisch relevant und repräsentativ für PTV. Er sollte klar, einfach und eindeutig definiert sein, die Dosis sollte dort genau bestimmbar sein. Damit verbietet sich die Lage im Bereich steiler Dosisgradienten.

Zielgrößen für einen Plan gemäß ICRU 50: Maximum < 107 %, Minimum > 95 %.

Die wesentlichen Merkmale von ICRU 50 wurden für ICRU 62 übernommen, Erweiterung im Hinblick auf das Reporting von Dosen bei Patientengruppen, Erläuterung der verschiedenen Reporting-Level unterschiedlicher Komplexität.

Simulatorplanung

Feldgrenze entspricht der 50 % Isodose, 95 % Isodose liegt ca. 5 mm davon nach innen entfernt.

35.3 Satellitenblenden („Blöcke")/Keilfilter

Lipowitz Metall = Cerrobend = Wood-Metall, Schmelzpunkt 70 °C.

Zusammensetzung: 50 % Bi, 27 % Pb, 13 % Zn, 10 % Cd. Alternativ MCP 60, enthält weniger Cd.

Tabelle 35.1 zeigt die Eigenschaften der verschiedenen Blöcke.

Dosis unter Block: 5 Halbwertsdicken (bei den o.g. Materialien sind dies ca. 7,5 cm) lassen 3 % Transmission durch, Streudosis beträgt jedoch – je nach Blockform – bis zu 10 % der Verschreibungsdosis!

Wenn die **Plexiglasblock-Trägerplatte** sich zu nahe an der Körperoberfläche befindet (<< 30 cm), ist der Aufbaueffekt vermindert. 5 mm Plexiglas entsprechen 5,7 mm Wasser. Sekundärelektronen, die im Block entstehen, werden in der Plexiglasplatte absorbiert.

Tab. 35.1 Blöcke

Eigenschaft	Pb	Lipowitz	MCP70	MCP96
Schmelzpunkt (°C)	327	70	70	96
Dichte (g/cm³)	11,3	9,5	9,5	9,9
Zusammensetzung (% Bi/Pb/Sn/Cd)		50/25/12,5/12,5	50/26,7/13,3/10	52/32/16

Keilwinkel = Winkel der Isodosen in z.B. 10 cm Tiefe oder 50 % Isodosentiefe.

35.4 Charakteristika von Photonenstrahlen unterschiedlicher Energien

Tabelle 35.2 zeigt verschiedene Charakteristika von Photonenstrahlen mit unterschiedlicher Energie.

35.5 Unterschiede der biologischen Wirkung der in der Brachytherapie verwendeten Dosisleistungen

Dosisleistungen:

- LDR (low dose rate): Ca. 0,4 – 2 Gy/h = 0,0066 – 0,033 Gy/min.
- MDR (medium dose rate): Ca. 2 – 12 Gy/h = 0,033 – 0,2 Gy/min.
- HDR (high dose rate): > 12 Gy/h = > 0,2 Gy/min.

Bei Dosisraten von << 0,1 Gy/h hat eine Brachytherapie wohl wegen Repopulierung zumindest bei schnell proliferierenden Tumoren kaum noch Tumorwirksamkeit, da die biologische Äquivalenzdosis im Bereich der durch Repopulierung kompensierten 0,5 Gy/Tag liegt.

Als Faustregel gilt: Im typischen **LDR**-Bereich mit 0,5 Gy/h sind die kontinuierlich applizierten Nominaldosen in etwa biologisch äquivalent zu den applizierten Nominaldosen einer konventionellen Fraktionierung mit 2 Gy/d. Dies gilt bei höheren Dosisleistungen nicht mehr! Daher beträgt im Allgemeinen die applizierte **HDR**-Dosis 0,5- bis 0,6-mal die applizierte LDR-Dosis!

Ausnahme: **PDR** (gepulste HDR-Bestrahlung): Bei Pulsen von 0,5 Gy/h (also Pulslängen von ca. 10 – 30 min. je nach Quellenaktivität) sind die nominalen PDR-Summendosen äquivalent zur nominalen LDR-Dosis. Dies gilt ganz klar nicht mehr für Pulsgrößen > 1 Gy/h [Fowler, IJROBP, 1997].

Tab. 35.2 Strahlencharakteristika bei unterschiedlichen Energien

Strahlenenergie	Max. Durchmesser (cm), der mit vertretbaren Maxima durchstrahlt werden kann	Tiefe des Dosismaximums bezogen auf die Haut (cm)	Halbschatten (80 %–20 %) (mm)
4 MV, Co-60	16	0,5–1	9–15
6 MV	20	1,6–1,8	6
10 MV	25	2	7
15 MV	27	3	10
25 MV	> 30	4	12

KAPITEL

36 Biologische Grundlagen der Radioonkologie

Obwohl sich die klinische Radioonkologie in der ersten Hälfte des 20. Jahrhunderts mehr oder weniger durch reine Empirie entwickelte und schon damals die wesentlichen Konzepte der modernen Radiotherapie etabliert wurden, hat die radiobiologische Grundlagenforschung wesentlich zu unserem Verständnis der biologischen Strahleneffekte beigetragen und die kliniknahe Radiobiologie in Teilbereichen zur Optimierung der Therapie geführt.

Der wohl bedeutendste Beitrag der Radiobiologie für die klinische Radioonkologie ist, die Beziehung zwischen Zytotoxizität und Bestrahlungsdosis zu quantifizieren und den Nachweis von Reparaturvorgängen von subletalen *(SLD - sublethal damage)* und potenziell letalen DNA-Schäden *(PLD - potentially lethal damage)* zu erbringen. Diese Konzepte dienen als Grundlage zum Verständnis der Dosis-Wirkungs-Beziehung für Tumorkontrolle und Normalgewebskomplikationen sowie für Zeit-Dosis-Effekte. Untersuchungen über die Rolle des Sauerstoffs und der Nachweis hypoxischer, radioresistenter Tumorzellen sind weitere wesentliche Beiträge, die zur Theorie der Reoxygenierung und zur Entwicklung der hyperbaren Sauerstofftherapie *(HBO - hyperbaric oxygenation)* und von Pharmaka zur Sensibilisierung hypoxischer Tumorzellen *(hypoxic cell sensitizers)* geführt haben. Proliferationskinetische Studien haben zur Etablierung akzelerierter Behandlungsschemata beigetragen. Untersuchungen zu Hoch-LET-Strahlung *(LET - linearer Energietransfer)*, Hyperthermie und Kombinationstherapie sind Gegenstand klinischer Forschung. Molekularbiologisches Wissen und Ansätze zur Radiogentherapie werden in absehbarer Zeit Einzug in die Klinik halten.

36.1 Zellen, Gewebe, Tumorphysiologie

Der Einfachheit halber reduzieren die meisten radiobiologischen Modelle die Reaktion von Geweben auf Bestrahlung auf die Überlebensfunktion einer spezifischen Zielzelle („target cell"). Allerdings trägt diese Vereinfachung der Tatsache, dass die meisten Gewebe strukturell oder funktionell in Untereinheiten *(FSU - functional subunit)* unterteilt sind, keine Rechnung. Diese FSUs organisieren sich zu Geweben bzw. Organen. Die Toleranzdosis eines Gewebes orientiert sich

Tab. 36.1 Kategorisierung von Geweben nach ihren FSU

Typ	Beschreibung	Beispiele	Modell
Kritisches Element	Komplikationen bei Schädigung einer FSU	Rückenmark, Nerven	Kette mit schwachen Gliedern
Kritisches Volumen	Schädigung eines großen Teil der FSU notwendig	Niere, Lunge, Leber	Seil aus mehreren Strängen
Schrittweise Reaktion	Reaktion mit kontinuierlicher Zunahme	Haut, Schleimhaut	Mosaik aus kleinen Dosimetern

nicht nur an der Radiosensitivität der Zielzellen, sondern auch an der Zahl der Zielzellen pro FSU. Die Niere kann z.B. als Zusammenschluss einzelner Nephrone betrachtet werden, die wiederum aus verschiedenen Zellen aufgebaut sind. Normalgewebe und Organe unterscheiden sich wesentlich in ihrer Architektur. Diese Unterschiede führen zu charakteristischen Reaktionen auf Bestrahlung (Tab. 36.1).

Es wird angenommen, dass sich FSUs aus einer einzigen, überlebenden Zelle regenerieren können. Es ist also einleuchtend, dass die Gewebetoleranz für Bestrahlung nicht nur von der Radiosensitivität der Zielzelle abhängt, sondern auch von der Art der Organisation in FSUs bzw. davon, wie viele Zielzellen eine FSU bilden.

36.1.1 Tumorphysiologie

Der Begriff „Tumor" steht übersetzt für Schwellung, wobei über die Genese der Schwellung zunächst keine Aussage gemacht wird. So beinhalten die klassischen Entzündungszeichen „tumor", „rubor", „dolor", „calor" neben Rötung, Schmerz und Überwärmung eben auch die Schwellung. Relevant unter radiobiologischen Gesichtspunkten ist die Unterteilung in benigne und maligne Tumoren. Beiden Tumorklassen ist das Wachstum als Charakteristikum gemeinsam, jedoch nur maligne Tumoren infiltrieren und metastasieren. Einige wenige Tumorentitäten werden als „semimaligne" bezeichnet, d.h., sie destruieren entweder nur lokal (z.B. Basaliome) oder metastasieren ohne Destruktion (z.B. Spinaliome).

Die Wachstumsgeschwindigkeit von Tumoren im Menschen oder Experimentaltier wird wesentlich durch drei Faktoren bestimmt

- Zellzykluszeit,
- Wachstumsfraktion,
- Zellverlust.

Zellzykluszeit

Dass Tumoren mit kurzen Zellzykluszeiten schneller wachsen als solche mit langen Zykluszeiten, erscheint trivial, spielt jedoch in der Klinik nur eine untergeordnete Rolle, da die gemessenen Zellzykluszeiten nur wenig variieren. Unter optimalen Bedingungen in der Petrischale liegen die Zellzykluszeiten von Tumorzellen zwischen 10 und 24 Stunden, bei menschlichen Tumoren in vivo bei 48 – 72 Stunden. Somit unterscheiden sich Tumoren nur wenig von den physiologischen Erneuerungsgeweben wie Darmschleimhaut und hämatopoetisches Knochenmark.

Wachstumsfraktion

Die Wachstumsfraktion (growth fraction, proliferatives Kompartment) bezeichnet den Anteil sich teilender Zellen an der Gesamtzellzahl. Die Zellen der Wachstumsfraktion befinden sich im Zellzyklus und werden vom ruhenden Kompartment, den Zellen in der G_0-Phase, abgegrenzt. Die Größe der Wachstumsfraktion liegt je nach Tumor bei 30 – 50 % und hängt im Wesentlichen von der Versorgung der Tumorzellen mit Sauerstoff und Nährstoffen ab, d.h. in erster Näherung von der Blutversorgung. Reicht die Versorgung mit Nährstoffen nicht mehr aus, kommt die Proliferation zum Erliegen.

Zellverlust

Neben den Faktoren Zellzykluszeit und Wachstumsfraktion, die die Geschwindigkeit der Zellproduktion bestimmen, determiniert die Zellverlustrate die makroskopische Wachstumsgeschwindigkeit. Jede Mitose produziert zwei neue Zellen. Normalgewebe im Äquilibrium, d.h. weder Wachstums noch Involution, haben per definitionem einen Zellverlustfaktor von 1,0. Prinzipiell wäre ein Absinken der Zellverlustrate unter 1,0 hinreichend für ein Wachstum des Gewebes.

In klinischen Tumoren gehen 80 – 90 % der produzierten Zellen umgehend über verschiedene Mechanismen wieder verloren, was sich dann in den klinisch beobachtbaren Verdopplungszeiten von 2 – 3 Monaten widerspiegelt. Auch hier spielt die Blutversorgung eine zentrale Rolle: Fällt der zelluläre Sauerstoffgehalt unter eine kritische Grenze – dies gilt vor allem für Zellen, die sich mehr als 100 – 150 μm entfernt von der nächsten Kapillare befinden –, stirbt die Zelle ab, wobei die Apoptose in zahlreichen Geweben den vorherrschenden Mechanismus des Absterbens repräsentiert.

Mechanismen des Zellverlusts sind

- Absterben durch Hypoxie,
- Apoptose,
- Differenzierung,

- Abschilferung,
- Metastasierung.

Differenzierungsvorgänge spielen in der Praxis lediglich eine untergeordnete Rolle. Da aber sowohl für Proliferationsgewebe als auch für Tumorzellen gilt, dass mit zunehmender Differenzierung das Proliferationsvermögen abnimmt, handelt es sich um einen Vorgang, der unter theoretischen Gesichtspunkten sehr interessant erscheint. Würde es gelingen, Tumorzellen in die Differenzierung zu treiben, könnte man theoretisch das Tumorwachstum stoppen.

36.1.2 Apoptose

Die Apoptose wurde 1972 von Kerr, Wyllie und Currie als eine Art des physiologischen Zelltodes definiert, der sich von der Nekrose unterscheidet.

Bei der **Nekrose** verliert die Zelle die Fähigkeit zur Aufrechterhaltung der Ionenhomöostase, besonders die der Kalziumionen, mit der Folge nichtspezifischer biochemischer und morphologischer Zellveränderungen. Die Zelle schwillt an, die Membran rupturiert, es kommt aufgrund der Freisetzung lysosomaler Enzyme zur inflammatorischen Reaktion im umgebenden Gewebe. Die Phagozytose erfolgt durch Makrophagen und Immunzellen.

Im Gegensatz dazu wird bei der **Apoptose** eine spezifische Abfolge von biochemischen und morphologischen Veränderungen aktiviert. Die Zelle schrumpft, es spalten sich Plasmamembranknospen (engl. blebs) ab, das Chromatin kondensiert, begleitet von einer DNA-Degradation in Fragmente (200 bp). Schließlich werden die apoptotische Zelle oder ihre Fragmente von Nachbarzellen phagozytiert. Bei der Apoptose findet sich keine inflammatorische Gewebsreaktion wie bei der Nekrose (Tab. 36.2).

Bei der Apoptose können drei nacheinander ablaufende Ereignisse abgegrenzt werden:

- Zuerst trifft ein initiierender Stimulus auf die empfindliche Zelle, z.B. Doppelstrangbrüche nach Bestrahlung, aber auch Membraneffekte.
- Als nächstes folgt eine Verzögerungsperiode mit von Zelltyp zu Zelltyp variierender Länge, während der die „initiierten" Zellen phänotypisch normal erscheinen. In diese Zeit fallen Ereignisse, wie DNA-Reparatur, Expression von Genen, Proteinsynthese und Aktivation von Effektorproteinen.
- Zuletzt folgt die apoptotische Antwort mit den oben beschriebenen typischen phänotypischen Veränderungen.

Apoptose, der programmierte Zelltod, stellt also einen intrinsischen Mechanismus des Zellselbstmordes dar, der alte, geschädigte oder überschüssige Zellen beseitigt. Die normale Entwicklung und Homöostase von Geweben hängt von physiologischen Kontrollmechanismen ab, die den Zelltod durch Apoptose, die Zellmultiplikation durch Mitose und die Zelldifferenzierung koordinieren. Unkoordinierte Veränderungen der Relationen zwischen diesen drei Mechanismen im Normalgewebe sind wahrscheinlich von Bedeutung bei der Entstehung von benigner Hyperproliferation oder maligner Neoplasie.

Die Apoptoseinduktion ist durch verschiedene Noxen möglich, z.B. Glukokortikoide, Hyperthermie, Chemotherapie und Bestrahlung. An der Regulation der Apoptose sind einige Onkogene, wie das Bcl-2-Gen oder das Bax-Gen beteiligt. Das Bcl-2-Genprodukt ist ein membranständiges, die Apoptose unterdrückendes Protein. Das Bax-Gen hingegen kann nach Aktivierung die Apoptose induzieren. Wild-Typ-p53 kann über den klassischen Bax-vermittelten Pfad zur Apoptose führen. Es existieren auch p53-unabhängige Wege zur Apoptose.

Tab. 36.2 Morphologische Unterscheidungskriterien zwischen Apoptose und Nekrose

Apoptose	Nekrose
Einzelne Zellen betroffen	Gruppierte Zellen betroffen
Membranknospung (blebbing)	Verlust der Membranintegrität
Keine Entzündungsreaktion	Immunsystem aktiviert
Phagozytose durch Nachbarzellen	Phagozytose durch Makrophagen und Immunzellen
Chromatinkondensation	Chromatinverklumpung

36.2 Strahlenarten (biologisch relevante Aspekte)

Ionisierende Strahlung erzeugt in Geweben im Wesentlichen zwei biologisch relevante Effekte:

- Anregung,
- Ionisation.

Bei der **Anregung** wird Energie auf ein Elektron übertragen, das temporär auf ein höheres Energieniveau gehoben wird.

Bei der **Ionisation** reicht die Energieübertragung aus, um ein Elektron aus dem Atomverband herauszulösen. Es entsteht ein positiv geladenes Ion. Der Gesamtenergieübertrag auf das Gewebe ist vergleichsweise gering, sodass es zu keiner relevanten Temperaturerhöhung kommt.

Klinisch relevante Arten ionisierender Strahlung sind

- elektromagnetische Strahlung:
  - Gammastrahlung,
  - Röntgenstrahlung.
- Partikelstrahlung:
  - Elektronen,
  - Protonen,
  - Neutronen,
  - Alphastrahlung (Heliumkerne),
  - schwere Ionen,
  - Pi-Mesonen.

Die elektromagnetische Strahlung, d.h. Gamma- und Röntgenstrahlung, wird neben den physikalischen Eigenschaften auch unter biologischen Gesichtspunkten von der Partikelstrahlung unterschieden. Gammastrahlung entsteht durch einen radioaktiven Kernzerfall, wohingegen Röntgenstrahlung (= Bremsstrahlung) in der Elektronenhülle erzeugt wird.

36.2.1 Relative biologische Wirksamkeit (RBW) und linearer Energietransfer (LET)

Biologisch relevante Unterschiede zwischen den verschiedenen Strahlenarten ergeben sich durch die Qualität und nicht so sehr durch die Quantität (= Dosis) der induzierten DNA-Schäden. So ist z.B. 1 Gy einer Neutronenstrahlung bis zu 3-mal effektiver in der Zellabtötung als 1 Gy Röntgenstrahlung. Die Unterschiede in der biologischen Effektivität werden durch die sog. **relative biologische Wirksamkeit** *(RBW, RBE – relative biological effectiveness)* quantifiziert. Vereinfacht gesagt beschreibt die Ionendosis in Gy (= J/kg) die Zahl an Ionisationen pro Gewebeeinheit.

Es ist leicht vorzustellen, dass die räumliche Verteilung dieser Ionisationen im Gewebe Einfluss auf die biologischen Konsequenzen hat. Werden z.B. durch eine Strahlenart die Ionisationen im Gewebe relativ homogen verteilt, entstehen vor allem subletale Schäden (SLD), wohingegen eine Strahlenart mit eng beieinanderliegenden Ionisationsereignissen zwar nicht alle Zellen trifft, die getroffenen aber letal schädigt. Diese räumliche Verteilung der Ionisationen entlang der Teilchenspur wird durch den **linearen Energietransfer** (LET) beschrieben.

RBW und LET werden folgendermaßen definiert:

- **Relative biologische Wirksamkeit (RBW):** Verhältnis der Dosis einer Referenzstrahlung (D_{ref}, 250 kV Röntgenstrahlung) zur Dosis einer Teststrahlung (D_{test}) bei gleichem biologischem Effekt (= Endpunkt).
- **Linearer Energietransfer (LET):** Energieübertrag pro Wegstrecke (KeV/μm).

Abbildung 36.1 zeigt den Zusammenhang zwischen LET und RBW.

Anhand ihres LET unterscheidet man dünn bzw. locker ionisierende Strahlung (Röntgen-, Gamma-, Elektronenstrahlung) von dicht ionisierender Strah-

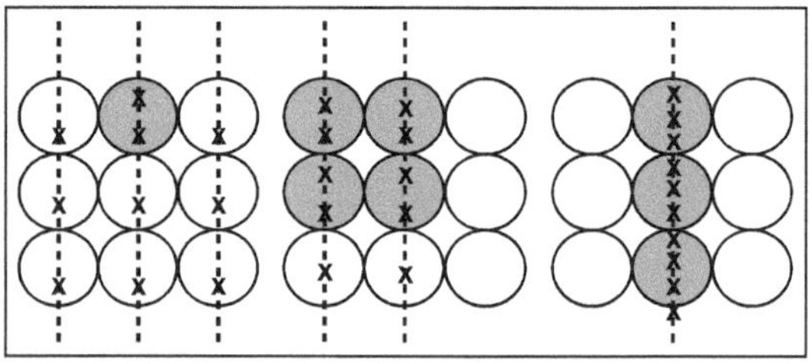

Abb. 36.1 Schematische Darstellung des Zusammenhanges zwischen LET und RBW. Eine bestimmte Dosis (Gy = J/kg) entspricht der Zahl der Ionisationen (hier 10 X) pro Gewebeeinheit (hier 9 Zellen). Unter der Annahme, dass zwei Ionisationen pro Zelle letal sind, kann nun nachvollzogen werden, dass zunächst bei zunehmender Ionisationsdichte die Zellabtötung zunimmt, bei optimaler Distanz (= optimaler LET) ein Maximum erreicht und dann beim „overkill" erneut absinkt.

lung (Protonen, Neutronen, Alphateilchen, schwere Ionen). Dicht ionisierende Strahlung zeichnet sich durch einen verminderten Sauerstoffeffekt aus.

36.2.2 Physikalische und chemische Grundlagen der biologischen Strahleneffekte

Um eine Ionisation zu erzeugen und letztlich biologische Effekte auszulösen, muss zunächst die Energie der Strahlung auf das Gewebe übertragen werden. Für elektromagnetische Strahlung im klinisch eingesetzten Energiebereich (≤ 25 MV) stehen der Photoeffekt und der Comptoneffekt als Energieübertragung im Vordergrund.

- **Photoeffekt:** Ein Photon (= Energiequant ohne Masse) überträgt seine gesamte Energie auf ein Elektron in einer inneren Schale. Reicht der Energieübertrag aus, wird das Photoelektron aus dem Atomverband herausgelöst. Das freigewordene Energieniveau wird durch Elektronen aus äußeren Schalen aufgefüllt, die dabei ihre Energie als charakteristische Röntgenstrahlung abgeben.
- **Comptoneffekt:** Ein einfallendes Photon überträgt einen Teil seiner Energie auf ein Elektron in einer äußeren Schale. Das Photon wird abgelenkt und setzt seinen Weg mit geringerer Energie (= größerer Wellenlänge) fort, das Comptonelektron wird aus dem Atomverband herausgelöst.

Die Prozesse der strahlenphysikalischen Wechselwirkungen laufen innerhalb von Sekundenbruchteilen ab ($<<10^{-10}$ sec). Die nun folgenden radiochemischen Prozesse sind in maximal einer Sekunde abgeschlossen. Im Wesentlichen werden infolge der Ionisation chemi-
sche Bindungen gelöst. Findet dies an der DNA direkt statt, bezeichnet man dies als **direkte Strahlenwirkung.** Die **indirekte Strahlenwirkung** bezieht sich auf die Radiolyse von zellulärem Wasser, was jedoch letztlich auch zum Lösen chemischer Bindungen an der DNA führt. Für elektromagnetische Strahlung überwiegt die indirekte Strahlenwirkung (2 : 1) wohingegen die Wirkung von Partikelstrahlung nahezu exklusiv über die direkte Strahlenwirkung vermittelt wird.

Eine Dosis von 1 Gy induziert nahezu unabhängig vom Zelltyp pro Zelle ca. 1500 Einzelstrangbrüche, 40 Doppelstrangbrüche und eine ganze Reihe weiterer Schadenstypen (Tab. 36.3).

36.2.3 Biologische Grundlagen der Strahleneffekte

Klassische, zelluläre Radiobiologie

Obwohl die Konzepte der klassischen Radiobiologie zumindest teilweise als überholt gelten, sollen sie hier nochmals dargestellt werden, da es sich um ein ausgereiftes, elegantes Gedankengebäude handelt, mit dem man die meisten Strahleneffekte mehr oder weniger schlüssig erklären kann.

Die Zielstruktur der Strahlenwirkung im Sinne der klassischen Strahlenbiologie ist die DNA, die biologische Grundlage der Strahlenwirkung ist der DNA-Strangbruch. Letale Strangbrüche führen zum Absterben der Zelle, Mutationen, die ein Weiterleben der Zelle ermöglichen, bergen die Gefahr der Entstehung von Tumoren oder Fehlbildungen.

Konsequenzen von DNA-Strangbrüchen sind

- Mitotischer Zelltod,
- Karzinogenese (Mutation in somatischer Zelle),
- Mutagenese (Mutation in Keimbahnzelle).

36

Tab. 36.3 Anzahl und Art der bestrahlungsinduzierten DNA-Schäden (nach Powell, 1990)

DNA-Schadenstyp	Anzahl pro Gy und Zelle
Doppelstrangbrüche (dsb)	40
Einzelstrangbrüche (ssb)	500–1000
Basenschäden	1000–2000
Zuckerschäden	800–1600
DNA-DNA-Vernetzungen (crosslinks)	30
DNA-Proteinvernetzungen (dpc)	150
Alkalilabile Stellen	200–300

Doppelstrangbrüche gelten in diesem Konzept als irreparabel und letal. In diesem vereinfachenden Konzept führen Doppelstrangbrüche zu Chromosomenaberrationen, wobei stabile Austauschaberrationen wie dizentrische Chromosomen, Ringe oder azentrische Fragmente die Zellen in der Mitose blockieren, was zum mitotischen Zelltod führt. Die Zeit, die eine typische Zelle eines Gewebes im Schnitt bis zur nächsten Mitose benötigt, determiniert die Latenzzeit bis zum Entstehen von messbaren Strahleneffekten auf Gewebsebene. So können akut von spät reagierenden Geweben unterschieden werden.

Um eine stabile Austauschaberration wie ein dizentrisches Chromosom zu erzeugen, benötigt man zwei Strangbrüche, die entweder von einem Track (intratrack interaction) oder durch Interaktion zweier Tracks (intertrack interaction) erzeugt werden können. Daher ergibt sich mit zunehmender Bestrahlungsdosis, entsprechend einer höheren Zahl an Ionisationen, d. h. Strangbrüchen, eine höhere Wahrscheinlichkeit der intertrack interaction. Allerdings steigt diese Wahrscheinlichkeit nicht linear, sondern überproportional, was die zunehmende Krümmung der LQ-Kurve erklärt (Abb. 36.2).

CAVE

Diese Ansicht, dass mit zunehmender Dosis die Wahrscheinlichkeit der intertrack interaction zunimmt, wurde lange Zeit als naheliegende Erklärung für die Krümmung der LQ-Kurve herangezogen und nicht hinterfragt. Allerdings ist die Wahrscheinlichkeit einer intratrack interaction um mehrere Größenordnungen höher, sodass diese ursprüngliche Erklärungshypothese als überholt gilt. Vielmehr wird heute eine Sättigung von Reparaturprozessen als Ursache diskutiert.

Molekulare Radiobiologie

Es wird generell angenommen, dass die Schädigung der DNA der Hauptmechanismus ist, über den Bestrahlung Zellen abtötet. DNA-Doppelstrangbrüche, die Bildung von Mikronuklei und Chromosomenaberrationen korrelieren jeweils mit dem Zelltod. Allerdings werden neben der DNA noch verschiedenste andere Zellbestandteile durch Bestrahlung alteriert, die zelluläre Reaktionen triggern und im Fall von Membran- oder Mikrotubulusschäden auch Zytotoxizität vermitteln können.

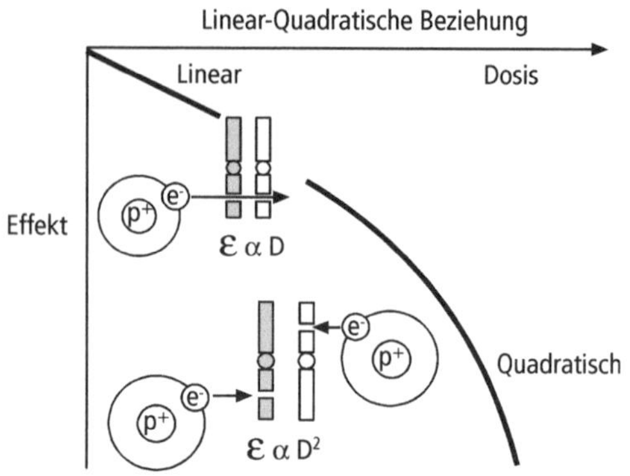

Abb. 36.2 Linear-quadratische Beziehung zwischen Bestrahlungsdosis und Effekt, z. B. Zellabtötung.

Röntgenstrahlen deponieren ihre Energie überwiegend durch die indirekte Strahlenwirkung via Radiolyse von Wassermolekülen. Die Lebenszeiten dieser Hydroxyradikale liegen im Bereich von Mikrosekunden, was die Diffusionsstrecke limitiert. Dies resultiert in einem möglichen Schädigungsradius von ca. 100 Å. Obwohl die meisten DNA-Schäden nach Bestrahlung repariert werden, ist die Zytotoxizität einer Bestrahlung durch Erzeugung von relativ großen Schäden *(MDS – multiply damaged sites*, früher: *LMDS – locally multiply damaged sites)* hoch. Prinzipiell führt auch schon ein geringer Verlust von Genmaterial zum reproduktiven Zelltod nach der nächsten oder übernächsten Mitose, wohingegen andere zelluläre Funktionen erst nach ausgedehnteren Verlusten ausfallen.

36.3 Zelluläre Radiosensibilität

Die **Strahlenempfindlichkeit** von Zellen wird im Wesentlichen durch 4 Faktoren (4 Rs) bestimmt:

- Reoxygenierung,
- Redistribution,
- Repopulierung,
- Recovery.

Einige Autoren zählen noch die intrinsische Radiosensibilität – was immer sich auch hinter diesem Begriff verbergen möge – als fünftes R.

36.3.1 Reoxygenierung (Sauerstoffeffekt)

Das Phänomen der Reoxygenierung hängt eng mit dem sog. Sauerstoffeffekt zusammen.

Unter **Sauerstoffeffekt** versteht man das Phänomen, dass bei Bestrahlung mit Photonenstrahlung unter hypoxischen Bedingungen 2- bis 3-mal mehr Zellen überleben als unter normaler Oxygenierung.

Die indirekte Strahlenwirkung ist abhängig von der Anwesenheit von Sauerstoff, da Sauerstoff die durch Hydroxyradikale gesetzten DNA-Schäden fixiert. Für Photonenstrahlung überwiegt die indirekte Strahlenwirkung, sodass der Sauerstoffverstärkungsfaktor *(OER – oxygen enhancement ratio)* bei 2–3 liegt, d.h. gut mit Sauerstoff versorgte Zellen sind 2- bis 3-mal strahlensensibler als hypoxische Zellen.

Wird nun ein Tumor in einem Menschen oder einem Experimentaltier einer fraktionierten Bestrahlung unterzogen, handelt es sich um eine Mixtur aus Zellen, die in Abhängigkeit von der Entfernung zur nächstgelegenen Kapillare gut, mäßig und schlecht mit Sauerstoff versorgt sind. Die erste Bestrahlungsdosis von z.B. 2 Gy tötet nun ca. die Hälfte der vorhandenen Tumorzellen ab. Bevorzugt werden die gut oxygenierten Zellen in der Nähe der Kapillaren abgetötet, wohingegen die weiter entfernt gelegenen, schlecht oxygenierten Zellen eine relative Resistenz zeigen. Bis zur nächsten Bestrahlungsfraktion, üblicherweise 24 Stunden später, verbessert sich die Sauerstoffversorgung dieser hypoxischen Zellen, da bei gleichem Sauerstoffangebot weniger „Verbraucher" vorhanden sind, da die gut oxygenierten Zellen abgestorben sind. Hierdurch kommt es zur Sensibilisierung der ursprünglich resistenten Zellen.

Ähnliche Effekte werden auch für die Induktionschemotherapie diskutiert. Ein Abtöten eines Teils der Tumorzellen durch die Chemotherapie bei theoretisch ungestörter Perfusion führt zu einer Erhöhung des Sauerstoffgehalts der überlebenden Tumorzellen, die dann einer Radiotherapie unterzogen werden.

36.3.2 Redistribution

Die zelluläre Radiosensibilität variiert über den Zellzyklus. Zellen in der späten S-Phase sind besonders radioresistent, wobei als Ursache der hohe Gehalt an Radikalfängern wie SH-Gruppen, z.B. Glutathion, hypothetisiert wird. Zellen in der G2- und M-Phase gelten als besonders empfindlich, da ihnen wenig Zeit zur Reparatur bestrahlungsinduzierter DNA-Schäden vor Durchlaufen der nächsten Mitose zur Verfügung steht.

Wird eine asynchrone Zellpopulation einer fraktionierten Bestrahlung unterzogen, werden bei der ersten Bestrahlung bevorzugt Zellen in den empfindlichen Zellzyklusphasen abgetötet. In der Pause bis zur nächsten Bestrahlungsfraktion gehen die überlebenden Zellen aus den radioresistenten Phasen in empfindliche Phasen über und werden so radiosensibler.

36.3.3 Repopulierung

Unter Repopulierung versteht man die Rückkehr von Zellen aus der radioresistenten G_0-Phase in den Zellzyklus. Tumorzellen, die sich weit entfernt von der nächstgelegenen Kapillare befinden, scheiden aufgrund der verminderten Sauerstoff- und Nährstoffversorgung aus dem Zellzyklus aus (G_0). Diese Zellen sind bei niedriger Sauerstoffsättigung und In-vivo-PLDR-Bedingungen *(PDLR – potentially lethal damage repair)* relativ radioresistent. Verbessert sich nun durch das Absterben gut oxygenierter Tumorzellen unter fraktionierter Radiotherapie das Sauerstoff- und Nährstoffangebot dieser Zellen, können sie in den Zellzyklus, also in die Wachstumsfraktion, zurückkehren und werden vergleichsweise radiosensibel.

36.3.4 Recovery

Um letale Chromosomenaberrationen vom Austauschtyp zu erzeugen sind zwei Strangbrüche notwendig, die in örtlicher **und** zeitlicher Nähe erzeugt werden. Nur dann können Chromosomenfragmente ausgetauscht werden. Liegt eine relevante Zeit zwischen der Erzeugung der Brüche kann der erste Bruch bereits repariert sein, sodass trotz der Erzeugung zweier Brüche in örtlicher Nähe keine Austauschaberration entstehen kann.

36.4 Klinische Strahlenbiologie

36.4.1 Klinische Tumorradiobiologie

Das 1906 erstellte Gesetz von Bergonie und Tribondeau basierend auf Experimenten am Rattenhoden, in dem die Keimzellen durch Strahlung sterilisiert wurden, wohingegen die Sertolizellen unaffektiert blieben, gilt inzwischen als einer der hartnäckigsten Irrtümer in der Geschichte der Radioonkologie. Das Postulat, dass „... *Röntgenstrahlen effektiver sind bei Zellen mit hoher reproduktiver Aktivität* ...“ hat nach G. Fletcher der klinischen Radioonkologie enorm geschadet und zu der falschen, aber weit verbreiteten Annahme geführt, dass undifferenzierte Tumoren mit hoher mitotischer Aktivität radiosensitiv seien und differenzierte Tumoren schlecht auf Bestrahlung ansprechen.

Es erscheint daher sinnvoll, in der Klinik zwischen den Begriffen der Radiosensitivität und Radiokurabilität zu unterscheiden, wobei Letzterer für den Patienten der relevantere ist. Die Radiosensitivität bezieht sich auf die Geschwindigkeit und den Grad des Ansprechens eines Tumors auf Bestrahlung, die Radiokurabilität, d.h. die lokale bzw. lokoregionäre Tumoreradikation, berücksichtigt weitere Faktoren wie Lage und Größe des Tumors. So kann z.B. ein relativ radiosensibler Tumor in der Nähe eines strahlensensiblen Risikoorgans inkurabel und ein Tumor gleicher Histologie an unkritischer Stelle radiokurabel sein.

Tumoransprechen auf Bestrahlung

Die meisten Tumoren bilden sich unter Bestrahlung zurück und werden daher bez. ihres Fraktionierungsverhaltens in Analogie zu akut reagierenden Geweben betrachtet. Allerdings regredieren einige Tumorarten nur langsam, obwohl alle klonogenen Stammzellen sterilisiert wurden, da die Rate der Rückbildung eine Funktion der prätherapeutischen Wachstumskinetik und des Zellverlustfaktors ist. Umgekehrt können Tumoren mit einer langen Zellzykluszeit bei niedriger Zellverlustrate schnell an Größe zunehmen.

Eine schnelle Tumorrückbildung nach Bestrahlung kann also einerseits in langsam wachsenden Tumoren bei hoher Zellverlustrate vorkommen oder andererseits bei schnell wachsenden Tumoren mit einem hohen Anteil an Zellen im Zyklus beobachtet werden. Eine schnelle Tumorrückbildung kann also eine gute Prognose (niedrige Zahl an klonogenen Zellen, hoher Zellverlust), schlechte Prognose (früher Verlust und schnelles Wiederanwachsen überlebender Zellen) oder keines von beiden bedeuten. Eine langsame Rückbildung einer Tumorart, die sich üblicherweise schnell zurückbildet, deutet eher auf eine schlechte Prognose hin, ist jedoch nicht unbedingt mit einem Therapieversagen gleichzusetzen.

Eine langsame Tumorrückbildung kann durch langsame Proliferation, niedrigen Zellverlust, hohen Stromaanteil oder ein Therapieversagen bedingt sein. Die typische, langsame Regression von Prostatakarzinomen, nodulär-sklerosierendem M. Hodgkin, Teratokarzinomen, vielen Weichteilsarkomen, Meningeomen oder Hypophysentumoren ist durch langsame Wachstumskinetiken und einen hohen Anteil an extrazellulärem Stroma bedingt und hat keinen prognostischen Wert.

Im Gegensatz hierzu gilt, dass Tumoren mit hoher Zellproduktion und hohem Zellverlust, zwar schnell schrumpfen, aber auch schnell rezidivieren („*Was schnell geht, kommt schnell wieder*“).

> Es ist daher sicherlich keine gute Praxis, die geplante Gesamtdosis aufgrund eines schnellen, initialen Tumoransprechens zu reduzieren.

Radioresistenz und Tumorrezidiv

Als Ursache für die **Radioresistenz** eines Tumors kommen mindestens 4 etablierte Faktoren in Betracht:

- **Hypoxie:** Um das klinisch beobachtbare Spektrum an Radiosensitivitäten auf der Basis von Hypoxie zu erklären, muss entweder angenommen werden, dass einige Tumoren *a priori* einen hohen Anteil an hypoxischen Zellen haben oder eine ungenügende Reoxygenierung unter fraktionierter Bestrahlung zeigen. Allerdings haben weder hypoxic cell sensitizers noch die Bestrahlungsserie mit der hypoxieunempfindlichen Neutronenstrahlung den gewünschten Effekt gezeigt, sodass in der Klinik der Stellenwert der Hypoxie angezweifelt wird.
- **Zahl der klonogenen Stammzellen:** Ein hoher Anteil an proliferierenden Stammzellen kann zwar bei hohem Zellverlust zu einem schnellen Tumoranspre-

chen führen, jedoch bei zu hoher Zelllast, entsprechend einem großen Tumorvolumen, ist die Wahrscheinlichkeit überlebender Stammzellen höher.

- **Intrinsische Radiosensitivität:** Der zugrunde liegende molekulare Mechanismus ist Gegenstand aktueller Forschung.
- **Reparatur von DNA-Schäden:** Praktisch alle Tumorzellen zeigen eine Reparatur von subletalen und potenziell letalen DNA-Schäden, wobei vor allem das Spektrum in der Reparatur von potenzielle letalen DNA-Schäden sehr weit variiert.

Eine überlebende Tumorzelle muss ca. 30 Verdopplungen durchlaufen, um als Rezidiv detektierbar zu werden, selbst 10 000 übrig gebliebene klonogene Zellen müssen sich 15- bis 17-mal teilen. Die meisten Rezidive nach Bestrahlung treten innerhalb von 12 Monaten nach Therapieabschluss auf, was bei Resten von weniger als 10 000 Zellen auf eine durchschnittliche Tumorverdopplungszeit von 2–3 Wochen schließen lässt. Da bei den meisten Tumoren die prätherapeutische Verdopplungszeit bei 2–3 Monaten liegt, muss es offensichtlich zu einer Akzelerierung des Wachstums gekommen sein.

36.4.2 Klinische Normalgewebsradiobiologie

Normalgewebsreaktionen

Grundsätzlich werden stochastische von deterministischen Normalgewebsreaktionen abgegrenzt.

- Die **stochastischen Reaktionen** betreffen vor allem die Tumorentstehung, da ihr Eintreten einem Entweder-oder-Prinzip entspricht und die Wahrscheinlichkeit des Eintretens mit zunehmender Dosis steigt.
- **Deterministische Strahlenfolgen** zeigen im Gegensatz hierzu teilweise einen Schwellenwert und eine Steigerung des Ausprägungsgrades mit steigender Dosis.

Klinisch werden anhand des zeitlichen Auftretens akute von chronischen Strahlenfolgen unterschieden.

- Generell sind **akute Strahlenfolgen** reversibel und betreffen schnell proliferierende Gewebe mit hierarchischer Organisation.
- **Chronische Strahlenfolgen** sind meist irreversibel und finden sich in langsam proliferierenden Geweben.

Allerdings ist diese theoretische Unterscheidung eine starke Vereinfachung der Wirklichkeit. Bestimmte Organe können sowohl akut als auch chronisch reagieren, wenn sie aus unterschiedlichen Gewebstypen zusammengesetzt sind. Für die chronische Reaktion spielt vor allem das Gefäß-Bindegewebe eine wichtige Rolle, das sich in nahezu allen Organen in allerdings stark unterschiedlichem Ausmaß findet (Tab. 36.4).

Das **Konzept der sog. konsekutiven Spätfolgen** (consequential late damage) wurde in den letzten Jahren formuliert und findet zunehmend Verbreitung. Hierbei wird ein akuter Strahlenschaden (der dem Fraktionierungsmuster akut reagierender Gewebe gehorcht) durch eine zusätzliche Noxe (Infektion, Trauma o.Ä.) chronifiziert.

Tab. 36.4 Typische Gewebe mit akuten und chronischen Strahlenfolgen

Strahlenfolgen	Organ	Zielgewebe	Symptome
Akut	Haut	Epidermis	Epithelioloyse
	Schleimhaut		Mukositis
	Haare	Haarfollikel	Haarausfall
	Hoden	Spermatogonien	Infertilität
Chronisch	Haut	Unterhaut	Fibrose
	Gehirn	Endothelien	Nekrose
	Rückenmark	Endothelien	Myelopathie
	Niere	Nephrone	Niereninsuffizienz
	Lunge	Pneumozyten II	Fibrose
	Blase		Schrumpfblase

Strahlenkrankheit

Kommt es im Rahmen einer therapeutischen Ganzkörperbestrahlung oder eines Strahlenunfalls zur Ganzkörperexposition, erleiden die bestrahlten Personen in Abhängigkeit von der akquirierten Dosis typische klinische Syndrome, die in einer regelhaften zeitlichen Sequenz ablaufen.

- Zunächst erleben die Patienten das sog. **prodromale Strahlensyndrom**, das sich in unspezifischen gastrointestinalen und neuromuskulären Krankheitszeichen wie Übelkeit, Erbrechen, Diarrhö, Kopfschmerz, Fieber, Hypotension und Apathie äußert und je nach Dosis schon während oder kurz nach Bestrahlung auftritt.
- Bei extrem **hohen Bestrahlungsdosen (20 – 100 Gy)** geht das prodromale Strahlensyndrom mehr oder weniger nahtlos in das **zerebrovaskuläre Strahlensyndrom** über. Pathophysiologisch kommt es zum Zusammenbruch des Membranpotenzials durch eine Störung der ATP-abhängigen Na^+-K^+-ATPase mit konsekutiver Flüssigkeitsverschiebung und intrazellulärem Ödem. Die Patienten zeigen eine Hirndrucksymptomatik mit Übelkeit, Erbrechen, Desorientierung, Ateminsuffizienz und Krampfanfällen, fallen dann ins Koma und versterben unweigerlich an einer irreversiblen Schädigung der zerebralen Funktionen.
- Liegt die **Dosis bei 5 – 12 Gy**, zeigen die Patienten ein etwas milder ausgeprägtes prodromales Strahlensyndrom, von dem sie sich innerhalb von Stunden bis wenigen Tagen nahezu vollständig erholen. Nach wenigen Tagen bis zu einer Woche manifestiert sich der mitotische Zelltod an den Darmepithelien, es kommt zum **gastrointestinalen Strahlensyndrom**. Die klinische Symptomatik mit Übelkeit, Erbrechen, Durchfällen, Blutungen und massivem Flüssigkeitsverlust kann meist durch entsprechende supportive Therapie mit Antiemetika, Antibiose und i.v. Flüssigkeitszufuhr suffizient therapiert werden.
- Nach **Dosen von 1 – 4 Gy**, d.h. im Bereich der LD_{50} (= letale Dosis für 50 % der exponierten Personen) von 4 Gy, findet sich ein mildes, etwas verzögert auftretendes, prodromales Strahlensyndrom mit kompletter Rückbildung. Nach ca. 3 – 4 Wochen findet man eine Thrombo- und Leukopenie mit zunehmender Blutungs- und Infektneigung. Aufgrund der langen Überlebenszeit von Erythrozyten von ca. 120 Tagen im peripheren Blut findet man keine Anämie. Steht ein geeigneter Spender zur Verfügung, kann eine Knochenmarks- oder Blutstammzelltransplantation den Patienten kurieren, wobei die Erfolgsrate in solchen Situationen vergleichsweise niedrig ist.

36.4.3 Molekulare Radiobiologie (Terminologie und Konzepte)

Bereits 1914, also 40 Jahre vor Beschreibung des Zellzyklus durch Marcus und Puck, postulierte Schwarz, dass es ineffizient sei, die gesamte Bestrahlungsdosis in einer Sitzung zu applizieren, weil sich Zellen in unterschiedlichen Zuständen der Strahlenempfindlichkeit befinden könnten. Eine Fraktionierung könnte dieses Problem beseitigen. Gleichzeitig könnte sich das bestrahlte Normalgewebe zwischen den Bestrahlungsdosen regenerieren, was zur Einführung des Konzeptes der therapeutischen Breite führte.

Das Zeitalter der Molekularbiologie begann 1953 mit der Beschreibung der DNA-Struktur durch Watson und Crick. Während der folgenden Jahre wurde der genetische Code entschlüsselt und Transkription von DNA in mRNA und Translation von mRNA in Proteine beschrieben.

Allerdings waren dann erst in den frühen 1970er-Jahren die Techniken ausgereift genug, um innerhalb einer kurzen Zeit

- DNA mit Restriktionsenzymen zu schneiden und mit Ligasen wieder zu verbinden,
- E. coli mit Phagen und Plasmiden zu transformieren,
- DNA, RNA und Proteine mit der Gelelektrophorese und Southern, Northern und Western Blotting zu analysieren.

Restriktionsenzyme und Ligasen sind Grundvoraussetzungen für das Klonen. Restriktionsenzyme schneiden die DNA an sequenzspezifischen Stellen von 4 – 8 Nukliden Länge und erzeugen so Doppelstrangbrüche.

36.4.4 Teratogenität

Die teratogenen Effekte einer Strahlenexposition, ausgelöst durch eine Bestrahlung in utero, können ebenso wie bei Erwachsenen in deterministische und stochastische Effekte unterschieden werden, wobei es sich bei deterministischen Folgen um somatische Störungen – überwiegend Fehlbildungen – mit Schwellenwerten handelt und die Tumorinduktion stochastischen Gesetzen folgt.

Der sich in utero entwickelnde Organismus ist im Vergleich zum Erwachsenen deutlich strahlenempfindlicher. Insbesondere können Noxen, z. B. Strahlung, Alkohol oder Infektionen, in den verschiedenen, vulnerablen Entwicklungsphasen zu einer Erhöhung der Fehlbildungsrate, die spontan bei ca. 6–10 % liegt, führen. Allerdings gibt es keine typischen d. h. pathognomonischen Fehlbildungen, die auf eine radiogene Ursache schließen lassen, lediglich die Fehlbildungsrate wird durch Bestrahlung erhöht.
Hierbei ist der **Zeitpunkt der Strahlenexposition** entscheidend.

- In der **Präimplantationsphase** gilt das sog. „Alles-oder-Nichts"-Gesetz, d. h. entweder erholt sich der Organismus vollständig oder stirbt als verspätete Blutung ab.
- Die **Phase der Organogenese**, entsprechend der 4. bis 10. Woche (1. Trimenon), stellt die vulnerable Phase für die Induktion von Fehlbildungen dar. Insbesondere die ZNS-Entwicklung, die beim Menschen besonders lange und komplex verläuft, ist störanfällig. Das Spektrum der Störungen reicht hier von IQ-Defiziten bis zu strukturellen Schäden wie Mikrozephalie, Meningozelen und Spina bifida.
- **Nach Abschluss der Organogenese** können definitionsgemäß keine Fehlbildungen mehr entstehen, lediglich Verzögerungen des Größenwachstums können beobachtet werden.

Noch stärker als bei Kindern ist im Vergleich zum Erwachsenen das Tumorinduktionsrisiko bei Bestrahlung in utero erhöht. Abschätzungen deuten auf eine Leukämierate von **14 %/Sv** hin.

Kommt es also während der Schwangerschaft zu einer akzidentellen Strahlenexposition oder soll z. B. eine therapeutische Bestrahlung durchgeführt werden, kann anhand des Zeitpunkts und der applizierten Dosis eine Risikoabschätzung für den Embryo bzw. Fetus ermittelt werden. Basierend auf diesen Daten kann dann die Beratung der Eltern erfolgen. Die Durchführung eines dreidimensionalen Ultraschalls kann in Einzelfällen den Nachweis struktureller Fehlbildungen liefern. Weiterhin erlaubt der biparietale Schädeldurchmesser Rückschlüsse auf die ZNS-Entwicklung in utero, sodass neben der bekannten Dosis-Wirkungs-Beziehung dieser Parameter zur Abschätzung möglicher IQ-Defizite herangezogen werden kann.

KAPITEL

37 Strahlenschutz

37.1 Strahlenbelastung

Kernsatz der Richtlinie Strahlenschutz in der Medizin (2002): Der Patient hat das Recht auf die Therapie mit den besten Erfolgsaussichten und der geringsten Nebenwirkungswahrscheinlichkeit.

Insgesamt sind 3% der medizinischen Strahlenbelastung der Bevölkerung durch die Radiotherapie begründet.

> Faustregel: Streustrahlung in 1 m Abstand entspricht ca. $^1/_{1000}$ der Patientendosis im Nutzstrahlenbündel.

Zum Vergleich: Strahlenbelastung in der Röntgendiagnostik
- Dosis in der Körpermitte bei Röntgenaufnahmen: 2-5 mSv.
- Dosis in der Schicht bei CT: 5-10 mSv.
- Dosis bei 1 Minute Durchleuchtung in der Körpermitte: 5-10 mSv.
- Gonadendosis bei Thoraxaufnahme in Hartstrahltechnik: 10 µSv.
- Oberflächendosis bei der Mammographie: 2,5-32 mSv (entspricht abgeschätzt 6-80 strahleninduzierten Malignomen pro 10^6 Patientinnen).
- Die Strahlenexposition bei Rumpfaufnahmen ist 5- bis 10-mal höher als bei Thorax-Hartstrahlaufnahmen.
- Gonadendosis ist bei Untersuchungen des Rumpfes 100-mal höher als bei Thorax-Hartstrahlaufnahmen.
- 10 Minuten Durchleuchtung (0,5 Sv Oberflächendosis) sollten möglichst das Maximum an Exposition darstellen.

Der Gonadenschutz ist daher bei Thoraxaufnahmen sinnlos; bei sonstigen Aufnahmen der oberen und unteren Extremität ist er sinnvoll, falls er nicht die Zielregion verdeckt.

Streustrahlung in der Strahlentherapie/ resultierende Fetusdosis

Dosis außerhalb des Lichtfeldes, setzt sich zusammen aus Strahlerkopf-Leck, Kollimator-, Block-, Patienten-, Raum- und Luftstreuung, Streuung durch Keile! Erst oberhalb von 8 MV und in signifikantem Umfang oberhalb von 10 MV entstehen auch Photoneutronen. Deren unklare relative biologische Wirkung (RBW) gegenüber Photonen (ein Qualitätsfaktor Q für Neutronen bez. der Tumorentstehung von bis zu 20 wird angenommen, d.h. 1 Gy Neutronenstrahlung bedeutet eine Personendosis von 20 Sv, während Photonendosen mit einem Faktor nahe 1 umgerechnet werden) macht sie problematisch, daher sollte bei der evtl. notwendigen Behandlung von Schwangeren die Energie prinzipiell möglichst < 8 MV, sicher aber < 10 MV betragen.

Je größer das Feld, desto mehr Streudosis, die exponenziell mit dem Abstand zum Feldrand abnimmt. Die Zusammensetzung der Streustrahlung außerhalb des Primärfelds in Abhängigkeit vom Abstand zum Primärfeld stellt sich wie folgt dar:
- 0-10 cm: Kollimator- + Patientenstreuung.
- 10-20 cm: Patientenstreuung.
- 20-30 cm Patientenstreuung + Kopfleck.
- > 30 cm: Fast nur Kopfleck.

In der Praxis bedeutet das:
- Es gilt zu bedenken, dass die **spontane Fehlbildungsrate** bereits ca. 4-6% beträgt [UNSCEAR, 1986]. In diesem Bereich sollte sich daher das tole-

37

rable Maximum einer fetalen Strahlenbelastung befinden.

- **Eine Hirnbestrahlung während der Schwangerschaft ist prinzipiell möglich, wenn ausschließlich koplanare Felder verwendet werden:** Gemäß In-vivo-Dosimetrie mit Thermolumineszenzdosimetern (TLD) und Phantommessungen kommen ca. 0,05 - 0,1 % der Zielvolumendosis am Fetus an, d.h. 60 Gy Hirndosis ergibt << 0,1 Gy Fetusdosis, d.h. es resultiert lediglich ein erhöhtes Risiko für Leukämie beim Fetus (14 %/Gy), sonst sind keine messbaren Folgen zu erwarten [Sneed, IJROBP, 1995].
- **Eine RT der Mamma ist nicht möglich** (50 Gy Mammadosis entsprechen 0,1 - 0,15 Gy Fetusdosis, in der Spätschwangerschaft bis zu 2 Gy Fetusdosis).

Denn: Als Grenzdosis, ab der ein Abbruch im Allgemeinen empfohlen wird, werden aus u.g. Gründen 0,1 Gy angesehen, da zwischen 0,1 und 0,5 Gy die Fehlbildungsrate massiv ansteigt.

Die Auswirkungen einer Fruchtbestrahlung sind je nach Entwicklungsphase unterschiedlich [Fritz-Niggli, Strahlengefährdung/Strahlenschutz, 1997]:

In der Präimplantationsphase (Tag 1 - 10 nach Befruchtung) führen 0,1 Gy in 1 - 2 % zum Tod (LD 50 bei etwa 1 Gy), mit gleicher Wahrscheinlichkeit zu Anomalien.

In der Organbildungsphase stehen Schäden am ZNS aufgrund der langen und komplizierten Entwicklung im Vordergrund. Das Risiko schwerer geistiger Retardierung bei Bestrahlung in der 8.–15. Woche (Zeit der wesentlichen mitotischen Aktivität der Neurone) beträgt 4 %/0,1 Sv, bei Bestrahlung in der 16.–25. Woche nur noch 1 %/0,1 Sv. Daher gelten 0,1 Gy auch wegen des potenziellen IQ-Defizits als Grenzdosis (auf Basis von Hiroshima-Daten), da 1 - 4 % im Rahmen der spontanen Raten liegen. 0,5 Gy erzeugen in 40 % Mikrozephalie und sind inakzeptabel. Embryonales Krebsrisiko (über alle Phasen, wobei 1. Trimenon besonders gefährdet ist): 14 %/Gy. Ab einem Bereich von 0,05 - 0,25 Gy wird eine Wachstumsverzögerung beobachtet.

Allgemein gilt daher: Abbruch ab 0,01 Gy (Sv) erwägen, ab 0,1 Gy (Sv) im Rahmen einer jeweiligen Einzelfallentscheidung tendenziell empfehlen. Rö-Thorax daher unkritisch. Abdomen-Rö, CT Abdomen, 1 Minute Durchleuchtung (0,01 Gy [Sv]) liegen an der Grenze. 10 Minuten Durchleuchtung im Nutzstrahl (0,1 Gy [Sv]) sind kritisch.

37.2 Folgen

Erbschäden

Nach ICRP 60 (1991) und UNSCEAR wird das Risiko genetischer Schäden in allen folgenden Generationen auf 1 %/Sv geschätzt (0,6 % für beruflich Strahlenexponierte), wobei die erste Generation mit 0,15 %/Sv und die zweite mit 0,7 %/Sv veranschlagt wird. Daraus resultiert eine Verdopplungsdosis von 1 Gy bzw. 1 Sv für definierte mutationsbedingte Erkrankungen (Strahlung mit niedrigem linearen Energietransfer [LET] mit niedriger Dosisrate).

Notabene: Dies geschieht vor dem Hintergrund, dass die spontane Gesamtrate an Fehlbildungen bei Neugeborenen immerhin 6 - 10 % beträgt.

Beispielrechnungen für die Gonadendosis:

6 Gy Entzündungsbestrahlung an Knie, Ferse, Schulter oder Ellenbogen ergibt z.B. 1,2 - 2,4 mSv Gonadendosis (d.h. im Bereich der natürlichen Strahlenbelastung, d.h. 1 - 1,2 mSv/Jahr).

Zum Vergleich: CT Abdomen ca. 1,4 mSv, Abdomenübersicht ca. 0,8 mSv, Thoraxdurchleuchtung (1 min) 0,33 mSv.

Karzinogenese

Übersicht und praktische Modellrechnungen z.B. bei [Jung, in: Seegenschmiedt, Radiotherapie gutartiger Erkrankungen, 2000]:

- **Leukämie:** Gesonderte Betrachtung, Erhöhung des absoluten Risikos 3 - 10 Jahre nach Exposition, nach 15 Jahren wieder normal. Abschätzung für die Inzidenz an zusätzlichen Leukämien auf Basis der Hiroshima-/Nagasaki-Daten (aber: Großer Fehlerbereich bei Berechnungsbasis von < 100 Erkrankungsfällen!): 0,025/Sv ($2{,}5 \times 10^{-2}$/Sv). Bei einer natürlichen Inzidenz von ca. 0,0016 entspricht das einer Erhöhung des Risikos um den Faktor 15, also auf 1500 % des natürlichen Risikos.
- **Solide Tumoren:** Abschätzung für die Krebs**mortalität** nach [ICRP 60: 1990 recommendations, publi-

ziert 1991]: Das zusätzliche Mortalitätsrisiko (Erhöhung des relativen Risikos) wird mit 0,05/Sv (5×10^{-2}/Sv) für Ganzkörperbelastung beim Erwachsenen bis 0,2 Sv und mit 10×10^{-2}/Sv im Bereich von 0,2 – 2 Sv sowie mit 0,14/Sv beim Fetus angenommen (bestimmte Korrekturfaktoren für Teilkörperbelastung und Lebensalter). D.h. 1 Sv erhöht die bereits natürlich vorhandene Wahrscheinlichkeit, an einem Tumor zu sterben, um 10 Prozentpunkte. Natürliches Krebs**mortalitäts**risiko: ca. 25 % (25×10^{-2}), also bei 1 Gy (für niedrig ionisierende Strahlung = 1 Sv) 35 % statt 25 % Risiko, was einem „excessive relative risk (ERR)" von ca. 45 % entspricht. Das persönliche Tumorrisiko wird also durch 1 Sv um 10 Prozentpunkte und damit um 45 % (also um den Faktor 1,45) erhöht. Oberhalb von 2 Gy liegt dieser Faktor wohl etwas niedriger (relevant für die Strahlentherapie). Abschätzung für Krebs**inzidenz** auf Basis der Hiroshima-/Nagasaki-Daten [Thompson, Radiat Res, 1994]: Erhöhung der natürlichen **Inzidenz** (ERR) um 63 %/Sv, d.h., dass in einer Population, die mit 1 Sv bestrahlt wird, die Tumorinzidenz um 63 % (also um den Faktor 1,63) steigt und außerdem, dass das ERR für die **Inzidenz** ca. 40 % größer ist als das für die **Mortalität.** Das zusätzliche Risiko, an einem Tumor zu **erkranken,** beträgt damit ca. 14×10^{-2}/Sv, das natürliche Risiko wird also um 14 Prozentpunkte und damit um 63 % (also um den Faktor 1,63) erhöht. Auch bez. der Inzidenz existieren Korrekturfaktoren für Einzelorgane. Abschätzungen für die RT sind z. B. zu finden bei: [Little, Radiat Environ Biophys, 1999; Jung, in: Seegenschmiedt, Radiotherapie gutartiger Erkrankungen, 2000]. Praktische Beispiele: Kniebestrahlung mit 12 Gy erhöht die normale Tumorinzidenz an Haut und Knochen abgeschätzt um 1 – 2 %. Bestrahlung der endokrinen Orbitopathie mit 20 Gy (Knochenmarkdosis 22 mGy, Hirndosis 35 mGy, effektive Gesamtdosis 65 mGy [entspricht für Photonen 65 mSv]): Absolutes Tumorinduktionsrisiko von 1 %.

37.3 Betrieblicher Strahlenschutz

- Grundlage: **Atomgesetz** (Ermächtigungsparagraph).
- Daraus abgeleitet die Verordnungen **Röntgenverordnung (RöV) und Strahlenschutzverordnung (StrSchV)** von 2001 in der Fassung von 2005 (hier geregelt *Anzeige und Genehmigung*, Qualitätssicherung, Dokumentations- und Aufbewahrungspflichten [Voraussetzungen Stand von Wissenschaft und Technik, DIN-Normen, Auflagen]).
- Darunter untergeordnet: Konkrete Durchführungsrichtlinien in der **Richtlinie Strahlenschutz in der Medizin** (letzte Fassung 2002). Regelt konkret *Qualitätssicherung und Betrieb* von Diagnostik und Therapie (das „Tagesgeschäft" mit offenen und geschlossenen Strahlern sowie Beschleunigern, nicht aber die Errichtung und den Betrieb von Röntgenanlagen [wie z. B. Simulator → Röntgenverordnung] oder die Produktion von Radiopharmaka [geregelt im Arzneimittelgesetz, AMG]).

Weitere wichtige Richtlinie: **Richtlinie für die physikalische Strahlenschutzkontrolle** zur Ermittlung der Körperdosen gemäß §41 StrSchV und §35 RöV.

Kernparagraphen in StrSchV: §§80/81/82 (früher §42, „Rechtfertigende Indikation", Beschränkung der Strahlenexposition. Stellt klar, dass Grenzwerte für berufliche Exposition nicht für Patienten gelten). Regelt die medizinische Anwendung von Strahlung. Verbietet jede unnötige Strahlenexposition. Fordert die Anwendung von nichtstrahlenden Verfahren, wenn möglich. Richtlinie Strahlenschutz führt aus, wie die Strahlenschutzverordnung unter Berücksichtigung des Standes von Wissenschaft und Technik im Bereich der Medizin umgesetzt werden soll und legt bestimmte Voraussetzungen, wie z. B. die Aufklärungspflicht, fest. Ausführendes Organ für Genehmigung und Aufsicht: **Gewerbeaufsichtsamt**, im Folgenden die „Behörde".

§117 StrSchV regelt den Übergang von der alten auf die neue StrSchV (Gültigkeit der Fachkunde, Übergangspersonendosen für schwangere Frauen etc.). Die Überwachung und Qualitätssicherung der Strahlentherapie wird darüber hinaus durch eine sog. **„Ärztliche Stelle"** gemäß §83 StrSchV bzw. Ziffer 8 der Richtl. StrSch wahrgenommen.

Genehmigung von Röntgeneinrichtungen

- Prinzipiell sind Röntgeneinrichtungen nach §3 RöV genehmigungspflichtig.
- Nach §4 RöV sind aber alle bauartgenehmigten Röntgeneinrichtungen nur anzeigepflichtig, das trifft auf die meisten im Handel erhältlichen Anlagen zu. Dabei muss die Anzeige mindestens 2 Wochen vor Inbetriebnahme erfolgen.

Arten der Genehmigung für Bestrahlungseinrichtungen

Gemäß StrSchV

- Errichtung einer Anlage zur Erzeugung ionisierender Strahlen: *§11 StrSchV.*
- Betrieb einer Anlage zur Erzeugung ionisierender Strahlen: *§11 StrSchV.*
- Voraussetzungen für §11: *§13 und 14 StrSch.*
  - Personelle (medizinischer Strahlenschutzbeauftragter [fachkundiger Arzt] und physikalischer Strahlenschutzbeauftragter [Medizinphysikexperte]),
  - bauliche etc., näher ausgeführt in Richtl. StrSch.
- Genehmigungsfreier (anzeigepflichtiger) Betrieb: *§12 StrSchV.*
- Umgang mit Bestrahlungseinrichtungen mit radioaktiven Quellen: *§7 StrSchV* (umfasst auch Therapie mit offenen radioaktiven Stoffen).
- Genehmigung der Anwendung von radioaktiven Stoffen oder ionisierender Strahlung am Menschen zu Forschungszwecken: *§23 StrSchV.*
- Genehmigungsvoraussetzungen für §23 (Abschätzung der Körperdosis, Votum der Ethikkommission [§92], mindestens 2-jährige Erfahrung des Arztes, Fachkunde, Medizinphysikexperte, Probandendosis muss < 20 MSv sein): *§24 StrSchV.*
- Bauartzulassung von Anlagen zur Erzeugung ionisierende Strahlung: *§25/26/27 StrSchV.*
- Genehmigungsfreie Verwendung radioaktiver Stoffe: *§8 StrSchV.*

Gemäß Atomgesetz

- Experimenteller Betrieb: §41 ATG.
- Untypische Anlagen, Genehmigung aus Patienteninteresse (für Heilversuch): §42 ATG.

Ablauf des Genehmigungsverfahrens für Bestrahlungseinrichtungen

Die Genehmigungen sind durch Krankenhausträger oder Praxisinhaber zu beantragen. Die genehmigungsbedürftige Tätigkeit muss darüber hinaus bei der von der Behörde (Gewerbeaufsichtsamt) bestimmten ärztlichen Stelle gemäß §83 StrSchV angemeldet werden. Die Anmeldung ist der Behörde nachzuweisen. Die ärztliche Stelle überprüft

- die rechtfertigende Indikation gemäß §80 StrSchV,
- Maßnahmen zur Optimierung der Strahlenanwendung,
- ob die Strahlenanwendung nach dem Stand der Heilkunde durchgeführt wurde.

Vor erstmaliger Inbetriebnahme zur Patientenbestrahlung ist eine Sachverständigenprüfung bez. sicherer technischer Funktion und Einhaltung der Strahlenschutzmaßnahmen („TÜV") durch den Strahlenschutzverantwortlichen zu veranlassen.

Die Genehmigungsurkunde enthält folgende Angaben:

- *Art*, Umfang, Zweck, Befristung der Anlage,
- *Gebühren,*
- *Auflagen* gemäß §17 ATG (soll nur drinstehen, was nicht schon durch Richtlinie und Strahlenschutzanweisung abgedeckt ist. Umfasst z.B. Platzierung der Notschalter, Regelung bez. des Bestrahlungsraumstatus [Sperr-/Kontrollbereich je nach Maschinenstatus], Vertretungsregelung [ggf. schriftliche Fixierung mit Dauer], Dokumente, die am Beschleuniger bereitgehalten werden müssen [meist Genehmigungskopie, Betriebstagebuch, Bedienungsanleitung und Strahlenschutzanweisung etc.]. Wenn relevant, müssen die Auflagen in der Strahlenschutzanweisung umgesetzt sein),
- Deckungsvorsorge,
- Gründe,
- Strahlenschutzbeauftragter (es kann verlangt werden, *dass medizinischer und physikalischer Strahlenschutzbeauftragter im Haus sein müssen.* Die getroffenen Regelungen bez. der Anwesenheit sind in die Strahlenschutzanweisung gemäß §34 StrSchV aufzunehmen),
- Rechtsbehelf.

Wichtig: Genehmigung bedarf der Schriftform (§17 ATG).

Genehmigungsvoraussetzungen

Personelle Voraussetzungen (§31 StrSchV und Ziffer 3 der Richtl. StrSch)

- **Strahlenschutzverantwortlicher:** Die Person, die einer Genehmigung nach §7, 11 oder 15 StrSchV bedarf und die Genehmigung beantragt; bei Körperschaften wird eine natürliche Person aus dem Führungsgremium bestimmt. Diese Person muss keine Fachkunde haben (nur wenn sie in Personalunion Strahlenschutzbeauftragter ist). Bestellt Strahlenschutzbeauftragten.
- **Strahlenschutzbeauftragter** (Stellung: §32 StrSchV, Pflichten: §33 StrSchV)
  a) für den medizinischen Bereich,
  b) für den physikalischen Bereich.
  Wird vom Strahlenschutzverantwortlichen bestellt. Keine Bedenken gegen Zuverlässigkeit zulässig. Muss Fachkunde im Sinne des §30 StrSchV entsprechend Ziffer 3.1.5 (detailliert in Anlage A1 und A4 [medizinisch] oder A2 und A5 [physikalisch], nachgewiesen durch eine Bescheinigung gemäß Anlage A8) der Richtlinie haben. Bestellung ist mit Angabe des innerbetrieblichen Entscheidungsbereichs der Behörde anzuzeigen. Dieser Entscheidungsbereich ist schriftlich festzulegen. **Änderungen des Entscheidungsbereichs oder Abberufung sind unverzüglich anzuzeigen.** Strahlenschutzbeauftragter muss auf Abruf (< 15 Minuten) verfügbar sein. Ob die **unmittelbare Anwesenheit** erforderlich ist, **wird im Genehmigungsbescheid geregelt.** Die getroffenen Regelungen bez. der Anwesenheit sind in Strahlenschutzanweisung (SSA) gemäß §34 StrSchV aufzunehmen.
- Medizinischer Strahlenschutzbeauftragter ist immer erforderlich.
- Physikalischer Strahlenschutzbeauftragter (Medizinphysikexperte) ist zwingend notwendig für den Betrieb von Beschleunigern (ständig verfügbar), kann für Nuklearmedizin bzw. Gammatron und Brachytherapie bei komplexen Behandlungen von der Genehmigungsbehörde gefordert werden (dies sind die Formulierungen der Richtlinie, dies ist etwas weicher in der StrSchV formuliert).
  Die Aufgaben des Strahlenschutzbeauftragten umfassen:
  - Dosimetrie,
  - Bereitstellung der für die Behandlung erforderlichen physikalischen Daten,
  - Ausarbeitung des physikalischen Inhalts der Bestrahlungsplanung,
  - betriebsinterne technische Überwachung von Beschleuniger/Gammatron/Brachytherapie zur Qualitätssicherung gem. §83 und 66 StrSchV,
  - sonstige Aufgaben der Qualitätssicherung,
  - technische Anleitung der MTA bei der Bedienung der Anlagen,
  - strahlenschutztechnische Sicherheitsmaßnahmen,
  - Beteiligung an der Weiter- und Fortbildung sowie an den jährlichen Unterweisungen nach §38 StrSchV.

Die Vertretung der Strahlenschutzbeauftragten ist durch eine ausreichende Anzahl von Strahlenschutzbeauftragten und durch entsprechende organisatorische Maßnahmen zu gewährleisten.
Dem Strahlenschutzbeauftragten sind unverzüglich alle Mängel, die den Strahlenschutz betreffen, mitzuteilen, er ist über alle Verwaltungsakte zu benachrichtigen und darf nicht behindert und aufgrund der Erfüllung seiner Pflichten nicht benachteiligt werden.

- Die sonst zum Betrieb notwendigen Personen gemäß §§ 9, 14 und 38 der StrSchV (MTA etc.) müssen zur Verfügung stehen und die in Durchführung von §82 StrSchV nötige Ausbildung gemäß Anlage A6 Richtl. StrSch (§1 Gesetz über technische Assistenten in der Medizin) haben. Nicht fachkundige Personen dürfen nur unter Aufsicht einer fachkundigen Person tätig werden.

Alle Ärzte, die nicht die erforderliche Fachkunde im Strahlenschutz besitzen, müssen, wenn sie unter ständiger Aufsicht und Verantwortung eines fachkundigen Arztes Röntgenstrahlen (Röntgendiagnostik und Röntgentherapie) anwenden, zunächst über sog. **Kenntnisse im Strahlenschutz** (8-h-Kurs) verfügen.

Die **Fachkunde** gemäß §30 StrSchV gliedert sich in die *Sachkunde* (theoretisches Wissen und praktische Erfahrung durch ganztägige Tätigkeit unter Anleitung einer fachkundigen Person, wobei die Inhalte und Dauer gemäß Anlagen A1, A2 und insbesondere bez.

der Inhalte gemäß Anlage A4 der Richtl. StrSch geregelt sind) und die erfolgreich absolvierten *Strahlenschutzkurse* gemäß Anlagen A1 und A2 und bez. der Inhalte der Kurse insbesondere gemäß Anlage A3. Sie wird von der zuständigen Stelle bescheinigt. Dabei dürfen die Kurse nicht mehr als 5 Jahre zurückliegen. Sie gilt im gesamten Bundesgebiet. **Alle 5 Jahre** muss sie durch die erfolgreiche Teilnahme an einem anerkannten Kurs oder auf andere Weise gemäß §30 StrSchV **aktualisiert** werden, sonst kann sie überprüft, mit Auflagen versehen oder sogar entzogen werden. Über die Fachkunde nach StrSchV hinaus muss für die Therapie mit *Röntgenstrahlen* auch die *Fachkunde im Strahlenschutz für Ärzte bei der Behandlung von Menschen mit Röntgenstrahlen (Röntgentherapie)* erworben werden. Für das verantwortliche Betreiben eines konventionellen bzw. CT-Simulators muss jetzt die neu definierte *Fachkunde im Strahlenschutz für Ärzte in der Strahlentherapieplanung mit bildgebenden Verfahren (Therapiesimulator einschließlich CT)* erworben werden, die in der Vergangenheit bestandene Rechtsunsicherheiten beendet.

Räumliche Voraussetzungen

Anlagen zur Erzeugung ionisierender Strahlung und Anwendung von Aktivität $> 5 \times 10^{10}$ Bq in Ausübung der Heilkunde dürfen gemäß §36 und §84 (früher §59) StrSchV nur in Strahlenschutzbereichen und in allseits umschlossenen Räumen betrieben werden. Die Definition der Strahlenschutzbereiche findet sich in §36 (früher §§57–59) StrSchV. Laut Richtl. StrSch (Ziffer 3.4, Strahlenschutzvorrichtungen) sind Bestrahlungsräume Kontrollbereiche gemäß §36 StrSchV und während der Bestrahlung u.U. Sperrbereich gemäß §36. Beides kann durch die Behörde auch nur beschränkt auf die Einschaltzeit gefordert werden. Regeln für den baulichen Strahlenschutz und die Kennzeichnungen im Rahmen des baulichen Strahlenschutzes sind in *DIN 6804, 6846, 6847, 6853 und 25 430* gemäß StrSchV §§13/14 bzw. §68 (Kennzeichnungspflicht) beschrieben.

Evtl. erfordert die Erzeugung von radioaktiven Stoffen durch Hochenergiebeschleuniger zusätzliche Voraussetzungen. Erfordernisse der Brandbekämpfung müssen unter Hinzuziehung von Sachverständigen gem. DIN 25 425 berücksichtigt werden.

Strahlenschutzeinrichtungen

- **Baulicher Strahlenschutz.** Die erforderliche **Stärke eines Abschirmbauteils** wird von der einwirkenden Strahlung und der zulässigen Dosis am zu schützenden Ort bestimmt.
  Wichtig zur Berechnung des baulichen Strahlenschutzes: **Betriebsbelastung** (im Allgemeinen wird von 10^3 Gy/Wo ausgegangen, diese Grenzwerte können neuerdings beim Einsatz der IMRT mit höheren primär in den Kollimator eingestrahlten Dosen problematisch werden) → Abschirmfaktor = fiktive Dosis ohne Abschirmung/zulässige Dosis.
  Dabei ist die fiktive Dosis abhängig von Entfernung, Richtungsfaktor und Aufenthaltsfaktor.
  Es gilt dann: **Abschirmdicke** = Zehntelwertdicke × $\log_{10}$ (Abschirmfaktor).
  Beispiel: Für einen Abschirmfaktor von 10^4 sind 4 Zehntelwertdicken nötig. Bei einer Dichte von Beton von 2,3 g/cm^3 ergibt sich für Beton eine Zehntelwertdicke für 5 MV Photonen zu 30 cm, es ist somit eine Abschirmdicke von 120 cm erforderlich.
  DIN 6847 unterscheidet **verschiedene Strahlungskomponenten,** die berücksichtigt werden müssen: *Nutzstrahlung, Durchlassstrahlung, sekundäre Röntgenstrahlung, Tertiärstrahlung, Neutronenstrahlung.*

Dabei gilt:
  - **Luftionisation** für Photonen ab **8–10 MV** (nicht bei Elektronen). Es entsteht ^{15}O, ^{13}C, ^{11}N. HWZ 2–8 Minuten, aber diese Isotope werden laufend neu produziert, daher Luftumwälzung 10-mal/h ab dieser Photonenenergie notwendig.
  - **Aktivierung am Strahlerkopf** ab **8 MV**, bei **10 MV** resultiert eine maximale Dosisleistung von ca. 10 µSv/h direkt am Strahlerkopf und von 0,6 µSv/h in 1 m Entfernung.
  - **Neutronenerzeugung** durch Photonenstrahlung ab Grenzenergie von **8 MeV** (Neutronenanteil bei Photonenstrahlung ca. 0,5 %, bei Elektronenstrahlung ca. 0,0006 %).
- Sonstige Einrichtungen.
- Dauereinrichtungen (z.B. Strahlenschutztische). Sind so auszulegen, dass die Körperdosis höchstens ein Fünftel der Grenzwerte für beruflich strahlenexponierte Personen der Kategorie A erreichen kann.

- Orts- und Personendosimetrie durch Messgeräte in genügender Zahl gemäß dem Stand der Technik (DIN 6818).
- **Änderungen von Geräten, wenn der Strahlenschutz wesentlich berührt wird,** sind **genehmigungspflichtig.**

Sonstige Voraussetzungen

Eine spezielle Haftpflichtversicherung, die sog. Deckungsvorsorge, ist für Anwendung ionisierender Strahlung nach Atomgesetz notwendig.

Aufzeichnungen

Aufzeichnungen von Seiten des physikalischen Strahlenschutzbeauftragten:

- Personenbezogene Aufzeichnungen nach StrSchV (ärztliche Bescheinigung, Ergebnisse der physikalischen Strahlenschutzkontrolle),
- Aufzeichnungen über Ortsdosisüberwachung, Abgrenzung der Strahlenschutzbereiche zusammen mit der Strahlenschutzbauzeichnung.

Diese Aufzeichnungen müssen gemäß den Aufbewahrungsfristen nach §85 StrSchV aufbewahrt werden. EDV-Speicherung ist zulässig.

Aufzeichnungen von Seiten des medizinischen Strahlenschutzbeauftragten (gemäß §85 StrSchV, normalerweise Teil einer Protokollierung gemäß DIN 6827):

- Aufklärung, Angaben über frühere Strahlenbehandlungen und über bestehende/mögliche Schwangerschaft,
- Dauer und Zeitfolge der Bestrahlung,
- Oberflächendosis, soweit relevant,
- Dosis im Zielvolumen,
- Lokalisation und Abgrenzung der Bestrahlungsfelder,
- Einstellparameter,
- Festlegung des Schutzes gegen Streustrahlung.

Aufbewahrung von Therapieunterlagen für 30 Jahre. In der Diagnostik dagegen nur Aufbewahrungspflicht für 10 Jahre (Ausnahme: Bei Personen, die das 18. Lebensjahr nicht vollendet haben: Aufbewahrungspflicht von Diagnostik-Unterlagen bis zum 28. Lebensjahr [d.h. maximal 28 Jahre]). Außerdem: Durch Richtlinie zur Aufzeichnungspflicht von 2006 mittlerweile zumindest Empfehlung zur 30-jährigen Aufbewahrung von Diagnostikunterlagen.

Strahlenschutzanweisung nach §34 StrSchV, ausgestaltet gemäß DIN 25 425

Regelt Ablauf der einzelnen Arbeitsvorgänge sowie die Aufgabenverteilung der beteiligten Personen und die zu beachtenden Schutzmaßnahmen bei gewöhnlichem Betrieb und außergewöhnlichen Vorkommnissen. Benennt die bereit zu haltenden Schutz- und Messeinrichtungen, insbesondere z.B. für die Patientenbergung.

Einweisung vor Tätigkeit und Belehrung

Intensive Einweisung vor der ersten Aufnahme der Tätigkeit gemäß §38 StrSchV (Unterrichtung über die Tätigkeit und die Umgangs- und Betriebsgenehmigungen sowie die Strahlenschutzanweisung [§6 StrSchV]) und regelmäßige Belehrungen (gemäß §38 StrSchV, inhaltlich geregelt durch Anlage A6 der Richtl. StrSch). Durchführung mindestens jährlich, bei Änderung der Arbeitsabläufe unmittelbar. **Belehrungsunterlagen mindestens 5 Jahre aufheben.** Unterschreiben vorgefertigter Einweisungen oder Belehrungen nicht ausreichend.

Ärztliche Überwachung

Die Definition der Strahlenschutzbereiche findet sich in den §§57 – 60 StrSchV. Auf Grundlage der physikalischen Strahlenschutzkontrolle nach **Richtlinie für die physikalische Strahlenschutzkontrolle (2003)** zur Ermittlung der Körperdosen gemäß §§39 – 41 StrSchV und §35 RöV wird dann gemäß §§60 – 64 StrSchV die medizinische Überwachung der beruflich strahlenexponierten Personen durchgeführt.

- Ab einer möglichen Dosis von 1 mSv/Jahr gilt man als beruflich strahlenexponiert und muss überwacht werden.
- Der zu überwachenden Person ist auf ihr Verlangen ein Dosimeter zur Verfügung zu stellen, mit dem die Personendosis jederzeit festgestellt werden kann.
- Ist vorauszusehen, dass im Kalenderjahr die Organdosis für die Hände, die Unterarme, die Füße und Knöchel oder die Haut größer ist als 150 mSv oder

die Organdosis der Augenlinse größer als 45 mSv sein wird, so ist die Personendosis durch weitere Dosimeter auch an diesen Körperteilen festzustellen.
- Ein jederzeit ablesbares und auswertbares Dosimeter ist auch Frauen im gebärfähigen Alter bereitzustellen, wenn nicht ausgeschlossen werden kann, dass die Strahlenexposition bei einer regulären Aufenthaltszeit den Grenzwert der Uterusdosis von 2 mSv pro Monat erreichen kann.
- Sobald eine Frau ihren Arbeitgeber darüber informiert hat, dass sie schwanger ist, ist ihre berufliche Strahlenexposition arbeitswöchentlich zu ermitteln und ihr mitzuteilen.

Geeignete Dosimeter
- **Filmdosimeter:** Messbereich ca. 0,2 - 1 Sv; Energiebereich ca. 15 kV-1,4 MV.
- **Flach(Phosphat)glasdosimeter:** Messbereich ca. 0,03 - 10 Sv; Energiebereich ca. 15kV-1,4 MV.
- **Neutronen(Albedo)dosimeter.**

Grenzwerte

Gemäß §36 (früher §§49 - 51) StrSchV
- **Überwachungsbereich:** Betriebliche Bereiche > 1 mSv/Jahr effektive Dosis oder > 15 mSv/Jahr Augenlinsendosis oder > 50 mSv/Jahr Haut, Hände, Unterarme, Füße, Knöchel.
- **Kontrollbereich:** Betriebliche Bereiche > 6 mSv/Jahr effektive Dosis oder > 45 mSv/Jahr Augenlinsendosis oder > 150 mSv/Jahr Haut, Hände, Unterarme, Füße, Knöchel.
- **Sperrbereich:** > 3 mSv/h Ortsdosisleistung.

Maßgebend für die Klassifizierung: Angenommene Personenaufenthaltszeit von 40 h/Woche und 50 Wochen im Kalenderjahr.

Beruflich strahlenexponierte Personen

Diese existieren demnach gemäß §40 (zu überwachende Personen) in zwei Kategorien gemäß §54 StrSchV:
- *Kategorie A:* Personen, die Belastungen oberhalb der o.g. Grenzwerte des Kontrollbereichs ausgesetzt sein können (d.h. 6 - 20 mSv/Jahr).
- *Kategorie B:* Personen, die Belastungen oberhalb der o.g. Grenzwerte des Überwachungsbereichs ausgesetzt sein können, ohne aber in Kategorie A zu fallen (d.h. 1 - 6 mSv/Jahr).

Wichtungsfaktoren für verschiedene Strahlenqualitäten und Teilkörperbelastungen zur Errechnung der Ganzkörper-Effektivdosis von beruflich strahlenexponierten Personen

Strahlungswichtungsfaktoren w_R
- Photonen/Elektronen: 1.
- Neutronen < 10 kV: 5.
- Neutronen 100 kV-2 MV: 20.
- Neutronen 2 - 20 MV: 10.

Gewebewichtungsfaktoren w_T
- Keimdrüsen: 0,2.
- Knochenmark (rot): 0,12.
- Dickdarm/Lunge/Blase: 0,12.
- Brust/Ösophagus/Schilddrüse: 0,5.
- Haut/Knochenoberfläche: 0,01.
- Andere Organe: 0,05.

Dosisgrenzwerte gemäß §55 StrSchV

Maximale effektive Dosis im Kalenderjahr: Wurde von früher 50 mSv/Jahr auf **20 mSv/Jahr** reduziert. Im **Einzelfall** können durch die Behörde weiterhin 50 mSv/Jahr zugelassen werden, wobei **für 5 aufeinanderfolgende Jahre 100 mSv** nicht überschritten werden dürfen. Die **Berufslebensdosis** beträgt **400 mSv** (bei schriftlicher Einwilligung sind nach Erreichen dieser Dosis noch 10 mSv/Jahr zulässig). D.h. durch berufliche Exposition sind maximal zusätzlich 0,1 % Fehlbildungen und ein um 2 % erhöhtes Krebsrisiko zu erwarten. In Deutschland sind damit maximal ca. 3 - 4 zusätzliche Krebsfälle pro 1000 beruflich Strahlenexponierte zu erwarten, die mit einer Dosis von 5 mSv/Jahr über 20 Jahre belastet werden. Absolut dürfte die Anzahl damit sehr gering sein (normalerweise niedrigere Dosen und kürzere Lebensexpositionszeit). Als Referenz: Absolut sind - in der Theorie - ca. 2500 zusätzliche Krebsfälle durch diagnostische Röntgenuntersuchungen pro Jahr (bei insgesamt 230 000 Krebsfällen/Jahr) zu erwarten. Dies überschätzt die tatsächliche Inzidenz jedoch wahrscheinlich, da ein Großteil der Untersuchungen bei älteren Patienten durchgeführt wird.

Des Weiteren beträgt zum Vergleich die Dosisleistung bei Interkontinentalflügen ca. 5 μSv/h. Flugpersonal ist daher einer Belastung von ca. 5 mSv/Jahr ausgesetzt, während die natürliche Belastung ca. 1 - 1,2 mSv/Jahr beträgt.

Organdosisgrenzwerte im Kalenderjahr:

- Augenlinse: **150 mSv.**
- Haut/Unterarme/Hände/Füße/Knöchel: **500 mSv.**
- Keimdrüsen, Gebärmutter, Knochenmark (rot): **50 mSv.**
- Schilddrüse und Knochenoberfläche: **300 mSv.**
- Gebärmutterdosis bei gebärfähigen Frauen: **2 mSv monatlich.**
- Ungeborenes Kind: **1 mSv während der gesamten Schwangerschaft.**
- Alles andere: **150 mSv.**

Für **Personen < 18** Jahre muss die Exposition < Kategorie B gehalten werden, bei Ausbildung darf ausnahmsweise Kategorie B erreicht werden.

Bei **gebärfähigen Frauen** beträgt der Grenzwert für die über einen Monat kumulierte Dosis an der Gebärmutter 2 mSv. Für ein ungeborenes Kind, das aufgrund der Beschäftigung der Mutter einer Strahlenexposition ausgesetzt ist, beträgt der Grenzwert der Dosis aus äußerer und innerer Strahlenexposition vom Zeitpunkt der Mitteilung über die Schwangerschaft bis zu deren Ende 1 mSv.

Bei **Dosisüberschreitung:** Weiterbeschäftigung nur zulässig, wenn in den folgenden 4 Kalenderjahren zusammen mit der Überschreitung das 5fache des Grenzwerts nicht überschritten wird.

Sonderfälle: Besonders zugelassene Strahlenexpositionen (§58 StrSchV) und Strahlenexposition bei Personengefährdung (§59 StrSchV).

Im Wesentlichen gelten die **gleichen Regelungen** jetzt auch gemäß **§95 StrSchV** für die berufliche Belastung durch **natürliche radioaktive Stoffe** am Arbeitsplatz.

Auch für das *Flugpersonal* muss gemäß § 103 StrSchV die effektive Dosis bestimmt werden, sobald 1 mSv/J überschritten werden kann. Grenzwerte wie gemäß §55, mit Ausnahme der Organdosen.

Zutritt zu Strahlenschutzbereichen

Regelung *nach §37 StrSchV* (Genehmigung für betriebsdienliche Aufgaben, Patienten, Probanden, helfende Personen, Auszubildende/Studierende zur Erreichung des Ausbildungszieles, Besucher).

Zusätzlich für *Kontrollbereich:* Zutritt ist **schwangeren Frauen** dann **genehmigt**, wenn durch Überwachungsmaßnahmen die Einhaltung der Grenzwerte gemäß §55 StrSchV gewährleistet ist; wenn nicht, dann nur bei zwingenden Gründen, außerdem ist der Zutritt natürlich als Patientin gestattet.

Sperrbereich: Ähnlich, aber im Wesentlichen nur, wenn zwingende Gründe vorliegen und nur unter Aufsicht eines Strahlenschutzbeauftragten.

> Schwangere Frauen dürfen Kontrollbereiche auch aus beruflichen Gründen betreten, wenn bestimmte Voraussetzungen eingehalten werden. Sperrbereiche dürfen von ihnen nur als Patientinnen betreten werden, wohingegen nicht schwangere Personen Sperrbereiche unter bestimmten Voraussetzungen bei zwingenden Gründen betreten dürfen.

Vor erstmaligem Zutritt zum Kontrollbereich *Unterweisung* gemäß §38 StrSchV, 1-mal jährlich wiederholen, auch für genehmigungspflichtige Anwendung von Strahlung außerhalb des Kontrollbereichs.

Messtechnische Überwachung in Strahlenschutzbereichen

Geregelt in §39 StrSchV. Beinhaltet die Ortsdosismessung, die Kontaminationskontrolle und die Messung der Luftaktivität. Beruflich strahlenexponierte Personen müssen ein *Personendosimeter* tragen und über einen *Strahlenpass* verfügen. An Personen, die sich u.a. im *Kontrollbereich* aufhalten, *muss* also die Körperdosis gemessen werden. Laut StrSchV ist dies wohl nicht zwingend bei Personen, die sich *ausschließlich im Überwachungsbereich* aufhalten. Ausnahmen von der Messpflicht aber nur, wenn effektive Dosis < 1 mSv/Jahr gewährleistet ist. Durchführung der *Ermittlung der Körperdosis gemäß* §41 StrSchV: Tragen des Dosimeters an repräsentativer Stelle, meistens Rumpfvorderseite. Wenn Körperteildosen im Bereich der o.g. Grenzwerte erwartet werden (Augen, Hände etc.), dann dort zusätzliche Dosimeter. Die Dosimeter sind nach Ablauf eines Monats unverzüglich einzureichen.

Dosimeter, mit denen jederzeit die aufgelaufene Dosis abgelesen werden kann, sind auf Wunsch bereitzustellen.

> Bei schwangeren Frauen ist die berufliche Strahlenexposition arbeitswöchentlich festzustellen und ihnen mitzuteilen.

Aufzeichnungs- und Mitteilungspflicht

Geregelt durch § 42 StrSchV. Die oben aufgeführten Messergebnisse sind bis zum 75. Lebensjahr der überwachten Person, mindestens aber 30 Jahre aufzubewahren und spätestens 95 Jahre nach der Geburt der Person zu löschen. Überschreitungen der Grenzwerte sind der Behörde und dem Betroffenen unverzüglich mitzuteilen.

Schutzvorkehrungen

§ 43 StrSchV: Für Schwangere muss eine innerliche Strahlenbelastung ausgeschlossen sein.

Beschäftigungsverbote

§ 45 StrSchV: Personen < 18 Jahre dürfen nur mit radioaktiven Stoffen unterhalb der Freigrenze umgehen. Ausnahme: Ausbildung unter ständiger Aufsicht einer fachkundigen Person.

Erfordernis der arbeitsmedizinischen Vorsorge

§§ 60 und 61 StrSchV: Für Personen nach Kategorie A Untersuchung vor Aufnahme der Tätigkeit im Kontrollbereich und dann jährlich durch ermächtigten Arzt (gemäß § 64 StrSchV). Kann durch Behörde auf Personen der Kategorie B ausgedehnt werden.

Begrenzung der Strahlenexposition der Bevölkerung

Aus Tätigkeiten nach § 2 StrSchV, wie z. B. Umgang mit Kernbrennstoffen, radioaktiven Stoffen, Betrieb von Beschleunigern etc. (§ 5, § 46 StrSchV):

Grenzwerte < 1 mSv/Jahr effektive Dosis oder < 15 mSv/Jahr Augenlinsendosis oder < 50 mSv Haut/Hände/Unterarme/Füße/Knöchel, wobei außer bei Ausnahmen Daueraufenthalt anzunehmen ist.

Die *Begrenzung der Ableitung radioaktiver Stoffe* ergibt sich nach § 47 StrSchV (max. 0,3 mSv effektive Dosis/Jahr für die Bevölkerung darf sich daraus ergeben).

Sicherheitsrelevante Ereignisse, Vorbereitung der Brandbekämpfung und der Schadensbekämpfung: §§ 50–53 StrSchV. Definition des *Unfalls:* Ereignisablauf, der für eine oder mehrere Personen eine effektive Dosis von > 50 mSv zur Folge haben kann.

Spezielle Regeln für Errichtung und Betrieb eines Linearbeschleunigers (LINAC)

Für LINAC gilt gemäß § 11 StrSchV, dass nur für den Betrieb, nicht für die Einrichtung eine Genehmigung vorliegen muss (Errichtungsgenehmigung prinzipiell nur für Anlagen > 10 MV nötig, dann auch nur bei hoher Strahlleistung [wird von normalen Therapiebeschleunigern nicht erreicht] bzw. generell bei > 150 MV).

LINAC-/Brachytherapie-Raum ist Sperrbereich während Radiatio (unter normalen Umständen darf nur der Patient hinein). Wenn das Gerät ausgeschaltet ist, dann bei > 8 MV Kontrollbereich (Begleitperson darf nur rein, wenn zur Behandlung erforderlich, diese nicht schwanger [außer Sonderregelung durch Strahlenschutzbeauftragten, wenn Schwangeren-Maximaldosis gewährleistet ist, s. o.] und nicht jugendlich ist [außer Ausbildung]). Bei < 8 MV ist der Bestrahlungsraum nach Abschalten Überwachungsbereich (Schwangere dürfen ohne extra wöchentliche Dosisüberwachung arbeiten).

Der Schaltraum ist normalerweise Überwachungsbereich.

Qualitätssicherung/organisatorische Aspekte beim Betrieb von Bestrahlungseinrichtungen

Schutz des Patienten (in der Strahlentherapie)

Ziffer 5.1.5 der Richtl. StrSch: Der Patient muss die Behandlung bekommen, die bei seiner Erkrankung die besten Erfolgsaussichten mit den geringstmöglichen Nebenwirkungen bietet. In Durchführung des § 81 StrSchV ist das Zielvolumen möglichst genau zu bestimmen. Dosis und Dosisverteilung müssen dem Stand der medizinischen Wissenschaft entsprechen, wobei die übrigen Körperteile eine möglichst niedrige Dosis erhalten sollten. Ausführliche vorausgehende Diagnostik ist Pflicht.

Zur Therapie nötig: Geeignete Lokalisationsmethoden, Strahlenquelle, -art und -energie, leistungsfähige Planungsmethoden, geeignete Einstellungs- und Lagerungshilfen, Abschirmmaßnahmen für risikorelevante Organe:

- Die Ausstattung der Einrichtung für den Betrieb von Bestrahlungseinrichtungen ist in Anlage 9 (Teletherapie) bzw. 10 (Brachytherapie) der Richtl. StrSch geregelt. Die für die suffiziente Qualitätssicherung nötige Ausstattung ist in Anlage 11 geregelt.

- Alle **Unterlagen** über die Durchführung einer Strahlentherapie müssen **30 Jahre** aufbewahrt werden, im Gegensatz zu nur **10 Jahren** bei **diagnostischen Untersuchungen** (s.o.). Unter haftungsrechtlichen Gesichtspunkten empfiehlt sich dennoch die Aufbewahrung auch diagnostischer Unterlagen über einen deutlich längeren Zeitraum. Für Kinder < 18 Jahre müssen auch diagnostische Unterlagen ohnehin bis zum 28. Lebensjahr aufbewahrt werden. Die Protokollierung muss jederzeit die Nachvollziehbarkeit der Strahlenbehandlung und der getroffenen Entscheidungen ermöglichen. Maßgaben durch Richtl. StrSch und *DIN6827.* Dazu gehören gemäß Ziffer 5.2.4 der Richtl. StrSch z.B. Datum und Uhrzeit, Dauer und Zeitfolge der Bestrahlung, Art und Ergebnis der Dosisermittlung im Bestrahlungsplan, die Dosis im Zielvolumen und den Organen, die Lokalisation der Felder, die Einstellparameter sowie zusätzliche Blenden und Masken.
- **Zustands- und Konstanzprüfung**: Bei einer Strahlentherapie müssen – für *Bestrahlungsgerät* und Hilfsmittel wie *Simulator und CT* – bestimmte technische Toleranzen eingehalten werden. Dafür müssen geeignete Prüfparameter mit anerkannten Messverfahren geprüft werden. Die Bestimmung der Werte der Prüfparameter wird als Zustands-, die Beobachtung der Veränderungen als Konstanzprüfung bezeichnet, **die unabhängig von der Wartung und Überprüfung nach § 66 StrSchV (Wartung, Überprüfung, Dichtheitsprüfung)** durchgeführt werden muss. Zustandsprüfungen müssen nach der Neuanschaffung einer Bestrahlungseinrichtung und immer dann durchgeführt werden, wenn Abweichungen vom geprüften Zustand vorliegen können oder vermutet werden, z.B. nach Reparaturen oder beobachteten Fehlfunktionen. Die Prüfbedingungen sollten die klinische Anwendung berücksichtigen. Bei Dosismessungen müssen diese nach einem geeigneten Dosimetrieverfahren ausgeführt werden. Bei Abweichungen von den Werten des Herstellers müssen diese wiederhergestellt werden oder die abweichenden als neue Spezifikation dokumentiert werden. Konstanzprüfungen müssen regelmäßig wiederholt werden, Umfang und zeitlicher Abstand sind in einer Liste schriftlich festzulegen. Der Mindestumfang dieser Liste ergibt sich aus Anlage A11 Richtl. StrSch. Die Prüfverfahren der Konstanz- und Zustandsprüfungen müssen nicht gleich sein, bei Abweichungen oberhalb einer bestimmten Toleranz in der Konstanzprüfung muss jedoch eine Zustandsprüfung durchgeführt werden und der ursprüngliche Zustand wiederhergestellt werden. Mindestanforderung: Anlage A11 der Richtl. StrSch (**tägliche Überprüfung der Sicherheitskreise, halbjährliche Überprüfung der Lokalisationsvorrichtungen** [gilt z.B. für Laser]). Darüber hinaus: Weitere wöchentliche, monatliche, halb- und jährliche Prüfungen gemäß *DIN 6847* (Beschleuniger), *6846* (Gammabestrahlungseinrichtung), *6853* (Afterloadingeinrichtung). Abnahme- und Konstanzprüfung bei Röntgen- und CT-Einrichtungen werden durch *DIN 6868* geregelt.
- Computersysteme für die Bestrahlungsplanung sind gemäß *DIN 6873* in die Maßnahmen zur Qualitätssicherung einzubeziehen. Ausführliche Anwenderinformationen müssen vorhanden sein (Beschreibung der zu speichernden gerätespezifischen Daten, des physikalischen Modells zur Dosisberechnung, der Prozeduren bei Eingabe der Berechnungsparameter). Vor Einsatz im klinischen Betrieb müssen Funktion und Genauigkeit z.B. durch Verifikation von Bestrahlungsplänen unter Einbeziehung von Keilfiltern u.Ä. überprüft werden. Eine regelmäßige Überprüfung ist vorgeschrieben, mindestens einmal monatlich (z.B. wiederholte Berechnung für einen Satz ausgewählter Beispiele). Immer nach Änderung von Soft- oder Hardware. Bei Ausfall des Systems ist eine ordnungsgemäße Bestrahlung der Patienten sicherzustellen.
- Spezielle Vorgaben für die Brachytherapie gemäß *DIN 6853* betreffend Strahlenquellen, Strahleranordnung, Lokalisation, personelle Voraussetzungen (Fachkunde), räumliche Anordnung (Zugriff auf Lokalisationseinrichtungen, Tresore, Räume für die Bestrahlungsplanung), Dichtheitsprüfungen, Strahlenschutzanweisung (nach § 34 StrSchV), Aufzeichnungen (Bestand an Strahlern *[wöchentliche Kontrolle]*, Bestrahlungslisten, Betriebstagebuch), Regelungen zur Aufbewahrung von Strahlern, Regelungen zum Umgang mit Patienten (z.B. Notwendigkeit der Entfernung von Strahlern bei Tod des Patienten, an-

sonsten z.B. Gültigkeit von Ziffer 10 Richtl. StrSch für Leichen, die radioaktive Stoffe enthalten).

Bei Verlust von Strahlern und Verdacht auf Undichtheit ist die Behörde unverzüglich zu benachrichtigen.

- Spezielle Vorgaben für die Teletherapie (Beschleuniger gemäß *DIN 6847*, Gammabestrahlungseinrichtungen gemäß *DIN 6846)* betreffen medizinische Bestrahlungsplanung, physikalische Bestrahlungsplanung, Lagerungshilfen, Zusatzausblendungen, Feldkontrollaufnahmen (regelmäßig in medizinisch notwendigen Abständen), Verpflichtung zur Gewährleistung der Kontinuität der Behandlung bei Störfällen (explizit auch in Ziffer 7.2.1 der Richtl. StrSch angesprochen [zweites Gerät, andere Klinik]), Strahlenschutz- und Qualitätssicherungsüberprüfung (können ggf. zusammen durchgeführt werden, gemäß Anlage A11 der Richtl. StrSch und der relevanten DIN), Dichtigkeitsüberprüfung beim Gammatron.
- Die *Bestrahlungsliste* (gibt die Reihenfolge der Bestrahlung und charakteristische Einstellparameter wieder) ist vom fachkundigen Arzt am Applikationstag, das Betriebstagebuch vom Strahlenschutzbeauftragten für den physikalisch-technischen Bereich arbeitstäglich zu unterzeichnen (für den physikalischen Strahlenschutzbeauftragten gilt außerdem: Beim Afterloading wöchentlich, beim Gammatron monatlich). **Bestrahlungsliste und Betriebstagebuch** sind (gemäß Ziffer 7.1.5 Richtl. StrSch) **mindestens 30 Jahre** aufzubewahren. Das Betriebstagebuch enthält die Aufzeichnungen über die Überwachung und ggf. die vom physikalischen Strahlenschutzbeauftragten festgelegten Betriebsdaten, Beobachtungen über Störungen und Unregelmäßigkeiten des Betriebs der apparativen Einrichtungen, Aufzeichnungen über Wartungen, Reparaturen, die beteiligten Personen und ausgetauschte Teile.
- Der Strahlenschutzverantwortliche hat dafür zu sorgen, dass ihm bzw. dem Strahlenschutzbeauftragten jede Unregelmäßigkeit des Betriebs unverzüglich mitgeteilt wird.
- Der Strahlenschutzverantwortliche oder -beauftragte hat für die Patientensicherheit oder für den Strahlenschutz des Personals relevante Geräte- oder Funktionsfehler des Beschleunigers unverzüglich der zuständigen Behörde zu melden.
- Der Bestrahlungserfolg und die evtl. Nebenwirkungen sind mittels Nachuntersuchungen zu erfassen (z.B. 3, 6, 12 Monate nach RT, dann jährlich für 5 Jahre). Dies kann an einen fachlich geeigneten Arzt übergeben werden. Dies entbindet aber den Radioonkologen nicht prinzipiell von der Pflicht zur Nachsorge, daher muss man sich die Dokumentation über auswärtig erfolgte Nachsorge zusenden lassen.

Zusammenfassung der relevanten Normen

DIN55350: Allgemeines zu Qualitätssicherung und -management.
DIN6818: Messgeräte für Strahlenschutzmessungen.
DIN6809: Klinische Dosimetrie.
DIN6843 bzw. 25425: Strahlenschutzanweisung.
DIN6847/4 und 5: Abnahme (Zustands)/Konstanzprüfung Beschleuniger.
DIN6846: Konstanzprüfung Gammatron.
DIN6873: Konstanzprüfung BPL-Systeme.
DIN6827: Medizinische Protokollierung.
DIN6868: Abnahme/Konstanzprüfung von Röntgen-/CT-Anlagen.
DIN6853: Qualitätssicherung Brachytherapie.
DIN EN60601/61168: Simulatoren.

Wartung und technische Überprüfung

Wartung mindestens einmal jährlich durch Hersteller oder vom Hersteller benannte Stelle. Danach Anfertigung eines Wartungsberichts (**Aufbewahrung 30 Jahre**). Betrieb darf erst nach Zustandsprüfung durch physikalischen Strahlenschutzbeauftragten wieder aufgenommen werden.

Bei Reparaturen Reparaturbericht (**Aufbewahrung 30 Jahre**). Während des Wartungszeitraums muss der Strahlenschutz durch Strahlenschutzbeauftragten sichergestellt sein.

Sachverständigenüberprüfung innerhalb eines halben Jahres nach den Wartungen (nach § 66 StrSchV, früher § 76 [„TÜV“, „76er-Prüfung“]) durch von der Behörde bestimmte Sachverständige gemäß Forderungen von DIN 6874 und 25 430 sowie der „Rahmenrichtlinie zur Überprüfung gemäß § 76" des Bundesministeriums für Umwelt.

Apparative Aspekte gemäß Richtl. StrSch, Ziffer 7

- Kontrolle der Dosis durch zwei unabhängige Dosismonitore, Beendigung der Bestrahlung durch Zeitschaltuhr.
- An der Konsole Anzeige von Strahlenart, Energie, vorgewählter und aufgelaufener Dosis.
- Zur sicheren Durchführung des Betriebs sind medizinische und technisch physikalische Geräte gemäß Anlage A9 – 11 Richtl. StrSch erforderlich.
- Am Gammatron: Akustische Warnvorrichtung, wenn Verschluss geöffnet. Halbjährliche Übung von Maßnahmen bei Störungen des Schließvorgangs. **Jede sicherheitsrelevante Störung, insbesondere Verschlussstörung, ist der Behörde zu melden.**

Umgang mit offenen und umschlossenen radioaktiven Stoffen

- **Umschlossene radioaktive Stoffe:** Allseitige Umhüllung mit einer stabilen, inaktiven Hülle, sodass Austritt ausgeschlossen ist: Die Größe muss in einer Abmessung mindestens 2 mm betragen. Offene radioaktive Substanzen: Alle anderen.
- **Genehmigungsfreie Tätigkeiten** gemäß § 8 StrSchV: Spezifische Aktivität < 500 µBq/g allgemein bzw. spezifische Freigrenzen nach Anlage III, Tab. 1 der StrSchV.

> Faustregel: Freigrenzen für Alphastrahler betragen bez. absoluter Aktivität max. 10^3 Bq und bez. spezifischer Aktivität max. 1 Bq/g, für Beta- und Gammastrahler betragen sie 10^5 Bq und 10^2 Bq/g.

- Organisatorische Maßnahmen zum Strahlenschutz gemäß Ziffer 6.6, Richtl. StrSch: Stationäre Aufnahme bei diagnostischen Untersuchungen nur nötig, wenn Personen in der Umgebung des Patienten in 2 m Abstand eine höhere effektive Dosis als 1 mSv im Kalenderjahr erhalten können.
- Bei *Applikation* von therapeutischen Stoffen sind die Patienten mindestens 48 Stunden stationär aufzunehmen. (Ausnahme: Intraartikuläre Anwendung von Strahlern, Radiumchlorid bei M. Bechterew, palliative Behandlung von Knochenmetastasen mit Strontium und Yttrium.)
- *Aufbewahrung* der Stoffe in geeigneten Behältern (DIN 25 422). Für den innerbetrieblichen Transport müssen Transportbehälter bereitstehen. Buchführung gemäß § 70 StrSchV (Gewinnung, Erzeugung, Erwerb, Abgabe sind innerhalb eines Monats mit Angabe von Art und Aktivität der Behörde mitzuteilen, Buch ist zu führen und der Bestand am Ende eines Kalenderjahres innerhalb eines Monats mitzuteilen).
- *Entlassung* von Patienten gemäß Ziffer 10 der Richtl. StrSch ist möglich, wenn Grenzwert wie unter „organisatorische Maßnahmen" aufgeführt nicht überschritten wird (< 1 mSv/Jahr für Einzelpersonen der Bevölkerung in 2 m Abstand, daher: Nach mindestens 48 Stunden Aufenthalt Dosis messen, z. B. für I-125 ist bei einer Restaktivität von 690 MBq bzw. Äquivalentdosisleistung von 1 mSv/h die Entlassung möglich, bei I-131 unterhalb von 250 MBq/3,5 mSv/h in 2 m Abstand).
- Es existieren anzeige- bzw. zustimmungsbedürftige Ausnahmeregelungen sowie Kennzeichnungspflicht.
- *Abgabe* von radioaktiven Stoffen gemäß § 69 StrSchV: Nur an Personen mit Genehmigung. Andere Arten der Entsorgung: *Rückgabe* an den Hersteller. Wenn dies nicht möglich ist, *Ablieferung* von Abfällen gemäß § 76 StrSchV an eine Landessammelstelle. Die Behörde kann außerdem genehmigen, dass insbesondere Nuklide mit HWZ < 100 Tage nach adäquater Abklingzeit (möglichst nach HWZ getrennt) bei Unterschreiten der Freigabegrenzen (Anlage III StrSchV) wie nichtradioaktiver Abfall entsorgt werden dürfen, also eine sog. Freigabe nach § 29 StrSchV erhalten.
- *Sektion und Bestattung:* Nach alter Richtlinie (1999) anzeigepflichtig, aber genehmigungsfrei bis zum 10^3fachen der Freigrenze, bei I-125 bis zum 10^4fachen, darüber hinaus genehmigungspflichtig. Nach neuer Richtlinie (2002) für Erdbestattung keine Genehmigungspflicht. Ggf. kann es allerdings nötig sein, höheraktive Organe gemäß Ziffer 9 der Richtlinie zu entfernen und getrennt zu behandeln. Feuerbestattung nur bis zum 5×10^3fachen der Freigrenze, darüber hinaus abklingen lassen, Sondergenehmigung jedoch möglich. Sektion nur bis zum 10^5fachen der Freigrenzen. Bei offenen radioaktiven Stoffen bis

zum 5×10^2fachen, bei umschlossenen radioaktiven Stoffen bis zum 5×10^3fachen der Freigrenze unkompliziert möglich, oberhalb dieser Werte Verfahrensweise wie von der Richtlinie in Bezug auf die Verwendung offener oder umschlossener radioaktiver Stoffe vorgeschrieben.

- Ableitung radioaktiver Stoffe mit dem Abwasser (Ziffer 3.3.1 Richtlinie StrSch): Maximale Mengen sind in Anlage VII der StrSchV festgelegt. Beispiel: 5×10^3 Bq/m^3 für I-131 bzw. 5×10^4, falls weniger als 100 000 m^3 jährlich anfallen. Eine Verdünnung darf nicht vorgenommen werden. Ggf. ist daher eine Abklingvorrichtung erforderlich.

KAPITEL

38 Anhang

38.1 Klinische Problemsituationen

Herzschrittmacher

Prinzipiell gilt, dass ein Schrittmacherversagen bez. Zeitpunkt und Schwellendosis nicht präzise vorausgesagt werden kann. Neben der Dosis scheint auch die Dosisrate einen wesentlichen Einfluss zu haben. Im Folgenden werden die wesentlichen kritischen Punkte diskutiert:

- 1. Problem: Hoch- und niederfrequente elektromagnetische Felder (Mikrowelle aus Magnetron/Klystron, e-Kanone). Dies dürfte allerdings angesichts des Frequenzbandes des Beschleunigers (> 60 kHz, während Herzschrittmacher hauptsächlich bei < 500 Hz empfindlich sind) und der geringen Feldstärke (9 mV/m) keine Rolle spielen [Siemens Engineering Report 421]. Möglicherweise einzige Ausnahme: Sparks. Wirklich gefährlich sind nur Geräte in direktem Kontakt zum Patienten (z. B. Elektrokauter).
- 2. Problem: Strahlung (schädigt Schaltungen). Alte, transistorbasierte Herzschrittmacher (vor 1970) werden erst bei > 1000 Gy geschädigt, Complementary-Metal-Oxide-Semiconductor(CMOS)-basierte (nach 1970) sind empfindlicher (> 100 Gy), und die jüngere Generation mit hochintegriertem CMOS sind am empfindlichsten (Probleme bereits bei > 10 - 20 Gy). Die allerneuesten sind evtl. wieder etwas resistenter. Insbesondere bei hohen Dosisraten scheint ein Schrittmacherversagen bereits bei geringen Dosen (auch < 2 Gy bei hohen Dosisraten) aufzutreten [Mouton, Phys Med Biol, 2002].
- Empfehlungen [Last, Br J Radiol, 1998]: Gesamtdosis auf Schrittmacher möglichst **< 2 Gy** und auf jeden Fall **< 10 Gy** halten d.h. ED **<< 1 Gy** (in diesem Bereich wurde bisher bei keinem Patienten ein kritisches Schrittmacherversagen berichtet), dabei Dosisrate so niedrig wie möglich halten. Wenn eine Gesamtdosis von 2 - 10 Gy unvermeidlich ist, **Schrittmacher-Test prä-RT** und dann wöchentlich. Genaue **Beobachtung** des Patienten bei der **Erstbehandlung** und immer, falls die Maschine zu **Sparks** neigt [Marbach, Med Phys, 1994]. Problematisch ist auch nach einzelnen Berichten die Neigung von Schrittmacherbatterien zur schnelleren und sogar teilweise plötzlichen Entladung. Eine Verlagerung eines Schrittmachers auf die kontralaterale Thoraxseite vor der RT ist meist unproblematisch möglich.

Pleuraerguss

Im Sonogramm entsprechen 2 cm Durchmesser ca. 500 ml, 4 cm ca. 1000 ml.

Terminalphase

- Medikation bei Unruhe: Lorazepam (z. B.Tavor®), Haloperidol (z. B. Haldol®).
- Medikation bei Dyspnoe: Morphin, Hydrocodon (z. B. Dicodid®), Lorazepam, Midazolam (z. B. Dormicum®), Diazepam (z. B. Valium®), Ambroxol (z. B. Mucosolvan®).
- Bei Rasselatmung: Seitlagerung, Absaugen, Infusionen zurücknehmen, Scopolamin, Atropin, Midazolam.

Hirndruck

Dexamethason (z. B. Fortecortin®, initial durchaus bis zu 24 - 48 mg [**Cave:** Nicht zu schnell infudieren, sonst droht Übelkeit und Erbrechen], über 3 - 5 Tage reduzieren auf z. B. 3×8 mg/d, dann z. B. 3×4 mg/d), Glycerol (10%ige Lösung i.v. 4×125 ml/d über 30 - 60 Minuten), wirkt nach 20 - 30 Minuten. Alternativ: 50%ige Lösung p.o. (4×50 ml/d).

Mannit 20% 125 ml, Infusion über 10 Minuten für 1 - 4 Tage.

CAVE

Gesamtes Gehirn wird entwässert, Rebound beim Absetzen.

38.2 Blutbildkontrollen im Rahmen der Großfeld-/totallymphatischen Bestrahlung

- **Nach 3 Wochen vor RT des 2. Großfeldes:** Wenn Leukozyten < 3000/µl (3 G/l) oder Thrombozyten < 150 000/µl (150 G/l), dann 1 Woche zusätzliche Therapiepause. Wenn Leukozyten > 3000/µl (3 G/l) und Thrombozyten > 100 000/µl (100 G/l), dann Therapie.
- **Kontrolle während der RT des 2. Großfeldes oder ansonsten bei großflächiger Knochenmark-RT:** Täglich Blutbild bei Leukozyten < 1500/µl (1,5 G/l) und Thrombozyten < 75 000/µl (150 G/l), Therapiepause bei Leukozyten < 1200/µl (1,2 G/l) oder Thrombozyten < 30 000/µl (30 G/l). Fortsetzung der Therapie bei Thrombozyten > 75 000/µl (75 G/l) oder > 100 000/µl (100 G/l).
- **Milzbestrahlung:** Bei palliativer Bestrahlung aufgrund einer Splenomegalie bei z. B. Leukämie sollte täglich eine Blutbildkontrolle erfolgen, da insbesondere Thrombozyten erstaunlich schnell abfallen können.

38.3 Skalen

Karnofsky-Index (KI)

0 moribuus,
10 moribund,
20 schwer krank,
30 stationäre Behandlung,
40 kann sich nicht selbst versorgen, behindert,
50 braucht erhebliche Hilfe,
60 gelegentliche Hilfe notwendig,
70 arbeitsunfähig, kann sich versorgen,
80 kann sich mit Anstrengung frei bewegen, einige Symptome,
90 unbedeutende Krankheitszeichen,
100 arbeitsfähig.

Von 0 - 30 stationär, von 50 - 70 ambulant zu versorgen, ≥ 80 keine Pflege nötig.

EORTC/RTOG-Toxizitätsskala

1 - leicht,
2 - medikamentöse Behandlung notwendig,
3 - stationäre Behandlung,
4 - OP notwendig,
5 - letal.

38.4 Umrechnung bei Änderung der Fraktionierung

$GD_{neu} = GD_{alt} \times (\alpha/\beta + ED_{alt})/(\alpha/\beta + ED_{neu})$
ergibt sich durch Umformung aus dem Linear-Quadratischen Modell (LQ-Modell): $N/N0 = \exp(-\alpha D - \beta D^2)$ bzw. Effekt $E = n\alpha d + n\beta d^2$.

Dabei gilt: Spät reagierende Gewebe: **niedriges** α/β. Früh reagierende Gewebe und (in der Regel) Tumor: **hohes** α/β.

α/β hat die Dimension der Dosis und gibt in semilogarithmischen Zellüberlebenskurven den Punkt auf der X-Achse an, an dem α-cell kill und β-cell kill den gleichen Betrag haben.

38.5 Prä-/postoperative Radiotherapie

- **Postop. RT:**
  - **Vorteile:** Intraoperative Exploration der Tumorausdehnung (chirurgisches Staging), histologische Aufarbeitung (Typ, Grading), psychologischer Vorteil, da sofortige Tumorentfernung.
  - **Nachteile:** Verzögerung des RT-Beginns bei Wundheilungsstörungen, Frührezidiv-Risiko, größeres Zielvolumen (Narben, geänderter Lymphabfluss), Implantationsmetastasen, intraoperative Streuung, Hypoxie durch Verschlechterung der Blutversorgung.
- **Präop. RT:**
  - **Vorteile:** Kleineres Zielvolumen, Devitalisierung von > 99,9 % der Tumorzellen vor OP, potenziell geringeres Lokal- und Fernmetastasen-Risiko, Downstaging, Potenzial der Organerhaltung.
  - **Nachteile:** Histologischer Befund eingeschränkt verwertbar, Wundheilungsstörungen, psychologische Belastung durch Belassen des Tumor in situ.

38.6 Radiochemotherapie/ Chemotherapie

Radiosensitizer und ihr putativer Wirkmechanismus

- **5-FU:** HWZ 10 Minuten. Kontinuierliche Infusion senkt gegenüber Bolus-Therapie die Knochenmarktoxizität, erhöht aber die Diarrhö- und Stomatitisrate. 5-FU ist ein Antimetabolit, der je nach Applikationsmodus unterschiedlich wirkt. Bei Bolus-Therapie (Infusionszeit < 4 min.) wird er überwiegend in die RNA eingebaut, bei kontinuierlicher Therapie in die DNA.

CAVE

Deutlich reduzierte Wirkung bei ½-stündiger Infusion. Aufgrund der kurzen HWZ ist zur Radiosensibilisierung die kontinuierliche Infusion besser geeignet.

- **Cisplatin:** Bildet DNA cross links, senkt sublethal damage repair (SLDR) und potentially lethal damage repair (PLDR).
- **Doxorubicin (Adriamycin):** Hemmt Mitochondrien und Tumorzellrespiration. Kardiale Toxizität reduziert bei kontinuierlicher Infusion. Superoxid-Radikal-Bildung durch Doxorubicin-Eisen-Komplex. Im Herzen niedrige Superoxid-Dismutase-Aktivität, daher superadditiver Effekt zu RT, **daher cave Herz-RT plus Doxorubicin.**
  Wirkt toxisch auf unterschiedliche Targets, reduziert auch die Toleranzdosis der Leber.
- **Mitomycin C (Alkylans):** Toxisch für hypoxische Zellen, daher therapeutischer Gewinn.
- **Taxol (Paclitaxel):** Stabilisiert Mikrotubuli und blockiert Zellen in der Mitose.
- **Camptothecin (Topotecan):** Hemmt Topoisomerase I.

Therapiemodifikation der Chemotherapie nach Blutbild [nach Schmoll, 2000]

Therapie abhängig vom Blutbild bei Zyklusbeginn:

- **Leukozyten > 3500/µl (> 3,5 G/l)** und Thrombozyten > 100 000 µ/l (> 100 G/l): Volle Dosis, keine Verzögerung.
- **Leukozyten > 3000/µl und ≤ 3500/µl (> 3 G/l, ≤ 3,5 G/l)** oder Thrombozyten > 70 000/µl und ≤ 100 000/µl (> 70 G/l, ≤ 100 G/l): 75 % der Dosis.
- **Leukozyten > 2000/µl und ≤ 3000/µl (> 2 G/l, ≤ 3 G/l)** oder Thrombozyten > 50 000/µl und ≤ 70 000/µl (> 50 G/l, ≤ 70 G/l): 50 % der Dosis bzw. besser warten, bis mindestens 75 % der Dosis möglich sind.
- **Leukozyten ≤ 2000/µl** (≤ 2 G/l) oder Thrombozyten ≤ 50 000/µl (≤ 50 G/l): Keine Therapie, ggf. Diagnostik (Knochenmarkkarzinose?)

Bei **jüngeren Patienten** nach Durchschreiten des Nadirs auch bei **2000 - 3500/µl** (2 - 3,5 G/l) **Leukozyten volldosierte** Therapie möglich, vorübergehende Leukopenie von < 1000/µl (< 1 G/l) akzeptabel, ggf. mit G-CSF behandeln.

CAVE

- Unterschiedliche Knochenmarktoxizitäten: Doxorubicin schädigt Stammzellen und Vorläufer, daher verzögerter, aber lang anhaltender Effekt. 5-FU und Cyclophosphamide wirken auf reife Zellen, daher kürzere Kinetik.
- Carboplatin: Nur in 5 %iger Glukoselösung (G5) infundieren, in NaCl Abbau zu Cisplatin, dadurch Überdosierung.

Dosierung unterschiedlicher Agenzien abhängig von der Nierenfunktion

Faustregel für GFR:
GFR (ml/min) = [140 - Lebensjahre] × Körpergewicht (kg)/[72 × Serumkreatinin (mg/dl)].
Aber: Cave bei reduzierter Muskelmasse und im Alter, sicherheitshalber Berechnung mittels Sammelurin oder nuklearmedizinisch durch Nierenfunktionsszintigraphie.

Dosierung

- Cisplatin: **100%** bei GFR **> 60** ml/min., **50%** bei **30 – 60** ml/min., **keine Therapie** bei < **30** ml/min.
- Mitomycin C: **100%** bei GFR > **60** ml/min., **75%** bei **10 – 60** ml/min., **50%** bei < **10** ml/min.
- Carboplatin: GFR > **60** ml/min.: Dosisanpassung fakultativ, < **60** ml/min.: obligat.
  Anpassung entsprechend der Dosis für Monotherapie:
  Calvert-Formel/AUC: Monotherapiedosis (mg) = AUC-Area × (25 + GFR)
  oder
  % Solldosis = (0,82 × GFR) + 18
  oder bei Vorbehandlung mit nephrotoxischen Medikamenten:
  % Solldosis = (0,65 × GFR) + 18.

Prinzipiell ist eine platinhaltige ChT bei Patienten mit Einzelniere und Transplantatniere durchführbar, wenn dringend indiziert, allerdings mit höherem Risiko. Auch bei Dialysepatienten ist dies - unter besonderen Kautelen - prinzipiell möglich.

CAVE

Bei allen platinhaltigen ChT: Bilanz, hohe Trinkmenge! Spätestens oberhalb von 40 mg/m^2/d Cisplatin aggressive i.v. Hydrierung.

Dosierung unterschiedlicher Agenzien abhängig von der Leberfunktion

- 5-FU: **100%** der Dosis bei Bilirubin **≤ 5 mg/dl** (≤ 8,55 μmol/l), keine Therapie bei Bilirubin > 5 mg/dl (> 8,55 μmol/l).
- Doxorubicin und andere:
  - **100%** der Dosis bei Bilirubin **< 1,5 mg/dl** (< 2,66 μmol/l) oder GOT < 60 U/l.
  - **50%** bei Bilirubin **≥ 1,5, aber < 3 mg/dl** (≥ 2,66 μmol/l, < 5,13 μmol/l) oder GOT ≥ 60 U/l, aber ≤ 180 U/l.
  - **25%** bei Bilirubin **≥ 3, aber < 5 mg/dl** (≥ 5,13 μmol/l, ≤ 8,55 μmol/l) oder GOT > 180 U/l.
  - **Keine Therapie** bei Bilirubin > **5 mg/dl.**

Dosierung bei älteren Patienten

Bei älteren Patienten > 65 Jahre ohne manifeste Organschäden kann ggf. zur Sicherheit der erste Zyklus mit ⅔ der Solldosis begonnen werden. Insgesamt nimmt die GFR ab der 3. Dekade jeweils pro Dekade um ca. 10% ab, ohne dass das Serumkreatinin dies widerspiegelt (wegen reduzierter Muskelmasse).

Das die Leber durchströmende Blutvolumen beträgt in der 3. Dekade 1400 ml/min und in der 8. nur noch 800 ml/min.

Spezielle praktische Durchführung der Chemotherapie bei den gängigsten Indikationen

Analkanalkarzinom

Primäre Radiochemotherapie

- **Antiemese:** Am Tag der Therapie Ondansetron (z. B. Zofran®) 8 mg Kurzinfusion 30 Minuten vor Therapiebeginn, abends 8 mg Zofran® oral, Tag 2 – 5 Zofran® oral 8 mg morgens und abends.
- **Hauptlauf:** 1. RT-Woche: **Nur an Tag 1** Mitomycin C 10 mg/m^2/d in 250 ml NaCl 0,9% über 30 Minuten. Tag 1 – 5 jeweils 5-FU 1000 mg/m^2/d in 1 l NaCl 0,9% über 23 Stunden.
- Wiederholung in der letzten RT-Woche (Mitomycin C an Tag 29, 5-FU an Tag 29 – 33).
- Bei N+ ggf. 4 Zyklen ChT. **Cave** kumulative Mitomycin-Dosis beachten, ggf. Zyklus 3 + 4 nur mit 5-FU.

Metastasiertes Karzinom

- **Antiemese:** Ondansetron (z.B. Zofran®) 8 mg als Kurzinfusion jeweils morgens und abends am Tag der Platininfusion, sonst oral. Zusätzlich am Tag der Platininfusion 20 mg Dexamethason (z.B. Fortecortin®) i.v.
- **Vorlauf:** (einmalig in der Nacht vor Hauptlauf): 1 l NaCl 0,9% + 3 mmol (1 Amp. [10 ml] Magnesium [z.B. Magnesiocard®] 10%) + KCl 20 mmol (1 Amp. [20 ml] KCl 7,45%) + 6 mmol Calciumgluconat.
  Am Tag der Platininfusion nochmals 1,5 l NaCl 0,9% + 3 mmol (1 Amp. [10 ml] Magnesiocard® 10%) + KCl 20 mmol (1 Amp. [20 ml] KCl 7,45% + 6 mmol Calciumgluconat). Dann 250 ml Osmofundin® 20%.
- **Hauptlauf:** Tag 1 Cisplatin 100 mg/m²/d in 250 ml NaCl 0,9% über 1 Stunde. Anschließend (Tag 1–5) 5-FU 1000 mg/m²/d in 1 l NaCl 0,9% über 23 Stunden. Wiederholung an Tag 29.
- **Nachlauf:** 2 l Flüssigkeit am Tag der Platininfusion, mit Zusätzen wie Vorlauf.
  Zusätzlich 180 mg/m²/d oral Magnesium.

CAVE
Bilanz/Mg^{2+}/Ca^{2+}/K^+ überprüfen!

Pankreaskarzinom

Metastasiertes Karzinom

- **Antiemese:** Ondansetron(z.B. Zofran®) 8 mg oral morgens und abends.
- **Hauptlauf: Gemcitabin** (z.B. **Gemzar®**) 1000 mg/m²/d in 500 ml NaCl 0,9% über 30 Minuten 1-mal wöchtl. für 7 Wochen, dann 2 Wochen Pause, dann wiederum Gemzar® jeweils Tag 1, 8, 15 mit Wiederholung an Tag 29 usw. bis zum Progress.

Präoperative Radiochemotherapie (Erlanger Protokoll, ARO-Studie)

- **Antiemese:** Ondansetron (z.B. Zofran®) 8 mg oral morgens und abends.
- **Vorlauf/Bypass:** Wie bei Ösophaguskarzinom.
- **Hauptlauf:** Cisplatin 20 mg/m²/d an den Tagen 1–5 und 29–33 (1. + 5. Woche) und Gemcitabin 300 mg/m²/d (1-mal/Wo, Tage -2, 5, 26, 33), jeweils als 30-minütige Kurzinfusion in 500 ml NaCl 0,9%.

Magenkarzinom

Radiochemotherapie

Nach [MacDonald, NEJM, 2001].

- **Antiemese:** Ondansetron (z.B. Zofran®) 8 mg Tbl. 1–0–1.
- **Hauptlauf:** Tag 1–5 Folinsäure 20 mg/m²/d in 250 ml NaCl 0,9% über 1 Stunde.
  5-FU 425 mg/m²/d in 250 ml NaCl 0,9% Bolus (< 5 Minuten) (alles vor RT).
  Dann ab Tag 28 an den ersten 4 und letzten 3 Tagen der RT Folinsäure 20 mg/m²/d in 250 ml NaCl 0,9% über 1 Stunde und 5-FU 400 mg/m²/d in 250 ml NaCl 0,9% über 1 Stunde.
  Dann einen Monat nach RT nochmals 2 Zyklen wie den ersten vor RT, 4 Wochen zeitlich auseinander.
- **Bypass:** 500 ml Sterofundin®.

Rektumkarzinom

CAVE
Modulation mit Folinsäure: 20 mg/m²/d wohl äquieffektiv zu 200 mg/m²/d!

Simultane continuous PVI Radiochemotherapie mit Baxter-Pumpe:

5-FU 300–350 mg/m²/Wo über die Dauer von Tag 1–5 kontinuierlich über die 5 Wochen der RT.

Postoperative Bolus-Therapie (Radiochemotherapie)

- **Antiemese:** Ondansetron (z.B. Zofran®) 8 mg Tbl. 1–0–1.
- **Hauptlauf:** Tage 1–5 Folinsäure 200 mg/m²/d oder 20 mg/m²/d in 250 ml NaCl 0,9% über 1 Stunde.
  5-FU 400 mg/m²/d in 250 ml NaCl 0,9% über < 5 Minuten.
  Wiederholung an Tag 22, insgesamt 6 Zyklen.
- **Bypass:** 500 ml Sterofundin®.

Präoperative Bolus-Therapie (Radiochemotherapie)

- **Antiemese:** Ondansetron (z.B. Zofran®) 8 mg Tbl. 1–0–1.
- **Hauptlauf:** Tag 1–5 Folinsäure 20 mg/m²/d in 250 ml NaCl 0,9% über 1 Stunde.
  5-FU 350 mg/m²/d in 250 ml NaCl 0,9% über < 5 Minuten.
  Wiederholung an Tag 29, ggf. noch 4 Zyklen postop.
- **Bypass:** 500 ml Sterofundin®.

Präoperative PVI-Radiochemotherapie (Konsensus)

- **Antiemese:** Ondansetron (z. B. Zofran®) 8 mg Tbl. 1–0–1.
- **Hauptlauf:** Tag 1–5 5-FU 1000 mg/m²/d in 250 ml NaCl 0,9 % über 24 Stunden. Wiederholung an Tag 29 (5. Woche der RT)?

HNO

Verwendete Chemotherapeutika: MTX, 5-FU, Cisplatin.

Essener Schema (präop. RChT)

- **Vorlauf:** (Einmalig am 1. Tag vor Hauptlauf): 1 l NaCl 0,9 % + 3 mmol Mg^{2+} (z. B. 1 Amp. [10 ml] Magnesiocard® 10 %) + KCl 20 mmol (1 Amp. [20 ml] KCl 7,45 %) über 2 Stunden. Dann 250 ml Osmofundin® 20 % + 2 Amp. Alizaprid (z. B. Vergentan®) über 30 Minuten unmittelbar vor Hauptlauf. Statt Vergentan® Kurzinfusion mit 8 mg Ondansetron (z. B. Zofran®) und/oder 8 mg Dexamethason (z. B. Fortecortin®) i.v. möglich.
- **Hauptlauf:** Tag 1–5 Cisplatin 12,5 mg/m²/d in 250 ml NaCl 0,9 % über 1,5 Stunden. 2 Amp. Vergentan® in 100 ml NaCl 0,9 % über 1 Stunde.
- **Nachlauf:** Wie Vorlauf, aber jeden Tag. Insgesamt 5 Tage ChT während der 1. RT-Woche. Danach keine weitere Therapie.
- **Dosisanpassung:** Bei GFR > 50 ml/min keine Reduktion, bei GFR < 50 ml/min keine Therapie (s. o.).

Hannover-Schema

- **Vorlauf:** Prämedikation mit je 1 Amp. (2 mg) Clemastin (z. B. Tavegil®) in 100 ml NaCl und 1 Amp. (50 mg) Ranitidin (z. B. Zantic®) in 100 ml NaCl, jeweils über 30 Minuten, 1 Stunde vor Beginn des Hauptlaufs. Direkt vor Hauptlauf: 8 mg Dexamethason (z. B. Fortecortin®) i.v.
- **Hauptlauf:** 1-mal Paclitaxel 40 mg/m²/d pro Woche, insgesamt 5-mal, in NaCl 0,9 % 500 ml über 1 Stunde, dann Carboplatin AUC 1,5 in Glucose 5 % 500 ml über 1 Stunde. Reihenfolge wichtig, Paclitaxel vor Carboplatin!
  Infusion mit Schlauchfilter (0,22 μm), kein PVC.
  Übliche Antiemese mit je einer Kurzinfusion Ondansetron (z. B. Zofran®) jeweils morgens und abends.
- **Ggf. Notfallmedikation bereithalten:** 250 mg Prednisolon (z. B. Solu-Decortin®) sowie Epinephrin (z. B. Suprarenin®): 1 Amp. 1 : 1000 mit 9 ml NaCl auf 10 ml aufziehen, davon 1 ml nochmals mit 9 ml NaCl aufziehen → 1 : 100 000-Verdünnung.

Kölner Schema (RChT)

- **Optionaler Vorlauf:** Essener Schema. Ansonsten jeweils morgens und abends Ondansetron (z. B. Zofran®) 8 mg als Kurzinfusion.
- **Hauptlauf:** Tag 1–5 70 mg/m²/d **Carbo**platin in 250 ml Glucose 5 % über 1 Stunde, dann 5-FU 600 mg/m²/d in 1 l NaCl über 23 Stunden.
- **Im Bypass:**
  1 l NaCl + 1 Amp. KCl (20 mmol, s. o.),
  1 l NaCl + 1 Amp. Magnesium (z. B. Magnesiocard®; 3 mmol, s. o.).

Wiederholung an Tag 29, wenn Thrombozyten > 100 000/μl (> 100 G/l) und Leukozyten > 3000/μl (> 3G/l). Bei Thrombozyten 50 000 – 100 000/μl (50 – 100 G/l) oder Leukozyten 2000 – 3000/μl (2 – 3 G/l) 70 % der Solldosis, bei noch niedrigeren Werten keine Therapie.

ARO 95-06 (Radiochemotherapie)

- **Antiemese:** Am Tag der Therapie Ondansetron (z. B. Zofran®) 8 mg Kurzinfusion 30 Minuten vor Therapiebeginn, abends 8 mg Zofran® oral, Tag 2–5 Zofran® oral 8 mg morgens und abends.
- **Hauptlauf:**
  - 1. RT-Woche: **Nur an Tag 5** Mitomycin C 10 mg/m²/d in 250 ml NaCl 0,9 % über 30 Minuten. Tag 1–5 (120 Stunden kontinuierliche Infusion) jeweils 5-FU 600 mg/m²/d in 1 l NaCl 0,9 %.
  - 6. RT-Woche: An Tag 36 Mitomycin C 10 mg/m²/d in 250 ml NaCl 0,9 % über 30 Minuten, keine zweite 5-FU Applikation.

Cetuximab in Kombination mit Radiotherapie

- Initialdosis eine Woche vor RT 400 mg/m², über 120 Minuten.
- Parallel RT, bis zum Ende der RT 250 mg/m² wöchentlich, jeweils über 60 Minuten.

Vor erster Applikation obligat und danach empfohlen: Prämedikation mit Antihistaminikum (H_1-Blocker)

Palliative Chemotherapie mit Cisplatin/5-FU

- **Antiemese:** Kurzinfusion mit 8 mg Ondansetron (z. B. Zofran®) jeweils morgens und abends und/oder 8 mg Dexamethason (z. B. Fortecortin®) i.v. möglich.

- **Hauptlauf:** Tag 1–5 **Cis**platin 20 mg/m²/d in 250–500 ml NaCl oder **Carbo**platin 80 mg/m²/d in 500 ml **Glucose 5%** (**!**) (da sonst Spontanabbau zu Cisplatin!) über 1 Stunde.
  Dann 5-FU 1000 mg/m²/d in 1 l NaCl über 23 Stunden.
- **Im Bypass:**
  1 l NaCl + 1 Amp. KCl (20 mmol, s. o.).
  1 l NaCl + 1 Amp. Magnesium (z. B. Magnesiocard®; 3 mmol, s. o.).

Am 1. Tag ggf. erste NaCl-Infusion als Vorlauf, ggf. auch Osmofundin®.
Wiederholung Tag 29.
Dosisanpassung: s. o.

Karzinom der Blase (simultane RChT)

Erlanger Schema
- **Vorlauf, Nachlauf und Antiemese:** Wie bei Essener Protokoll.
- **Hauptlauf:** Tag 1–5 und Tag 36–40 Cisplatin 25 mg/m²/d in 250 ml NaCl über 1 Stunde.

Bostoner Schema:
- **Vorlauf, Nachlauf und Antiemese:** Wie bei Zervixkarzinom, allerdings mit Osmofundin®.
- **Hauptlauf:** 1-mal **Cis**platin 70 mg/m²/d alle 3 Wochen, insgesamt 3 Zyklen.

Palliative Therapie
Z. B. M-VAC-Schema oder Gemcitabin 1000 mg/m²/d jeweils an den Tagen 1, 8, 15 und Cisplatin 75 mg/m²/d jeweils an Tag 1 mit Wiederholung an Tag 29.

Zervixkarzinom (RChT)

- **Antiemese:** Jeweils morgens und abends Ondansetron (z. B. Zofran®) 8 mg als Kurzinfusion, ggf. sogar 3-mal, dann teilweise oral. Bei persistierender Übelkeit zusätzlich 2×8 mg Dexamethason (z. B. Fortecortin®), am Folgetag 2×4 mg.
- **Vorlauf:** 1 l NaCl 0,9% über 1 Stunde.
- **Hauptlauf:** 1-mal wöchentlich parallel zur RT über 6 Wochen **Cis**platin 40 mg/m²/d (**max. 70 mg Absolutdosis**) in 500 ml NaCl über 30 Minuten.
- **Nachlauf:** Wie Vorlauf, danach RT (wenn Radiosensibilisierung angestrebt, dann Cisplatin immer vor RT geben!).
- **Dosisreduktion:**
  - Wenn Hb < 11g% → Transfusion.
  - Wenn Leukozyten < 2500/µl (< 2,5 G/l) oder Thrombozyten < 80 000/µl (< 80 G/l) → Therapie um 1 Woche verschieben.
  - Cut-off für GFR: 50 ml/min, darunter keine Therapie. GFR auf jeden Fall bei Kreatinin >1,5 mg/dl bestimmen.
  - Keine RT bei Leukozyten < 1000/µl (< 1 G/l) oder Thrombozyten < 50 000/µl (< 50 G/l).

Mammakarzinom

CMF-Schema
- **Vorlauf:** 500 ml NaCl 0,9%, dann Granisetron (z. B. Kevatril®) 3 mg, Dexamethason (z. B. Fortecortin®) 8 mg und Ranitidin (z. B. Zantic®) 50 mg in 250 ml NaCl 0,9% über 30 Minuten.
- **Hauptlauf:** An Tag 1 und 8 MTX 40 mg/m²/d in 250 ml NaCl über 45 Minuten, Cyclophosphamid 500 mg/m²/d und Mesna (z. B. Uromitexan®) 250 mg/m²/d zusammen in 500 ml NaCl über 2 Stunden, 5-FU 600 mg/m²/d in 250 ml NaCl über 45 Minuten. Alternativ: Cyclophosphamid oral von Tag 1–14 100 mg/m²/d.
  Wiederholung an Tag 29.

CAVE
Cyclophosphamid ist i.v. weniger wirksam als oral [Engelsman, Eur J Canc, 1991]!

Herceptin mono
Am Tag 1 erste Gabe von 4 mg/kg Herceptin als 90-Minuten-Infusion. Dann wöchentlich 1×2 mg/kg als 30-Minuten-Infusionen bis zum Progress.

Epirubicin weekly
Tag 1, 8, 15 usw. 30 mg/m²/d.

Ösophaguskarzinom (Radiochemotherapie)

Deutsches Schema
- **Vorlauf:** Osmofundin® 15% 100 ml über 30 Minuten. Antiemese mit Ondansetron (z. B. Zofran®) 8 mg als Kurzinfusion jeweils morgens u. abends.
- **Hauptlauf:** Tag 1–5, erste und letzte Woche der RT (alle 4 Wochen), dann noch 2 Zyklen nach RT: Cisplatin 20 mg/m²/d in 250 ml NaCl 0,9% über 1 Stunde, dann 5-FU 1000 mg/m²/d in 1 l NaCl über 23 Stunden.

- **Im Bypass:** 2-mal
  1 l NaCl + 1 Amp. KCl (20 mmol, s. o.)
  1 l NaCl + 1 Amp. Magnesium (z. B. Magnesiocard®; 3 mmol, s. o.).

38.7 Studientabellen

38.7.1 Mamma-Studien

Studienname	Literaturstelle	Design und Ergebnis	Kommentar
NSABP-B06	Fisher, NEJM, 1985/89/95	Nach brusterhaltender Therapie (BET) reduziert RT die Lokalrezidiv-Rate nach 12 Jahren von ca. 35 % auf ca. 10 %	Kein signifikanter Überlebensvorteil
Toronto Group	Clark, JNCI, 1996	Nach BET reduziert RT die Lokalrezidiv-Rate von 35 % auf 11 %	Keine Reduktion der Mortalität
Milan I (RT)	Veronesi, IJROPB, 1986	Bei nodal neg. T1: BET + 50 Gy +10 Gy Boost gleichwertig mit Mastektomie	
Milan II (RT)	Veronesi, Eur J Cancer, 1990	Geringere Rezidivrate bei Quadrantektomie gegenüber Lumpektomie, jeweils kombiniert mit postop. RT	Kein Unterschied im Überleben
Milan III (RT)	Veronesi, NEJM, 1993; Ann Oncol, 2001	Quadrantektomie +/– RT bei T1: RT reduziert Lokalrezidive von 8,8 % auf 0,3 % nach 4 Jahren und von 23,5 % auf 5,8 % nach 10 Jahren	RT auch bei kleinen Tumoren notwendig
NSABP-B21	Fisher, JCO, 2002	BET bei LK-neg. Tumoren < 1 cm: Tamoxifen vs. RT vs. RT + Tamoxifen. Auch bei kleinen Tumoren signifikante Rezidivrisikoreduktion durch RT. Kein Effekt durch Tamoxifen bei ER-neg. Tumoren. Zusätzlicher RT-Effekt auch bei ER-pos. Tumoren	Bei medianer Nachbeobachtung von 7 Jahren kein Unterschied im Überleben
	Fyles, NEJM, 2005	BET bei LK-neg. T1/2 bei Patientinnen > 50 Jahre: Tamoxifen +/– RT (16 × 2,5 Gy + 12,5 Gy Boost). Auch ER-neg. Patientinnen aufgenommen. Signifikante In-Brust- und Axilla-Rezidivreduktion durch RT. Signifikanter Effekt auch bei ER-pos. Tumoren < 1 cm	Patientinnen > 65 Jahre wurden auch bei nur klinischer LK-Negativität aufgenommen
CALGB, ECOG, RTOG: C9343	Hughes, NEJM, 2004	BET bei pT1 N0, ER+, > 70 Jahre: Tamoxifen +/– RT: RT reduziert Lokalrezidiv-Rate von 4 % auf 1 % nach 5 Jahren (p < 0,001). Kein Unterschied im Überleben	Bei wirklich alten Patientinnen kann bei fehlenden Risikofaktoren evtl. auf eine RT verzichtet werden
EORTC	Bartelink, NEJM, 2001	BET + 50 Gy postop. RT +/– 16 Gy Mamma-Boost: Boost reduziert Lokalrezidiv-Rate von 7,3 % auf 4,3 % nach 5 Jahren	Nicht alle Patientinnen waren mit adjuvanter ChT oder Hormontherapie versorgt V.a. Patientinnen < 50 Jahre profitierten vom Boost (am allermeisten Patientinnen < 40 Jahre)
French Boost Trial	Romestaing, JCO, 1997	Tumor < 3 cm: BET + 50 Gy +/– 10 Gy Elektronen-Boost: 3,6 % Rezidive mit Boost vs. 4,5 % ohne Boost (statistisch signifikanter Unterschied)	Bestrahlung mit ^{60}Co, 12,4 % vs. 5,9 % Teleangiektasien, da 2,5 Gy ED (!) bereits während der Homogenbestrahlung verwendet wurde

Studienname	Literaturstelle	Design und Ergebnis	Kommentar
Danish Breast Cancer Cooperative Group (DBCG) Trial 82b	Overgaard, NEJM, 1997 Nielsen, JCO, 2006	*Studie zur RT von Thoraxwand und Lymphabflusswegen:* RT zusätzlich zu CMF-ChT reduziert Lokalrezidive von 32 % auf 9 % nach Mastektomie bei prämenopausalen Patientinnen (Stadien II und III). 10-JÜ dadurch von 45 % auf 54 % erhöht In der Langzeitauswertung Änderung des Rezidivmusters, weniger Fernmetastasen	Im Median nur 7 LK disseziiert! 8 bzw. 9 Zyklen CMF, allerdings in moderater Dosierung
Danish Breast Cancer Cooperative Group (DBCG) Trial 82c	Overgaard, Lancet, 1999 Nielsen, JCO, 2006	*Studie zur RT von Thoraxwand und Lymphabflusswegen*: RT Thoraxwand und Lymphabflusswege zusätzlich zu Tamoxifen reduziert Lokalrezidive von 35 % auf 8 % nach Mastektomie bei postmenopausalen High-risk-Patientinnen (Stadien II und III); 10-JÜ 36 % → 45 %. Langzeitauswertung zusammen mit 82b, Änderung des Rezidivmusters, weniger Fernmetastasen.	Bei 60 % der Patientinnen < 8 LK disseziiert! Nur 1 Jahr Tamoxifen!
British Columbia Trial	Ragaz, NEJM, 1997 Ragaz, JNCI, 2005	*Studie zur RT von Thoraxwand und Lymphabflusswegen:* RT zusätzlich zur ChT reduziert die Rezidive lokal und systemisch gegenüber alleiniger ChT nach Mastektomie (33 % Reduktion). Mortalitätsreduktion hält auch in der 20-Jahre-Auswertung	Reduktion der Mortalität um 29 %
NSABP-B17	Fisher, JCO, 1998	DCIS: Lumpektomie +/– RT: RT reduziert invasive und noninvasive Lokalrezidive von 31 % auf 13 % nach 8 Jahren (invasive von 13 % auf 4 %, noninvasive von 13 % auf 8 %)	Komedonekrosen als „High-risk-Prädiktor"
EORTC 10853	Bijker, JCO, 2006	DCIS: BET +/– RT: Rezidivfreiheit nach 10 Jahren mit RT 85 %, ohne RT 74 %. RT reduziert sowohl die DCIS-Rezidive als auch die invasiven Rezidive. Höchstes Risiko für ein Rezidiv: R-Status, Alter < 40 Jahre	Die Tamoxifeneinnahme war wohl nicht empfohlen, aber auch nicht ausgeschlossen. In aktueller Auswertung keine signifikante Häufung von kontralateralen Mammakarzinomen in der RT-Gruppe.
NSABP-B24	Fisher, Semin Oncol, 2001	DCIS: Lumpektomie + RT +/– Tamoxifen: Tamoxifen reduziert Rate an invasiven und nicht-invasiven Lokalrezidiven von 13 % auf 8 % nach 5 Jahren	Effekt v.a. bei Patientinnen < 50 Jahre
UKCCCR	UKCCCR-DCIS working group, Lancet, 2003	DCIS: Komplette Resektion, dann Tamoxifen oder Bestrahlung oder beides oder keine adjuvante Therapie: Tamoxifen reduziert das beidseitige DCIS-Rezidivrisiko (HR 0,68), aber nicht das invasive Rezidivrisiko. RT reduziert signifikant das Risiko von DCIS (HR 0,36) und invasiven (HR 0,34) Rezidiven ipsilateral. Kein zusätzlicher Effekt durch Tamoxifen zusätzlich zu RT	Kein Vorteil durch Tamoxifen zu RT bei jungen Patientinnen (im Gegensatz zu NSABP B24). Allerdings war das Alter insgesamt höher als bei NSABP
NSABP-B14	Fisher, JNCI, 2001	5 Jahre Tamoxifen sind besser als 2 Jahre. > 5 Jahre Tamoxifen bringen keinen zusätzlichen Benefit bei N_0	Absetzen nach 5 Jahren etwas besser als längere Gabe!
Milan I (ChT)	Bonadonna, NEJM, 1995	Adjuvantes CMF verbessert krankheitsfreies und Gesamtüberleben	

Studienname	Literaturstelle	Design und Ergebnis	Kommentar
Milan II (ChT)	Tuncini/Bonadonna, JCO, 1983	6×CMF = 12×CMF	
NSABP-B18	Fisher, JCO 1998; Wolmark, JNCI, 2001	*Präop. AC-ChT* ist äquivalent zu *postop. AC-ChT*; allerdings ist bei präop. ChT bei mehr Patientinnen Brusterhalt möglich, auch dann keine erhöhte Rezidivneigung	
NSABP-B23	Fisher, JNCI, 2001	Bei N0 und Östrogenrezeptor-neg. Patientinnen: Kein Unterschied zwischen AC und CMF. Tamoxifen bei keinem Arm mit zusätzlichem Effekt	
Canada	Levine, JCO, 1998	CEF besser als CMF bei prämenopausalen nodal pos. Patientinnen	
ZEBRA	Jonat, Br J Cancer, 2001	Zoladex® (GnRH) ist äquivalent zu CMF in prämenopausalen nodal pos. Patientinnen	
NSABP-P01	Fisher, JNCI, 1998	Prophylaktisches Tamoxifen reduziert Mammakarzinom-Risiko bei High-risk-Patientinnen von 43 % auf 22 %	High risk definiert als: > 60 Jahre; LCIS in Anamnese; „5 year predicted risk > 1,6 %"
NSABP-B31 NCCTG N9831	Romond, NEJM, 2005	Her2/neu pos. Tumoren: ACT +/– Trastuzumab (1 Jahr). DSF und Gesamtüberleben sigifikant besser durch Trastuzumab. Höhere Rate an kardialen Nebenwirkungen durch Trastuzumab	Studie wegen großer Unterschiede frühzeitig nach Interimsanalyse geschlossen.
HERA	Smith, Lancet, 2007	Her2/neu-pos. Tumoren: 1–2 Jahre Trastuzumab vs. Beobachtung: Nach medianer Nachbeobachtung von 2 Jahren bereits signifikanter Überlebensvorteil von 2,7 % nach 3 Jahren durch 1 Jahr Herceptin®	Auswertung der 2-Jahre-Herceptin®-Gruppe steht noch aus
ATAC	ATAC Trials Group, Lancet, 2005	Adjuvante Hormontherapie nach Primärtherapie bei postmenopausalem lokalisiertem Mammakarzinom: Anastrozol (Arimidex®) vs. Tamoxifen vs. Anastrozol/Tamoxifen: Signifikanter Vorteil von Anastrozol im krankheitsfreien Überleben und Metastasierungsreduktion (aber nur für rezeptorpos.)	Weniger vaskuläre Nebenwirkungen unter Anastrozol, aber mehr Frakturen und Arthralgien als unter Tamoxifen
BIG 1-98	Coates, JCO, 2007	Adjuvante Hormontherapie nach Primärtherapie bei postmenopausalem lokalisiertem Mammakarzinom: Letrozol (Femara®) vs. Tamoxifen vs. Sequenz. Signifikanter Vorteil von Letrozol in krankheitsfreiem Überleben und Zeit-bis-Rezidiv	Weniger vaskuläre Nebenwirkungen unter Letrozol, aber mehr Frakturen und Arthralgien als unter Tamoxifen

38.7.2 HNO-Tumoren

Studien zur postoperatven Therapie

Studienname	Literaturstelle	Design und Ergebnis	Kommentar
MD Anderson	Peters, IJROBP, 1993	Randomisiert postop.: 52,2/57,6 Gy vs. 63 Gy vs. 68,4 Gy: Für < 54 Gy deutlich schlechteres Ergebnis, für > 57,6 Gy nur bei extrakapsulärem Befall (markantester prognostischer Faktor) signifikante Verbesserung	Bei 1,8 Gy ED: Mindestens 57,6 Gy auf operatives Bett applizieren; bei erhöhtem Risiko (insbesondere bei extrakapsulärer Tumorausbreitung) 63 Gy; „undissected areas potentially harbouring subclinical disease": 54 Gy
MD Anderson	Ang, IJROBP, 2001	Low risk: Keine RT notwendig; intermediate risk (1 Risikofaktor ohne extrakapsuläre Tumorausbreitung): RT bis GD 57,6 Gy; high risk (> 1 Risikofaktor oder extrakapsuläre Ausbreitung): 63 Gy. Schlechter bei verlängerter Gesamtbehandlungsdauer; „concomitant boost" besser als konventioneller Boost	Risikofaktoren: Mundhöhle, R-Status, > 1 LK; > 1 LK-Gruppe; LK > 3 cm; extrakapsuläre Ausbreitung, Therapieverzögerung > 6 Wochen

Studien zur primären Bestrahlung

Studienname	Literaturstelle	Design und Ergebnis	Kommentar
RTOG 9003	Fu, IJROBP, 2000	1) Standardfraktionierung (2 Gy, GD 70 Gy), 2) Hyperfraktionierung (1,2 Gy ; GD 81,6 Gy), 3) akzelerierte Hyperfraktionierung mit Split (1,6 Gy, GD 67,2 Gy), 4) akzelerierte Fraktionierung mit „concomitant boost" (ED 1,8 + 1,5 Gy) über die letzten 12 Tage bis zu GD 72 Gy: 2 + 4 signifikant besser als 1 + 3: Lokale Kontrolle nach 2 Jahren 55 % vs. 45 %	Kein Unterschied im Überleben, vermehrt Akutreaktion in den akzelerierten Armen; bei „concomitant boost" vermehrt relativ früh auftretende Spätreaktion; Notabene: Nebenwirkungen nur bis 24 Monate ausgewertet!
CHART	Dische, Radiother Oncol, 1997	Konventionelle RT (GD 66 Gy) vs. Hyperfraktionierung (3 × 1,5 Gy; GD 54 Gy): Kein Unterschied in Lokalrezidiv-Rate oder Überleben	
EORTC 22791	Horiot, Radiother Oncol, 1992	Konventionelle RT (GD 70 Gy) vs. Hyperfraktionierung (2 × 1,15 Gy; GD 80,5 Gy): Lokale Kontrolle nach 5 Jahren 59 % (Hyperfraktionierung) vs. 40 %; Überleben nicht signifikant verbessert	Kein Vorteil für T2-Tumoren
EORTC 22851	Horiot, Radiother Oncol, 1997	35 × 2 Gy vs. akzelerierte Hyperfraktionierung (1,6 Gy ED (3-mal/d), GD 70 Gy mit Split: Lokale Kontrolle nach 5 Jahren: 59 % vs. 46 % (konventionell); deutlich höhere Spättoxizität im experimentellen Arm (14 % vs. 4 %)	Keine Hypopharynxtumoren, v.a. fortgeschrittene Stadien profitieren; Überlebens-Benefit, jedoch angesichts der hohen Toxizität auf diese Weise kaum durchführbar

Studienname	Literaturstelle	Design und Ergebnis	Kommentar
GORTEC	Bourhis, JCO, 2006	35 × 2 Gy vs. akzelerierte RT 2 × 2 Gy/d, GD 64 Gy. Lokale Kontrolle signifikant durch Akzelerierung verbessert (24 % nach 2 und 5 Jahren). Kein Überlebensvorteil	Deutlich höhere Mukositisrate (49 % vs. 13 % Grad 4). Kein Unterschied in Spätnebenwirkungen
Villejuif	Bourhis, 2000 (Abstr.)	Reine akzelerierte Fraktionierung (2 × 2 Gy/d; GD 64 Gy) vs. 35 × 2 Gy; Lokale Kontrolle nach 2 Jahren: 58 % vs. 34 %	Hohe Akuttoxizität im akzelerierten Arm

Studien zur Radiochemotherapie

Studienname	Literaturstelle	Design und Ergebnis	Kommentar
Meta-Analyse	Pignon, Lancet, 2000	RT +/– ChT bei lokoregionärer Therapie: Insgesamt 4 % Survival-Benefit durch ChT. Bei simultaner ChT 8 % Benefit nach 5 Jahren	
Intergroup Trial 0099	Al Sarraf, JCO, 1998	Nasopharynx: 70 Gy +/– Cisplatin; krankheitsfreies 3-JÜ: 69 % (RChT) vs. 24 %. Bestätigung der Ergebnisse durch einarmigen follow-up trial [Cheng, IJROBP, 2000], allerdings mit anderer Platindosierung	100 mg Cisplatin an Tag 1, 22, 43 sowie nach RT nochmals 3 Zyklen Platin/5-FU; Therapieabbruch bei 30 % der RChT-Patienten in randomisierter Studie!
	Rischin, JCO, 2002	Nasopharynx: 3-mal Epirubicin, Cisplatin, 5-FU; dann 60 Gy + Cisplatin: Aktuarisch krankheitsfreies 4-JÜ 81 %; Gesamtüberleben 90 %	Nur 35 Patienten. 97 % haben RChT komplett beendet
Gortec-Trial	Calais, JNCI 1999	Stadien III/IV: 70 Gy (2 Gy ED) +/– Cisplatin/5-FU; Lokale Kontrolle nach 3 Jahren für RChT vs. RT 66 % vs. 42 %, krankheitsfreies Überleben 42 % vs. 20 %, 3-JÜ 51 % vs. 31 %	Erhöhte Akuttoxizität (50 % PEG-Anlage in RChT)
Köln	Staar, IJROBP, 2001	Stadien III/IV Oro-, Hypopharynx, randomisiert: Akzelerierte Hyperfraktionierung +/– Carboplatin/5-FU (ED 1,8 Gy, „concomitant boost" 1,5 Gy; GD 69,9 Gy). Lokale Kontrolle nach 2 Jahren: 51 % vs. 45 % (RChT vs. RT); 1-JÜ mit lokaler Kontrolle: 58 % vs. 44 %. Ausgeprägte Mukositis im RChT-Arm	Kein Benefit bei Hypopharynxkarzinom. Zusätzliche G-CSF-Gabe mit signifikant schlechterem Ergebnis
	Wendt, JCO, 1998	Randomisierter Vergleich RChT vs. RT, beide Arme als akzelerierte Hyperfraktionierung mit Doppel-Split (3 Blöcke zu 23,4 Gy, 2 × 1,8 Gy/d ED); RChT-Arm mit Cisplatin/5-FU signifikant besser als alleiniger RT-Arm: Lokale Kontrolle nach 3 Jahren 35 % vs. 14 %; 3-JÜ 49 % vs. 24 %	10 % Spättoxizität im RChT-Arm, 6 % im RT-Arm
Duke University	Brizel, NEJM, 1998	Randomisierter Vergleich RT vs. RChT (beides Hyperfraktionierung 2 × 1,25 Gy, GD 75 Gy für alleinige RT, GD 70 Gy für RChT): Lokale Kontrolle nach 3 Jahren 70 % (RChT) vs. 44 % (RT); krankheitsfreies 3-JÜ 61 % (RChT) vs. 41 % (RT); 3-JÜ 55 % (RChT) vs. 43 % (RT)	Cisplatin 12 mg/m^2 Tag 1–5 + 5-FU 600 mg/m^2 Tag 1–5 (Wiederholung Woche 6), 2 weitere Zyklen ChT nach RT mit dosisgesteigertem Platin

Studienname	Literaturstelle	Design und Ergebnis	Kommentar
	Budach, JCO, 2005	Randomisiert akzelerierte Hyperfraktionierung mit 78 Gy vs. 70 Gy + Mitomycin C/5-FU: Lokale Kontrolle nach 5 Jahren 37 % vs. 50 %; 5-JÜ 24 % vs. 29 %. Signifikant für lokoregionale Kontrolle, nicht für Überleben. Keine Reduktion der Metastasierung durch ChT	Studie war auf gleiche Spättoxizität angelegt. Hier auch kein Unterschied. Akut signifikant mehr Grad-4-Mukosistis bei alleiniger RT
	Bonner, NEJM, 2006	RT +/– Cetuximab: Mediane lokoregionale Kontrolle signifikant besser mit Cetuximab (24 Monate vs. 15 Monate). Ebenso Überleben (49 Monate vs. 29 Monate). Kein Unterschied bei Metastasierung	3 unterschiedliche RT-Fraktionierungsregime. Effekt v.a. bei Oropharynx-, nicht bei Hypopharynx- oder Larynxkarzinomen. Bei Nebenwirkungen nur akneiforme Hautreaktion signifikant höher
RTOG 9501 (Intergroup mit SWOG & ECOG)	Cooper, NEJM, 2004	Postop. RT bei Risikopatienten: RChT (Cisplatin) vs. RT bei R1, Kapseldurchbruch, > N2b: Lokoregionäre Kontrolle nach 2 Jahren: Signifikant besser mit RChT (82 % vs. 72 %). Ebenso krankheitsfreies, aber nicht Gesamtüberleben	60–66 Gy, normofraktioniert. Signifikant vermehrt Akuttoxizität bei RChT aber nicht bei Spättoxizität
EORTC 22931	Bernier, NEJM, 2004	Postop. RT bei Risikopatienten: RChT (Cisplatin) vs. RT bei R1, Kapseldurchbruch, > N2b, T3/T4: Signifikant besseres progressionsfreies (5 Jahre: 47 % vs. 36 %) und Gesamtüberleben (5 Jahre: 53 % vs. 40 %) durch RChT	54 Gy Lymphabfluss, 66 Gy Risikoregionen (normofraktioniert). Erhöhte Akuttoxizität bei RChT

Studien zum Larynxerhalt

Studienname	Literaturstelle	Design und Ergebnis	Kommentar
VA Larynx Preservation Trial	VA Group, NEJM, 1991	Stadien III, IV; randomisiert neoadjuvante ChT (Cisplatin/5-FU)+ RT vs. OP + RT. Response-Beurteilung nach 2 Zyklen: Bei Response → 3. Zyklus + RT mit 66–76 Gy vs. OP + postop. RT: 3-JÜ 52 % vs. 57 %. Bei 31 % der RChT-Patienten Langfristüberleben mit Larynxerhalt (weitere 30 % mit erhaltenem Larynx verstorben)	352 Patienten; in ChT-Gruppe mehr Lokalrezidive und weniger Fernmetastasen
GETTEC Trial	Richard, Oral Oncol,1998; Janot, AOCC, 2002	Stadium III; OP + RT vs. Induktions-ChT + RT (bei Respondern); 2-JÜ 84 % vs. 69 % (signifikant besser für OP), Larynxerhalt initial bei 42 % der RChT-Gruppe, in der aktuellen Veröffentlichung noch 36 %	68 Patienten
EORTC	Lefebvre, JNCI, 1996	Randomisiert: OP + postop. RT vs. Induktions-ChT + RT (bei Respondern): Dosis 70 Gy (postop. 50–70 Gy): 3-JÜ 57 % (RChT) vs. 43 % (OP) (nicht signifikant), Larynxerhalt (2 Jahre) 42 % in der RChT-Gruppe; weniger Fernmetastasen in der RChT-Gruppe (25 % vs. 36 %)	202 Patienten. Cisplatin 100 mg/m^2 Tag 1, 5-FU 1000 mg/m^2 Tag 1–5
EORTC 24954	Horiot	Induktions-ChT vs. simultane RChT	Geschlossen 2004

Studienname	Literaturstelle	Design und Ergebnis	Kommentar
RTOG 91-11	Forastiere; NEJM, 2003	Lokal fortgeschrittenes Larynxkarzinom: Induktions-ChT + RT vs. simultane RChT vs. RT: Larynxerhalt nach 2 Jahren signifikant besser nach simultaner RChT (88 %) als nach Induktions-ChT (75 %) oder alleiniger RT (70 %). Signifikante Reduktion der Fernmetastasen durch ChT. Kein Unterschied im Überleben	Gesamttoxizität höher in den beiden ChT-Armen

38.7.3 Bronchialkarzinom

NSCLC

Studienname	Literaturstelle	Design und Ergebnis	Kommentar
RTOG 73-01	Perez, IJROBP, 1987	Dosiseskalation 40, 50, 60 Gy: Intrathorakale Rezidive 64 %, 45 %, 38 %	Vorteil von 50 Gy oder 60 Gy gegenüber 40 Gy nach 2 Jahren aufgebraucht
CALGB 8433	Dillmann, JNCI, 1996	Sequenziell: 60 Gy +/– 2-mal Vinblastin/Cisplatin (vor RT): 2-JÜ 26 % (RChT) vs. 13 % (RT)	Studie bei Interimsanalyse abgebrochen
RTOG 92-04	Sause, JNCI, 1995; Komaki, IJROBP, 2002	Randomisierte Phase-II-Studie. Verglich Induktions-ChT + anschließende konventionell fraktionierte RChT (60 Gy) vs. hyperfraktionierten RChT-Arm (hyperfraktionierte RChT) mit 69 Gy. 2-JÜ in initialer Auswertung: 20 % (RT), 24 % (Hyperfraktionierung), 31 % (RChT). In aktueller Auswertung kein Unterschied im 2- und 5-JÜ, wobei die Zeit bis zum lokalen Progress im hyperfraktionierten Arm länger war	Hohe akute und späte Ösophagustoxizität
	Jeremic, JCO, 1996	Hyperfraktionierte RT + Carboplatin/Etoposid vs. alleinige hyperfraktionierte RT: Medianes Überleben von 22 Monaten (RChT) vs. 14 Monaten (RT)	
	Schaake-Koning, NEJM, 1992	Simultane RChT: 55 Gy +/– Cisplatin: 2-JÜ 13 % (RT) vs. 26 % (RChT) (Cisplatin täglich). 3-JÜ 2 % (RT) vs. 16 % (RChT) (Cisplatin täglich). Cisplatin weekly war schlechter als Cisplatin daily	Einzige randomisierte Studie, die simultane RChT favorisiert bei normaler Fraktionierung. Im Vergleich mit anderen Studien allerdings sehr schlechter RT-only-Arm
	Furuse, JCO, 1999	RChT sequenziell vs. simultan: 2-JÜ 27,4 % (sequenziell) vs. 34,6 % (simultan); 5-JÜ 9 % vs. 16 %	Signifikant höhere Myelosuppression in simultanem Arm
RTOG-94-10	Curran	RChT sequenziell vs. simultan	Geschlossen 1999, Auswertung steht aus
CHART	Saunders, Lancet, 1997	54 Gy (3-mal/d) vs. 60 Gy konventionell: 2-JÜ 30 % vs. 20 %	Hoher Anteil Plattenepithelkarzinome; 35 % in Stadium I oder II, daher verhältnismäßig günstige Selektion!

Studienname	Literaturstelle	Design und Ergebnis	Kommentar
Bronchial Carcinoma Study Group	Huber, JCO, 2006	NSCLC Stadien IIIA/B: Neoadjuvante ChT (2-mal Paclitaxel/Carboplatin) dann RT (60 Gy) vs. RChT (60 Gy; Paclitaxel): RChT mit signifikant längerer Zeit bis zur Progression (6,3 Monate vs. 11,5 Monate). Überleben auch besser, aber nicht signifikant. Bei Patienten mit einer PR nach Induktion war das Gesamtüberleben signifikant länger mit RChT als mit RT (33 Monate vs. 17 Monate)	15 % Progression nach Induktions-ChT. Toxizität vergleichbar, auch Ösophagitis (Grad 3/4 höher in RChT [13 % vs. 7 %], aber nicht signifikant)
PORT	PORT Group, Lancet, 1998	Postop. RT: Adverse effects für N0–N1 (2-JÜ 55 % → 48 %), unklare Situation für N2	Problematisch: Viele der ausgewerteten Studien wurden mit Kobalt-RT und/oder ohne 3-D-Bestrahlungsplanung durchgeführt. Lässt daher keinen sicheren Rückschluss auf aktuelle Situation zu
IALT	IALT Collaborative Group; NEJM, 2004	Adjuvante ChT: Radikale OP +/– Cisplatin-haltige ChT im Stadien I, II, III: Krankheitsfreies 5-JÜ signifikant verbessert durch ChT (61 % vs. 56 %), ebenso Gesamtüberleben (44 % vs. 40 %)	Zusätzliche postop. RT bei 49 %. Benefit v.a im Stadium III
JBR.10	Winton, NEJM, 2005	Adjuvante ChT: Radikale OP +/– Cisplatin/ Vinorelbine im Stadien IB–II: Krankheitsfreies 5-JÜ (61 % vs. 49 %) und Gesamtüberleben (69 % vs. 54 %) signifikant besser durch ChT. Kein verbessertes Gesamtüberleben im Stadium IB	
ANITA	Douillard, Lancet Oncol, 2006	Adjuvante ChT: Radikale OP +/– Cisplatin/ Vinorelbine im Stadien IB–IIIA: Gesamtüberleben (median 66 % vs. 44 %) und progressionsfreies Überleben (median 36 % vs. 21 %) besser bei ChT. IB-Patienten profitieren wahrscheinlich nicht (Fallzahl hier zu niedrig)	Postop. RT war freigestellt, durchgeführt bei 28 %: Auch N1-Patienten profitierten von postop. RT, wenn keine ChT gegeben wurde („Endpunkt" war allerdings nicht randomisiert)

SCLC

Studienname	Literaturstelle	Design und Ergebnis	Kommentar
	Pignon, NEJM, 1992	Metaanalyse SCLC: Thorakale RT zusätzlich zur ChT bringt 14 % Reduktion in Mortalität gegenüber alleiniger ChT	
	Auperin/ Arriagada, NEJM, 1999	Ganzhirnbestrahlung bei kompletter Remission (CR) nach ChT bei SCLC: Verbessertes 3-JÜ (20,7 % vs. 15,3 %) und Reduktion der 3-Jahres-Inzidenz von Hirnmetastasen von 58,6 % auf 33,3 %	Individuelle Analyse aus 7 Studien; Remissionsstatus z. T. noch mit Rö-Thorax ermittelt, daher Indikation zur prophylaktischen Ganzhirn-RT in der CT-Ära bereits bei guter PR stellen

38.7.4 Ösophaguskarzinom

Studien zur präoperativen Therapie

Studienname	Literaturstelle	Design und Ergebnis	Kommentar
University of Michigan	Urba, JCO, 2001	OP +/– präop. RChT (Cisplatin/5-FU/Vinblastin), RT mit 2 × 1,5 Gy/d; GD 45 Gy: Kein signifikanter Unterschied im medianen Überleben (16,9 % vs. 17,9 %), aber mehr Langzeitüberleber im präop. RChT-Arm (nicht signifikant)	3-JÜ 16 % vs. 30 % (RChT), aber wegen hoch gewählter Power von 80 % nicht signifikant. Daher nicht zwangsläufig als neg. Trial zu werten
University of Dublin	Walsh, NEJM, 1996	OP +/– präop. RChT (Cisplatin/5-FU), 40 Gy, 3-JÜ 32 % (RChT) vs. 6 % (nur OP)	Sehr schlechte Zahlen für „nur OP"; 9 % OP-Mortalität; 2,6 Gy ED
	Stahl, JCO, 2005	Plattenepithel-T3/4-Tumoren im oberen/mittleren Drittel: ChT + RChT (40 Gy) + OP vs. ChT + RChT (60–66 Gy): Progressionsfreiheit besser im OP-Arm (2 Jahre: 64 % vs. 41 %), auch Überlebensvorteil, aber nicht signifikant. Bei Ansprechen auf Induktion Überleben RChT und OP identisch	OP mit höherer Treatment-related-Mortalität (13 % vs. 4 %). Nur 38 % Lokalrezidive im RChT-Arm nach Ansprechen auf Induktions-ChT
FFCD 9102	Bonnetain, Ann Oncol, 2006 Bendenne, ProcASCO, 2002	T3/4 N0/1 (Plattenepithel- oder Adenokarzinome): RChT (46 Gy, Cisplatin/5-FU) bei PR-Randomisierung weiter RChT (20 Gy) oder OP: Medianes Überleben mit 19 Monaten (RChT) und 18 Monaten (OP) gleich. In OP-Arm signifikant höhere Mortalität während und unmittelbar nach der Behandlung. Ähnlich wie bei deutscher Studie (s. Stahl): Wenn ein Ansprechen auf die „Induktion" gesehen wird, sind RChT und OP gleichwertig	Studie wird viel erwähnt, wurde aber nach einem Abstract 2002 nie ordentlich publiziert. Auch die Arbeit von 2006 bringt außer Lebensqualität keine wirklichen Daten. Letztendlich bis zu einer richtigen Publikation nicht verwertbar!

Studien zur postoperativen Therapie

Studienname	Literaturstelle	Design und Ergebnis	Kommentar
	Fok, Surgery, 1993	OP +/– postop. RT (RT 49 Gy bei R–, 52,5 Gy bei R+), 3,5 Gy ED: Lokale Kontrolle bei R+ von 20 % auf 46 % (medianes Überleben von 2 auf 7 Monate) durch RT verbessert. Keine Differenz bei R–	6 % vs. 37 % schwere Komplikationen durch hohe ED
INT 0116 (s.a. unter „Magen")	MacDonald, NEJM, 2001	Hochrisiko-Magenkarzinom und Karzinom am gastroösophagealen Übergang (nur Adenokarzinome): Postop. RChT mit 45 Gy + 5-FU/LV 27 Monate vs. 36 Monate (RChT) medianes Überleben, 41 % vs. 50 % 3-JÜ	Vor allem Magenkarzinome, R0-Resektion war Voraussetzung
	Bédard, Cancer, 2001	Retrospektiv bei N+; RChT mit 5-FU/Cisplatin resultiert in signifikant besserem medianen Überleben als alleinige OP (47 Monate vs. 14 Monate), 5-JÜ 48 % vs. 0 %	Retrospektiv; postop. Allgemeinzustand war prognostischer Faktor in Multivariatanalyse

Studien zur definitiven Therapie

Studienname	Literaturstelle	Design und Ergebnis	Kommentar
RTOG 85-01	Hershkowiz, NEJM, 1992; Al-Sarraf, JCO 1997	50 Gy + 5-FU/Cisplatin vs. 64 Gy alleinige RT: 5-JÜ 27 % vs. 0 % mit Plateaubildung (medianes Überleben 14 Monate vs. 9 Monate)	65 % Infield-Rezidive bei alleiniger RT, 66 % akute Toxizität ≥ III bei RChT (28 % bei alleiniger RT); 20 % „life threatening side effects"!
	Cooper, JAMA, 1999	69 nicht randomisierte Patienten mit RChT: Medianes Überleben 17 Monate, 3-JÜ 30 %, 5-JÜ allerdings nur noch 14 %	
RTOG 94-05/ INT 0123	Minsky, JCO, 2002	RChT mit 5-FU/Cisplatin 75 mg und GD 50,4 Gy vs. GD 64,8 Gy	Kein Benefit durch Dosiseskalation, wegen unklarer Toxizitäten, die jedoch bereits bei < 50 Gy auftraten, abgebrochen
	Stahl, JCO, 2005	siehe oben	

38.7.5 Magenkarzinom

Studien zur postoperativen Therapie

Studienname	Literaturstelle	Design und Ergebnis	Kommentar
Intergroup Study 0116	MacDonald, NEJM, 2001	Magenkarzinome und Karzinome am gastroösophagealen Übergang (nur Adenokarzinome) Stadien Ib–IV: Postop. RChT 45 Gy + 5-FU/LV: Medianes Überleben 27 Monate (alleinige OP) vs. 36 Monate (RChT). 41 % vs. 50 % 3-JÜ	R0-Resektion war Einschluss-Voraussetzung; Kritikpunkt: 54 % D0-Resektionen! Im Ergebnis jedoch kein Unterschied zwischen D0- und D1-resezierten Patienten
GITSG	Schein, Cancer, 1982	Nach R1-Resektion lässt sich mittels RChT (5-FU, Adriamycin) noch 15–20 % Langzeitüberleben realisieren	
MAGIC	Cunningham, NEJM,2006	Adenokarzinome des Magens oder gastroösophagealen Übergangs: OP +/– perioperative ChT (Epirubicin, Cisplatin, 5-FU): Progessionsfreies und Gesamtüberleben (36 % vs. 23 %) signifikant besser mit ChT.	Deutliche Tumorschrumpfung und niedrigerer pN-Status durch neoadjuvante ChT

38.7.6 Pankreaskarzinom

Studienname	Literaturstelle	Design und Ergebnis	Kommentar
GITSG	Kalser, Cancer, 1987; GITSG, Cancer, 1987	Randomisiert: OP vs. OP + 40 Gy (split course) + 5-FU: Medianes Überleben nach letzter Auswertung 11 Monate (RT) vs. 21 Monate (RChT)	5 Patienten erst mit verspäteter RChT wegen prolongierter postop. Erholung. Studie wegen des Überlebensvorteils vorzeitig abgebrochen
GITSG 9273	GITSG, Ann Surg, 1979; Moertel, Cancer, 1981	Randomisiert: RChT mit 40 Gy + 5-FU vs. RChT mit 60 Gy + 5-FU vs. alleinige RT mit 60 Gy: Signifikant besseres Überleben durch RChT (im Median 36 Wochen vs. 40 Wochen vs. 20 Wochen). 1-JÜ 40 % (RChT-Arme) vs. 10 % (RT)	Keine OP

Studienname	Literaturstelle	Design und Ergebnis	Kommentar
EORTC 40891	Klinkenbijl, Ann Surg, 1999	Randomisiert OP +/– (40 Gy [split course] + 5-FU): Medianes Überleben 19 Monate (RT) vs. 24,5 Monate (RChT), 2-JÜ 41 % vs. 51 % (p = 0,2). 2-JÜ für Untergruppe der Pankreaskopfkarzinome 26 % (OP) vs. 34 % (OP + RChT), jedoch p = 0,1! Medianes Überleben 12,6 Monate vs. 17,1 Monate	20 % der randomisierten Patienten wurden letztendlich nicht behandelt. Keine extensive LK-Dissektion. Ungleiche G3-Tumorverteilung
ESPAC-1	Neoptolemos, NEJM, 2004	Nachfolgestudie der EORTC-Studie mit letztendlich ähnlichem Design (split course), aber 4 Armen. Adjuvante Therapie: 2 × 20 Gy RChT (5-FU) vs. 5-FU vs. RChT + 5-FU Erhaltung vs. Beobachtung.: Kein Vorteil durch RChT, aber wohl durch ChT	Problem: Diverse Backgroundtherapien und crossovers waren zugelassen. Vor diesem Hintergrund ist die Studie schlicht nicht auswertbar, außerdem völlig inadäquate RT Dosis! In NEJM-Publikation zusätzlich fehlerhafte Dosisspezifikation (1 × 20 Gy statt 2 × 20 Gy)
Univ. Erlangen	Brunner, Strahlenther Onkol, 2000	Phase II, präop. RChT bei primär inoperablen Tumoren: 50,4 Gy + 5-FU/Mitomycin C ermöglicht in 37 % die R0-Resektion	

38.7.7 Rektumkarzinom

Studien zur postoperativen Therapie

Studienname	Literaturstelle	Design und Ergebnis	Kommentar
GITSG 7175	GI-Tu Study Group, NEJM, 1985 und JCO, 1992	OP + 5-FU/CCNU +/– RT: Lokalrezidive 24 % vs. 11 %; 5-JÜ von 43 % auf 59 % verbessert durch RChT	Keine totale mesorektale Exzision
Mayo/NCCTG 79-47-51	Krook/Gunderson, NEJM, 1991	Durch RChT mit 5-FU/CCNU gegenüber alleiniger RT Lokalrezidive von 25 auf 14 % gesenkt, Fernmetastasen von 46 auf 28,8 %. 7-JÜ signifikant von 37 auf 53 % angehoben	Keine totale mesorektale Exzision
Mayo/NCCTG 86-47-51	O'Connell, NEJM, 1994	CCNU nicht notwendig, kontinuierliche 5-FU-Gabe besser als Bolus, Lokalrezidive durch PVI vs. Bolus nicht signifikant gesenkt	Keine totale mesorektale Exzision
NSABP-R02	Wolmark, JCO, 2000	Postop. CCNU + 5-FU + Vincristin +/– RT oder 5-FU/LV +/– RT: RChT reduziert Lokalrezidive (nach 5 Jahren) von 13 auf 8 %. Kein Einfluss auf Überleben	Mittleres Follow-up 93 Monate, keine Aussage über sekundäre Metastasierung

Studien zur präoperativen Therapie

Studienname	Literaturstelle	Design und Ergebnis	Kommentar
	Kerman, Cancer, 1992	Präop. 45–50 Gy (ED 1,8 Gy): Lokales Therapieversagen 4 %; 5-JÜ 66 %	Keine ChT
Swedish Rectal Cancer Trial	Pahlman, NEJM, 1997 Folkesson, JCO, 2005	RT mit 5 × 5 Gy neoadjuvant reduziert Lokalrezidiv-Rate nach 5 Jahren von 27 % (!, alleinige OP) auf 11 % (OP + RT). In Langzeitauswertung auch Vorteil der RT für Gesamtüberleben	Keine ChT. Keine totale mesorektale Exzision (→ insgesamt hohe Rezidivraten)
Dutch CCG	Kapiteijn, NEJM, 2001	Mesorektale Resektion +/– 5 × 5 Gy präop.: Lokalrezidive nach 2 Jahren: 8,2 % (ohne RT) vs. 2,4 % (mit RT). Besonders vorteilhaft bei tief sitzenden Tumoren, kein Unterschied bei Tumorsitz 10–15 cm ab ano	Keine ChT
	Minsky, JCO, 1992	Bei T4 präop. 50,4 Gy +/– 5-FU/LV: RChT ermöglicht 90 % vs. 64 % Resektabilität	20 % CR nach RChT

Studien zum Vergleich prä- vs. postoperativer Therapie

Studienname	Literaturstelle	Design und Ergebnis	Kommentar
Uppsala Trial	Pahlmann, Ann Surg, 1990; Hyams, Dis Col Rect,1997	5 × 5,1 Gy präop. vs. 60 Gy postop. (2 Wochen Split nach 40 Gy): Lokalrezidive: 13 % vs. 22 %, 5-JÜ 42 % vs. 38 %	Keine ChT; Dünndarmobstruktion 5 % (präop. RT) vs. 11 % (postop. RT)
ARO Studie	Sauer NEJM, 2004	5-FU präop. + 50,4 Gy vs. 50,4 + 5,4 Gy + 5-FU postop.: 5-Jahres-Rezidivrate 6 % vs. 13 % präop. signifikant besser. Ebenso weniger akute (27 % vs. 40 % Grad 3/4) und späte Nebenwirkungen (14 % vs. 24 %). Kein Überlebensunterschied	

38.7.8 Analkarzinom

Studienname	Literaturstelle	Design und Ergebnis	Kommentar
Wayne State University	Nigro, Dis Col Rect, 1974; Cancer, 1983	RChT bis 30 Gy (Mitomycin C/5-FU) ursprünglich als präop. Therapie geplant: 86 % hatten klinisch eine CR, 7 von 12 abdominoperineal resezierten Patienten hatten histologisch eine CR	
EORTC	Bartelink, JCO, 1997	RT +/– 5-FU/Mitomycin C: Lokale Kontrolle (nach 3 Jahren) 69 % (RChT) vs. 55 % (RT). Nach 5 Jahren Verbesserung des kolostomiefreien Überlebens um 32 %	
UKCCCR	Lancet, 1996	RT +/– 5-FU/Mitomycin C: Lokale Kontrolle (nach knapp 4 Jahren) 64 % (RChT) vs. 41 % (RT)	

Studienname	Literaturstelle	Design und Ergebnis	Kommentar
Princess Margret	Cummings, IJ-ROBP, 1991	RChT kann 100 % lokale Kontrolle nach 5 Jahren bei Tumoren < 2 cm erreichen. Lokale Kontrolle: 86 % mit RChT inkl. Mitomycin C, 60 % mit RChT ohne Mitomycin C, 56 % RT alleine; 76 % tumorspezifisches 5-JÜ mit Mitomycin-C-RChT	Retrospektiv
RTOG/ECOG	Flam, JCO, 1996	RChT mit 5-FU +/– Mitomycin C: Krankheitsfreies Überleben nach 4 Jahren 73 % (mit Mitomycin C) vs. 51 % (ohne Mitomycin C), kolostomiefreies Überleben 71 % vs. 59 %	Obere Feldgrenze bis 30,6 Gy bei L5/S1
RTOG 9811	Ajani, PrcASCO (Abstr.); 2006	RChT: Mitomycin C/5-FU vs. Cisplatin/5-FU: Kolostomiefreies Überleben signifikant besser mit Mitomycin C	Bisher nur in Abstraktform erschienen

38.7.9 Blasenkarzinom

Studienname	Literaturstelle	Design und Ergebnis	Kommentar
Erlangen	Rödel, JCO, 2002	Transurethrale Resektion des Blasentumors (TURB) + RChT mit medianer Gesamtdosis von 54 Gy und Cisplatin: 72 % CR, 80 % Blasenerhalt bei überlebenden Patienten nach 10 Jahren, ChT steigert Rate von Remissionen und Überleben nach 10 Jahren gegenüber alleiniger RT. 5-JÜ mit intakter Blase insgesamt 42 %	Prospektiv, keine Randomisierung. Bester prognostischer Faktor: Komplette Resektion und frühes Tumorstadium
RTOG 89-03	Shipley, JCO, 1998	Randomisiert: Neoadjuvante MCV-ChT vor RChT: 5-JÜ mit Blase 36 % (mit MCV) vs. 40 % (ohne MCV). Keine signifikante Metastasierungsreduktion (33 % vs. 39 %)	

38.7.10 Prostatakarzinom

Studienname	Literaturstelle	Design und Ergebnis	Kommentar
RTOG 86-10	Pilepich, IJROBP, 2001; Shipley, IJ-ROBP, 2002	Neoadjuvante Hormontherapie 2 Monate vor und während RT (T2–T4): Verbessert lokale Kontrolle nach 8 Jahren von 30 % auf 42 %, Reduktion der Fernmetastasen von 45 % auf 34 %; verbessert krankheitsspezifisches 8-JÜ von 23 % auf 31 %	Vorteil nur für Gleason 2–6, nicht bei Gleason > 6. Komplette Androgenblockade. Die Effektivität einer evtl. späteren Salvage-Hormontherapie wird nicht neg. beeinflusst
RTOG 85-31	Pilepich, JCO, 1997; Lawton, IJ-ROBP, 2001	Bei T3/T4 oder N+: Nach RT initiale Hormontherapie (open end) oder Hormontherapie bei Progress. Ergebnis: Sofortige Hormontherapie reduziert (nach 8 Jahren) lokale Rezidive (37 % → 23 %), Fernmetastasen (37 % → 27 %) und verbessert krankheitsfreies Überleben signifikant von 25 % auf 36 %. Kein signifikanter Unterschied im Gesamtüberleben	Gesamtüberleben ist besonders bei high grade oder N+ verbessert

Studienname	Literaturstelle	Design und Ergebnis	Kommentar
EORTC 22863	Bolla, NEJM, 1997; Bolla, Lancet, 2002	T3/T4 oder high grade T1/T2/N0-X: Konzept wie RTOG 85-31 (+/– Hormone über 3 Jahre): 5-Jahres-Daten nach neuester Auswertung: Krankheitsspezifisches 5-JÜ 94 % (mit Hormontherapie) vs. 79 %, klinisch krankheitsfreies Überleben 74 % (mit Hormontherapie) vs. 40 %; Gesamtüberleben 78 % (mit Hormontherapie) vs. 62 %; alles signifikant	Vermehrte Inkontinenz in Hormongruppe
RTOG 9413	Roach III, JCO, 2003	LK-Risiko > 15 %: Neoadjuvante Hormontherapie + pelvine RT vs. neoadjuvante Hormontherapie + Prostata-RT vs. pelvine RT + adjuvante Hormontherapie vs. Prostata-RT + adjuvante Hormontherapie: Pelvine RT (+ Prostata-Boost) besser als nur Prostata-RT (progressionsfreies 4-JÜ 54 % vs. 47 %). Bestes Ergebnis für neoadjuvante Hormontherapie + pelvine RT (60 % progressionsfreies 4-JÜ)	
MD Anderson	Pollack, IJROBP, 1997	Dosiseskalation: < 67 Gy, 67–77 Gy, > 77 Gy: Lokale Kontrolle nach 3 Jahren 61 %, 74 %, 96 %	Retrospektive Serie
MD Anderson	Pollack, IJROBP, 2002	Bei T1–T3-Tumoren: Randomisiert 70 Gy vs. 78 Gy: Biochemische Rezidivfreiheit nach 6 Jahren 64 % vs. 70 %. Vorteil v.a. bei PSA > 10 ng/ml (48 % vs. 75 %)	6-Felder-Technik bei 78 Gy, Rektumtoxizität 12 % (70 Gy) vs. 26 % (78 Gy)
MSKCC	Zelefsky, J Urol, 2001	Bei T1–T3-Tumoren: 75–86 Gy deutlich besser als 64–70 Gy. Bei 81 Gy mit IMRT 2 % Nebenwirkungen vs. 14 % mit 3-D-Planung	In allen Risikogruppen ca. 20 % Benefit durch höhere Dosis
SWOG		Phase III postop. RT ja/nein	Geschlossen, Auswertung steht aus
EORTC 22911		Phase III postop. RT ja/nein	Geschlossen, Auswertung steht aus
ARO 96-02	Wiegel , Proc ASCO, 2005	Postop. RT ja/nein bei pT3/4 pN0 R0/1: Zwischenanalyse mit besserem progressionsfreiem Überleben durch RT, keine Unterschied im Gesamtüberleben	
RTOG 96-08		N+: Hormone +/– RT:	Geschlossen wegen mangelnder Rekrutierung!
Seattle	Grimm/Blasko, IJROBP, 2001	Brachytherapie bei T1–T2b: LDR-Brachytherapie; 87 % progressionsfreies Überleben nach 10 Jahren bei PSA < 10 ng/ml *und* Gleason 2–6; Kontrollwahrscheinlichkeit sinkt mit Tumorstadium	PSA-Abfall auf < 0,2 ng/ml kann bis zu 10 Jahre dauern (80 % nach 6 Jahren)
Royal Marsden	Dearnaley, Lancet, 1999	Vorteil der 3-D-Planung vs. konventioneller RT: Deutliche Nebenwirkungsreduktion (Proktitis) bei gleicher Kontrolle	
Dutch Multicenter Trial	Peeters, JCO, 2006	T1b–T4 N0: 68 Gy vs. 78 Gy: Rezidivfreies 5-JÜ signifikant besser im Hochdosisarm (64 % vs. 54 %). In Subgruppenanalyse kein Vorteil für Niedrigrisikogruppe	Gabe von neoadjuvanter Hormontherapie war freigestellt

38.7.11 Zervixkarzinom

Frühe Stadien

Studienname	Literaturstelle	Design und Ergebnis	Kommentar
	Landoni, Lancet 1997	Randomisiert für Stadien IB, IIA: Primäre RT (ohne ChT) vs. primäre OP (ggf. mit postop. RT). 5-JÜ (83 %) und krankheitsfreies Überleben nach 5 Jahren (74 %) waren über alle Patientinnen exakt identisch. Krankheitsfreies 5-JÜ betrug für Plattenepithelkarzinome 78 % (RT) vs. 76 % (OP + RT). Morbidität: RT 12 %, OP 30 %, OP + RT 28 %	Dosisverschreibung: An Beckenwand mindestens 50 Gy; an Punkt A 70–90 Gy. Für Adenokarzinome bessere Ergebnisse bei OP (47 % vs. 66 %) (allerdings keine RChT in dieser Studie verwendet)

Lokal fortgeschrittene Stadien

Studienname	Literaturstelle	Design und Ergebnis	Kommentar
GOG	Whitney, JCO, 1999	Randomisiert für Stadien IIB–IVA: RT + Cisplatin/5-FU vs. RT + Hydroxyurea (dabei Brachytherapie nach EBRT): Medianes Überleben 115 Monate vs. 60 Monate: Progression in 43 % (Cisplatin) vs. 53 % (Hydroxyurea); 26 % Reduktion des Mortalitätsrisikos durch Verwendung von 5-FU/Cisplatin gegenüber Hydroxyurea	Erste Rationale für bevorzugte Anwendung von Cisplatin gegenüber Hydroxyurea. Dosierung: 50 mg Cisplatin/m^2 an Tag 1 und 29, 1000 mg 5-FU/m^2 an Tagen 2–5, 30–33; 8 % gastrointestinale Toxizität Grad III/IV. Alle Patientinnen hatten paraaortale LK-Dissektion
GOG	Rose, NEJM, 1999	Randomisiert für Stadien IIB–IVA: RT + Cisplatin vs. RT + Cisplatin/5-FU/Hydroxyurea vs. RT + Hydroxyurea. Ergebnis: Beide Cisplatin-Arme etwa gleich und besser als Hydroxyurea: Progressionsfreies Überleben nach 2 Jahren 67 % (Cisplatin) vs. 64 % (Cisplatin/5-FU/Hydroxyurea) vs. 47 % (Hydroxyurea alleine). Lokaler Progress 20 % vs. 30 % mit vs. ohne Cisplatin; signifikant höhere Toxizität bei Dreifach-Schema, daher Hydroxyurea obsolet	Zweite Rationale für bevorzugte Anwendung von Cisplatin gegenüber Hydroxyurea. Wirksame Schemata daher: 40 mg/m^2 Cisplatin 1-mal in Wochen 1–6 50 mg/m^2 Cisplatin Tag 1 + 29; 1000 mg/m^2 5-FU Tag 1–4, 29–32
RTOG	Morris, NEJM, 1999	Randomisiert für Stadien IIB–IVA: RT Becken + paraaortale RT vs. RT-Becken + Cisplatin/5-FU: Krankheitsfreies Überleben nach 5 Jahren: 40 % (RT) vs. 67 % (RChT); lokal und systemisch ist RChT signifikant besser	ChT: 75 mg/m^2 Cisplatin Tag 1; 1000 mg/m^2 5-FU Tage 1–4. Wiederholung alle 3 Wochen (auch während Brachytherapie)
NCI Canada	Pearcey, JCO 2002	Randomisiert für FIGO IB–IVA: RT +/– Cisplatin: Progressionsfreies Überleben nach 5 Jahren ca. 64 % (RChT) vs. ca. 59 %; Gesamtüberleben 62 % vs. 58 %, beides nicht signifikant	Dosierung RT: 45 Gy Becken + Brachytherapie. Behandlungszeit kürzer als bei Rose/Whitney; RChT führt zu stärkerer Hb-Reduktion

Studien zur präoperativen Therapie

Studienname	Literaturstelle	Design und Ergebnis	Kommentar
GOG	Keys, NEJM, 1999	Randomisiert für Stadium Bulky IB: RT+/– Cisplatin präop. (mit nachfolgender adjuvanter Hysterektomie, ohne Resektion der Parametrien): Lokalrezidive ca. 16 % (RChT) vs. ca. 39 %, 3-JÜ 83 % (RChT) vs. 74 %	ChT: 40 mg/m² Cisplatin 1-mal/Wo in Wochen 1–6 RT: 40 Gy Becken + 30 Gy LDR an Punkt A

Studien zur postoperativen Therapie

Studienname	Literaturstelle	Design und Ergebnis	Kommentar
SWOG	Peters, JCO, 1999	Randomisiert für Stadien IA_2, IB, IIA nach Hysterektomie mit pos. LK oder R+ oder mikroskopisch pos. Parametrien: RT +/– Cisplatin/5-FU: Progressionsfreies Überleben nach 4 Jahren 80 % (RChT) vs. 63 %; lokale und systemische Rezidive durch RChT verringert (allerdings einzeln betrachtet jeweils nicht signifikant)	ChT: 70 mg/m² Cisplatin; 1000 mg/m² 5-FU Tage 1–4. Wiederholung nach Tag 21; dann noch 2 Zyklen post-RT RT: 49,3 Gy auf Becken

38.7.12 Hirntumoren

Studienname	Literaturstelle	Design und Ergebnis	Kommentar
EORTC 22844 („believer-trial")	Karim, IJROBP, 1996	Niedriggradige Gliome: Randomisiert 45 Gy vs. 59,4 Gy: 5-JÜ 58 % vs. 59 %; progressionsfreies Überleben 47 % vs. 50 %	
EORTC 22845 („non-believer-trial")	Karim, IJROBP, 2002 bzw. Lancet, 2005	Niedriggradige Gliome: Randomisierter Vergleich von OP mit sofortiger RT vs. alleiniger OP und RT erst bei Progress: 5 Jahre Progressionsfreiheit 55 % (RT) vs. 35 % (Abwarten), p < 0,0001; Gesamtüberleben aber gleich (68 % [RT] vs. 66 % [wait]); Rezidive waren insgesamt in ca. 70 % High-grade-Tumoren. 1 Jahr nach Randomisierung: 25 % Krampfleiden in RT-Gruppe und 47 % in non-RT-Gruppe (p = 0,03; war bei Randomisierung noch ausgeglichen)	
NCCTG-RTOG-ECOG	Shaw, JCO, 2002	Niedriggradige Gliome: Randomisiert 50,4 Gy vs. 64,8 Gy: 5-JÜ 72 % (Niedrigdosis) vs. 64 % (Hochdosis), kein signifikanter Unterschied. Hirnnekrosen 2,5 % vs. 5 %	
EORTC, NCI	Stupp, NEJM, 2005	Glioblastom: RT +/– Temozolamide (75 mg/m²) inkl. Erhaltung: Medianes Überleben 14,6 Monate vs. 12 Monate (p < 0,001) für Kombinationstherapie. 2-JÜ: 27 % vs. 10 %	

38.7.13 Hodentumoren

Studienname	Literaturstelle	Design und Ergebnis	Kommentar
GTCSG	Classen, Br J Cancer, 2005	Seminom Stadium I: Prospektiv 26 Gy paraaortal: 95 % progressionsfreies 5-JÜ; kein in-field relapse	Bestrahlung bis L4!
MRC-TE 18 / EORTC	Jones, JCO, 2005	Seminom Stadium I: Adjuvante RT retroperitoneal 30 Gy vs. 20 Gy: Kein Unterschied im progressionsfreien 5-JÜ (97 %) bei medianer Nachbeobachtung von 61 Monaten	Bestrahlungsfelder inkl. L5!
MRC-TE 19 / EORTC	Oliver, Lancet, 2005	Seminom Stadium I: Adjuvante RT 20/30 Gy vs. 1-mal Carboplatin: Progressionsfreies 3-JÜ: 96 % (RT) vs. 95 % (ChT); signifikant mehr sekundäre Keimzelltumoren in RT-Gruppe (10 vs. 2), allerdings auch keine Angabe, wie häufig mittels Biopsie nach TIN gesucht wurde; Kein Unterschied in Gonadenfunktion	Mediane Nachbeobachtung 4 Jahre; Rezidive bei ChT v.a. retroperitoneal, bei RT im Becken und mediastinal

KAPITEL

39 Index

I

K

M

R

39

U

V

FSC
www.fsc.org
MIX
Papier | Fördert gute Waldnutzung
FSC® C083411

Kolibri 360 GmbH
Ferdinand-Jühlke-Straße 7
99095 Erfurt, Deutschland
produktsicherheit@kolibri360.de